KLINIK UND THERAPIE DER VEGETATIVEN DYSTONIE

VON

Dr. ROBERT E. MARK
ORDENTLICHER PROFESSOR FÜR INNERE MEDIZIN UND DIREKTOR
DER MEDIZINISCHEN POLIKLINIK AN DER UNIVERSITÄT ROSTOCK

MIT 131 TEXTABBILDUNGEN

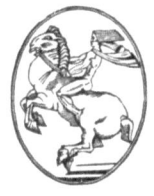

SPRINGER-VERLAG WIEN GMBH

1954

ISBN 978-3-7091-5069-6   ISBN 978-3-7091-5068-9 (eBook)
DOI 10.1007/978-3-7091-5068-9

Alle Rechte,
insbesondere das der Übersetzung in fremde Sprachen, vorbehalten.
Ohne ausdrückliche Genehmigung des Verlages
ist es auch nicht gestattet, dieses Buch oder Teile daraus
auf photomechanischem Wege (Photokopie, Mikrokopie)
zu vervielfältigen.

Copyright 1954 by Springer-Verlag Wien
Ursprünglich erschienen bei Springer-Verlag in Vienna 1954
Softcover reprint of the hardcover 1st edition 1954

Meiner lieben Frau gewidmet.

Vorwort.

„Das autonome System spielt in grundlegender Weise für die Fortdauer der Rasse, für die Aufrechterhaltung einer wirksamen Beziehung zu unserer Umwelt und bei der Vorsorge für unseren Lebensunterhalt und unsere Leistungsfähigkeit die Hauptrolle" *). So umreißt Cannon die Bedeutung des vegetativen Nervensystems für die Klinik.

Interessant ist die Begriffsentwicklung von der vegetativen Neurose über die bekannte Vagotonie Eppingers, über die vegetative Stigmatisierung v Bergmanns, weiter die neurozirkulatorische Asthenie (= effort syndrome) der Angelsachsen, welche die Angstneurose, das Syndrom von da Costa, das Soldatenherz u. ä. beinhaltet und die Atemneurose, das Hyperventilationssyndrom, die Herzneurose usw. abgrenzt, bis zu den heutigen Auffassungen über die vegetativen Fehlsteuerungen. Doch besteht in den Lehrbüchern der inneren Medizin absolute Uneinigkeit in der Nomenklatur. v. Lauda setzt die thyreotische Konstitution bzw. vegetative Stigmatisierung gleich vegetative Dystonie. Siebeck spricht von vegetativer Labilität, Schellong von vegetativer Dysregulation. Bei Fellinger wird noch heute die Herzneurose unter dem Bild der vegetativen Dystonie mit einer Untergruppe der neurozirkulatorischen Dystonie geschildert. Gegen eine einheitliche Nomenklatur bestanden auch deshalb Bedenken, weil vegetatives Gleichgewicht und Erregungszustand des Vegetativum gleichermaßen mit dem Ausdruck Tonus zusammengefaßt werden. Schütz nimmt bei vegetativen Regulationen eine sich ständig ändernde feine Einregulierung, nicht einen starren Tonus an, darum wird auch gelegentlich von vegetativer Dysregulation gesprochen.

Letztlich ist die vegetative Dystonie Wichmanns in Deutschland der zur Zeit meist gebrauchte Begriff für vegetative Dysregulation geworden. Aus 15 medizinischen Universitätskliniken sowie 10 anderen Universitätskliniken und Instituten wird über die vegetative Dystonie berichtet. Dasselbe, was schon 1941 S. Dietrich von der vegetativen Stigmatisierung v. Bergmanns schrieb, war im erweiterten Sinne für die Klinik der vegetativen Regulationsstörungen zu fürchten, daß nämlich mit der Diagnose vegetative Dystonie nur der Rahmen ohne das Bild gegeben sei. In der Tat hat in der Praxis mangels eingehender klinischer Objektivierung der Begriff der vegetativen Dystonie eine entmutigende Ausweitung erfahren und ist heute zu einer vielleicht allzu beliebten, oft leichtfertig gestellten Auswegdiagnose geworden. In diesem Sinne hat auf dem letzten Wiesbadener Internistenkongreß der Wiener Psychiater Hans Hoff an einer eindrucksvollen Statistik der Wiener Krankenkassen das deutliche Überhandnehmen der Verlegenheitsdiagnose „vegetative Dystonie" hervorgehoben. Nach einer Krankenkassenbilanz stellten die Wiener Neurologen in der Praxis von 71.000 Fällen bei 28.000 (= 39%) und die

---

*) „Autonomic system plays in such fundamental services as continuance of race, maintenance of effective relation with our surroundings and provision for our sustenance and our fitness for effort the essential role".

Internisten von 128.000 Kranken 20.000 mal (= 16%) diese Diagnose. Aus den Zahlen HOFFs geht also die Tatsache hervor, daß die vegetative Dystonie in der Sprechstunde des Nervenarztes wesentlich häufiger diagnostiziert wurde als beim Internisten. H. HOFF u. a. sprechen bereits von einer Modekrankheit. So wird neuerdings in Tageszeitungen und Radionachrichten nicht selten von der „Managerkrankheit" als Ausdruck vegetativer Dysregulationen berichtet. Hier kommt sicherlich der diagnostischen Differenzierung entscheidende Bedeutung zu. Wenn man nicht überhaupt auf den Ausdruck Neurose verzichtet, wird man zu dieser Differenzierung am besten die Definition SIEBECKS verwenden: „Neurosen entstehen durch eine besonders typische psychische Dynamik auch bei normaler somatischer Reaktionsbereitschaft, funktionell vegetative Erkrankungen durch eine besondere Labilität der Regulationen auch durch normale psychische Reaktionen." Bei der Entstehung vegetativer Fehlsteuerungen spielen neben Verstädterung, Unterernährung, Zeittempo (Flugzeug, Radiolärm, Bombenkrieg u. ä.) seelische und geistige Überforderungen eine besondere Rolle. Wichtig erscheinen in dieser Beziehung Beobachtungen RISAKS, daß bei gesunden Menschen der Wiener Bevölkerung im Gegensatz zu Menschen mit irgendeinem Schaden, z. B. einer organischen Erkrankung des Herzkreislaufsystems in seiner Gesamtheit, durch die Belastungen des Krieges keine Zunahme der Neurosen auftrat. Den Unterschied zwischen Neurotikern und vegetativ Dystonen hat neuerdings MICHEL im Sinne von F. KRAUS derart gefaßt, daß „bei dem einen eine Schädigung der Cortikalperson, bei dem anderen eine Schädigung der Tiefenperson vorliegt". Dabei soll nach EWALD für die Tiefenperson das Zwischenhirn das Energiezentrum darstellen. In der vorliegenden Monographie wurde bewußt der in der inneren Medizin eingebürgerte Begriff der „vegetativen Dystonie" beibehalten. Ich wollte mit diesen kurzen Hinweisen eindringlich herausstellen, daß es auch in praxi vor allem gilt, die klinische Wertigkeit der Symptome einer vegetativen Dystonie zu kennen und zu objektivieren.

Nach meinem einleitenden Referat über die Klinik der vegetativen Dystonie auf der vorwiegend dem vegetativen Nervensystem gewidmeten van SWIETEN-Tagung im September 1950 ist von verschiedenen Seiten der Wunsch nach einer ausführlichen Veröffentlichung laut geworden. Deshalb habe ich in der vorliegenden Monographie den Versuch unternommen, die damaligen Ausführungen zu erweitern und insbesondere zusammenhängend über die ausgedehnten Untersuchungen meines Rostocker Arbeitskreises zu berichten. Über 20 veröffentlichte Einzelarbeiten meiner Oberärzte und Assistenten sowie 17 Doktorarbeiten, von denen die Hälfte in Druck gelegt sind, zeugen von der Vielseitigkeit der Symptomatik der vegetativen Dystonie sowie vom Wert funktioneller Prüfmethoden des vegetativen Nervensystems. Sie zeugen aber auch davon, daß trotz der für mein Institut durch die vollständige Zerstörung im letzten Kriege gegebenen Aufbauschwierigkeiten unsere bisherige Arbeit bis zu einem gewissen Abschluß geführt werden konnte. Während der Drucklegung erscheinen bereits auf verschiedenen Teilgebieten weitere Arbeiten, die unsere Ergebnisse bestätigen oder ergänzen.

Zum Abschluß dieser ausgedehnten Gemeinschaftsuntersuchung ist es mir ein ernstes Anliegen, all den vielen Mitarbeitern (Ärzten, Schwestern, technischen Assistentinnen) meinen Dank zu sagen. Besonders danke ich meinem Assistenten Herrn Dr. Hans BÜCHSEL, der mir bei der Sichtung des riesigen einschlägigen Schrifttums sowie der ordnenden Abstimmung des eigenen vielseitigen klinischen Untersuchungsgutes unermüdlich und kritisch zur Seite stand. Herrn Dr. KNAACK danke ich für Hilfe beim Sachverzeichnis. Meiner Bibliothekarin, Fräulein Edith LIETZKE, gebührt das Verdienst, bei der Beschaffung der Literatur, der Anfertigung der Abbildungen und Tabellen sowie der Korrektur vorbildlich geholfen zu haben. Auch unsere Photographin, Fräulein Liselotte SCHMIDT, hat an der Herstellung des wichtigen Bildmaterials lobenswerten Anteil. Nicht zuletzt sei dem Verlag mein Dank ausgesprochen.

Rostock, im Frühjahr 1953.

Robert E. Mark.

Inhaltsverzeichnis.

	Seite
A. Allgemeines	1
Medizinische Zeitströmungen	2
Diencephalose-Problem	2
Nervale Entstehung der Krankheiten	10
Selye — Hoff	14
Bedeutung des vegetativen Nervensystems	18
Beziehungen zu anderen Faktoren	24
1. Konstitution	24
2. Alter	28
3. Mineralstoffwechsel	29
4. Umwelteinflüsse — Rhythmik	29
5. Psyche	31
6. Endocrinium	34
Funktionsprüfungen des vegetativen Nervensystems	36
Entwicklung des klinischen Begriffes der vegetativen Dystonie	41
B. Spezielle Symptomatik	50
I. Haut	50
1. Der Dermographismus	51
Eigene Untersuchungen	53
Methodik	53
Ergebnisse	53
Einfluß biophysiologischer Faktoren	54
2. Die Hautkapillarbetriebsstörung	60
Eigene Untersuchungen	63
Methodik	63
Einfluß biophysiologischer Faktoren	64
Bewertung des Kapillarbildes	67
3. Akrozyanose und Cutis marmorata	69
4. Hyperhidrosis	70
Eigene Untersuchungen	72
Methodik	72
Ergebnisse	73
Einfluß biophysiologischer Faktoren	73
5. Galvanischer Hautreflex	75
Eigene Untersuchungen	78
Methodik	78
Ergebnisse	83
Reflexwiederholungen	85
Einfluß biophysiologischer Faktoren	86
Anhang: Das Elektrodermatogramm	88
6. Der Histamin-Intracutantest	90
Eigene Untersuchungen	91
Methodik	91
II. Muskulatur und Nerven	92
1. Pupillenweite	92
Eigene Untersuchungen	94
Methodik	94
Ergebnisse	95
Einfluß biophysiologischer Faktoren	95
2. Tremor manuum	100
3. Das Lidflattern	102
4. Idiomuskuläre Wulstbildung	102

		Seite
5. Das Muskelfibrillieren		103
Eigene Untersuchungen		104
Methodik		104
Einfluß biophysiologischer Faktoren		104
Beziehungen zum vegetativen Tonus		107
Beziehungen zu anderen Krankheiten		110
6. Nervöse Übererregbarkeit am peripheren Nerven bei vegetativer Dystonie		111
Eigene Untersuchungen		113
Das Chvosteksche Phänomen		113
Das Erbsche Phänomen		114
Verhalten der Sehnenreflexe		118
III. Symptome am Kreislauf		118
1. Anamnese		118
2. Klinischer Herzbefund		119
a) Akzidentelle Geräusche		119
b) Verhalten der Pulsfrequenz		120
c) Respiratorische Arrhythmie		125
Eigene Beobachtungen		127
3. Mechanische Funktionsprüfung vegetativer Kreislaufreaktionen		128
a) Der Carotissinusdruckversuch		128
b) Der Aschner'sche Bulbusdruckversuch		130
4. Das Verhalten des Blutdruckes		130
Eigene Untersuchungen		132
5. Röntgenologischer Kreislaufbefund		134
a) Respiratorische Herzveränderungen		134
Eigene Untersuchungen		138
Ergebnisse (Respiratorische Herzform- und -größenänderung)		139
b) Zur Frage der funktionellen Aortenerweiterung		141
6. Das Elektrokardiogramm		144
Eigene Untersuchungen		147
a) Verhalten der T-Höhe		147
Einfluß biophysiologischer Faktoren		148
b) P-Q-Verlängerung		158
7. Periphere Regulationsstörung		159
Eigene Untersuchungen (gemeinsam mit KNAACK)		163
Methodik		163
Ergebnisse		165
Vergleich der Ergebnisse bei den einzelnen Funktionsproben		171
Einfluß biophysiologischer Faktoren		173
Abhängigkeit vom Ausgangswert		176
Behandlung mit Luminaletten		178
Einflüsse krankhafter Zustände		179
IV. Magenfunktion		180
Eigene Untersuchungen		183
a) Tonus des Magens		183
Methodik		183
b) Säureverhältnisse		184
V. Nierenfunktionsprüfung		185
Eigene Untersuchungen		187
VI. Nebennierenfunktion		189
Eigene Untersuchungen		191
a) Der Robinsonsche Wassertest		191
b) Der Arbeitsinsulintest		192
Methodik		193
Ergebnisse an vegetativen Dystonikern		193
Funktionelle Nebennierenschwäche bei vegetativer Dystonie		195
Beeinflussung des Arbeitsinsulintests durch Stammhirnnarkose		199

		Seite
	c) Arbeitsblutzuckerkurve und HIMSWORTH-Test	201
	d) Intravenöse Adrenalin- und Arterenolgaben	203
	Methodik	204
	Ergebnisse	204
VII.	Labyrinthfunktion	205
	Eigene Untersuchungen	206
	Methodik	206
	Ergebnisse	209
	Einfluß biophysiologischer Faktoren	211
	Stammhirnnarkose	213
VIII.	Blutbild	216
	1. Blutsenkung	221
	2. Leukozyten	222
	3. Leukozytenbewegung und vegetative Dystonie	228
	Eigene Untersuchungen	229
	Methodik	230
	I. Versuchsserie (FÜHRUS)	231
	Einfluß biophysiologischer Faktoren	232
	Einfluß von körperlicher Arbeit	233
	Abhängigkeit von Stammhirnnarkose	234
	II. Versuchsserie (SEITZ)	236
IX.	Stoffwechsel	240
	1. Wärmeregulation	240
	2. Das Verhalten des respiratorischen Stoffwechsels (Grundumsatz)	241
	Eigene Untersuchungen	247
	Bedeutung biophysiologischer Faktoren	248
	Einfluß von Stammhirnnarkose	250
	Abhängigkeit von der Ausgangslage	250
	3. Blutzuckerregulation	253
	Eigene Untersuchungen	258
	Ergebnisse	259
	Einfluß biophysiologischer Faktoren	259
	Traubenzuckerbelastung	259
	4. Bedeutung des Mineralstoffwechsels	264
	a) Kalium-Calciumgleichgewicht	264
	Eigene Untersuchungen	265
	b) Der Eisenstoffwechsel	267
	Eigene Untersuchungen	268
X.	Kurzer Überblick über die gesamte Symptomatik (Schaubild der vegetativen Dystonie)	270
C. Therapie		274
	Eigene Untersuchungen	280
	Stammhirnnarkose	280
	Intravenöse Novocainbehandlung	282
Schlußwort		283
Literaturverzeichnis		288
Sachverzeichnis		317

A. Allgemeines.

Daß die Einheit von Leib und Seele auch im Krankheitsgeschehen dem weiten Blick schon der alten chinesischen Heilkunst nicht verborgen blieb, zeigen die folgenden Zitate (Otto): „Durch Kummer und Sorgen entsteht Krankheit." (7. vorchristl. Jahrhundert). „Jedes Glied des Körpers fühlt sich wohl, wenn die Seele friedlich gestimmt ist" (Hnai Nan Dsi). „Höchste lebenserhaltende Kraft liegt in harmonischer Lebensführung" (Ne-Ging).

Jede klinisch-internistische Untersuchung muß sich stets der zentralen Stellung der inneren Medizin in der gesamten Heilkunde bewußt bleiben. Schon der alte Meister Bichat drückte seine Achtung vor der Gesamtheit der Lebenserscheinungen abwägend aus, wenn er die „vie de nutrition" der „vie de relation" gleichsetzte und damit — wie V e i l meinte — dem vegetativen Leben und Nervensystem das unsere persönlichen Werte vermittelnde Leben und Nervensystem gegenüberstellte. Heute steht in der sogenannten modernen Medizin die ja eigentlich selbstverständliche Erkennung der „Ganzheit" des Individuums im besonderen Blickfeld. Dabei darf dieser Ganzheitsbetrachtung die Exaktheit der Detailuntersuchung und der wertvollen, aus verschiedenen bewährten Medizinschulen stammenden Symptomatik nicht geopfert werden. Wenn man eine gewisse Abkehr von einer reinen Organpathologie und die Hinwendung zum Ganzen als das Kennzeichen der modernen klinischen Medizin gelten läßt, so darf dieser Schritt zur Ganzheitsbetrachtung nur eine systematische Erweiterung unserer symptomatisch-klinischen Untersuchungstechnik darstellen. Wir werden mehr funktionell denkend den jeweils erhobenen Befund als einen Teilpunkt eines sich abwickelnden Filmes bestimmter, häufig zunächst funktionell ablaufender Veränderungen ansehen. „Zu Beginn aber steht oft die unsichtbare Functio laesa", schreibt v. Bergmann. Zu diesen oft anatomisch nicht faßbaren Abläufen gehören auch die bekannten Fernwirkungen, die einmal von endokrin gesteuerten Organen ausgehen, zum anderen von Bakterienansiedlungen in gewissen Organen aus als Schübe von Bakterien oder deren Abbauprodukten sich auf den Blut-, Nerven- oder anderen Wegen dokumentieren. Zur Erfassung des psychophysischen Begriffes der Gesamtpersönlichkeit bedarf es nach Foerster der Analyse und Synthese. „Betrachten wir uns vielmehr alle als Teil eines Ganzen, vergleichbar den Individuen im Ameisen- oder Bienenstaat, deren jedes die ihm zugewiesene Arbeit gewissenhaft verrichtet, sich dabei dem das Ganze leitenden Schwarmgeist unterstellt." Die Ganzheitsbetrachtung hat uns immer wieder bewußt näher gebracht, daß unsere Organsymptomatik eingebaut sein muß in die Betrachtung von Konstitution und Kondition der Kranken, daß vor allem das *vegetative Nervensystem* der Boden ist, auf dem sich alle Erkrankungen der einzelnen Organe und Organsysteme abwickeln. Durch die Erkennung der Bedeutung des Tonuszustandes im vegetativen Nervensystem ist die Basis unseres ärztlichen Urteils in der Beurteilung subjektiver Beschwerdeangaben ohne nachweisbaren Organbefund eine breitere geworden. Damit ist in der Tat „die

Grenze und Gegensätzlichkeit zwischen funktionellem Leiden und organischer Krankheit aufgehoben"' (v. BERGMANN). Dabei hat uns das Studium des funktionellen Anpassungsvermögens des gesunden und kranken Menschen mehr und mehr von einer rein mechanischen Auffassung der Lebensvorgänge abgebracht (ROSSIER). Schon WELCH untersuchte bei pathologischen Anpassungen jene zielstrebige Zweckmäßigkeit, die alle physiologischen Anpassungen auszeichnet. Nach JOKL scheinen Anpassungen an physiologische Situationen von einer autonomen Intelligenz geleitet zu sein.

Medizinische Zeitströmungen.

Kurz zu den *medizinischen Zeitströmungen* in einem nicht kleinen Teil der deutschen Ärzteschaft: Seit nach dem zweiten Weltkrieg die Forschung sich wieder mehr entfalten konnte, befindet sich ein Teil der deutschsprachigen Medizin in der großen Gefahr der Mystifizierung. Geprüfte und ungeprüfte neue Gedanken versuchen, der guten erprobten alten Schulmedizin den Dolchstoß zu geben. Sie sind z. T. neu, weil in den letzten zwei Jahrzehnten die Verbindung zur ausländischen Medizin vielfach unterbrochen und hier viel nachzuholen war. Auch erlaubte die Not der Zeit zunächst keine ausreichende Nachprüfung ausländischer Angaben. „Ist es da zu verwundern", fragt BODECHTEL (Karlsruhe 1948), in seinem ausgezeichneten klinischen Referat, „wenn der eine oder andere unter uns, angeregt von der Sphinxnatur des nervösen Zentralorgans, am grünen Tisch etwas ins Dichten gerät?"

Mit ernster Sorge müssen wir Kliniker manche neue Wege in der deutschen inneren Medizin betrachten, die hinweg über alle alt erprobte Diagnostik dem Zwischenhirn und dem vegetativen Nervensystem die Entstehung aller inneren Erkrankungen zuweisen. Ob es jetzt die segmentäre Pneumonie oder der Diabetes mellitus, die Nephritis oder der Basedow, das Magenulcus oder gewisse Blutleiden, allergische Erkrankungen oder der Ablauf bestimmter Infekte sind, überall will man das Zwischenhirn und sein Syndrom als pathogenetisch wesentliche Ursache sehen. Amerikanische Forscher erklären die Pathogenese der essentiellen Hypertonie als ein Mysterium. In Deutschland soll nach STURM jeder Hochdruck als Diencephalose gelten. Unser Altmeister VOLHARD setzte dabei in seiner geistreichen Art den Begriff der Diencephalose gleich dem des Mysteriums (Salzburger Referat 1949). Und BODECHTEL ruft mit Wilhelm Busch: „Was man nicht definieren kann, sieht man als Diencephalose an."

Diencephalose-Problem.

In der wissenschaftlichen Diskussion zum *Diencephalose-Problem* nehmen die traumatischen Veränderungen des Hypothalamus eine bevorzugte Stellung ein. H. HOFF hat bei Tieren ein Viertel der Zellgebiete am Boden des dritten Ventrikels zerstört und trotzdem keine dauernden Veränderungen erzeugen können. Zerstörung eines Drittels des hinteren Hypothalamusbereichs führte in jedem Fall zu Kachexie und Tod des Tieres. Auch HESS hat nur bei größeren Koagulationsherden Funktionsstörungen gesehen, und zwar vor allem mangelnde Initiative und eine Insuffizienz der Temperaturregulierung. Dauererscheinungen nach Zerstörung einzelner hypothalamischer Kerne kamen bei H. HOFF nur unter abnorm psychischen und physischen Bedingungen vor, in denen eine Erschöpfung der Reservekräfte des Hypothalamus eintrat.

Für den Kliniker stellt BODECHTEL die klare Frage: Entspricht die beobachtete Regulationsstörung einem Reizzustand oder einer Ausschaltung der ideellen Zentrale? In eindrucksvoller Weise belegt er aus der klinischen Erfahrung die von GAGEL neuerdings (s. FOERSTER, S. 11) wieder betonte Tatsache der Wechselhaftigkeit der Symptome von Fall zu Fall selbst bei gleicher Lokalisation der gleichen Schädlichkeit. BODECHTEL berichtet zunächst einen Fall aus der Münchener Klinik, der die von HESS betonte, relativ häufig beobachtete Insuffizienz der Temperaturregulierung (Hyperthermieanfälle) bei einer in tabula wohl totalen Erweichung des beiderseitigen Hypothalamus durch eine posttraumatische Spätapoplexie aufweist. Trotz der Zerstörung der vegetativen Kopfzentrale (also praktischer Ausschaltung des Diencephalon) vegetierte der Kranke bei tiefer Somnolenz noch drei Wochen.

Immer wieder aber ist man überrascht (BOON, BODECHTEL u. a.) über die Geringgradigkeit, ja das vollständige Fehlen der Ausfallserscheinungen. BODECHTELS Erdheim-Tumor (Abb. 1) bot klinisch, abgesehen von den Er-

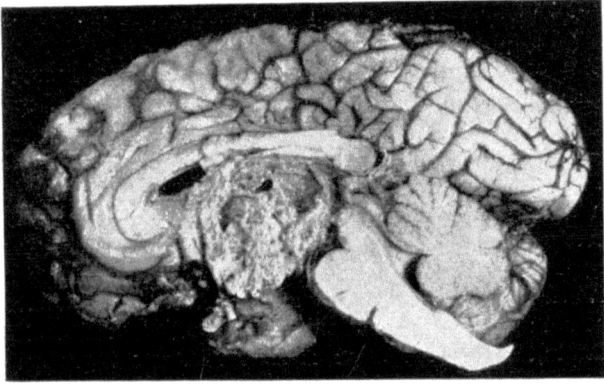

Abb. 1. Erdheim-Tumor mit praktisch völliger Zerstörung des Zwischenhirns bei einem 55jährigen Mann, der außer einem Antriebsmangel und entsprechenden Gesichtsfeldausfällen nichts Klinisches von seiten des Zwischenhirns bot; auch Belastungen verliefen völlig normal.

scheinungen am Sehnerven, gar nichts, was an eine Zwischenhirnstörung hätte denken lassen. Dieser Fall stimmt in allem mit dem aus dem SPATZ'schen Labor stammenden, in der Schittenhelm-Klinik sorgfältig analysierten Fall überein, bei dem ebenfalls das Zwischenhirn praktisch total zerstört war. BODECHTEL macht weiter auf die bei Meningitis tbc. nachgewiesene schwerste Zerstörung der Zwischenhirnzellkomplexe aufmerksam, die an vegetativen Symptomen „allenfalls eine gewisse Insuffizienz der Temperaturregulation, im späteren Verlauf Zwischenhirnmarasmus aufweisen". Auch die ausgedehnten, innerhalb aller Zentren entwickelten Veränderungen bei der Polioencephalitis haemorrhagica superior von WERNICKE zeigen vegetative Störungen relativ spärlich. Als letztes Beispiel bringt BODECHTEL eine Bronchialcarcinommetastase im Zwischenhirn, die lediglich einen hochgradigen Diabetes insipidus ohne andere vegetative Zeichen erkennen ließ. Kürzlich hat auch v. STOCKERT hier auf die nicht seltene neurologische Symptomenarmut ausgedehnter Thalamusprozesse hingewiesen.

In seiner Abhandlung „Lokalisationslehre und Klinik" unterstreicht von STOCKERT besonders die schon von GAMPER hervorgehobene Tatsache, daß die Zahl der Fälle groß ist, bei denen ein chirurgischer Eingriff keine Bestätigung der klinischen Lokaldiagnose brachte. Auch TÖNNIS fand durchschnittlich nur in 60% eine Bestätigung der klinisch gewonnenen Lokalisation durch die chirurgische Inspektion. Auf Grund der Erfahrungen der anerkannten Hirnchirurgie (CUSHING, DANDY) sind nach v. STOCKERT die einzelnen histologisch charakterisierten Geschwulstformen nicht nur altersspezifisch, sondern sie zeigen auch einen Praedilektionssitz. Gerade aber die biologische Beschaffenheit des Tumors ist unabhängig vom Sitz verantwortlich für das klinische Bild. Daraus kann sich die Frage erheben, ob das klinische Zustandsbild als Lokalsymptom oder als Ausdruck der histologischen Beschaffenheit des Tumors zu werten ist. Von zahlreichen Seiten wurden in den beiden Weltkriegen die Zusammenhänge von Hirnverletzungen mit vegetativen Schäden an den inneren Organen studiert. Schon GOLDSTEIN berichtete ernüchtert seine negativen Resultate. Besonders STIER, BONNHÖFER, HIS, REICHARDT u. a. lehnten nach dem ersten Weltkrieg die traumatische Neurose ab und sahen die krankhafte Reaktion nicht als Folge des Hirntraumas, sondern als in der Persönlichkeit begründet an. Die Polarität der vegetativen psychomotorischen und affektiven Entäußerungen und der Verankerung im Hirnstamm hat u. a. KLEIST an einem gleichartigen Krankengut veranschaulicht.

Auch Spätuntersuchungen von SPECKMANN und KNAUFF (1943) an 100 Schwersthirnverletzten des ersten Weltkrieges und von WEDLER (1948) an 227 Versorgungsakten von Hirnverletzten des ersten Weltkrieges ergaben als Spätfolge der Verletzungen keine inneren Erkrankungen in gehäufter Weise. So hat ferner BODECHTEL unter 3000 Hirnverletzten des zweiten Weltkrieges nicht einen einzigen Fall von Hypertonie gesehen. Sein Mitarbeiter SACK fand bei 2018 Hirnverletzten nur 28mal bei Berücksichtigung des Alters eine Blutdruckerhöhung über die Grenze des Normalen und sieht darin einen Beweis, daß die Hypertonie ohne Nierenbeteiligung auf traumatischer Grundlage nicht zentraler Natur sein kann. Auch für neurotraumatischen Diabetes und Magengeschwürskrankheit fand er keinen Anhalt in seinem großen Krankengut. SACK stellt in seiner Monographie der großen Anzahl der jährlich zur Beobachtung kommenden Hirnverletzten die verschwindend kleine Anzahl der als Hirntraumafolge veröffentlichten Einzelfälle (im ganzen 7) von Hypertonie gegenüber und hält es doch für näherliegend, an zufälliges Auftreten der Erkrankung (zeitlicher Zusammenfall mit dem Unfall) zu denken.

ZÜLCH hat unter 3000 Hirnverletzten des TÖNNIS'schen Krankengutes vier mit Zwischenhirnstecksplittern und darunter auch keinen Dauerhochdruck, nur einmal eine vorübergehende Hypertonie gesehen. Bei über 2000 Hirnverletzten von WEDLER aus der SIEBECK'schen Klinik kamen auch bei erblicher Belastung weder Diabetes, Basedow, akutes Ulcus, bzw. Magenblutung noch eine fixierte Hypertonie, akute Glomerulonephritis oder vasculäre Nierenerkrankungen zur Beobachtung. Allergische Erkrankungen traten zahlenmäßig zurück; Infektionskrankheiten verliefen wie sonst. Ein den Hirnverletzten charakterisierendes Blutbild gibt es nicht. Endlich warnt HAUG an Hand von Beobachtungen diencephaler Reaktionen aus einem Krankengut von 2000 Hirntraumatikern vor der Diagnose „Diencephalose". Er weist eindringlich auf den Einfluß des Psychischen in einer dem Vegetativen vorgeschalteten Bedeutung hin. Der Cortex und der dort zustande kommende und verankerte Vorstellungsschatz darf ob des Diencephalons nicht in den Hintergrund gedrängt werden. „Nicht durch schön klingende Bezeichnungen wie Diencephalose, Hypophysenschwächling usw. wird unsere Unkenntnis der Pathogenese dieser Erkrankungen (Diabetes, Ulcus usw.) irgendwie behoben . . ." (GAGEL). PETERS schreibt in seiner speziellen Pathologie, S. 423: „Nach meinen Darlegungen wird man davor geschützt — eine sehr moderne Spekulation — für jede Organerkrankung .... eine primäre Wirkstörung des Zwischenhirns verantwortlich zu machen. Man soll eine primäre diencephale Störung erst dann annehmen, wenn man sie wirklich nachweisen kann und ist nicht auf den nichtssagenden und unkritisch angewandten Begriff der Diencephalose angewiesen." Auch SCHELLONG hat unter Bezug auf STERTZ' und BRAUNS Auffassung über „vitale Funktionen" neuerdings (1949) empfohlen, den Begriff der Diencephalose zunächst einmal fallen zu lassen.

Die Tatsache, daß gerade bedingte Reflexe beim Menschen nach Lobotomien verloren gehen, berechtigt zur Annahme, daß z. B. ein Einfluß des Stirnhirns auf den Hypothalamus besteht. Im Sinne von H. HOFF modifiziert demnach das Großhirn die Funktion des Hypothalamus in der Weise, daß die vegetativen Funktionen unseren individuellen Lebensbedürfnissen angepaßt werden.

Von besonderer Bedeutung scheint für die Frage der *traumatischen Diencephalose* die Tatsache, daß sie bei den Hirnverletzten der siegreichen Armeen des vergangenen Weltkrieges nicht existierte (H. HOFF). Diencephalosen im Sinne von Dysfunktionen des zentralen vegetativen Apparates infolge Hypothalamusläsion sind demnach nach H. HOFF äußerst selten (s. a. BOON und insbesondere die Versuche des bekannten PAWLOW-Schülers BYKOW, der mit seinen Mitarbeitern in wichtigen Beiträgen über die Koordination von Großhirnrinde und Reflexerfolgen im Nervensystem einer neuen Reflexpathologie den Weg zu bahnen beginnt — s. S. 14).

Die von STIER und MARBURG (1936) beschriebenen vegetativen Störungen (vasomotorische Übererregbarkeit, Schwankungen von Blutdruck und Pulszahl, Störungen der Schweiß- und Speichelsekretion, der Sexualsphäre, des Zucker- und Wasserstoffwechsels und der Schlaf-Wachregulation) werden in fast allen Fällen nur kurze Zeit nach dem Trauma beobachtet. Während *akute* Läsionen im Bereich des Diencephalons mit Zerstörung des Parenchyms einen totalen Zusammenbruch vegetativer Steuerung zur Folge haben können, brauchen *chronische* Läsionen oder langsam sich entwickelnde organische Störungen auch beträchtlichen Ausmaßes im Zentralnervensystem zu keiner faßbaren Störung der Blutdruck-Blutzuckerregulierung und des Wasserhaushaltes zu führen, schreiben BERNSMEIER, KUHLENDAHL und SIMON auf Grund der Gemeinschaftsarbeit einer medizinischen und chirurgischen Klinik. BOON weist auf das Fehlen nennenswerter vegetativer Störungen trotz beträchtlicher Läsionen im Hypothalamus, vor allem bei langsam wachsenden Tumoren hin. Auch nach BODECHTEL geht der langsame Untergang diencephaler Areale, z. B. durch Tumorwachstum beim Erwachsenen, meist ohne gesetzmäßige Regulationsstörungen vor sich.

Neuerer Auffassung von FAUST und FROWEIN zufolge soll dennoch die Gesamtheit unserer Hirnstammfunktionen bei den Stammhirngeschädigten verändert sein. Es komme auf bestimmte Funktionsreize zu ungezügelten Teilreaktionen und zu einem mangelhaften Zusammenspiel der einzelnen, unter normalen Verhältnissen sich ergänzenden Teilfunktionen. Dabei hält der Organismus selbst nach schwersten Hirnverletzungen und bei ausgeprägten zentralnervösen Regulationsstörungen an seinen konstitutionsspezifischen Reaktionsweisen fest (FROWEIN und HARRER).

Von besonderer Bedeutung scheinen hier die Untersuchungen von KOEPPEN über elektrische Unfälle. Weder bei schweren, noch leichteren elektrischen Traumen sind klinische Erscheinungen, die auf eine Stammhirnschädigung hinweisen, beobachtet worden. Dagegen sind Allgemeinstörungen wie innere

Unruhe, Erregtsein, Unsicherheit, Überempfindlichkeit, Arbeitsunlust, Schlaflosigkeit — ich möchte sagen ausgesprochene vegetative Dystoniezustände — zu finden, die je nach der Konstitution schnell oder auch sehr langsam wieder abklingen.

Diesem großen Erfahrungsgut gegenüber wurden in den letzten Jahren zu der Frage der internen Spätschäden nach Hirntraumen ein Fallbericht nach dem anderen veröffentlicht, die an all den sichergestellten Tatsachen einfach vorübergehen. So hat z. B. SCHUMACHER 1937 eine Dystrophia adiposogenitalis nach Schädeltrauma gesehen, von EIFF sah nach zwei Commotiones cerebri im Laufe der Zeit eine Fettsucht, Triebanomalie, einen Diabetes insipidus, eine essentielle Hypertonie und einen Diabetes mellitus entstehen. Und ROBBERS berichtet über zwei eigene Fälle von traumatischem Morbus Cushing. Der eine Fall kam nach sechs Jahren plötzlich zur Abheilung. Nach KIBLER ist die Migräne ein Zwischenhirngeschehen, das zu allen vegetativen Störungen führen kann. All diese Arbeiten stehen unter dem geistigen Einfluß der Diencephalose-Ära von VEIL und STURM.

Wie unbewiesen hier zum Teil die Verhältnisse noch liegen, sei am *Beispiel der Lungenerkrankungen* gezeigt. Seit den tierexperimentellen Untersuchungen von REINHARDT (1936), KALBFLEISCH und HERKLOTZ wird heute vielfach die Dynamik der Lungenerkrankungen unter dem Gesichtswinkel eines aktiven neurovegetativen Einflusses angesehen. Nach mechanischer Reizung der Lunge am lebenden Kaninchen entsteht durch Kontraktion der Lungenmuskulatur eine Delle, deren Erscheinen durch Kokain verhindert wird. Diese Delle beweist nach REINHARDT das Bestehen eines pleuropulmonalen Reflexes mit motorischer Wirkung auf die Lungen- und Bronchiolenmuskulatur, die terminalen Gebiete der innervierten glatten Lungenmuskulatur. Wenn auch schon 1902 CARNOT aus anatomischen Beobachtungen an hepatisierten Lungen die „Segmentpneumonie" als zentralnervösen Vorgang auffaßte, versuchte REINHARDT weiter auf Grund eigener die segmentale Anordnung der kruppösen Pneumonie im pathologisch-anatomischen Präparat des Menschen beweisender Befunde im Tierversuch mittels Durchschneidung von Rückenmarkswurzeln segmentale Veränderungen in den Lungen hervorzurufen. KALBFLEISCH bedauert die nur ganz kurze Mitteilung dieser Versuche. KALBFLEISCH und HERKLOTZ hätten sich eine Reihe von Jahren mit ähnlichen Experimenten beschäftigt. Es sei ihnen gelungen, die funktionale vegetativ-nervale segmentale Gliederung der Lungen von Kaninchen und Meerschweinchen experimentell zu erweisen. Zwischen der Höhe der durchschnittenen Rückenmarkswurzeln und der Lokalisation des Lungensegmentes konnten auch sie keine sichere Beziehung nachweisen. „Diese Versuche mußten aus kriegsbedingten Gründen abgebrochen werden, sodaß nicht alle experimentalen Möglichkeiten erschöpft werden konnten." LUISADAS Versuche zur kontraktilen Lungenfunktion wurden im Tierversuch durch den Nachweis eines neuromuskulären Systems in den bronchioli respiratorii, Alveolengängen und Interstitien zwischen den Lungenbläschen von BRONKHORST und DIJISTRA gefestigt. Dieses System fanden sie vagosympathisch innerviert und imstande, auf vegetativ-nervöse Reize Form, Luftgehalt und Oberflächenspannung der Bronchiolen und Alveolen bis zum Totalkollaps zu verändern.

Klinisch hat 1940 FREJDOVIC die regionäre Novocainblockade als Einwirkungsmethode auf den Verlauf der Lungentuberkulose mit deutlicher Besserung, vor allem der subjektiven Beschwerden, versucht. KALBFLEISCH gelang es nach STURM, durch sofortige Lungensektion frisch Verstorbener die Bindung zahlreicher entzündlicher Lungenveränderungen an die physiologischen Lungensegmente in größtem Umfang nachzuweisen. 1944 schrieb dann STURM: „Gegenüber den flüchtigen allergischen Segmentpneumonien verschiedener Ätiologie beansprucht die kruppöse Pneumonie in ihrer Gebundenheit an Lungensegmente eine Sonderstellung. Ihre Verknüpfung mit vielfachen anderweitigen segmentalen Störungen (in Form viscero-vegetativer Reflexe in Bauchorganen, Augen, Hautzonen usw.) läßt einen übergeordneten zentralnervösen Vorgang, der durch spezifische Pneumokokkenwirkung vom Zwischenhirn aus bei besonderer Reaktionsbereitschaft derselben eingeleitet wird, annehmen." In den Mittelpunkt der Lungenpathologie stellt STURM in seinem Wiesbadener Bericht 1948 die aktive Kontraktionsatelektase, von der aus auf zusätzlichen nervalen Reiz und Hinzutreten peristaltischer Hyperämie eine Pneumonie entstehen kann. Auch NATORP sieht in der Lungenentzündung das Bild einer allgemeinen Erkrankung mit gewaltiger sympathischer Erregung („vegetativem Aufruhr" nach v. BERGMANN) und sekundärem besonderem Befallensein der Lungen. Erschöpfte Soldaten, Fleckfieberkranke, Alkoholiker und besonders häufig alte Leute bekommen nur schlaffe asthenische oder Bronchopneumonien, da nach STURM und NATORP ihr Körper scheinbar nicht mehr zu „scharf sich demarkierender segmentaler Reaktion" fähig ist.

Alle diese Fragen sind 1948 auf dem Internisten-Kongreß, 1949 bei Tbc-Tagungen zur Debatte gestanden. Die Argumente STURMS, des Verfechters einer zentralen Ursache bei inneren Erkrankungen, vermochten trotz der Mannigfaltigkeit der aufgezeigten Symptomatologie das Auditorium des Internisten-Kongresses nicht zu überzeugen (ESSER). Zahlreiche, inzwischen erschienene Arbeiten scheinen eine Stütze neurovegetativer Theorien zu sein. Sie gehen z. T. weit über die Folgerungen von STURM hinaus. An wirklich anscheinend ernst zu nehmenden Arbeiten liegen mir nur die Beobachtungen bei intrathorakalen Operationen von NIEDNER vor. Die Entstehung durch verschiedene Reize und die Anordung der Atelektasen und emphysematischen Zonen faßt NIEDNER als Beweis für die neurovegetative Natur der Lungenreaktion auf. Seine Untersuchungen zeigen ferner, daß Lungenatelektasen auch ohne Bronchialverschluß rasch entstehen und ebenso schnell vergehen können. Er hält es für wahrscheinlich, daß die nebeneinander und nacheinander auftretenden Atelektasen-Emphysembildungen Ausdruck einer aktiven Atembeteiligung der Lunge sind, und daß dieses Geschehen vom Atemzentrum gesteuert wird. Bei Beobachtungen während der Lungenoperation ist allerdings die Pleura eröffnet und somit ihre nervale Versorgung von den Intracostalnerven aus gestört. Damit sind für die Lunge abnorme Reaktionsverhältnisse gegeben. In Parenthese sei daran erinnert, daß während operativer Eingriffe eine allgemeine Acidose besteht, die ihrerseits eine besondere Ansprechbarkeit auf verschiedenste Reize bedingen könnte.

BANGE befaßt sich neuerdings mit dem „vegetativen Problem Spontanpneumothorax und Alveolarspasmus". Nachdem er einleitend die bekannte Tatsache hervorhebt, daß ein Spontanpneumothorax häufig nur geringe Beschwerden macht und darum meistens unerkannt bleibt, beschreibt er zwei Fälle von Auftreten eines Spontanpneus als unmittelbare Wirkung nach Stellatumblockade. Für die Entstehung werden „multiple kleine hypothetisch geforderte Platzrisse der Pleura visceralis als Folge einer Dysfunktion des vegetativen Lungennervensystems" verantwortlich gemacht. Leider fehlen objektive Lungenbefunde vor der Stellatuminjektion und die Spontanpneus sind erst 4, bzw. 10 Tage nach der Stellatuminjektion festgestellt worden. Es scheint mir von besonderer Bedeutung, daß der von BANGE u. a. als Kronzeuge angerufene

v. HAYEK in einem Referat „Über die funktionelle Anatomie der Lungengefäße" das vegetative Nervensystem nicht erwähnt. STURM selbst schreibt letztlich 1951: „Für die Klinik der sogenannten Segmentpneumonien, zu denen vor allem auch das tuberkulöse Frühinfiltrat gehört, spielt dieser Vorgang (scil. reflektorische Kontraktionsatelektasen in bestimmten bronchogenen Lungensegmenten) eine entscheidende Rolle. Das zum Lungensegment als nervale Einheit zusammengefaßte pulmonale Versorgungsgebiet der Arterien, bzw. Bronchien I. Ordnung kann aber auch durch höher gelegene (suprahiläre, also spinale, medulläre und diencephale) Zentren erregt werden" und später S. 143: „Meine Beobachtungen werden fortlaufend von anderen Forschern bestätigt und ergänzt."

Audiatur et altera pars.

WEBER, aus dem Frankfurter pathologischen Institut, erkannte „das, was REINHARDT u. a. als horizontal verlaufende Lungensegmente ansahen, als auf dem Frontalschnitt z. T. horizontal erscheinende, in Wirklichkeit aber bis an den Hilus reichende Verzweigungsgebiete der Bronchien I. Ordnung. Lungensegmente in der Form, wie REINHARDT sie sich vorstellte, gibt es also nicht." ESSER konnte auf Grund der pathologisch-anatomisch, bronchoskopisch und röntgenologisch nachzuweisenden Bronchialverschlüsse bei verschiedenen Infektionskrankheiten der Lunge für die reparative Phase der Entzündung eine mechanische Ursache der segmentalen Ausdehnung finden. Nach FREERKSENS Zusammenfassung wird der morphologische Nachweis einer Innervation der Lunge durch Grenzstrang, Vagus, Phrenicus und intramuralen Plexus als gegeben angesehen, über deren funktionelle und pathologische Bedeutung jedoch nichts sicheres bekannt sei. „Es besteht zu dieser Frage ein Mißverhältnis zwischen einer fast unübersehbaren Theorienfülle einerseits und einer recht bescheidenen Zahl wirklich gesicherter Befunde andererseits." Paul Ch. SCHMID hat bei etwa 20.000 Lungen-Röntgen-Untersuchungen von Kindern kaum je eine metamere funktionell segmentale Anordnung angenommen. BLOEDNER lehnt auf Grund der Bestimmung des vegetativen Tonus der Hautsegmente mit dem Elektrodermatogramm bei Lungentuberkulose eine rückenmarkssegmentale Innervation der von KALBFLEISCH beschriebenen Segmente oder der entsprechenden Verzweigungsgebiete der Bronchien I. Ordnung ab. Zur Frage der von gewissen Autoren anscheinend sehr häufig ausgeführten Segmentresektion bei der Lungentuberkulose äußerte sich BRUNNER in seinem Berliner Referat: „Wenn man bei der Tuberkulose im allgemeinen nur schwere Fälle reseziert, so wird man selten Veränderungen finden, die sich streng auf einzelne Segmente lokalisieren. Wie an Operationspräparaten gezeigt werden kann, sind diese Vorbedingungen am ehesten beim Tuberkulom erfüllt."

Besonders ausführlich hat HEIN auf der Nordwestdeutschen Lübecker Tagung zum Thema „Zwischenhirn, vegetatives Nervensystem und Lungenatelektase" Stellung genommen: „Wenn für die Phrenicusausschaltung neuerdings nervöse Einflüsse auf die postoperativen Resultate geltend gemacht werden, so möchte ich hierzu einen Fall demonstrieren, der ihnen das schlagartige Auftreten einer postoperativen Atelektase sehr deutlich vorführt. Allerdings war die hier beobachtete Atelektase, die sich auf Mittel- und Unterlappen erstreckte, durch eine anschließende Bronchoskopie in ihrer Ätiologie zu klären. Es handelte sich um eine Aspirationsatelektase, die sich durch Absaugen durch das Bronchoskop ebenso schnell beseitigen ließ. Hier konnte also Entstehung und Beseitigung der Atelektase durch Einwirkung vom Bronchus her bewiesen werden." Auch „durch breite Anwendung des Novocains sowohl bei der Leitungsanästhesie und kombiniert damit durch die Stellatumanästhesie" konnte HEIN mit Übersichts- und Schichtröntgenaufnahmen vor wie nach der Anästhesie in keinem Fall seines reichen Beobachtungsgutes irgend eine Änderung auch elastischer Kavernen in ihrer Größe oder Wandbeschaffenheit feststellen. Röntgenbefunde und Druckprüfungen im Pneumothorax mit Atropin, Adrenalin, Doryl durch STEPF haben nur Schwankungen des Pneumothoraxdruckes im Rahmen der respiratorischen Phasen ergeben. PUBUL konnte allein durch Lagewechsel atelektaseartige Bilder erzeugen. Zu der Frage des vegetativen Kollapses verglich HEIN zwei eigene Fälle mit zwei Bildern aus der STURM'schen Monographie, bei denen STURM besonders auf die Schnürfurche am Selektivkollaps, die Wandverdichtung und die Vergrößerung des Kavernenlumens hinweist als Beweis für die kavernöse Kontraktionsatelektase, die STURM für das Ergebnis des Selektivkollapses des Pneumothorax verantwortlich macht. Es ergab sich bei diesem Vergleich eine weitgehende Übereinstimmung nur mit dem Unterschied, daß sämtliche Aufnahmen von HEIN sowohl vor wie nach der Pneumothoraxanlage an der Leiche gewonnen sind. TRAUTWEIN konnte an der Marburger Klinik mit sehr großer Wahrscheinlichkeit unter 1000 Fällen (in erster Linie Pneumonien und Lungentuberkulose) 7,1% segmentale Prozesse ermitteln, darunter 1,3% einseitig segmentale, 5,8% bilateral symmetrische. 40% davon (ausnahmslos Pneumonien) ließen zumindest hinsichtlich der Anamnese keine sichere Ursache für die segmentale Entstehung erkennen. Unterschiede in der Lokalisation von Tuberkulose und Silikose seien auch nicht durch vorherrschende nervale Einflüsse zu erklären. ÖTTGEN fand nur in 2% der 250 autoptisch untersuchten Lungen segmentale, bzw. sektorenförmige Lungenherde. Ausgehend vom „neuromuskulären Lungensystem" hat QUILISCH STRAUB's Iontophoresebehandlung über den Weg des sogenannten „dermato-pulmonalen Reflexes" ohne jeden erkennbaren Einfluß auf den Ablauf der Lungentuberkulose versucht und die Schwierigkeit der Auswertung eines durch viele Faktoren bedingten Ergebnisses erörtert.

Im Anschluß an eine eingehende Betrachtung der anatomischen und entwicklungsgeschichtlichen Gegebenheiten der Lunge, die eine segmentale Gliederung wahrscheinlich machen, berichtet HARTMANN über 40 völlig erfolglose Novocainblockaden an zu operierenden Tuberkulosekranken. ISEBARTH hat bei 15 Patienten mit Serien von Röntgenaufnahmen jegliche Änderung des Kontraktionszustandes der Kollapslungen durch medikamentöse Beeinflussung des Vagus (Dämpfung durch Atropin oder Erregung durch Doryl) vermißt. HEIN und STEPF konnten im Tierversuch an postmortalem Lungengewebe umschriebene Kontraktionsatelektasen durch Behandlung mit Lösungen verschiedener p_H-Werte erzeugen.

Die gebrachten Tatsachen sprechen eigentlich ohne Kommentar für sich. Sie sollten nur an Hand des einen Beispiels der Lungenerkrankungen aufweisen, daß es noch nicht genügt, Ergebnisse einseitig in den Rahmen einer Hypothese mit scheinbar überzeugender Begründung einzubauen. Man könnte die Reihe überzeugender negativer Befunde weiter fortsetzen. Sie wären ein weiterer wissenschaftlicher Beleg der Ablehnung des „modernen" Begriffes der Diencephalose als Ursache mannigfacher Erkrankungen in meinem Salzburger Referat (1950).

Wie LAUBENTHAL begründet, schwankt die Auffassung der Bedeutung des Zwischenhirns, mit der Zuerkennung bestimmter Wertprädikate. Er schreibt: „Um die Gegensätze einmal kurz aufzuzeigen, finden wir einerseits die Behauptung vom *Primat des Zwischenhirns* und seiner Funktionen über jedwedes Körper- und Organgeschehen fast im Sinne eines absoluten Führerprinzips. O. FOERSTER hat diesen Vergleich früher schon in sehr launiger Weise gezogen (s. S. 24). Wir finden andererseits aber auch, wenn wir den politischen Vergleich einmal weiterführen wollen, die demokratische Auffassung des Primus inter pares oder auch die Auffassung einer noch stärker nivellierten Bedeutung des Zwischenhirns als eines proletarischen paris inter pares, dessen Ersatz ohne wesentliche Funktionsstörungen möglich sei. Und manchmal — z. B. durch ACHELIS — wird daran gedacht, daß das Zwischenhirn so etwas sei wie eine Verwaltungsbehörde, die zwar gewisse regulierende Funktionen habe, auf die man aber im täglichen Leben recht gut verzichten könne; man fühle sich ohne solchen regulierenden Einfluß sogar wohler. Auch der manchmal störende Charakter höherer Dienststellen ist nach ACHELIS dem Zwischenhirn nicht fremd."

„Dans la réalité physiologique le diencéphale n'est pas, ainsi que le soulignent CL. et Y. PÉCHER, le *deus ex machina* physiologique qu'on en a fait trop souvent" ist der zusammenfassende Standpunkt der modernen französischen Monographie von TARDIEU et TARDIEU.

Nervale Entstehung der Krankheiten.

Eine nicht weniger ernste Besorgnis bildete die Frage der *rein nervalen Entstehung der Krankheiten*. Das Wort Neuralpathologie bietet in ungefähr jeder zweiten Arbeit dem Autor Gelegenheit, seine wenigen mit den allgemein fundierten Erfahrungen nicht in Einklang stehenden Ergebnisse spielend in eine moderne Theorie einzubauen.

Vor 81 Jahren hat E. HERING die folgenden Gedanken ausgesprochen: „Das Nervensystem bildet trotz seiner tausendfältigen Zerspaltung in Zellen und Fasern doch ein in sich zusammenhängendes Ganzes und steht seinerseits wieder mit allen Organen, ja vielleicht, wie die neuere Histologie vermutet, mit jeder Zelle der wichtigeren Organe direkt oder wenigstens durch die lebendige, reizbare und daher auch leitungsfähige Substanz anderer Zellen in leitender Verbindung. Mittels dieses Zusammenhanges ist es möglich, daß alle Organe sich untereinander in einer mehr oder weniger großen gegenseitigen Abhängigkeit befinden, daß die Schicksale des einen widerhallen in den anderen, von der irgendwo stattfindenden Erregung eine, wenn auch noch so dumpfe, Kunde bis zu den entferntesten Teilen dringt." Ich setze diese Worte, die BLECKMANN und kürzlich HOFF im gleichen Sinne zitierte, an die Spitze.

Neuerdings führte in Deutschland die Bedeutung und Erforschung des **vegetativen Nervensystems**, besonders unter dem Einfluß der 1937 erschienenen Monographie „A Basis for the Theory of Medicine" von SPERANSKY, die 1940 ins Deutsche übersetzt wurde, zum Begriff der Neuralpathologie. SPERANSKY berücksichtigt allerdings an keiner Stelle das vegetative Nervensystem, sondern nur das Zentralnervensystem. Schon 1941 hat HÖRING betont, daß die SPERANSKY'sche Auffassung des Nervensystems zunächst an die überragende Bedeutung der bedingten Reflexe PAWLOWS erinnert. Es klingen dabei Vorstellungen wie Oberflächen- und Tiefenpersönlichkeit von KRAUS an.

Das ganze Lehrgebäude der Humoralpathologie wird unter Bezug auf die zwar noch heiß umstrittenen Fragen des Terminalreticulum (STÖHR), des sympathischen Grundplexus (BOEKE), der neurohumoralen Zellen (SUNDER-PLASSMANN) und der intercalären Zellen von FEYRTER (s. später) als abgetan behandelt und der Umbau der Medizin in Richtung der Neurodystrophie im Sinne des PAWLOW-Schülers SPERANSKY vorgenommen. — Und das, obwohl entgegen deutscher wissenschaftlicher Gepflogenheit eine Bestätigung zahlreicher Experimente SPERANSKYS noch aussteht und bereits zahlreiche Forscher auch über negative Nachprüfungen berichten (SCHITTENHELM, WAWERSIK, REITTER und RITTER u. a.). KALBFLEISCH hat das Werk SPERANSKYS folgendermaßen zusammengefaßt: „An Hand des SPERANSKY'schen Grundexperimentes der unspezifischen Reizung des Hypothalamus mittels der Glaskugel- oder Ringmethode wird die Standardform der nervalen Dystrophie entwickelt, als der allgemeinen, der typischen und unspezifischen Form des Krankheitsvorganges überhaupt, dessen spezifische Vielfalt von hier aus in ganz neuer Weise erklärt werden muß. SPERANSKY lehnt den alten Spezifitätsbegriff von der Einmaligkeit bestimmter Vorgänge im Körper, die durch einen spezifischen Reizstoff hervorgerufen seien, vollständig ab, da alle Vorgänge vielfältig miteinander verbunden sind. Vielmehr sind die spezifischen Reaktionen Gruppenreaktionen des Nervensystems selbst, und zwar in der gleichen unspezifischen Weise, wie die Standardform eine solche Gruppenreaktion darstellt. Damit ist die Theorie vom spezifischen Reizstoff, der allein für das Besondere jedes Krankheitsbildes verantwortlich sei, überwunden. Die spezifische Qualität des Toxins wird jedoch nicht einfach geleugnet, sondern auf seine Fähigkeit zurückgeführt, eine konstante und charakteristische Form komplexer nervaler Reaktionen hervorzurufen, und zwar — das ist wesentlich — ausschließlich durch Reizung des Nervenapparates. Zu den Grundbegriffen SPERANSKYS gehört die Theorie des ersten und zweiten Schlages. SPERANSKY bringt in dieser Theorie seine Erfahrungen vom Wiederbeschrittenwerten der Nervenbahnen nach abgelaufenen Reaktionen in Analogie zu PAWLOWS „bedingten Reflexen", UCHTOMSKYS „Dominanten" und MAGNUS „Bereitschaft", in eine neue weitergehende Form. Entscheidend dabei bleibt stets die Rolle des Nervensystems als des primären, des initialen Gliedes jedes Krankheitsvorganges überhaupt, gleichgültig, ob es sich dabei um eine spezifische oder die Grundform der unspezifischen Neurodystrophie handelt."

Die wissenschaftlich ungeprüfte Begeisterung einiger deutscher Autoren für SPERANSKY (NONNENBRUCH u. a.) mutet umso interessanter an, als einmal dessen Arbeit nur in einer aus dem Englischen stammenden Übersetzung vorliegt und zum anderen die Sowjetische Pathologen-Gesellschaft sich vor kurzem von SPERANSKY eindeutig distanziert hat. Schon vor zwei Jahren hat ein so erfahrener Kenner des Nervensystems wie PETTE in einer überzeugenden Abhandlung zu zahlreichen Fehlanschauungen in der SPERANSKY'schen Lehre Stellung genommen. Ich zitiere PETTE: „Zusammenfassend stelle ich heraus, daß uns in der Klinik SPERANSKY'sche Gedankengänge nicht unvorbereitet angetroffen und auf uns somit auch nicht „revolutionär" gewirkt haben. Sein Verdienst ist, auf Grund tierexperimenteller Untersuchungen großen Ausmaßes eine Basis für funktionelles, bzw. dynamisches Denken in der Medizin gegeben zu haben, wobei wir freilich betonen müssen, daß eine Übertragung seiner Versuchsergebnisse auf die menschliche Pathologie nur teilweise, und zwar sehr bedingt, möglich ist. Jedenfalls scheint mir eine Nachprüfung der SPERANSKY'schen Versuche insbesondere auf dem Gebiete der Infektionskrankheiten unerläßlich, damit geklärt wird, welche Bedeutung der Spezifität des Erregers in der Organmanifestation zukommt, sodann wie die Wirkung spezifischer Immunseren ist und ob sie wirklich nur zentral erfolgt, wie SPERANSKY annimmt. Warnen müssen wir auf alle Fälle vor einer weitgehenden und vorbehaltlosen Auswertung SPERANSKY'scher Gedankengänge. Es ist durch nichts bewiesen — um nur eines herauszugreifen —, daß die Sulfonamide sowie das Salvarsan lediglich über das Zwischenhirn wirken. Voran steht ihr bakteriostatischer und bakterizider Einfluß, der freilich eine diencephale Mitwirkung nicht auszuschließen braucht. Speranskys Werk ist eine besondere Gabe für den, der seinen Gedankengängen folgend, sie kritisch auswertet, aber eine große Gefahr für den, der sie in spekulativer Betrachtung mißbraucht. Darum gehört das Buch auch nicht in die Hand von Studenten, sondern von durch Wissen und Erfahrung gereiften Ärzten. Was wir vermissen, ist eine exakte histologische Durcharbeitung des experimentell gewonnenen Materials. Es genügt nicht der Nachweis perivasculärer Infiltrate etwa für die Diagnose einer Enzephalitis oder von Nekrosen einzelner Zellen in den sympathischen Ganglien, um den Effekt eines vegetativen Reizes zu beweisen. Auch können wir heute nicht mehr verzichten auf die physikalisch-chemischen Untersuchungen bei der Analyse neurodystrophischer Störungen. Berücksichtigt werden muß ferner die hormonale Ausgangslage, die bei Spcransky keinen Raum hat. Das pathogenetische Geschehen ist stets ein korrelatives und komplexes. Zu seiner Ergründung bedarf es der intensiven Zusammenarbeit verschiedenster Disziplinen, d. h. einer klinischen, biologischen, anatomisch-histologischen und physiko-chemischen Betrachtungsweise. Erst wenn diese Arbeit geleistet ist, wird es möglich sein, im einzelnen zu den weittragenden Schlüssen Speranskys und seiner Lehre, die doch die Grundlage einer allgemeinen Medizin sein soll und uns einen Weg zur Ganzheitslehre zeigen will, Stellung zu nehmen. Mir kam es hier lediglich darauf an nachzuspüren, ob und wie weit Spcransky's Gedankengänge in der menschlichen Pathologie ein Korrelat finden."

Ohne Zweifel ist neben nervösen Einflüssen auch eine direkte Reizung nicht nervöser zelliger Gewebselemente für die Auslösung physiologischer Abläufe und örtlicher pathologischer Veränderungen möglich. Das geht eindeutig aus den schon 1929 veröffentlichten Versuchen von Lange, Ehrlich und Cohn hervor. An dem sowohl nach anatomischen Untersuchungen wie auf Grund von physiologischen Reizversuchen nervenfreien (also nicht innervierten) Strombahngebiet der Dottergefäße im Dotterblatt des Hühnerembryos ist das Ricker'sche Stufengesetz genau so festzustellen, wie etwa am Pankreas des Kaninchens. Übrigens finden auch alle Vorgänge und Veränderungen an den Pflanzen ohne Reizempfindung und Reizvermittlung von Nerven statt. Holle deutet mit Recht die Tatsache, daß zahlreiche Zellen und Gewebe insbesondere aus bösartigen Geschwülsten nach Explantation auf künstlichen Substraten ohne Verlust ihrer Eigenschaften gezüchtet werden können, in dieser Richtung. Die Vertreter der reinen Neuralpathologie gehen demnach nach Seitz sen. an der Grundtatsache achtlos vorbei, daß es auf niederer stammes- und frühester keimesgeschichtlicher Entwicklungsstufe bereits Leben gibt, ehe es noch zur Bildung von Nervenzellen gekommen ist.

Die sogenannten Neuralpathologen bemühen sich im weiteren, ihre Lehre mit der Ricker'schen Relationspathologie in Einklang zu bringen, deren Basis das Gesetz der organspezifischen Durchblutung und das Stufengesetz, welches besagt, daß die verschiedenen Durchblutungsformen unabhängig von der Qualität der Stoffe durch Reize verschiedener Stärke allein hervorgerufen werden, darstellen. Beide Gesetze sind von Ricker — ebenso wie die Lehre von Spcransky — n u r auf Grund von Tierversuchen aufgestellt worden.

Abgesehen davon, daß in der Ricker'schen Lehre das Gefäßsystem mit dem Nervensystem eng gekoppelt ist und damit eine rein nervale Betrachtung nicht mit der Ricker'schen Lehre unabdingbar verknüpft erscheint, läßt diese Auffassung Brücken zu dem so einleuchtenden Standpunkt Dietrichs, Siegmunds u. a. schlagen, „am Anfang der Erkrankung steht die Durchblutungsstörung, also eine Änderung des humoralen Säftestromes." Diesen allgemeinen Satz hat Volhard bei seiner Lehre über die Entstehung der akuten Nephritis mit seiner Auffassung des allgemeinen Gefäßspasmus intuitiv vorausgeahnt. Trotz aller gegenteiligen tierexperimentellen Ergebnisse der Masuginephritis findet man auch heute noch klinisch bei Beginn der akuten Nephritis am Augenhintergrund Spasmen der Arterien.

In seinem kürzlich gehaltenen Münchener Vortrag hat F. Hoff an Hand seiner eigenen bekannten Untersuchungen über die vegetativen Regulationen klar herausgestellt, daß zwar in den verschiedenen vegetativen Reaktionen eine neuralpathologische Komponente enthalten ist, andererseits aber auch eine humoral-hormonale Komponente unter Einbeziehung von Hypophyse und Nebennieren im Sinne von Selye sehr wesentlich mit eingeschaltet ist. Er sagt: „Jedenfalls führt der Versuch, die frühere organpathologische Einteilung der Krankheiten durch eine neuralpathologische Lehre mit einem Primat im Zwischenhirn zu überwinden, nur zu einer neuen, letzten Endes auch lokalisatorisch-organpathologischen These, die einseitiger ist, als die Organpathologie der Einzelorgane." Und an anderer Stelle: „Nun ist aber wohl der Hinweis darauf, daß die feinsten Teile des Organismus vom Nervensystem berührt werden, nicht ausreichend, um daraus den Schluß abzuleiten, daß deswegen auch von den feinsten Verzweigungen des vegetativen Nervensystems allgemeine Reaktionen und sogar mit einer Regelmäßigkeit allgemeine Krankheiten ausgehen können. Der histologische Nachweis eines feinsten Nervennetzes sagt über die Reichweite seiner Funktionen noch nicht Endgültiges aus."

Unter anderem macht Lange neuerdings darauf aufmerksam, daß dieses Terminalreticulum auch mit der Silberkarbonat-Technik (nach Rio Hortega), die keine Nervenfasern färbt, dargestellt werden kann und daß andererseits seine Darstellung mit der Cajalmethode, die nur Nerven färbt, mißlang. Deshalb sieht Nonidez die nervöse Natur des Terminalreticulums nicht als erwiesen an.

Aus den Verhandlungen der Deutschen Gesellschaft für Pathologie 1950 in Wiesbaden zum Thema „Die normale und pathologische Morphologie des peripheren vegetativen Nervensystems" geht wohl auch klar hervor, daß eine Einigung der verschiedenen Schulen weder bezüglich der Neuronenlehre, noch bezüglich der nervalen Funktion des sogenannten Terminalreticulums, noch endlich bezüglich der Neurokrinie zur Zeit erzielt ist. (De Castro, Herzog, Feyrter, Sunder-Plassmann). Während bekanntlich Stöhr die Neuronenlehre radikal ablehnt, bemüht sich Sunder-Plassmann schon seit Jahren, den erkannten synzytialen Strukturaufbau des vegetativen Nervensystems mit der Neuronenlehre irgendwie in Einklang zu bringen. Allerdings ist ihm das bis jetzt nicht restlos gelungen. Nach Feyrter sind auch die Neurone in das netzförmige Synzytium, das epitheliale Flächen unseres Körperinnersten überkleidet, eingefügt, freilich als höchstbedeutsame Areale. Demgegenüber treten De Castro, Herzog, Kirsch u. a. gegen die Stöhr'sche Lehre auf. De Castro hat in seinem Referat, dem er eine etwas modifizierte Neuronenlehre zugrunde legte, alle Punkte, die gegen die Existenz eines nervösen Endnetzes sprechen, nach Ansicht von Gagel „in glänzender Weise" aufgezeigt. Man kämpfte weiter um die Art der Abbildungen. Herzog empfand in verschiedenen Publikationen Stöhrs und Sunder-Plassmanns beim Betrachten der beigegebenen Abbildungen erhebliche Zweifel. SUNDER-PLASSMANN kritisiert, daß DE CASTRO kein einziges Mikrophotogramm, stattdessen aber reichlich viel schematische Skizzen gezeigt hat.

Sehr überzeugend hebt HAMPERL dazu hervor: „Die bildmäßige Wiedergabe der verschiedenen Strukturen unterliegt bestimmten technischen Beschränkungen. Bis zu einer gewissen Vergrößerung mag man mit der Photographie auskommen, darüber hinaus tritt die Zeichnung in ihr Recht. Bei Beobachtung dieser Grenzen ist es also ungerechtfertigt, einem Autor die Verwendung von Zeichnungen, einem anderen die von Mikrophotogrammen als Mangel anzukreiden." Aus einer Antwort an STÖHR „Sympathischer Grundplexus contra Terminalreticulum" von BOEKE geht eindeutig hervor, daß dieser Autor das Terminalreticulum von STÖHR nicht mit seinem „sympathischen Grundplexus" verwechselt wissen will und auch eine Neubenennung seines sympathischen Grundplexus als „praeterminales Netzwerk" von REISER ablehnt. Bezüglich des Terminalreticulum schreibt er 1951: „Es ist nicht möglich, einen so wechselvollen Begriff, der sich wirklich garnicht immer auf einwandfreie richtige Beobachtungen stützt und mit dem physiologischen Postulat der Synapsen keine Rechnung trägt, als feste morphologische Basis zu betrachten." Dabei wird BOEKE von STÖHR immer als Kronzeuge angeführt. WEDELL hat an der Haut des Ohres von Mensch und Kaninchen kein Terminalreticulum gefunden: „There are no nerve endcorpuscles".

Dem rein nervalen Standpunkt SPERANSKYS und auch der Relationspathologie RICKERS gegenüber nimmt BYKOW einen älteren hormonalen Weg vom Cortex über das Hypophyseninfundibulum und einen jüngeren rascheren („neuralen") über Zwischenhirn — Nervus splanchnicus — Nebenniere für das Zustandekommen dystropher Zustände an. BYKOW konnte auch über die „Interorezeptoren" sehr dauerhafte und wenig hemmbare bedingte Reflexe, ja sogar paradoxe Organreaktionen wie Umkehr der vegetativen Tagesrhythmik erzeugen. Diese BYKOW'sche Reflexpathologie stellt vielleicht einen Übergang zum Problem der psychosomatischen Medizin — besser Betrachtungsweise oder Forschungsrichtung — her. Psychosomatik bedeutet nach einer neueren Definition von HERMANNSDÖRFER, daß aus der psychischen Seinsebene in das biologische Geschehen Einflüsse wirksam werden, die sich als zunächst rein funktionell, schließlich körperlich manifestieren. Auch im Sinne der Relationspathologie ist ein Teil des ZNS (z. B. der Cortex) der einzige Körperteil, der mit der stets in Rechnung zu stellenden Psyche Verbindung hat. Es wird jedoch nichts Neues mit der Tatsache betont, daß jeder ethisch hochstehende Arzt seit jeher unbewußt psychosomatische Medizin betreibt. Eine bessere allgemeine wissenschaftliche Untermauerung ist hier sicher zu begrüßen. Aber jede Übertreibung läuft Gefahr (s. a. SCHAEFER), den festen Boden der Naturwissenschaften zu verlassen und sich auf den spekulativen Boden der Naturphilosophie zu begeben. Wir können nicht klar genug gegenüber der manchmal zu primitiven Konstruktion einer Erlebnisreaktion einen ablehnenden Standpunkt vertreten. Berechtigt stellt HERMANNSDÖRFER in einer eben erschienenen Abhandlung in den Vordergrund, daß psychogene Störungen nicht Gegenstand einer Rentenversorgung sein dürfen.

Auf die Beziehungen zwischen Psyche und vegetativem Nervensystem wird später eingegangen.

Selye-Hoff.

In den allerletzten Jahren hat man neben der neuralpathologischen Betrachtung die aus Montreal kommende Lehre SELYES vom *Adaptationssyndrom* in seiner Abhängigkeit vom Nebennieren-Hypophysensystem überall bei unsern Anstrengungen zum Einbau bisheriger Auffassungen von Krankheit und Krankheitsentstehung in den „Stress" von SELYE verwandt. Mit SELYES eigenen Worten gibt es gewisse unspezifische physiologische Mechanismen, die unabhängig von der besonderen Natur des schädigenden Reizes den allgemeinen Widerstand des Körpers gegen den „Stress" an und für sich erhöhen. Bei diesen letzten Reaktionen, welche unter den Begriff „Allgemeines Anpassungssyndrom" (AAS) zusammengefaßt werden, spielt das endokrine System eine Hauptrolle. Bei kontinuierlicher Wirkung des Stress verläuft das resultierende AAS immer in drei wohl abgegrenzten Stadien: 1. Die Alarm-Reaktion, 2. das Stadium des Widerstandes und 3. das Stadium der Erschöpfung. Durch eine Reihe von Tierexperimenten konnte SELYE 1936 zeigen, „daß der Organismus in stereotyper Weise auf die verschiedenartigsten Einwirkungen wie: Infektionen, Intoxikationen, Traumen, nervöse Aufregung, Hitze, Kälte, körperliche Überanstrengung oder Röntgenbestrahlung reagiert." Das einzige, was alle diese Einwirkungen gemeinsam haben, ist, daß sie alle den Körper in einen Zustand von allgemeinen „unspezifischem Stress" versetzen. Die Haupterscheinungen dieser Stress-Reaktion waren: Vergrößerung der Nebennierenrinden mit den histologischen Zeichen einer übermäßigen Tätigkeit, eine Involution des thymolymphatischen Apparates mit gewissen gleichzeitig auftretenden Veränderungen im Blutbild (Eosinopenie, Lymphopenie, Polynucleose) und das Auftreten von Geschwürsbildungen im Magendarmtrakt, oft von anderen Zeichen einer Schädigung oder ‚Schock' begleitet". Entgleisungen des Adaptationsmechanismus sollen der Hauptfaktor bei der Erzeugung gewisser Krankheiten sein, die als Adaptationskrankheiten betrachtet werden. Den Mechanismus demonstriert die Abbildung von SELYE. Der Angabe von SELYE, daß die Anwesenheit der Nebennieren und der Hypophyse die Voraussetzung des Adaptationssyndroms, besonders der zugehörigen Blutbildveränderungen sei, wird

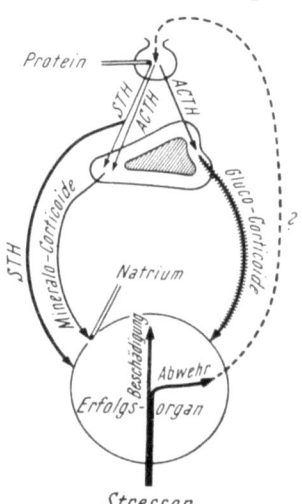

Abb. 2. Das Schema zeigt die hauptsächlichsten Beziehungen zwischen der Hypophyse, der Nebennierenrinde und den peripheren Erfolgsorganen während des allgemeinen Adaptations-Syndroms (leicht abgeändert nach Selye).

von HOFF nach den im eigenen Arbeitskreis, bzw. von anderen Autoren gewonnenen Ergebnissen keineswegs uneingeschränkt zugestimmt. HOFF ist der Ansicht, daß der unspezifische Abwehrvorgang von einem komplizierten Regulationssystem gesteuert wird, bei dem sowohl nervöse als auch hormonale und humorale Faktoren mitwirken.

Es ist ein Verdienst von TONUTTI, mit seinen Untersuchungen gezeigt zu haben, daß bei der Entstehung örtlicher Erkrankungen hormonalen Wirkungen in überraschendem Ausmaß bestimmender Einfluß zukommt. Er schreibt: „Von den VIRCHOW-RICKER-SPERANSKY'schen Theorien vermag keine in vollem Umfang das Wesen der örtlichen Krankheitsentstehung zu erklären ....." Die Erkenntnis, daß bei der Entstehung örtlicher Erkrankung sowohl ein zentraler Impuls wie die Einflußnahme des auslösenden Agens auf das erkrankende Substrat erforderlich ist, bietet Raum für unvereinbar erscheinende Gegensätzlichkeit der drei Theorien.

Man meint mit all den modernen Theorien ganz neue Wege zu gehen. Dabei weist doch seit Jahrzehnten jeder interne Kliniker auf die Bedeutung des vegetativen Systems hin. Die Differenzierung der B-Typen von v. BERGMANN ist nicht von heute. Seit 1937 stelle ich in meinem Hauptkolleg die ersten zwei Stunden des Semesters für die Demonstration verschiedenster vegetativer Dystonien zur Verfügung, um den Studenten klar zu machen: *Das vegetative Nervensystem ist das Parkett, auf dem sich die inneren Erkrankungen abspielen.* Die Reaktion des vegetativen Nervensystems auf die inneren Erkrankungen bestimmt häufig Ausmaß und Intensität der Beschwerden des Internkranken.

Auch meine Arbeiten weisen immer wieder auf die Zusammenhänge mit dem vegetativen Nervensystem hin. In von 1925—1931 geführten Untersuchungen über den Einfluß verschiedener Höhenlagen auf die Schilddrüsenwirkung von Hunden ergab sich für die mittlere Höhenlage mit einem Optimum bei 1000 m Seehöhe die Annahme einer zentralen Dämpferwirkung auf vegetative Stoffwechselzentren im Zwischenhirn, für Hochgebirgswirkung eine Erregung dieser Zentren. Aber auch die Anwendung der Reaktionsweise des vegetativen Nervensystems auf funktionelle Leistungen beim Normalen wird vielfach hervorgehoben. Das in der Biologie so häufig erwiesene Gesetz: Jede Aktion ihre Reaktion, ist auch vielfach in der Medizin erkannt worden. Den Einfluß maximaler Muskelleistung konnte ich an Weltmeistern der Olympischen Spiele (Amsterdam 1928) in seinem Ablauf an Hand des Sauerstoffverbrauches genauer studieren. Ich schrieb damals: Wenn wir diese ganzen Vorgänge (Pulsfrequenz, Atmung, Körpertemperatur, Sauerstoffbedarf, Blutzuckerregulation) als vom autonomen Nervensystem reguliert annehmen, so besteht bei der Arbeitsleistung und ihrer Auswirkung ein Zusammenspiel von Sympathicus und Parasympathicus. Die maximale Erregung des einen sympathischen Systems (Tachycardie, Hyperglykämie usw.) hat bei Abklingen der Erregung das Überwiegen des anderen Tonus (Vagus, Bradycardie, Hypoglykämie usw.) zur Folge, was bei der nach den Untersuchungen HERXHEIMERS, SCHENKS u. a. wahrscheinlichen vorwiegend vagotonischen Einstellung trainierter Sportleute umso deutlicher in Erscheinung tritt. Ähnliches kennen wir aus der Höhenphysiologie (Übergangstachycardie beim Übergang von der Ebene in die Höhe. Absinken der Pulsfrequenz unter die Norm bei Rückkehr in die Ebene (ZUNTZ und DURIG) beim Menschen: eigene Untersuchungen am Hunde).

Auf wichtige Wirkungen von Milzzufuhr auf den Stoffwechsel habe ich 1930 hingewiesen. Für Beziehungen zum vegetativen Nervensystem sprachen dabei meine damaligen Untersuchungen über Verdauungsleukozytose. In meiner Habilitationsschrift wurde gezeigt, daß die Milz ein wichtiges in den Stoffwechsel regulierend eingreifendes Organ mit Koppelung an das vegetative Nervensystem ist. Bei Wegfall oder Dysfunktion der Milz steht dieses System in gesteigertem Tonus, bei Zufuhr von Milzstoffen tritt eine Herabsetzung desselben ein. Der in vielfacher Hinsicht und auch in unseren Versuchen aufgewiesene Antagonismus zwischen Milz und Schilddrüse läßt sich vielleicht durch gegenteilige Beeinflussung des vegetativen Nervensystems erklären, legt aber auch den Gedanken nahe, in der Milz eine innersekretorische Funktion zu vermuten, die im harmonischen Spiel der endokrinen Organe eine Dämpferwirkung hat. 1932 wurde der Bedeutung des vegetativen Nervensystems für den Ausfall der Wärmevermehrung nach Nahrungseiweiß in einem besonderen Kapitel Rechnung getragen.

Über die in meinen langjährigen Untersuchungen aufgewiesenen engen Beziehungen von Körperlage und Kreislaufregulation zum vegetativen Nervensystem wird noch berichtet (s. Seite 160).

F. Hoff hat an Hand der Blutbildveränderungen bei sympathicotonen Zuständen sowie bei Acidose, Fieber u. a. einerseits und bei parasympathicotonen Zuständen, bei Alkalose, Fieberabfall u. a. andererseits ähnliche Veränderungen beschrieben. Er hat schon 1928 auf den „Parallelismus" zwischen Blutbildveränderungen und Änderungen der Lebenstriebe" hingewiesen, wie sie beide in Abhängigkeit von vegetativen Regulationen im Verlauf von Krankheiten auftreten. Er hat auf Grund zahlreicher Untersuchungen auch bald erkannt, daß diese gesamten vegetativen Regulationen von zentralnervösen Einrichtungen im Zwischenhirn aus gesteuert werden. Diesen gesamten Vorgang hat er als „vegetative Gesamtumschaltung" bezeichnet. Die erste Phase der Reaktion geht mit einer Erregungssteigerung des Sympathicus einher, während die zweite Phase mit Leukozytenabfall, Lymphocytose, Eosinophilie samt allen übrigen dazugehörigen vegetativen Begleitsymptomen mit einer Erregungssteigerung des Parasympathicus zusammenhängt. Schon vor 21 Jahren hat Hoff gesagt: „daß dieser gesamte zweiphasige vegetative Regulationsvorgang ein Abwehrvorgang ist, der bei natürlichen Infektionskrankheiten spontan abläuft, und der eng mit der natürlichen Überwindung der Krankheiten zusammenhängen muß." Mit Recht weist er deshalb auf die Parallelen zu dem Adaptationssyndrom von Selye hin.

Die folgende Tabelle von Hoff demonstriert diese Verhältnisse.

Schema der vegetativen Gesamtumschaltung.

1. Phase	2. Phase
Fieberanstieg, Fieberhöhe	Fieberabfall
Leukozytenanstieg	Leukozytenabfall
Myeloische Tendenz	Lymphatische Tendenz
Abfall der Eosinophilen	Anstieg der Eosinophilen
Retikulozytenanstieg	Retikulozytenabfall
Abfall der Alkalireserve (Acidose)	Anstieg der Alkalireserve
Anstieg des Gesamtstoffwechsels	Abfall des Gesamtstoffwechsels
Anstieg des Serumeiweißes	Abfall des Serumeiweißes
Abfall des $\frac{Albumin}{Globulin}$-Quotienten	Anstieg des $\frac{Albumin}{Globulin}$-Quotienten
Anstieg des Blutzuckers	Abfall des Blutzuckers
Abfall des Blutfettes	Anstieg des Blutfettes
Abfall des Blutcholesterins	Anstieg des Blutcholesterins
Anstieg der Blutketonkörper	Abfall der Blutketonkörper
Anstieg des Blutkreatins	Abfall des Blutkreatins
Änderung des K/Ca-Quotienten	Änderung des K/Ca-Quotienten
Übergewicht des Sympathicus	*Übergewicht des Parasympathicus*

Nachdem schon 1926 v. Lukacs gleich nach der Injektion von Proteinkörpern eine kurze vorübergehende Parasympathicotonie vor der ersten sympathicotonen Phase Hoffs beschrieben hat, berichten neuerdings Siedeck und Pape über gleiche Beobachtungen.

Bei dem harten Kampf, den Neural- und Relationspathologie der Zellularpathologie und damit Virchow angesagt haben, ist es angezeigt, nun Virchow selbst zu dem Streitproblem zu hören: „In der Bearbeitung kann es leicht erscheinen, als bilde die Zellularpathologie einen Gegensatz zur Humoral- und Nervenpathologie, denn es ist natürlich, daß wir uns im Verlauf unserer Studien mehr dem Versäumten als dem schon vielfach Ausgearbeiteten zuwenden...... Indem wir das Recht des Tiersétat der vielen kleinen Elemente verfechten, mag es aussehen, als sollte die Aristokratie und Hierarchie von Blut und Nerv bis in die Wurzeln zerstört werden. Allein auch hier ist es nur die Usurpation, welche wir angreifen, das Monopol, welches wir auflösen wollen. Und noch einmal heben wir hervor, daß wir Blut und Nerv als gleichberechtigte Faktoren neben den übrigen Teilen vollständig anerkennen, ja daß wir ihre dominierende Bedeutung durchaus nicht bezweifeln, daß wir aber ihren Einfluß auf die übrigen Teile als einen maßgebenden und erregenden, nicht als einen absoluten zugestehen."

Innerhalb der Neuralpathologie gruppieren sich heute zwischen den beiden Extremen [Ablehnung jedes lokalisatorischen Schwerpunktes (SPERANSKY-Ubiquität) und Anerkennung der beherrschenden diencephalen Rolle (VEIL und STURM-Diencephalose)] verschiedene Schulen. Das neuralpathologische Denken ist zur Humoral- und Zellularpathologie hinzugetreten, schreibt LANGE vermittelnd. Der schwache Punkt aller dieser Theorien ist sicher ihre Neigung, sich unter Ausschluß aller anderen Theorien durchsetzen zu wollen (s. a. SELYE). „Alle diese Forschungsrichtungen geben in ihren Grenzen ein zutreffendes Bild des Lebenden, aber nur von einer bestimmten Blickrichtung vom Standpunkt der methodischen Fragestellung aus gesehen" sagt F. HOFF. Jedenfalls wird Abgrenzung des Wirkungsbereiches neuraler Korrelationen von humoralen und rein örtlich zellularen Funktionsabläufen Aufgabe der Zukunft sein (s. a. HOLLE).

Bedeutung des vegetativen Nervensystems.

SIEBECK zitiert zu unserem Problem in seiner „Medizin in Bewegung" BOERHAVE aus den hippokratischen Schriften: „Ich meines Teils halte dafür, es sei unser Körper kein gewisser Anfang, sondern jeder Teil sei sowohl der Anfang wie das Ende. Denn wenn ich einen Kreis beschreibe, so kann ich keinen Anfang daran finden."

Nachdem sich heute deutlich ein Umbau der medizinischen Auffassung anbahnt, läßt sich auch bei der Darstellung von Bauplan und Leistung des vegetativen Nervensystems schwer ein einheitliches Bild erkennen. Die grundsätzlichen Gegensätze in der Deutung der letzten Nervenendigungen zwischen der STÖHR'schen Schule und HERZOG sowie der spanischen Schule (de CASTRO) haben wir eben besprochen. In den Werken von FULTON, WHITE und SMITHWICK, wie SHEEHAN wird die STÖHR'sche Auffassung z. T. mit überzeugenden Einwänden gegen die Synzytialtheorie abgelehnt. Die Gültigkeit der Synapsenlehre muß vorläufig auf Grund moderner physiologischer Ergebnisse als vollwertig anerkannt werden (s. a. VOSSCHULTE). Immerhin sind die klassischen Grundlagen der Physiologie bezüglich des autonomen Systems wie sie LANGLEY und H. H. MEYER zunächst so überzeugend und klar herausgearbeitet haben, in Fluß geraten. Die Überträgerstoffe können eine neue nie geahnte Rolle im ganzen vegetativen Ablauf des Lebens spielen. Dabei sind gerade die physiologischen und pathophysiologischen Grundlagen nur ganz selten am gesunden oder kranken Menschen gewonnen. Und immer wieder überzeugt man sich in der Klinik, daß sich viele tierexperimentelle Befunde nicht ohne weiteres und meist nur mit großen Einschränkungen auf den Menschen übertragen lassen. Sie müssen aber vorerst doch die Basis unserer Gesamtauffassung der Funktion des vegetativen Nervensystems bilden.

Von chirurgischer Seite werden immer neue operative Wege zur Beseitigung vegetativer Störungen, die z. T. unter nur chirurgischem Gesichtswinkel diagnostiziert sind, empfohlen, ohne daß die therapeutischen Erfolge immer durch kritische und ausreichend späte Nachuntersuchungen im Sinne vergleichender Therapie belegt werden.

Von SCHLEICH, SPIESS u. a. ist die Beziehung der Novocaintherapie innerer Krankheiten zum vegetativen System aufgedeckt worden. Vielfach wird heute die erstmalige i. v. Anwendung der Lokalanästhesie im Jahre 1928 von HUNECKE als entscheidende Großtat hervorgehoben. Ich halte es für eine Ehrenpflicht, hier die 1925 erschienene Abhandlung meines leider zu früh verstorbenen Kollegen an der Hallenser Volhard-Klinik HAVLICEK „Die Leitungsunterbrechung der Rückenmarksegmente als klinisches Experiment" hervorzuheben, an deren Ende er schreibt: „Für die Klinik jedoch, die mit dem ganzen modernen diagnostischen Apparat vertraut sein muß, ist die Segmentausschaltung von allergrößter Bedeutung, zumal sie überdies verspricht, über reizvolle Fragen des Lebensnervensystems wertvolle Aufschlüsse zu geben." In der Frage der Novocainbedeutung und Therapie müssen wir übrigens aus dem Stadium der Polypragmasie herausstreben.

Gleich dem zentralen Abschnitt des Zentralnervensystems baut sich der zentrale Abschnitt des vegetativen Nervensystems aus primär spinalen, bulbären, pontinen und mesencephalen Zellarealen auf, welche durch supranucleäre vegetative Bahnen mit übergeordneten in Oblongata — Pons — Mesencephalon mit Hypothalamus sowie wenigstens teilweise im Cortex gelegenen vegetativen Regulationsarealen in Verbindung stehen und durch diese hemmend oder fördernd beeinflußt werden. Genaueres über Anatomie, Physiologie, Pathologie und Klinik der zentralen Anteile des vegetativen Nervensystems siehe u. a. BODECHTEL und KAUFMANN 1938, F. KATZMEIER 1950. Auf die engen Beziehungen zwischen animalem und vegetativem Nervensystem weisen auch neueste Untersuchungen aus dem WACHHOLDER'schen Kreise hin. WACHHOLDER und ARNOLD fanden nach Injektion von Sympathicomimeticis (Adrenalin) eine Steigerung, nach Parasympathicomimeticis eine Senkung der Flimmerverschmelzungsfrequenz, bei stärkerer Dosis mit überschießender Gegenregulation. Auch nach Einträufelung vegetativer Pharmaca in den Bindehautsack konnte FLEMMING Änderungen der Flimmerverschmelzungsfrequenz nachweisen.

Während im allgemeinen der *klinische* Begriff Vagotonie durch den übergeordneten der vegetativen Dystonie in der Klinik als überholt angesehen wird, haben im letzten Jahrzehnt Theoretiker (HERING c. s., WEZLER, KOCH, HEIM u. a.) den physiologischen Begriff der Vagotonie und Sympathicotonie beim Normalen herausgearbeitet.

Nachdem im Tierexperiment für den Kreislauf die synergistische Regelung der vegetativ nervösen Innervation auf dem Wege der Pressorezeptoren (Blutdruck- oder Kreislaufzügler) gezeigt war (HERING, KOCH, HEYMANNS u. a.), habe ich gemeinsam mit E. KOCH am Tier (Hund, Katze, Kaninchen), in Versuchen mit NEUMANN am Menschen für diese Nerven eine hemmende Tonusfunktion in Bezug auf die Atmung nachgewiesen. Endlich hat KISCH durch elektrische und adäquate Beeinflussung dieser Nerven ebenso typische reflektorische Wirkungen auf den Darm nachgewiesen, auf andere innere Organe wie Magen, Nieren usw. vermutet. Damit war also gezeigt, daß die reflektorische Selbststeuerung des Kreislaufs nur eine Teiläußerung einer allgemeinen Reflexirradiation auf dem Gebiete des ganzen vegetativen Nervensystems darstellt. Schon 1926 hatte KISCH gefunden, daß beim Menschen auf dem Gebiete des autonomen Nervensystems zeitlebens der gleiche Zustand besteht, den M. MINKOWSKI beim Embryo und Säugling bezüglich der Reflexe des somatischen Nervensystems und der intendierten Bewegungen durch das Fehlen corticaler Hemmungen erklärt hat. Von KISCH stammt das Gesetz der Irradiation autonomer Reflexe: „Auf dem Gebiete des autonomen Nervensystems gibt es zeitlebens keine regionär begrenzten Beeinflussungen, sondern jeder auf diesem Gebiete sich abspielende Vorgang betrifft immer mehr oder weniger das ganze autonome Nervensystem." Aus den Beobachtungen KOCHS (1932) geht weiter hervor, daß die pressorezeptorischen Kreislaufreflexe auch weitgehend im hemmenden, die Erregbarkeit herabsetzenden Sinne das Zentralnervensystem beeinflussen. Die Stärke der Irradiation der Carotissinusreflexe auf Atmung und animales Nervensystem hängt dabei von dem allgemeinen Erregungszustand der Versuchstiere ab, wie PALME bei zu tiefer Narkose einerseits und bei zu starker Erregung durch Cardiazol andererseits feststellen konnte.

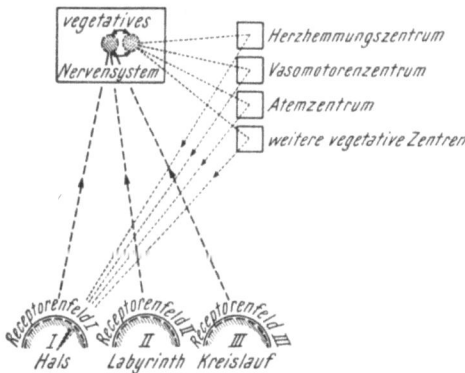

Abb. 3. Ablauf vegetativer Reaktionen (nach M a r k).

Schon 1931 haben wir für den Herzreflex beim Carotissinusdruck eine gewisse Abhängigkeit von dem jeweiligen bereits durch die Körperstellung beeinflußten Erregungszustand der Pressorezeptoren, also dem Ausgangszustand nachgewiesen (l. c. S. 189). Auf die wichtige Zusammenkoppelung der verschiedenen Funktionen im vegetativen Nervensystem konnte ich dann auf Grund jahrelanger experimenteller Untersuchungen am Tier über Körperstellung, Kopfhaltung, Labyrinthfunktion 1935 in der Wiener biologischen Gesellschaft in einem Gastreferat noch unter dem Vorsitz von Geheimrat Hans Horst MEYER zusammenfassend berichten. Das damals gebrachte Schema soll nur als Beispiel für *einen* möglichen Ablauf vegetativer Regulationen bei Änderung der Kopfhaltung gelten (Abb. 3, siehe dazu auch S. 160).

Man wird sich auf Grund der von mir damals nachgewiesenen nervösreflektorischen Auswirkungen bei Änderung der Körperstellung, der bei Änderung der Kopfhaltung ausgelösten Reflexe auf den Kreislauf und die Atmung sowie der erhärteten Beziehungen von Labyrinth, Kopfhaltung und Kreislauf z. B. den Mechanismus der Halsreflexe auf den Kreislauf in folgender Weise vorstellen müssen: „Das primäre Rezeptorenfeld I ist in der Halstiefe gelegen. Es sind — wie erwähnt — bereits Anhaltspunkte vorhanden, daß in der Tierreihe das Sagittalorgan (KOLMER) für die Auswirkung von Kopfhaltungsänderungen einen wichtigen Teil des primären Sinnesapparates darstellt. Von diesem Rezeptorenfeld I gehen Impulse bei jeder Änderung der Kopfhaltung — in unserem Falle also der vorwiegend untersuchten Kopftieflagerung — zentripetal zum vegetativen Nervensystem und rufen eine entsprechende Änderung in dessen Tonus hervor. Es kommt zu plötzlicher Blutdrucksenkung, zu Pulsverlangsamung, zu Atemhemmung, zu Änderung im Tonus der Körpermuskulatur und zu anderer vegetativer Umstellung. Bei der engen Verbundenheit von Hals- und Labyrinthreflexen tritt nun bei der Kopftieflagerung eine Erregung der Sinnesapparate im Labyrinth ein, also des Rezeptorenfeldes II. Dafür spricht die gefundene Beschleunigung und Amplitudenzunahme eines etwa vorhandenen Nystagmus, die hier nur erwähnt sei. Auf diese Weise werden nun auch vom Labyrinth aus zentripetale Impulse zum vegetativen Nervensystem geschickt. Doch ist der Labyrintheinfluß auf den Kreislauf nur vorübergehender Art, und so wird vor allem das plötzliche Absinken des Blutdruckes im entgegengesetzten Sinne beeinflußt, indem ein Ausgleich im Tonus des vegetativen Systems angestrebt wird. Durch die bei diesen Hals- und Labyrinthreflexen auf den Kreislauf bedingten Kreislaufschwankungen kommt es natürlich auch zu einer Erregung der Kreislaufrezeptoren im Aortenbogen und Carotissinus (Rezeptorenfeld III). Diese greifen ihrerseits via Tonus des vegetativen Systems dämpfend in die Halsreflexe auf den Kreislauf ein. Somit erscheint für die Halsreflexe eine mehrfache Regelung der Kreislaufmechanismen durch die zentrale Tonuslage des vegetativen Nervensystems gegeben." Meine gemeinsam mit SEIFERTH (1933) durchgeführten Experimente über die besondere Bedeutung der Labyrinthfunktion auf den ganzen vegetativen Regulationsmechanismus ergab keine tonische Innervation des Kreislaufs vom Labyrinth aus (1934, S. 704). Den Einbau der Labyrinthfunktion in das vegetative Geschehen hat am gleichen Institut 1947 MIES durch den Nachweis komplexer vegetativer Reaktionen nach Vestibularreizung versucht (s. a. WEZLER'sche Schule).

1931 schrieb H. E. HERING: „Der Blutdruck regelt vermittels der Blutdruckzügler (Aortennerven und Sinusnerven) den Tonus des Parasympathicus". Und etwas später: „Demnach ist der Sympathicotonus vermittels des Blutdrucks und des Blutdruckzüglertonus ein Koeffizient des Parasympathicotonus. Es steht ferner fest, daß der Tonus der Blutdruckzügler den Tonus des Sympathicus reflektorisch herabsetzt." Sein zu diesem Zweck gebrachtes Schema hat sich nicht durchgesetzt. Hingegen wies E. KOCH auf das Fehlen quantitativer Vergleichsuntersuchungen über die Tonusgröße des Sympathicus und des Parasympathicus an verschiedenen Tierarten in der physiologischen Literatur hin. Nach ihm kommen die Ausdrücke Vagotonie und Sympathicotonie in der Physiologie nicht zur Bezeichnung einer neurotischen Zustandsänderung in Betracht, sondern nur um die überwiegende Tonusgröße eines dieser beiden Systeme hervorzuheben. Bei seinen Tierversuchen lag durchweg die Eigenfrequenz des Herzens höher als die normale Ruhefrequenz. Also besteht in der Ruhe am normalen Herzen ein stärkerer hemmender Vagustonus, an den Gefäßen ein stärkerer konstriktorischer Sympathicustonus (siehe WEZLER und GOYERT). Demnach sieht KOCH am normalen Kreislauf in der Ruhe weder ein Tonusgleichgewicht der beiden antagonistischen Nervensysteme, noch ein allgemeines Überwiegen des einen oder anderen, sondern zentral am Herzen überwiegt der parasympathische, peripher an den Gefäßen aber der sympathische Tonus. „Der normale Herzvagotoniker ist ein potentieller Kreislaufsympathicotoniker." Hier besteht also auch ein deutlicher Synergismus der beiden Teilsysteme des vegetativen Nervensystems, somit der von W. R. HESS postulierte Synergismus zur ausgeglichenen Gesamtfunktion.

Die Anwendung der streng mechanischen Kreislaufanalyse nach O. FRANK durch WEZLER hat in der Tat zu einer weiteren Vertiefung unserer Vorstellungen über die Funktionsgesetze des vegetativen Systems geführt. WEZLER konnte bei völlig gesunden 20—30jährigen unter dem Einfluß vegetativer Steuerungsvorgänge auch bei standardisierten Ruhebedingungen eine große physiologische Schwankungsbreite von Minutenvolumen, elastischem und peripherem Gefäßwiderstand, Herzleistung usw. sehen. Aus seinen Pulskurven mit den zugehörigen Werten der charakteristischen Kreislaufgrößen kann man die einseitig ausgeprägte funktionelle Struktur des vegetativen Systems geradezu ablesen. Eine genauere Untersuchung der gemeinsamen Steuerung von Kreislauf und Gaswechsel eröffnete noch tiefere Einblicke in diese charakteristische individuelle Gleichgewichtslage im vegetativen System. Es ließ sich also zeigen, „daß die vegetative Struktur des Individuums durch die Messung zahlreicher Größen, bzw. durch die Aufstellung bestimmter Korrelationen meßbar erfaßt werden kann." WEZLER bezeichnet die verschiedenen Normaltypen in der Ausdruckweise von W. R. HESS als Individuen eines extrem „histotropen" (vagotonen), bzw. „ergotropen" (sympathicotonen) Ruhezustandes des Kreislaufes. Er fand, „daß bei vagotonischer Einstellung mit einem niederen Minutenvolumen gesetzmäßig ein hoher peripherer Strö-

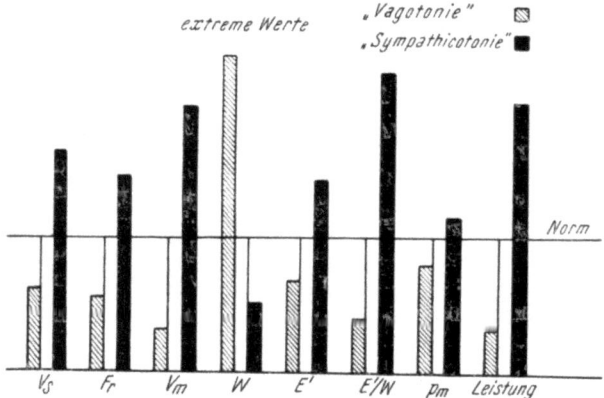

Abb. 4. Übersicht der Kreislauffaktoren.
V_s = Schlagvolumen; F_r = Pulsfrequenz pro Minute; V_m = Minutenvolumen; W = peripherer Strömungswiderstand; E' = elastischer Gesamtwiderstand; E'/W = Dämpfungsfaktor des arteriellen Systems; p_m = arterieller Mitteldruck.

mungswiderstand — also eine Engstellung der peripheren Gefäße — verbunden ist sowie ein niedriges Verhältnis E'/W, das die Dämpfung des arteriellen Systems, also das Verhältnis der kinetisch abgegebenen Energie, bemißt. Minutenvolumen und Herzleistung betragen in Ruhe bei dem Vagotoniker unter Umständen nur etwa ein Drittel der Werte des Sympathicotonikers."

In der Einstellung des Kreislaufs bei Vagotonie erkennt WEZLER ohne Schwierigkeit die auf das höchste gesteigerte Auswirkung der Sparfunktion des histotropen Systems. „Man sieht, wie das Herz des Vagotonikers im ‚Schongang' arbeitet."

Vor kurzem hat Hans HOFF herausgestellt, daß von der Wiener Schule die Erforschung des Hypothalamus ihren Ausgang genommen hat (ROKITANSKI [1842], FRÖHLICH [Dystrophia adiposogenitalis], KARPLUS und KREIDL [1910 bis 1918]). Die letzteren fanden nach Reizung des vorderen Anteils des Hypothalamus Symptome von Überfunktion des Parasympathicus und ihr Wegbleiben nach Vagus- und Glossopharyngeusdurchschneidung, nach Reizung des hinteren Anteils des Hypothalamus Sympathicus-Symptome, die nach Sympathicusdurchschneidung ausbleiben.

Das Endergebnis der bekannten modernen Reizversuche von W. R. HESS läuft auf eine klare Trennung von Zonen hinaus. Die eine ist durch den Sympathikus mit den peripheren Erfolgsorganen verbunden. Wir bezeichnen diese den mittleren und hinteren Teil des Hypothalamus umfassende Region als dynamogene Zone, entsprechend ihrer auf Energieentfaltung orientierten Wirkung. Aus dem vorderen Hypothalamusabschnitt aktiviert der elektrische Reiz typische Schutzmechanismen, z. B. im Sinne des Carotissinus-Reflexes, aber auch von Erbrechen, Würgen, Niesen usw. Die trophotrop-endophylaktische Zone beeinflußt das vegetative Organsystem vorwiegend durch Vermittlung des Parasympathicus. Auch nach Hans HOFF ist es die Funktion des Hypothalamus, die einzelnen vegetativen Vorgänge unseres Körpers zu regulieren und sie den enstprechenden Situationen des Körpers anzupassen. Dabei greift das Großhirn in diese Regulation aktiv und passiv ein. Der „zentrale Tonus" als Ergebnis eines Wettstreits von erregenden und hemmenden afferenten Impulsen auf die Ganglienzellen muß dementsprechend nach WEZLER „immerfort um Gleichgewichtslagen schwingen". Die vegetativen Regulationen setzen sich zusammen aus der Funktion des vegetativen Nervensystems, der innersekretorischen Drüsen, der chemischen, bzw. physikalisch-chemischen Veränderungen der Säfte und dem Einfluß aller dieser Faktoren auf Organe und Gewebe, sowie umgekehrt aus den Rückwirkungen primärer Organ- und Gewebsveränderungen auf die genannten Faktoren. Bei Stoffwechelstörungen spielt das Gebiet um das Infundibulum eine besonders wichtige Rolle. Die Regulierungsvorgänge belegen aber nach den Versuchen von HESS nicht scharf abgrenzbare periinfundibuläre Territorien. Dabei ist eine gegenseitige Durchflechtung von Elementen verschiedener Systemzugehörigkeit offenkundig. Jeder der Stoffe (KH, Fett, Eiweiß, Ionen usw.) spielt in verschiedenen Zusammenhängen eine Rolle und ist demgemäß in verschiedenen Regulationsmechanismen eingeschaltet.

Der Vollständigkeit halber sei erwähnt, daß entgegen der z. Zt. meist anerkannten Auffassung von W. R. HESS unter Berufung auf RANSON's Ergebnisse FULTON die Ansicht vertritt, daß die einzelnen Hypothalamuskerne jeweils bestimmten Funktionen dienen. Die den engen Zusammenhang auch der peripheren Funktion im vegetativen Nervensystem bestätigenden tierexperimentellen Angaben von BRAEUCKER demonstrieren die Reaktion des vegetativen Nervensystems in seiner Ganzheit, ein eindeutiger Beweis gegen die Annahme spezifischer Zentren oder Bahnen mit spezifischer Leistung. Die weitgehende vegetative Beeinflußbarkeit von der Peripherie aus zeigen ja wohl die gesamten chirurgischen Durchtrennungsversuche vegetativer Anteile und in der inneren Klinik u. a. die viscerovisceralen Reflexe.

Wie Beobachtungen an Gesunden und Kranken die Kollektivleistungen der vegetativen Kopfzentralen im Sinne von W. R. HESS bestätigt haben, sind derartige Kollektivreaktionen des Vegetativen von der Peripherie z. B. durch den Schock beim Myocardinfarkt mit dem entsprechenden Kreislaufreflex, dem Fieber, der Leukozytose, der Hyperglykämie mit Glykosurie bekannt. KROETZ faßt beim Versuche einer Synopsis vegetativer Steuerungen zusammen: „Von welcher Seite her, von welchem der Glieder her wir ein Unruhe in die Systeme bringen, stets haben wir eine Beeinflussung aller Glieder beider Systeme zu erwarten. Das Gleichgewicht des Parasympathicus und Sympathicus an der Erfolgszelle wird gegenüber störenden Einflüssen vom Organismus verteidigt durch den Mechanismus der zentralen reziproken Antagonistenhemmung, wie im animalen System bei willkürlicher oder reflektorischer Kontraktion der protagonistischen Muskelgruppe eine Erschlaffung der antagonistischen Muskelgruppe auftritt." Daß auch am Menschen von der Peripherie aus wirksame Eingriffe in die Tonuslage des vegetativen Systems möglich sind, läßt sich weiter durch die selektive Beeinflussung bestimmter Anteile des peripheren Nervensystems mit Kurzewellen erweisen. Meine Mitarbeiter BREHM und BÜCHSEL haben an vegetativen Dystonikern (ohne krankhaften Organbefund) die Wirkung verschieden langer Kurzwellendurchflutung des Ganglion stellatum sowie der lumbalen Grenzstrangganglien beobachtet und dabei folgendes festgestellt: Eine deutliche, von der Ausgangslage abhängige Verbesserung der Durchblutung an den Kapillaren des Fingernagelrandes in Form von Aufschießen bisher nicht sichtbarer Kapillaren. Verengerung des venösen Schenkels und Beschleunigung der Strömung wurde mit einem Höhepunkt in den ersten fünf Minuten, besonders bei Durchflutung des Ganglion stellatum, aber auch der Lumbalganglien, nicht bei Durchflutung des Hypophysenzwischenhirns beobachtet. Dermographismus und Pupillenweite wie -spiel zeigten auf

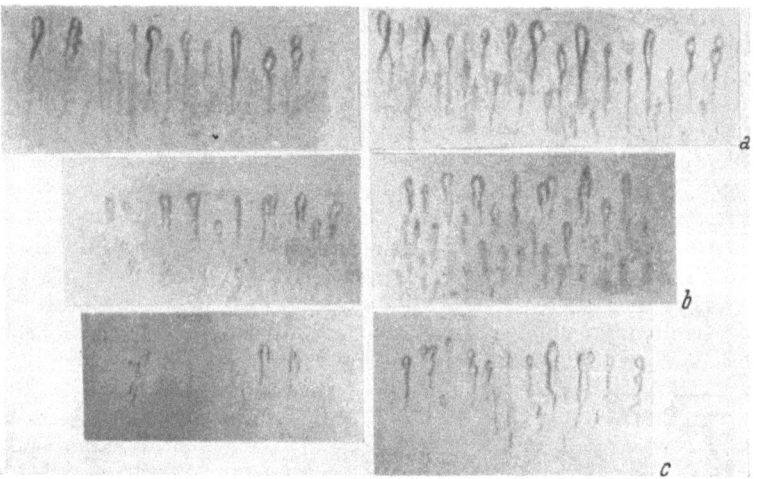

Abb. 5. Kapillaren am Fingernagelfalz vor und nach KW-Durchflutung des zugehörigen Ganglion stellatum bei drei Patienten.

der durchfluteten Seite Änderungen. Der Blutzucker ergab bei Ganglion stellatum-Durchflutung deutliche, vom Ausgangswert abhängige Beeinflussung. Beim Blutdifferenzbild wurden für Lymphozyten, Monozyten und Eosinophile von der Ausgangslage abhängige Schwankungen beobachtet. Die Auswirkung intravenöser Novocaingaben ist wohl auch z. T. als Eingriff in das periphere vegetative Nervensystem aufzufassen.

Beziehungen zu anderen Faktoren.

1. Konstitution.

Zu den organischen oder funktionellen Störungen des Zwischenhirns und der ganzen vegetativen Regulationsmechanismen überhaupt muß ein weiteres endogenes Moment, also ein *konstitutioneller Faktor* hinzukommen, der Art, Richtung, Kombination und Ausmaß der auftretenden Symptome regelt. FOERSTER hat das 1937 in Wiesbaden eindringlich dargestellt: „Der gleiche lokalisierte Prozeß macht den einen dick, den andern dünn, den einen zum Zwerg, den andern zum Langfinger, den einen zum Wassertrinker, den andern zum Abstinenten, den einen zum Hochdruckler, den anderen zum Hypotoniker, den einen impotent, den anderen zum frühreifen aggressiven Böckchen, den einen zum Dauerschläfer, den anderen zum hochaktiven Maniakus." FEUCHTINGER bringt als Schaubeispiel dafür, daß *konstitutionelle Faktoren Art, Ausmaß, Richtung und Kombination vegetativer Funktionsstörungen bestimmen*, die Encephalitis epidemica, die ja alle nur denkbaren Symptomenkonstellationen zur Folge haben kann (s. v. ECONOMO). Daß das endokrine und nervöse System bei der Konstitution mitbestimmend ist, hat EHRENBERG bereits 1924 in seiner Monographie zum Ausdruck gebracht. KRETSCHMER hat bei seinen Untersuchungen zum Konstitutionsproblem in der letzten Auflage nun auch das biologische Zentralproblem „Form und Funktion" experimentell in Angriff genommen, „das die physiologische und biochemische Seite der Konstitutionsforschung schrittweise mit der körperlichen Form und dem psychischen Wesen der Persönlichkeit im Ring zusammenschließt." Er hat damit an die beherrschenden inneren Zusammenhänge von Ergotropie und Trophotropie mit den humoralen Gesamtproblemen des Stoffwechsels und der Endokrinologie Anschluß gesucht und zum Teil gefunden.

„1. Die Leptosomen und die Pykniker weichen in ihren vegetativ-endokrinen Steuerungen stark, an manchen Punkten direkt antagonistisch, auseinander. Auch die Athletiker und die Dysplastiker haben ihre eigenen Gesetzmäßigkeiten.

2. Für bestimmte Gruppen experimenteller Reaktionen zeigen die Pykniker einen kräftigen und rasch einsetzbaren Sympathicustonus, während hier die Leptosomen und teilweise auch die Athletiker mehr nach der vagotonen Seite hin orientiert erscheinen.

3. Dies besagt nicht, daß nicht in anderen, noch zu erforschenden Bezügen die Konstitutionen gerade umgekehrt zu reagieren vermöchten. Dies würde mit der modernen Physiologie im Einklang stehen, die die scharfe Trennung zwischen rein ergotropen (sympathicotonen) und rein trophotropen (vagotonen) Systemen stark relativiert hat."

Mit dem Absatz 3 nähert sich auch KRETSCHMER der von uns vertretenen Auffassung eines vegetativen Gesamtdystonus unserer Zeitlage. Im besonderen sei auf das Kapitel 6 in KRETSCHMERS „Körperbau und Charakter" hingewiesen. Bei Untersuchung der pharmakodynamischen Beziehungen des Hydergins zu Körperbauformen konnte SOLMS im GEORGIschen Laboratorium in diesem Sinne zeigen, daß die polar differente vegetativ-nervöse Hyderginauswirkung pyknomorpher und leptomorpher Körperbautypen vom vegetativen Ausgangstonus und der psychischen Grundstimmung abhängig schien. In besonderen korrelationspathologischen Untersuchungen haben CATSCH und OSTROWSKY Konstitution und vegetative Labilität unter Festlegung der prozentualen Häufigkeit wichtiger vegetativer Zeichen studiert (1941). Die Forschungen zur Konstitutionslehre geben bei ihrem heutigen Stand bereits ein recht spezialisiertes Bild „von der Ganzheit des Menschen und zugleich von den Verschiedenheiten der menschlichen Ganzheit in individuellen Vielheiten" (SALLER). Übrigens hat auch JAHN die auf einer allgemeinen vegetativen Störung beruhenden asthenischen Symptome bei kräftig gebauten muskelstarken Menschen angetroffen. Steht der körperliche Anteil einer psychopathischen Konstitution bei schizophrenen Zügen im Vordergrund, sprechen schon BUMKE und BOSTROEM vom *dystonen Menschen*. JAHN schreibt 1941: „Das Kräfteverhältnis dieser funktionellen Zusammenhänge wird durch die vegetativen Grundlagen der Konstitution wesentlich beeinflußt." Die für die Praxis so ungemein wichtige Asthenie ist nach HANHART in erster Linie ein funktionelles Stigma, das wohl sehr oft sein körperbauliches Korrelat besitzt. Daß einer Athletiker, Leptosomer oder Pykniker ist, involviert noch keineswegs irgend welche Krankheitsdisposition, und zwar weder auf psychischem noch auf physischem Gebiet. Irgendwie klingen bei all diesen Fragen auch die Gedankengänge von KRAUS über die allgemeine und spezielle Pathologie der Person auf. Er schrieb 1919: „Physisches und Psychisches sind für mich beide in der lebendigen Organisation des Individuums begründet" und später: „ich selbst habe die Konstitution immer funktionell aufgefaßt."

Nach DE CRINIS ist das vegetative System hinsichtlich der *Konstitution* das Exekutionsorgan des Organismus und in seiner Tätigkeit und Wirkungsweise durch die Anlagen bestimmt. Schon EPPINGER und HESS sahen bei ihren Vagotonikern den asthenischen Körperbau als typisch hervortreten. FRANK rechnet mit einem Konstitutionstyp, welcher durch allgemeine, besonders auch vegetativ nervöse Übererregbarkeit mit besonderer Bevorzugung parasympathischer Symptombildung zu charakterisieren ist. Das Individuum hat demgegenüber, wie es KROETZ ausdrückt, eine charakteristische vegetative Struktur, die durch eine eigentümliche Gleichgewichtslage der vegetativen Organe und Funktionen gegeben ist, nicht aber in einem eigentümlichen sympathischen oder parasympathischen Systemübergewicht besteht. Nach FEUCHTINGER sind konstitutionelle Faktoren ganz allgemein nicht nur für das Zustandekommen vegetativer Störungen, sondern auch für die Richtung, in der sie sich vollziehen, von ausschlaggebender Bedeutung. Nur so sei das Auftreten der verschiedenartigsten Funktionsstörungen nach gleich lokalisierten Hypothalamusverletzungen oder nach dem Ausfall ein und derselben endokrinen Drüse verstehbar, die außerdem im Laufe des Lebens ins Gegenteil umschlagen können (Fett-Magersucht). HOCHREIN sieht den Ort, an dem die Organstörung bei seiner neurozirkulatorischen Dystonie auftritt, als hereditär bedingt an. In deutlich statistisch gesicherter korrelativer Bindung an den *athletischen Typ* fand sich in neuesten Konstitutionsforschungen von SCHLEGEL eine Neigung zu Bradycardie sowie besonders bei jüngeren Menschen häufiger ein zwar noch normaler, aber doch mehr der unteren Grenze genäherter Blutdruck; beim *Astheniker* besteht demgegenüber eine Neigung zu leichter Tachycardie und bei jüngeren Menschen zu leicht erhöhtem Blutdruck. Also beim Athletiker ein konstitutionelles Vorherrschen eines verhältnismäßig stabilen Vagotonus als vegetative Ausgangslage (im Sinne WILDERS) und beim Astheniker im Hinblick auf die bei ihm gleichfalls beobachtete vegetative Labilität das Vorherrschen einer etwas labileren aber doch noch überwiegenden sympathicotonischen Ausgangslage. Unter 100 männlichen vegetativen Dystonien der Hamburger Poliklinik fand er in der Nachkriegszeit 80% als Angehörige der asthenischen Seite und 20% Athletiker. Mittels thermoelektrischer Hauttemperaturmessung versuchte SCHLEGEL weiter eine den beiden Konstitutionstypen entsprechende besondere Blutverteilung in die zwei großen Kreislaufstromgebiete im Sinne der MORAT-DASTRÉ'schen Regel nachzuweisen: Bei Athletikern eine geringere, bei Asthenikern eine stärkere Durchblutung der Haut.

Aus der z. T. errechneten Feststellung von Unterschieden in bezug auf Größe und Inkretionsleistung der Hoden ergab sich eine Deutung dafür, daß sich bei Asthenikern während der Pubertät, bei Athletikern dagegen während der Keimdrüseninvolution bevorzugt bestimmte Krankheiten finden, und zwar bei diesen labiler Hypertonus, basedowoide Erscheinungen und Acrocyanose, bei jenen Hypertonus-Stenocardie-Myocardinfarkt, Schilddrüsenstörungen und der sogenannte Gegenregulationsdiabetes. Bei Kreislauffunktionsproben fand ANDERS konstitutionstypologische Unterschiede. Athletiker reagieren mit Pulsfrequenz, Blutdruck und Grundumsatz auf Belastungen stärker als Leptosome und Pykniker. Für die Ulcusträger findet die Schweizer Schule in scheinbarem Gegensatz zu SCHLEGEL eine vagotone Einstellung bei asthenisch-leptosomen, eine sympathicotone bei pyknisch-athletischen Personen (FREDENHAGEN). Noch 1948 stehen nach Hans GÜNTHER die Funktionsanomalien als Gegenstand künftiger Konstitutionsforschung ganz im Hintergrund.

Auf jeden Fall werden wir sowohl die Zustandsbilder der konstitutionellen Nervosität als auch die der vegetativen Stigmatisierung (vegetativ Labile nach SIEBECK) und der vegetativen Dystonie (nach WICHMANN) als eine mehr oder minder in Erscheinung tretende Ausdrucksform einer anlagebedingten nervösen Gesamtkonstitution im Sinne CHVOSTEKS auffassen dürfen.

Nun noch kurz einige Worte zum *Typenbegriff* überhaupt. Der Kliniker braucht ihn zur raschen Verständigung z. B. über den Körperbau, hormonalen Status oder die vegetative Reaktionsbereitschaft. Für KRETSCHMER stellt der Typenbegriff ein unersetzliches Denkmodell zur Bearbeitung und Ordnung empirischer Tatbestände dar. Der Psychologe McDOUGALL sagt über die Typenlehre in strong wissenschaftlichem Sinne: „Nur die schriftstellerische Gewandtheit und das wissenschaftliche Prestige eines JUNG, KRETSCHMER oder SPRANGER verhelfen einer hoffnungslosen und falsch gestellten Frage zu Ruhm und Ansehen." Auch von klinischer Seite hat man gegen die KRETSCHMERsche Typenlehre Einwände erhoben (s. a. WEISS, KEHLER u. a.), vielleicht etwas zu Unrecht. Denn KRETSCHMER hat letzten Endes selbst den Weg gezeigt, daß endgültige Konstitutionstypen streng ganzheitlich und streng psychophysisch sein müssen. Er schreibt S. 346: „Wenn wir dann einmal einen vollständigen Überblick über die Merkmalskorrelationen des menschlichen Organismus und ihre kausalen Zusammenhänge haben, wenn der Bau fertig steht, so können wir ja später das Baugerüst abbrechen und die Typen haben ihren Dienst getan." In seinem weit angelegten Referat hat kürzlich von VERSCHUER die Zwillingsforschung als das empfindlichste Reagens für die Diagnose Erbe und Umwelt bezeichnet. „Gerade die methodische Exaktheit (scil. der Zwillingsforschung) hat die Grenzen, die der kausalen Erb-Umweltanalyse gesteckt sind, aufgedeckt. Dies scheint mir kein unwesentlicher Beitrag der Zwillingsforschung für den Konstitutionsforscher, der auf der einen Seite durch Typisierung sich der ungeheuren Vielfalt der Erscheinungen zu bemächtigen sucht, auf der anderen Seite in der Individualkonstitution der Unberechenbarkeit menschlichen Lebens begegnet."

Bei den in der Kriegs- und Nachkriegszeit so gehäuft auftretenden vegetativen Schwächezuständen (Dystonien) ergibt sich zwanglos die Frage nach konstitutionellen Gegebenheiten. Bei der Ähnlichkeit der Zustandsbilder der aus dem Otfried MÜLLERschen Kreise als konstitutionell beschriebenen „vasoneurotischen Diathese" und der heutigen vegetativen Dystonie schien uns ein gewisser Weg gegeben zur Entscheidung der Frage: Steht bei der vegetativen Dystonie in erster Linie die konstitutionelle Prädisposition im Vordergrund oder sind die gehäuften Umweltnoxen der Kriegs- und Nachkriegszeit ein mitentscheidender Faktor dafür, daß die heutige vegetative Tonuslage wenigstens in Deutschland gegenüber früheren Vorkriegsuntersuchungen eine völlig geänderte ist. Mein Mitarbeiter BÜCHSEL ist diesem Problem an Hand ausgedehnter Kapillarstudien nachgegangen und hat vorerst jedenfalls keine sichere Identität von vegetativer Dystonie und Vasoneurose festgestellt. Der verstorbene Wiener Psychiater KAUDERS hat aus dem Massenexperiment des letzten Jahrzehntes für die Wiener Verhältnisse den Schluß gezogen, daß durchaus nicht nur die nach dem Ausdruck v. BERGMANNS „vegetativ Stigmatisierten" erkranken, daß vielmehr unter dem schweren Existenzdruck, unter schweren chronischen, sich immer mehr steigernden seelischen Belastungen auch Menschen, die über ein gesundes Nervensystem in jedem Sinn verfügten und keine besondere vegetative Anfälligkeit aufwiesen, an vegetativen Störungen erkranken und schließlich einen vegetativen Zusammenbruch, der sich auch im Seelischen widerspiegelt, erleiden können. Auf Grund der Rhythmusforschung in der experimentellen Hygiene erscheinen VERING „Eigenschaften" nicht nur als Funktion der „inneren" Reaktionslage (Konstitution), sondern sie werden im Gefüge der „äußeren" Bedingungen (Umwelt) ebenso entwickelt und sind endlich Funktionen des „Zeitablaufes". Demgegenüber gilt die auf dem Vergleich der Nachkriegszeit der beiden Weltkriege beruhende Auffassung BONHÖFFERS einer *fast* absoluten Toleranz der Psyche gegenüber Erschöpfungseinflüssen nach KEHRER nicht nur für die Psychosenentwicklung. *Hier ist also die entscheidende Frage noch zu klären.* „Nichts spricht dafür, daß die jahrelangen, früheren Generationen unvorstellbaren Belastungen der Menschen durch zwei Weltkriege in irgend einer Weise zu einer Beschleunigung der *Altersvorgänge* geführt hätten." (KEHRER.)

2. Alter.

„Der Mensch ist so alt wie seine Gefäße." „Man ist so alt wie man sich fühlt." Diese bekannten Aussprüche bekunden den Einfluß organischer und psychischer Faktoren auf den *Alterungsvorgang*. Die einzelnen Lebensgezeiten stellen mit KEHRER Teile der „biologischen Lebenskurve" (Hermann HOFFMANN) des Individuums dar. Das Altern (die Biorheuse Ehrenbergs) bestimmt das Tempo sowohl des physiologischen wie auch des pathologischen Lebensablaufes nach einem immanenten Gesetz (BÜRGER). Aus der Heterochronie des körperlichen und seelischen Alterns ist die Relativität des Alterns gegeben. Die individuelle Geschwindigkeit des Alterns ergibt sich z. B. aus dem Zeitpunkt des Ergrauens der Kopfhaare bei verschiedenen Menschen. Wenn man mit ÜXKÜLL, DRIESCH, DURIG, BÜRGER u. a. von der Autonomie alles Lebendigen überzeugt ist, muß auch der Alterungsvorgang autonomer Regelung unterliegen. Vom nervenphysiologischen Standpunkt aus sind die meisten Alterserscheinungen Ausdruck von Lähmung oder Schwäche (KEHRER).

DRESEL hat auf Grund von Adrenalin-Blutdruckkurven in höherem Alter etwas einseitig den Standpunkt vertreten, daß normalerweise das menschliche Individuum bei seiner Entwicklung vom Kind zum Greis sich von einem mehr im autonomen System erregbaren über das normale Gleichgewicht hinaus zum mehr sympathisch erregbaren wandelt. Er hat selten ein ausgesprochen sympathikotonisches Kind, selten auch einen vagotonischen Greis gefunden (s. dagegen ARNSTEIN und SCHLESINGER 1919). KRASNOGORSKI spricht von einer physiologischen Vagotonie der Säuglinge (s. a. E. SCHIFF), FRIEDBERG lehnt das ab. Nach den Untersuchungen von LASCH und MÜLLER-DEHAM mit intravenöser Gabe von Adrenalin, Atropin und Pilocarpin kommen im Alter alle Typen der Erregbarkeit des vegetativen Nervensystems zur Beobachtung, von der Adrenalinüberempfindlichkeit und Vagusunterempfindlichkeit bis zum umgekehrten Verhalten (Vagotonie). Erhaltene Vagusempfindlichkeit und verringerter Sympathikuseffekt weisen im Alter allerdings eher auf ein Überwiegen des Vagussystems. Damit stehen die Versuche von HOCHREIN gut im Einklang, der im Alter bei schon vorwiegendem Vagotonus eine Abnahme des Prostigmineffektes an Puls und Blutdruck, also eine Abnahme der Vagusansprechbarkeit, feststellte. Eine dystone vegetative Ausgangslage finden wir sicher im jugendlichen Alter häufiger (s. a. FEUCHTINGER). Interessant sind die Analogien zwischen postencephalitischem Parkinsonismus und gewissen Eigentümlichkeiten des hohen Greisenalters, die von LEWY und HIRSCH auf das Zwischenhirn bezogen wurden.

„Freude und Schmerz, Verlegenheit und Scham sind im Alter ebenso gemindert wie der Dermographismus, die Neigung zu Schweißausbrüchen und das Spiel der Pupillen," schreibt L. R. MÜLLER. MÜLLER-DEHAM macht die subkortikalen Gebiete für das Weniger an dem Ausdruck der Emotionen und wahrscheinlich auch der Emotionen selbst verantwortlich. Auch für die peripheren Ganglien konnte H. HERMANN an Hand der mikroskopischen Präparate mit Vorsicht eine gewisse Altersdiagnose stellen. Altersveränderungen in den Ganglienzellen des Gehirns sowie geänderte vegetativ hormonale Einflüsse und Änderungen im Stoffwechsel der quergestreiften Muskulatur sind nach v. KRESS die Ursache dafür, daß der Greis jener Raschheit und Zielsicherheit verlustig geht, mit denen der Jugendliche seine Bewegungen beim Laufen, Bücken, Greifen ausführt.

Klinisch schildert SCHENK die vegetativ bedingten Störungen des Blutkreislaufes für verschiedene Altersklassen. Schon A. WEBER hat zusammengestellt, daß ein Kind mit nur ganz kurzen Ruhepausen stundenlang laufen kann, daß ein 20jähriger dies nicht mehr in demselben Ausmaß vermag, daß ein 30jähriger für manche Sportarten schon zu alt ist und daß ein 60jähriger sich durch große körperliche Anstrengungen in Gefahr bringen kann. Die zunehmende Schwankungsbreite des Blutdrucks (WEISS), die Abnahme des Venendrucks (ODENTHAL) sowie der Kapillarresistenz (KÜHN u. a.) mit zunehmendem Alter deuten mit auf vegetative Regulationen. Interessant ist in dieser Richtung die Zunahme überschießender Diuresen im VOLHARDschen Wasserversuch beim Altershochdruck (A. DORSCHEID) gegenüber jugendlichen vegetativen Dystonien. JAMIN hat endlich die Länge der Endkapillaren am Nagelfalz bis zu einem gewissen Grade von Lebensalter und Geschlecht abhängig gefunden.

Speziell das weibliche Gefäßsystem wird in viel stärkerem Maße durch das vegetative System beeinflußt als das des Mannes. Die vegetative Umstellung in der Menarche und besonders im Klimakterium ist doch wesentlich ausgeprägter als beim Mann in der Pubertät und vor allem dann in der sogenannten hormonalen Krise des Mannes mit 50 Jahren (WENCKEBACH, SCHENK).

3. *Mineralstoffwechsel.*

In Beziehung zur Auffassung von KRAUS und ZONDEK: Sympathikusreiz und Kalziumwirkung auf der einen, Vaguserregung und Kaliumeffekt auf der anderen Seite war die Bedeutung des *Mineralstoffwechsels* in den Vordergrund gerückt. Untersuchungen von WICHMANN, COMNINOS, KYLIN und JESSERER haben die Wichtigkeit der gegenseitigen Beziehungen von Kalium zu Kalzium für das vegetative System und damit die Bedeutung eines normalen Quotienten von K : Ca in der Höhe von 2,0 hervorgehoben. In neuerer Zeit gewinnt auch der Eisenstoffwechsel für die vegetativen Regulationen an Bedeutung.

4. *Umwelteinflüsse — Rhythmik.*

Fast alle *Umwelteinflüsse*, beginnend mit Licht, Luft, äußerer Temperatur, Aufnahme und Beschaffenheit der Nahrung, Hunger und Durst, Ruhe und Arbeit, bis hinauf zu den subtilsten Veränderungen in der physikalisch-chemischen und hormonalen Gewebszusammensetzung und der jeweiligen psychischen Lage sind nach E. P. PICK imstande, tiefgehende Änderungen der Reaktion des vegetativen und dann auch wiederum des psychischen Zustandes herbeizuführen. Für diese Beeinflussung der Erregbarkeit der vegetativen Endapparate durch komplexe Innenwelts- und Umweltsbedingungen hebt KROETZ die Bedeutung folgender Faktoren hervor: Normale Konstitutionsschwankungen, Geschlecht, Menstruation und Schwangerschaft, Alter, jahreszeitliche Schwankungen, Wetter und Klima, Sonnenbestrahlung, Luftverdünnung, Umgebungstemperatur, Ernährung, Ruhe und Arbeit, gesteigerter Eiweißzerfall und Entzündung. Unter diesen Umwelteinflüssen auf das vegetative Nervensystem versteht FEUCHTINGER Einflüsse des Klimas, der Kost, die Entfernung aus einem bestimmten Milieu, Trennung von ängstlichen Eltern und Verwandten, die Lösung von unbefriedigenden Berufsverhältnissen und viele andere.

Die Abhängigkeit der vegetativen Reaktionslage vom *Verhalten* der *atmosphärischen Ionisation* geht aus den Selbstversuchen von FREY klar hervor. Der Angriffspunkt scheint in erster Linie im Bereich der Luftwege zu liegen, deren parasympathische Innervation und Empfindlichkeit bekanntlich sehr ausgesprochen ist. Auch nach DE RUDDER zeigen allgemeine Erfahrungen der Meteorobiologie des Menschen, daß atmospärische Änderungen beim Menschen Steuerungen seiner Lebensvorgänge auslösen, deren Versagen oft in sehr eklatanter Weise ärztlich sichtbar wird. Mit dem *Wechsel von Tag und Nacht* geht eine Umstellung im vegetativen System vor sich. Normalerweise wird die morgendliche parasympathische Einstellung durch eine regulatorische Gegenaktion des Sympathikus erfolgreich überwunden (FREY). Nach JORES beherrschen Adrenalin und erhöhter Sympathikotonus den Tag, Melanophorenhormon und erhöhter Parasympathikotonus die Nacht. Die 24-Stunden-Rhythmen haben nach ihm ihre Ursache in einer durch Adrenalin und Pigmenthormon gesteuerten rhythmischen Tätigkeit der vegetativen Zentren Von zahlreichen Autoren (BERG, BORNSTEIN, DE RUDDER, GREMELS, JORES, MENZEL, REGELSBERGER, SCHENK u. v. a.) wurde der 24-Stunden-Rhythmus vegetativer Funktionen beim Menschen näher analysiert. FORSGREN hat vorgeschlagen, schlechthin von einem Tages- oder besser von einem 24-stündigen Grundrhythmus zu sprechen. Insbesondere wurde neuerdings die 24-Stunden-Rhythmik der Kreislaufregulation studiert (KROETZ, KAISER und MAURATH, FRANKE). Versuche von SARREITHER und RÖCKEL im Anschluß an ACHELIS geben einen weiteren Einblick in die zentralnervös gesteuerte Rhythmik des Stoffwechsels (s. a. SCHENK). Diese Rhythmik wird beim Menschen tagsüber auf ein Vorherrschen der ergotropen, nachts der trophotropen Phase bezogen. Der Verlauf der vegetativen Funktionen und die verschiedenen histologischen Strukturen der inkretorischen Drüsen deuten in den Versuchen BÄNDERs an der Maus auf einen umgekehrten Ablauf der Rhythmik, d. h. auf eine gesteigerte Tonuslage im gesamten vegetativen System mit einem relativen Über-

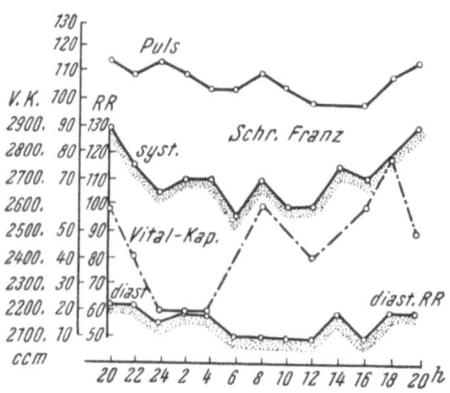

Abb. 6.
(Nach H. Franke: Wien. Z. inn. Med. 1947.)

wiegen des Sympathikus in der Nacht und der gegenteiligen Reaktionslage am Tage. Bei experimenteller Inversion der natürlichen Licht-Dunkelperiode haben HOLMGREEN und SWENSSON bei Ratten eine Inversion vegetativer Funktionen festgestellt. Übrigens hat LÜDERITZ auch am Menschen bei Inversion des Harnausscheidungsrhythmus (z. B. bei Nykturie) festgestellt, daß die Temperaturamplitude kleiner wird, also auch der Temperaturrhythmus sich verändert. Nach WACHHOLDER sind durch Nachtarbeit, die dem 24-Stunden-Rhythmus unserer Körperfunktionen entgegenläuft, besonders vegetativ stark Erregbare und Magenkranke gefährdet (s. a. VERING).

5. Psyche.

Von besonderer Bedeutung erscheinen HELLPACH die vielseitigen *psychischen* Auseinandersetzungen des Menschen mit seiner Naturumwelt. Schon MEYNERT hat auf die funktionelle Abhängigkeit animaler Zentren — inbegriffen diejenigen der *psychischen Funktionen* — von den innersten vegetativen Schichten des Zentralnervensystems hingewiesen. Er hat wohl die Wichtigkeit und Bedeutung der zentralen Steuerung der Blutversorgung für die Funktion der einzelnen Organe und des Zentralnervensystems selbst erkannt. Durch seine vasomotorische Lehre suchte er psychische und psychopathologische Vorgänge zu erklären. Er hat demnach die neuesten Ergebnisse der modernen Forschung von FOERSTER c. s., W. R. HESS u. a. vorausgeahnt. Psychische Störungen gehören zu den konstanten Symptomen der verschiedenartigen im Hypothalamus sich abspielenden Erkrankungen. So z. B. hat die Ausschaltung des vor dem Hypophysentrichter gelegenen Hypothalamusabschnittes maniakalische Zustandsbilder mit Witzelsucht, Rededrang und Ideenflucht, sowie auch wutartige allgemeine Erregungen, dagegen die Zerstörung des hinter dem Hypophysenentrichter gelegenen Abschnittes umgekehrt Apathie, Antriebsschwäche, Benommenheit, Sopor und sogar Bewußtlosigkeit zur Folge (GAGEL). Wie ROSENFELD 1944 hervorhebt, sehen wir die vegetativen Syndrome aber auch dann auftreten, wenn keine organischen Gehirnprozesse vorliegen, sondern nur die affektiven Anteile des psychischen Geschehens Störungen erkennen lassen. In der vegetativen Dystonie, in den neurogenen Basedowsyndromen, in den vegetativen Anfällen mit Bewußtseinsstörungen sowie den Krampfanfällen von mehr funktionellem oder epileptischem Typus sowie den akuten, oft apoplektiform einsetzenden Wochenbettpsychosen mit hochgradigsten und krisenartigen vegetativen Syndromen sieht ROSENFELD die sogenannten Dissoziationsvorgänge innerhalb der vegetativen Zentralstelle als einzigen physiologischen Vorgang im Stammhirn wirksam.

Es gereicht bekanntlich begabten Schauspielern zum besonderen Ruhme, wenn sie in der Darstellung eines Affektzustandes von ihrer Rolle so intensiv ergriffen werden, daß sie auch im vegetativen System die bekannten Begleiterscheinungen des Affektes, wie Röte oder Blässe des Gesichts, Schweißausbruch, Tränen usw. hervorzurufen imstande sind. Gemütsbewegungen, Freude, Leid, Zorn und Trauer wirken also schon normaliter auf dem Wege des vegetativen Systems auf Herz, Blutgefäße, Tränendrüsen, Verdauungstrakt, Blase usw. Im Gegensatz zu den Reflexen im Bereich des animalen Systems greifen derartige emotionelle Erregungen auf mehrere Organe zugleich über (BÜRGER). Die alten, in verschiedenen Bildern niedergelegten Volkserfahrungen, daß ängstliche Affekte unser Herz zusammenschnüren, das Herz stillstehen lassen, daß man herzlos ist sowie das Herz vor Kummer bricht, daß andererseits das Herz das Symbol der Liebe darstellt, daß man von Menschen mit dem guten Herzen, sowie von beherzten Menschen spricht, daß das Herz vor Freude in der Brust hüpft, bzw. zerspringt, daß sich etwas auf den Magen schlägt, daß die Liebe durch den Magen ginge, daß man sich gelb ärgern könne, sind der Ausdruck des Einflusses psychischer Erregungen auf die inneren Organe, welche ihnen auf dem Wege des vegetativen Nervensystems vermittelt werden. Man hat den Halssympathikus in diesem Sinne geradezu als „emotionelles Nervensystem" bezeichnet (s. a. STOCKVIS). Das Herz ist zu dem bedeutendsten Ausdrucksorgan des seelischen Erlebens geworden (v. WYSS). SCHENK und FISCHER schreiben über den Kreislauf bei Arbeit und Sorgen. Auf die Bedeutung der Psyche in der Pathogenese von Kreislaufschäden weisen REINDELL und BAYER, auch DELIUS, auf die Entstehung von Gefäßkrankheiten durch übermäßige seelische und körperliche Belastung neuestens SCHRÖDER hin. HADORN schreibt dazu: „Bei den cardiovaskulären Störungen gilt bis zu einem gewissen Grade ein Satz von KÜLBS: ‚Der Mensch stirbt an seinem Charakter!' Schon frühzeitig wurden auch für den Stoffwechsel die Beziehungen zur Psyche aufgedeckt. GRAFE und MAYER fanden eine abnorme Erhöhung der Wärmeproduktion bei depressiven Affekten (s. a. LOMMEL, v. EIFF). KLEINSORGE hat eine regelmäßige Koppelung der Phosphaturie mit einer besonders schwerwiegenden neurotischen Änderung der Persönlichkeitsstruktur aufgewiesen Bei entsprechender Organresonanz der den Blutzucker bestimmenden Organe besteht die Möglichkeit einer Beeinflussung des Nüchternblutzuckers durch psychische Reize (POLZIEN). Zahlreiche Arbeiten weisen auf Psyche und Gastroenteron (SCHOENEICH, WÜSTENFELD, ÜXKÜLL u. a.) sowie Allergie und Psyche hin (JORES, Edward WEISS und FRENCH). „Die Einwirkungen affektiver Erregungen auf das Blut" behandelt KLEINSORGE in seiner Habilitationsschrift. Eine besondere Rolle in der Organbeziehung der Psyche spielt seit jeher die Angst. („Die Angst als abendländische Krankheit", KÜNZLI 1948, s. a. SCHEELE 1949, v. ROMBERG 1951, REIMANN und DÉSTUNIS). Durchweg handelt es sich dabei wohl um Einwirkungen vasomotorischer, sekretorischer oder trophotropischer nervöser Apparate auf die verschiedenen Organe, also um Funktionen des vegetativen Nervensystems, dessen Zentren bzw. Zonen im Zwischenhirn wir kennen. Die Verbindungen zwischen Diencephalon und Cortex sind Bahnen, durch welche die Relationen zwischen psychischen und vegetativen Vorgängen hergestellt werden (ALBRECHT). v. WYSS hat in seiner Abhandlung „Einfluß psychischer Vorgänge auf Atmung, Pulsfrequenz, Blutdruck und Blutverteilung" bei den positiv heterotopen, den anderen zugewendeten Affektreaktionen (Beispiel: der tanzende Derwisch) Beschleunigung der Herztätigkeit, Erhöhung der Atemfrequenz und Blutdrucksteigerung, bei den negativ heterotopen, den anderen abgewendeten Affektreaktionen (Beispiel: der buddhistische Heilige, der in starrer Unbeweglichkeit die vollkommene Abkehr von der Welt zur Schau trägt) dagegen eine Umstimmung der vegetativen Organe im Sinne einer Dämpfung derjenigen vegetativen Funktionen, welche mit körperlicher Leistung in funktioneller Korrelation stehen, beschrieben. Seelische Einflüsse auf Reizbildung und Überleitung am Herzen sind von verschiedenen Autoren nachgewiesen (bezüglich des EKG: ESSEN, POLZIEN,

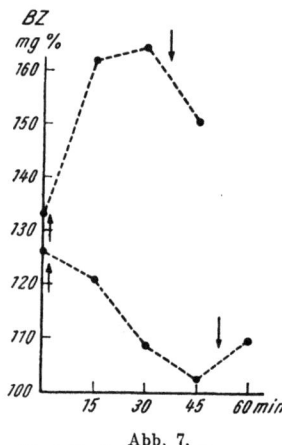

Abb. 7.
(Nach Polzien: Z. Verd. und Stoffw. 11, 1951, S. 228.)

KALIEBE). Sie üben Einflüsse auf die Blutverteilung aus. Lustgefühle treiben das Blut ins Gehirn und in die Peripherie, Unlustgefühle in den Abdominalraum. Seelische Vorgänge können auch bei der Entstehung abweichender Gefäßreaktionen der sogenannten „vasoneurotischen Diathese" eine Rolle spielen.

Veränderungen der *Augenhintergrundgefäße* waren früher selten. So konnte SATTLER in Übereinstimmung mit der überwiegenden Mehrzahl der Autoren in 92 Fällen nur zweimal Kaliberschwankungen beobachten. Über Angiospasmen der Netzhautgefäße durch seelische Erlebnisse mit Veränderungen der Netzhaut, die Erblindung zur Folge hatten, hat STUDEN berichtet. ALBRECHT ließ an einer großen Zahl von Fällen systematisch vor und nach Psychotherapie den Fundus der Patienten kontrollieren. Es fand sich während der psychogenen Funktionsstörungen ein Spasmus der Augenhintergrundsarterien, der regelmäßig nach der Lösung durch Psychotherapie geschwunden war. Auch während meiner Tätigkeit in Münster habe ich in den Nachkriegsjahren bei der Zunahme vegetativer Dystonien aus der klinischen Zusammenarbeit mit REMKY von der Münsteraner Augenklinik häufig opthalmoskopische Befunde mit Kaliberschwankungen und lösbaren Spasmen in Erinnerung. Nach FANTA aus der LINDNER'schen Klinik können Kaliberschwankungen, die sich auf eine größere Strecke des Gefäßes beziehen, spastischer Natur sein. Insbesondere während vegetativer Anfälle (Migräne, vasomotorischer Kopfschmerz) werden spastische Verengerungen dieser Gefäßbezirke deutlich sichtbar. Nach HEINSIUS können infolge Fehlernährung als Folgen hormonaler Fehlsteuerungen insbesondere der Nebennierenrinde Erscheinungen der Retinitis angiospastica auftreten. Ich habe einen einzigen in dieser Richtung gehenden Fall gesehen. Neuestens unterscheidet Kretschmer nach HATSCHEK als pathologische Gefäßstörungen konstitutioneller Art die rein spastischen Störungen sowie die spastisch-atonischen Mischformen. Die letzteren finden sich bei der vegetativen Dystonie besonders des Pyknikers sowie bei endokrinen Störungen. Nach dem Ophthalmologen JAENSCH läßt sich am Auge das Spiel der Kräfte von Sympathikus und Parasympathikus gut erkennen. Vielleicht fällt auch bei der in der Nachkriegszeit von mir u. a. beobachteten Zunahme der Übergangsformen von benignen Nephrosklerosen in die maligne Verlaufsart, in deren klinischem Bild oft die zunehmende Kaliberunregelmäßigkeit der Augenhintergrundgefäße steht, zunehmenden seelischen Belastungen eine gewisse Rolle zu.

Das vegetative Nervensystem steht natürlich auch zu krankhaften Abweichungen des Seelenlebens in ursächlicher Beziehung. LESCHKE hat versucht, das Temperament des Vago- und Sympathikotonikers zu schildern und hat den ruhigen, bedächtigen, periodischen meist depressiven Stimmungsschwankungen unterworfenen realen, weniger phantasiebegabten, aber zuverlässigeren Vagotoniker dem impulsiven, phantasiebegabten, in der Stimmung leicht umschlagenden (himmelhoch jauchzend, zu Tode betrübt) weniger real als künstlerisch veranlagten, leicht begeisterten, aber unzuverlässigen Sympathicotoniker gegenübergestellt. Schon vor ihm hatte W. JAENSCH auf Grund eidetischer Reaktionsweise basedowoide B-Typen von den teanoiden T-Typen differenziert. In gleicher Richtung scheint mir die Anregung von FRANKL, bei den Psychasthenien neben B- und T-Typen als dritte die addisonoide Psychasthenie abzugrenzen, auch für die Differenzierung bei vegetativer Dystonie von Interesse. Durch diese Typisierungen würde im Sinne de CRINIS das vegetative System auch das anatomische Substrat der Persönlichkeitsforschung unter physiologischen und pathologischen Verhältnissen.

KRETSCHMER hat Zusammenhänge zwischen dem leptosomen, asthenischen Körperbau, der „schizothymen" Temperamentslage und den Psychosen des schizophrenen Formenkreises sowie zwischen dem Pykniker, der „zyklothymen" Gemütslage und dem manisch-depressiven Irresein aufgewiesen. Im Anschluß daran hebt JESSERER hervor, daß eine größere Anzahl typischer Vagotoniker dem von KRETSCHMER als leptosom bezeichneten Typus entsprechen. Ihm scheinen Beziehungen zwischen der vagotonen Disposition und den schizothymen Temperamenten zu bestehen. Die Zusammenhänge der gleichzeitig mehr vagoton eingestellten Allergiezustände zur schizothymen Temperamentslage, auf die KRETSCHMER, HANHART und HANSEN hinweisen, scheinen JESSERER nicht mit Unrecht auf eine höhere konstitutionelle Einheit der körperbaulich-vegetativen psychischen Persönlichkeit hinzuweisen. Die seelische Stimmungslage eines Menschen ist oft der feinste Indikator für dessen körperliche Verfassung (v. BERGMANN 1930). Eine euphorisierende Stimmungswirkung durch hohe Sexualhormondosen haben BLEULER und ZÜBLIN beschrieben.

Auf der 55. Tagung der deutschen Gesellschaft für Innere Medizin hat v. WEIZSÄCKER die „Psychosomatik" zum „Zentralproblem der heutigen Medizin" erklärt und damit der Neuralpathologie anscheinend den Weg geebnet. Demgegenüber steht der Beweis für die Richtigkeit der WEIZSÄCKERschen Theorie aus und gerade aus dem PAWLOW-BYKOW'schen Kreise wird dem humoralen Übertragungswege eine wichtige Bedeutung auch für die psychischen Funktionen zuerkannt (s. dazu SUTERMEISTER). Bereits DENNIG, FISCHER und BERRINGER haben vegetative Störungen bei seelisch Gesunden ebenso häufig gefunden wie bei Neurotikern und Psychopathen. K l e i s t schreibt in seiner Abhandlung „Gehirn und Seele": „Das Dasein solcher Entsprechungen zwischen seelischen Vorgängen und neurophysiologischen Abläufen an bestimmten Bau- und Formgebilden des Gehirns ist gesichert, aber über die Art dieser Entsprechungen ist damit noch nichts ausgemacht". Bei kritischer Durcharbeitung der Tatbestände der klassischen Medizin und der psychosomatischen Medizin kommt BÜCHNER zu dem Schlusse: „So stehen wir heute vor der Aufgabe, neben den Naturwissenschaften als Grundwissenschaft der Medizin eine wissenschaftliche Anthropologie aufzubauen." Jedenfalls läuft die zu einseitige Betonung des Psychischen Gefahr, den „festen Boden der Naturwissenschaften zu verlassen und spekulative Naturphilosophie zu betreiben" (s. a. V. SCHAEFER). „Oft ist eine mangelnde Fachkenntnis gerade die Ursache für eine kritiklose Überwertung der Psychogenie". Ich kann mich dieser Stellungnahme eines Mitarbeiters von HEILMEYER nur voll und ganz anschließen (CLAUSER). Zur Beurteilung der „Innenpolitik" des Organismus, in der BRÜCKE das Wesen des vegetativen Organismus sah, wird man also auf die vielfachen Beziehungen zum animalen „außenpolitischen System" und damit auf die Zusammenhänge zwischen Psyche und Soma nicht verzichten können. Denn in dem *dienzephalo-hypophysären* System haben wir die „Nahtstelle" vor uns (s. a. HEINSEN), in der das vegetative Nervensystem mit seinen Zonen und das endokrine System mit seinen verschiedenen Drüsen zusammentreffen und im Sinne von Friedrich KRAUS zu einer Funktionseinheit, dem „vegetativen System" verbunden sind.

6. Endocrinium.

Das besprochene enge Zusammenspiel von vegetativem Nervensystem und *endokrinen Organen* ist vielfältig erörtert und bedarf deshalb keiner ausführlichen Behandlung, zumal F. HOFF in seinen bekannten Funktionskreisen diese Beziehungen graphisch zum Ausdruck gebracht hat. Auch die Beziehung innere Sekretion und seelisches Trauma hat HOFF 1940 erschöpfend behandelt (s. a. die endokrine Prägung der Persönlichkeit von PARADE). Die neueren Angaben von BRUCH, FEY und WAZLAWIK über die wesentliche Bedeutung einer hormonalen Überempfindlichkeit für den Ablauf des allergischen Geschehens spielen vielleicht für die Beziehung vegetatives Nervensystem—Fokalinfektion auch eine Rolle. Als charakteristisch für die hormonale Regulierung faßt MONNIER bei W. R. HESS die nachhaltigere Wirkung ihrer Reize im Gegensatz zu der flüchtigeren Wirkung der nervösen Reize auf. „Die nervösen Anteile des vegetativen Systems dienen der raschen Reizübertragung, während längerdauernde Aufgaben auf humoralem Wege gesteuert werden" (WINKLER). Im besonderen spielen bekanntlich Hypophyse, Schilddrüse, Nebennieren, Epithelkörperchen, Pankreasinseln und Keimdrüsen ihre vielseitig verknüpften Rollen im endokrin-vegetativen Geschehen (s. auch die Schemen von HOFF, OBERDISSE u. a.). Es ist bei dem schon besprochenen engen Zusammenspiel von vegetativem und endokrinem System nicht verwunderlich, daß man für beide z. T. ähnliche Funktionsproben verwendet, zumal ja die das Endocrinium beherschende Hypophyse einen Teil des Hypophysen-Zwischenhirnsystems darstellt. Von der Besprechung dieser Funktionsproben des endokrinen Systems sehen wir im Allgemeinen ab.

Zuerst hat v. BERGMANN auf den basedowoiden Typus aufmerksam gemacht und ließ durch GOLDNER zeigen, daß diese Patienten ebenso wie *Schilddrüsen*kranke eine positive Acetonitrilreaktion gaben. In neuesten tierexperimentellen Untersuchungen über den nervösen Vollbasedow hat EICKHOFF gezeigt, daß sich auf Grund der vegetativen Stigmatisation die Schreckaktivierung beim Wildkaninchen zum echten vollnervösen Vollbasedow auswächst, womit er die alte CHVOSTEK'sche Lehre vollinhaltlich bestätigt hat. Bei Frauen fand BRUMMER eine außerhalb der Wahrscheinlichkeit liegende Häufigkeit von Schilddrüsenadenomen beim Bestehen einer neurozirkulatorischen Dystonie und STRAUSS bei vegetativen Dystonien die Jodspeicherung unabhängig vom Grundumsatz oft leicht erhöht, in anderen Fällen aber auch normal[1]). Von klinisch festgestellten Hyperthyreosefällen hat BERNHART nur in 20% histologische Zeichen gesteigerter Aktivität aufgewiesen. Die Schilddrüse ist also für das vegetative Syndrom nicht das allein Entscheidende. Die heute fast täglich anfallende Differentialdiagnose Hyperthyreose-Vegetative Regulationsstörung, die noch vor 10 Jahren aus Pulsfrequenz, Schilddrüsenverhalten sowie Grundumsatzbestimmung dem Erfahrenen keine Schwierigkeiten bereitete (s. a. LASCH und MORITZ), ist in den letzten Jahren schwierig geworden. KEIL und DWORACEK sprechen von sogenannter thyreogener vegetativer Dystonie. KAHLER hat kürzlich zu der erwähnten Differentialdiagnose ausführlich Stellung genommen (s. a. LAUDA III. 35). Über die Beziehung Keimdrüsen—vegetatives Nervensystem zur generativen Funktion inklusive Menstruation und Schwangerschaft findet man in den herrschenden Lehr- und Handbüchern der Frauenheilkunde ausreichende Angaben.

Von besonderer Bedeutung erscheint weiter die Tatsache, daß die *Epithelkörperchen* bei der Elektrolytgleichgewichtslage eine Rolle spielen (s. S. 111). Anders liegen die Dinge für die Funktion der *Nebennieren*. Sie sind direkt gekoppelt an das adrenergische System und stehen damit in besonderer Weise der Reaktionslage des vegetativen Systems nahe. Demnach ist ihre Funktion eng verknüpft mit allen vegetativen Regulationen. WAGNER spricht vom Primat

---

[1]) siehe dagegen BILLION c. s. 273.

der adrenalen Insuffizienz beim Zustandekommen der vagotonischen Konstitution, von „relativer" Vagotonie, ein Begriff, der übrigens auch von HORNYKIEWIECZ unter Bezug auf das Acetylcholin-Cholinesterase-System verwandt wird. Hier scheinen fließende Übergänge von funktionellen Insuffizienzzuständen über die relative Nebenniereninsuffizienz, die wohl auch dem klinischen Begriff des Addisonismus (DIEHL, EHRMANN und DINKIN) entspricht, zum voll ausgeprägten Addison zu sein. Hierher gehören jenes von BANSI in die Gruppe der Hypocorticosen eingereihte, „asthenisch adynamische Syndrom" sowie wohl auch das von FRANKL beschriebene psych-adynamische Syndrom. Außerdem seien Beziehungen des klinischen Bildes der *Unterernährung* zu Nebenniereninsuffizienzerscheinungen erwähnt, auf die GÜLZOW aufmerksam gemacht hat.

Bei den gleichzeitig aufgewiesenen Zusammenhängen zwischen Nebennierenrinde und *Allergie* (GABOR, GROLLMANN, SOMOGYI) mit dem Anstieg von Cholesterin und Kalium und Absinken von Glucose und Natrium im Blut und ähnlichen Beziehungen zwischen vegetativem System und Allergie (DITTMAR, DÖRR, EDERLE, FINDEISEN, W. R. HESS) bzw. Immunität (GORECZKY) schließt sich der Kreis.

Zur *Beurteilung der Nebennierenfunktion* sind bei der besonderen Schwierigkeit ihrer Erkennung verschiedene Funktionsproben angegeben: Prüfung der Kochsalzstabilität (FANCONI), „salt deprivation test" sowie Kaliumbelastung (KAPPERT, sowie RYNEARSON, SNELL und HAUSNER), Wassertest (CUTLER, POWER, WILDER), Insulinschock, Verhalten der Blutdruckregulation (THADDEA), THORN-Test u. a. (s. a. S. 189 ff.).

Funktionsprüfungen des vegetativen Nervensystems.

Die bisherigen Ausführungen haben die zahlreichen Koeffizienten aufgewiesen, die für die klinische Beurteilung von Reiz oder Erregungszuständen des vegetativen Systems von grundsätzlicher Bedeutung sind. Es wäre nun noch die Frage zu besprechen, ob und wie man außer den klinisch faßbaren Symptomen einen *Einblick in den Funktions- bzw. Tonuszustand des vegetativen Nervensystems bekommen kann*. Die von EPPINGER und HESS vorgeschlagene Prüfung der Adrenalin- und Pilocarpinempfindlichkeit hat sich zunächst als unbrauchbar erwiesen. Erklärlicherweise sind der angegebenen sogenannten „Funktionsprüfungen" Legion. Doch ist gerade ihre große Anzahl der Beweis ihrer Unbrauchbarkeit; und dem muß bei dem Stand der Dinge auch so sein. Da die Regulationen des vegetativen Nervensystems in Syndromgruppen ablaufen, ist nicht zu erwarten, daß aus einzelnen Symptomen oder einer einzelnen Funktionsprüfung bindende Schlüsse gezogen werden können. Insbesondere sind Veränderungen einzelner vegetativer Funktionen nicht ohne weiteres lokalisatorisch auswertbar. Also Zurückhaltung bei zentraler Zuordnung pathologischer Belastungsergebnisse! (BERNSMEIER, KUHLENDAHL und SIMON). Deshalb haben Kenner des vegetativen Nervensystems immer Symptomgruppen untersucht.

Speziell die Prüfungen des Kohlenhydratstoffwechsels haben zu einer — man kann es ruhig sagen — experimentellen Polypragmasie geführt. Man hat nämlich erkannt, daß man mit der früher bewährten Traubenzuckerbelastungsprobe allein nicht weiter kommt, daß der Staub-Traugott nicht mehr stimmt, daß man aus den Blutzuckerkurven nach Adrenalin bzw. Insulin und ihren Beziehungen nicht mehr klug wurde. Nun hat kürzlich APPEL in einer lesenswerten Abhandlung zur *Kritik von Funktionsprüfungen* (Insulin-Adrenalin-

Dextrosebelastung) unter Heranziehung einer Auswertung nach den statistischen Regeln ein statistisch begründetes Untersuchungsverfahren angegeben, mit welchem wirklich gesicherte Ergebnisse aus Belastungsversuchen mit Insulin oder Dextrose erzielt werden können. Eine begründete Aussage über Insulin- bzw. Dextrosewirkung ist danach nur dann zu geben, wenn man hintereinander mindestens drei Insulinversuche oder vier Dextroseversuche anstellt und das arithmetische Mittel dieser Versuche mit Berücksichtigung der jeweiligen Streuung bewertet. Rückschlüsse aus einmaligen Staub-Traugott-Belastungsversuchen haben nur sehr begrenzte Berechtigung.

Daß die Regulationen der verschiedenen vegetativen Funktionen aneinander gekoppelt und damit praktisch identisch sind, hat schon vor Jahren die Heranziehung gewisser Funktionsprüfungen bzw. -belastungen gezeigt. Gehört doch heute der Verfolg von Blutdruck, Atmung, Temperatur, Pupillenweite, Diurese, Grundumsatz (alles vom Vegetativum gesteuert) zum allgemeinen klinisch internistischen Status. Es erscheint dabei der Ablauf der vegetativen Regulationen bei Störungen im vegetativen Nervensystem nicht in allen Bezirken einheitlich zu sein. Diesen Zustand bezeichnet man vielfach als „vegetative Ataxie" (W. R. HESS, BIRKMAYER u. a.). Die wirklich im Organismus beobachteten Effekte bestimmter Reize sind häufig nicht nur das Ergebnis der zentralnervösen koordinatorischen Leistung, sondern die Resultate aus der Überlegung peripherer Wirkungen auf das Erfolgsorgan durch direkte, zentralnervöse und reflektorische Einflüsse. Nach E. P. PICK ist neben der für die arzneiliche Wirkung meist entscheidenden und daher praktisch wichtigen Einteilung der Pharmaka in sympathicotrope und vagotrope in zahlreichen Fällen eine amphotrope Wirkung anzuerkennen. Diese amphotrope Wirkung ist nicht nur eine Frage der Dosis. Adrenalin oder Acetylcholin in kleinen Mengen entfaltet umgekehrte Wirkungen wie in großen. Ein Pharmakon kann auch beide Systeme zu gleicher Zeit reizen. Für das Novocain hat eben JORDAN eine vegetativ ambivalente Wirkung bei zentralem Angriffspunkt nachgewiesen. TRENDELENBURG hat in Rostock 1922 die pharmakologischen Grundlagen der „Sympathicotonieprüfung" untersucht. Sein Schluß: „Es wird also jeder Versuch einer Analyse dieses Systems mit pharmakologischer Methode nur zu einer unvollständigen Lösung der gestellten Aufgabe führen können." KEHLER macht neuerdings prinzipielle Einwände gegen die experimentelle Funktionsanalyse des vegetativen Nervensystems.

Unter ganz besonders streng gefaßten Versuchsbedingungen mußte WILDER an der Klinik PÖTZL's feststellen, daß es eine konstante individuelle Reaktion auf Atropin, Adrenalin und Pilocarpin nicht gibt. Bei diesen Untersuchungen kam er 1931 auf ein für die pathologische Physiologie und Klinik insbesondere des vegetativen Nervensystems grundlegend wichtiges Gesetz, das sogenannte „Ausgangswertgesetz". Dieses hat natürlich nur innerhalb relativer Grenzen Geltung. Es lautet in seiner allgemeinen Formulierung: „Je stärker die Erregung der vegetativen Nerven, der Tätigkeitsgrad des vegetativen Organs, desto geringer ist ceteris paribus ihre Erregbarkeit für fördernde, desto stärker ihre Ansprechbarkeit für hemmende Reize. Erreicht der Erregungszustand bzw. der Alterationszustand im Moment vor der Reizung gewisse höhere Grade, so wird die Reaktion wahrscheinlich infolge antagonistischer Systeme paradox." Nach WILDER könnte man das Ausgangswertgesetz auch so formulieren: „Bekanntlich wirken kleine Dosen vegetativer Pharmaka umgekehrt wie große. So hängt es von der Erregbarkeit des vegetativen Nervensystems, somit zum großen Teil auch von seinem momentanen Erregungszustand ab, ob ein Milligramm Adrenalin als große oder als kleine Dosis wirkt." In seiner SELBACH'schen Modifikation lautet es: „Je höher vor der Reizeinwirkung die Erregungslage eines der beiden vegetativen Partner, umso geringer ist die gleichberechtigte und umso stärker die entgegengesetzte Reaktion am Erfolgsorgan und umgekehrt".

Zur Frage der Tonusprüfung im vegetativen Nervensystem haben bereits Schüler von Julius BAUER 1934 Stellung genommen. BERGMANN und BUKSPAN weisen dabei auf den scharfen und prinzipiellen Unterschied zwischen Tonus (Dauererregung) und Erregbarkeit nach v. TSCHERMAK hin. Sie weisen die zu erwartende Variabilität der bekannten Atropin-Orthostatismusprobe von DANIELOPOLU nach und bezweifeln die Meßbarkeit der allgemeinen Tonusverhältnisse im vegetativen Nervensystem anhand dieser Probe. Sie stellen dabei die Bedeutung der Reaktionsweise des Erfolgsorganes wieder in den Vordergrund. WEZLER erwartet von seinem gleichzeitig analysierenden und synthetisierenden Verfahren nicht nur die objektive Festhaltung der jeweiligen typischen Reaktionslage des Organismus, sondern auch der davon abhängigen typischen Reaktionslage des Individuums gegenüber bestimmten Belastungen, die nach Art und Ausmaß von der ersteren abhängig sind. Er bringt ein gutes Beispiel: Der fallweise in der Ruhe stark unter dem sparenden Einfluß des Parasympathicus stehende Kreislauf bestimmter Individuen antwortet gegenüber einer bestimmten Dosis von Adrenalin und in bestimmtem zeitlichen Abstand von der Injektion mit einer verhältnismäßig viel stärkeren maximalen Steigerung der Leistung als der Kreislauf einer Person gegensätzlicher vegetativer Struktur. Die *Abhängigkeit der Reaktionsform vom Ausgangszustand*, also von der Gleichgewichtslage des vegetativen Systems tritt sowohl in quantitativem Ausmaß als auch unter Umständen in der Richtung der Reaktion in Erscheinung. Sie kann geradezu verantwortlich für eine im Erscheinungsbild *umgekehrte Reaktion* sein. WEZLER weist zum Verständnis dieser Beziehung auf die Bedeutung der Grundvorstellung von v. WEIZSÄCKER hin, da „nicht ein starres Prinzip die nervösen Geschehnisse beherrscht, sondern ein biegsames und anpassungsfähiges". Die praktischen Konsequenzen der WILDER'schen Regel sind in der Tat für das Verständnis vieler Unklarheiten in der Reaktionsweise des vegetativen Nervensystems von noch nicht voll übersehbarer Bedeutung, zumal das Ausgangswertgesetz eigenartiger Weise erst in den letzten Jahren auch von klinischer Seite systematisch zur Bearbeitung sonst nicht verwertbarer Ergebnisse, die den Tonus des vegetativen Nervensystems betreffen, herangezogen wurde. So hat in letzter Zeit STOLLREITER an der SIEBECK'schen Klinik dieses Gesetz bei seinen kreislaufanalytischen Untersuchungen der Wirkung des Adrenalins auf das vegetative Gleichgewicht des Organismus verwertet. Es stellt nach STOLLREITER eine Art Ergänzung des psychophysischen Gesetzes von FECHNER dar. Eben haben THEDERING u. a. für die spontanen Tagesschwankungen des Serumeisens und den Ablauf der oralen Eisenbelastungskurven sowie für die Regulation der Granulozytopoese, dagegen nicht für den lymphatischen Apparat die Gültigkeit des WILDER'schen Ausgangswertgesetzes bestätigt. Für die reflektorische Beeinflussung des Herzens durch seine Magenaufblähungen meint BEYER das Ausgangswertgesetz nicht anwenden zu können. Hingegen findet JORDAN die Novocainwirkung auf das Kreislaufgeschehen offenbar dem Ausgangswertgesetz WILDERS unterliegend. Die Bedeutung der veränderlichen Reaktionslage im vegetativen Nervensystem für die Entstehung von Kreislaufstörungen haben auch REINDELL und BEYER hervorgehoben. Sie betonen nach Aufweisung der wichtigen seelischen Fernwirkungen auf den Kreislauf, daß der Schwerpunkt dafür nicht in der veränderten seelischen Reaktionsweise, sondern in einer Fehlsteuerung des vegetativen Nervensystems zu suchen ist. HEIM sagt neuerdings von pharmakologischer Seite dazu: „Der Tonus des vegetativen Nervensystems unterliegt nicht nur im Bereich des Physiologischen erheblichen Schwankungen, sondern vor allem ein pathologisch gesteigerter oder abnorm gesenkter Tonus bzw. eine extreme Vago- bzw. Sympathicotonie bedingen (nach HEIM) häufig erhebliche Abweichungen von der Mittellage, durch die der Wirkungscharakter eines Pharmakons in quantitativer und qualitativer Hinsicht stark verändert werden kann." Nach ihm gewährt der Sympatol- bzw. Acetylcholintest von GREMELS einen hinreichenden Einblick in die Reaktionslage des vegetativen Systems. HEIM konnte an 100 kreislaufgesunden Probanden zeigen, daß die drucksteigernde Wirkung gleicher Sympatolmengen tageszeitlichen Schwankungen unterliegt. Seine Textabbildung ist allerdings nur eine Bestätigung des nicht zitierten WILDER'schen Gesetzes. Auf die Bedeutung der Ausgangslage weisen in den beiden letzten Jahren zahlreiche Autoren hin, so EIERMANN aus der REHN'schen Klinik bei der Prüfung vegetativer Störungen beim Commotiosyndrom. BEYER aus der BODEN'schen Klinik fand bei vorwiegend sympathicoton eingestellten Versuchspersonen nach Magenaufblähung eine Herzfrequenzzunahme von durchschnittlich 27 Schlägen pro Minute und eindeutige gleichgerichtete elektrokardiographische Veränderungen, aber ein völlig gegensätzliches Verhalten beim Vagotoniker beim Setzen des gleichen Reizes. Also der durch Magenaufblähung gesetzte Reiz führte beim Vagotoniker und Sympathicotoniker zu einer völlig entgegengesetzten reflektorischen Beeinflussung der Herztätigkeit und der Blutdruckregulation (BEYER). Weiter hat erst die Heranziehung der Ausgangslage des vegetativen Systems und des Verhaltens der mechanischen Kreislaufgrößen im Arbeitsversuch die Ergebnisse der Kreislaufanalyse am Knipping-Ergometer und -Spirometer verständlich gemacht (Arnold WEISS). Oft ist das örtliche Stoffwechselmilieu, die „Ausgangslage" entscheidend für die Richtung der eintretenden Änderung (ZÜLCH). Nach ihm sind viele paradoxe Reaktionen vielleicht durch den „Wirkungswandel" der Pharamaka und Wirkstoffe und anderer oberflächenaktiver Stoffe erklärbar. Über die Anwendung der WILDER'schen Regel hinaus wird man nach dem Vorschlag von DELIUS sicherlich auch die begriffliche Erfassung der Dynamik der vegetativen Störungen durch Festlegung der individuellen Größen der vegetativen Reaktionsfähigkeit und der vegetativen Reaktionslabilität anstreben müssen.

Für alle Untersuchungen des Zustandes im vegetativen Nervensystem muß die von JORES eingehend belegte Tatsache berücksichtigt werden, daß es kaum eine Konstante in unserem Organismus gibt, daß vielmehr alles einem an den Wechsel zwischen *Tag und Nacht gebundenen stetigen Rhythmus* unterliegt. So gilt als prinzipielle Forderung jeder Untersuchung von Symptomen oder Funktionsabläufen im vegetativen Nervensystem die Einhaltung gleicher Untersuchungszeiten und überhaupt die Berücksichtigung des Zeitfaktors. Endlich macht LESCHKE anhand des ASCHNER'schen Versuches klar, daß selbst die Prüfung derart einfacher Reaktionen gekoppelte Reflexmechanismen beider Teile des vegetativen Nervensystems auslöst und ihre Ergebnisse demnach nur im Sinne einer gesteigerten vegetativen Labilität zu deuten sind.

Damit sind die Grundlagen zur Beurteilung der *Funktionsproben der vegetativen Reaktionslage* besprochen. Im folgenden seien die wichtigsten nach Organsystemen geordnet zusammengestellt.

A. *Im Stoffwechselgeschehen* interessiert

1. das Mineralstoffwechselgleichgewicht (d. h. vor allem die Bedeutung von K, Ca, P, Cl, Na und P_H (LUKOWSKI)). Hierher gehört der AT 10-Versuch von FÜNFGELD und wohl auch der Hyperventilationsversuch (MONASTERIO, MÜSCH, PETTE u. a.).

2. der Kochsalzstoffwechsel, im besonderen Belastung und Entzug (auch Magensalzsäureverhältnisse).

3. der Wasserhaushalt (Volhard-Test und seine Modifikationen mit Hypophysin und Thyroxin (MARX, GAGEL, SARRE, MEISSNER)),

4. der Kohlenhydratstoffwechsel (Traubenzucker-, Insulin- und Adrenalinbelastungen, Staub-Traugott und seine Modifikation nach SOSKIN; Beeinflussung durch Pharmaka (Priscol — SIEDECK, UNGER) und Arbeit (EPPINGER-Klinik),

5. Eiweiß- und Fettstoffwechsel (spezifisch-dynamische Fleischwirkung) (MARK, JAHN u. a.), Serumeiweiß mit Albumin-Globulin-Quotient, Rest-N, Kreatin-Ausscheidung, Serumcholesterin (GABOR, FENZ und ZELL, BANSI u. a.) und endlich

6. die Bedeutung des Grundumsatzes.

B. Bei der *Funktionsprüfung des Kreislaufes* ist eine strenge Trennung zentraler und peripherer Regulationen nicht möglich. Zur Prüfung der direkten mechanischen Erregbarkeit des peripheren Kreislaufs werden

1. der HERINGsche Karotissinusdruckversuch, 2. der ERBENsche Hockversuch, 3. der ASCHNERsche Bulbusdruckversuch verwandt (v. WAGNER-JAUREGG, BAUER, LESCHKE, WACHHOLDER, WENCKEBACH, BREHM und MOELLER aus meiner Klinik),

4. steht der Labyrinthversuch (DEMETRIADES) mit einer Änderung der Vasomotorenerregung in Beziehung (Absinken des Blutdruckes und geänderte Gehirndurchblutung),

5. Die respiratorische Arrhythmie (MECHELKE u. a.) sowie 6. das Aufblähen des Magens mit Luft (BEYER) seien erwähnt.

Besondere Bedeutung kommt 7. den üblichen Funktionsproben des Kreislaufes zu (VALSALVA, BÜRGER), Arbeitsbelastung, periphere Regulationsprüfung (BÜRGER, MARK c. s., SCHELLONG u. a.), Bestimmung der Kreislaufgrößen (WEZLER c. s., A. WEISS u. a., siehe neuerdings BODECHTEL 1951).

8. Prüfung der Vasomotorenfunktion (RAAB und FRIEDEMANN), konsensuelle Fingergefäßreaktion (SPECKMANN), Verhalten der Fingertemperatur nach indirektem Wärmereiz — Heißgetränk (SCHULZE).

Endlich werden *pharmakologische Reaktionen des Kreislaufes* (Blutdruck, Pulsfrequenz, Elektrokardiogramm, Venendruck) auf Adrenalin, Arterenol (HOLTZ), Atropin, Acetylcholin, Prostigmin, Histamin (KROETZ) sowie Priscol (SIEDECK u. a.) herangezogen.

C. *Haut.*

1. Prüfung des galvanischen Hautreflexes (ESSEN), 2. des Hautkapillartonus (VÖLKEL) der vegetativen Tonuslage der Haut nach ACKERMANN, 3. intracutaner Sympatoltest (BOHNSTEDT und FISCHER), 4. Schweißversuche (K. HERRMANN), 5. Elektrodermatogramm (REGELSBERGER).

D. *Muskel- und Nervensystem.*

1. Erregbarkeitsprüfung (Hyperventilation, Chvostek, Trousseau, ERBsches Phänomen), 2. Muskeltonus (nach BUDELMANN, SCHAEFER), 3. Muskelfibrillieren nach vegetativen Belastungen (SCHWIPPE, TEIGELER usw.). Zur Prüfung des

E. *haematopoetischen Systems*
wurden 1. die Kurzwellendurchflutung des Zwischenhirns (DENECKE, DOCKSHORN u. a.), 2. Sympathicusdurchtrennung, 3. Fieber- und Pyrifereffekt (HENATSCH, HOFF), 4. die intravasale Gerinnung (HALSE), 5. die Enzephalographie (HOFF, HESSELING, BODECHTEL-Klinik), 6. der Einfluß von Sympathicomimetica (ROESLER) durchgeführt. WACHHOLDER hat auf die Bedeutung rhythmischer reziprok alternierender Schwankungen im weißen Blutbild für die Erkenntnis der Funktionsweise des vegetativen Nervensystems aufmerksam gemacht. Auf die MANOILOFFsche Reaktion zur Feststellung der vegetativen Reaktionslage aus dem Blutserum hat neuerdings KRÖLL hingewiesen.

Als *physikalische Untersuchungsmethoden* verwendet man ferner die Regulationsprüfung im ansteigenden Wasserbade (KUNZE aus der GROTE-Klinik), Kurzwelle des Zwischenhirngebietes, Röntgenbestrahlung (VIETHEN, BÜRGEL, BIRKNER).

Alle erwähnten Funktionsprüfungen werden meist mit einer *kombinierten Untersuchungsmethode* durchgeführt, da letzten Endes nur diese kombinierte Betrachtung einen klinisch brauchbaren Einblick in das vielseitige Gebiet des vegetativen Nervensystems geben kann. So untersuchen BERNSMEIER, KUHLENDAHL und SIMON aus der BODECHTEL-Klinik die Blutzuckerregulation mit Insulinbelastung, die Regulationsprüfung des Kreislaufes mit Priscolbelastung, die Analyse des arteriellen Systems nach WEZLER-BÖGER sowie die Flüssigkeitsbilanz. EIERMANN aus der REHNschen Klinik beurteilt Kreislauf, KH-Stoffwechsel, Blutorgan, Wasserhaushalt und Adrenalinversuche. HEINSEN hat eine kombinierte Untersuchungsmethode des Eiweiß-, KH- und Wasserstoffwechsels sowie die Einbeziehung des Grundumsatzes, der spezifisch-dynamischen Fleischwirkung für Krankheitszustände mit Mitbeteiligung des diencephalo-hypophysären Systems vorgeschlagen. Er berichtet allerdings von spontanen Änderungen des Ausfalles der Funktionsprüfungen und von Diskrepanzen zwischen dem klinischen Zustand und der Reaktionsweise des Stoffwechsels. Er muß deshalb einen „Funktionswandel" der Tätigkeit der Hypophyse annehmen und damit auf bekannte Vorstellungen von v. WEIZSÄCKER zurückkommen. Ich halte es für sinnvoll, am Ende dieses Absatzes hervorzuheben, daß auch nach unserer Erfahrung eine „schlichte klinisch anamnestische Beurteilung" recht häufig mehr als komplizierte Untersuchungsmethoden leistet (CURTIUS).

Entwicklung des klinischen Begriffes der vegetativen Dystonie.

Durch diese Funktionsprüfungen lassen sich vielfach vegetative Regulationsstörungen ohne ernstere Organbefunde feststellen, deren Klinik wir jetzt noch zu besprechen haben. Ehe wir nun darauf eingehen, nochmals kurz die für das Verständnis der *Klinik wichtigsten Grundgesetze*, auf die besonders LESCHKE hinweist: Das *erste* Grundgesetz alles vegetativen Geschehens ist die diffuse Ausbreitung jeder Erregung auf weite Provinzen des gesamten Systems unter gleichzeitigem Ansprechen sowohl des sympathischen wie des parasympathischen Gebietes. *Zweitens:* Das vegetative System reguliert nur die Vorgänge in den Erfolgsorganen, dominiert aber nicht ausschließlich. Diese vermögen auch ohne vegetative Regulation selbständig abzulaufen. Ein *drittes* Gesetz des vegetativen Geschehens ist das der Amphotropie. Alle vegetativen Erregungen sind von vornherein amphotrop, aber mit Praedominanz des stärker erregten Gebietes. Auf der Amphotropie zwischen nervösem Zentrum und Erfolgsorgan beruht die physiologisch und klinisch gleichermaßen wichtige Regulation aller vegetativen Vorgänge.

Damit sind wir bei dem Problem der Klinik des vegetativen Dystonus angelangt. 1879 berichtet ROSENBACH über einen wahrscheinlich auf einer Neurose des Vagus beruhenden Symptomenkomplex (Luftmangel, Herz- und Magenbeschwerden bei jüngeren Männern). 1891 weist v. NOORDEN auf „hysterische Vagusneurosen" und 1908 ZÜELZER auf „chronische Vagusneurose" hin. KRAUS zitiert einmal ein Grillparzer-Wort aus dem März 1838: „Wenn wir am Werke eines immerhin erprobten Mannes einzelne Fehler bemerken, so können wir und werden wir oft Recht haben; wenn wir aber glauben, er habe sich völlig und im ganzen Umfange geirrt, so sind wir in Gefahr, garnicht zu wissen, um was es sich handelt." In diesem Sinne: Vor nunmehr über 40 Jahren erschien 1910 eine klinische Studie von EPPINGER und HESS: *Die Vagotonie*. Eben hatte sich dank der Arbeiten der englischen Physiologenschule LANGLEYS und der deutschen Pharmakologen um SCHMIEDEBERG, aber besonders des Wiener Kreises um Hans Horst MEYER die Pharmakologie des vegetativen Nervensystems einen gesicherten Platz im Lehrgebäude der experimentellen Medizin erworben. In Analogie zu dem bereits bekannten Adrenalin als „sympathischen Erregungsstoff" supponierten EPPINGER und HESS einen dem Adrenalin entsprechenden „parasympathischen Erregungsstoff" (das (Autonomin — nunmehr als Azetylcholin bekannt —) und setzten die tonische Innervation von Vagus und Sympathikus als Antagonisten. Das Studium der pharmakologischen Agentien legte ihnen die Anschauung nahe, daß vagotrope und sympathikotrope Wirkungen nicht immer generell das ganze autonome oder sympathische System ergreifen müssen, sondern eine gewisse Praedilektion dem einen oder anderen Aste gegenüber zeigen können. Es war ihnen klar, daß „Störungen der gegenseitigen Kontrolle zu starke oder zu geringe Reizbarkeit, bzw. zu hoher oder zu kleiner Nerventonus der einzelnen Antagonisten ein Anlaß für pathologische Zustände werden kann." Sie fanden oft bei sonst normalen Menschen, die erst auf Grund der Pilocarpinempfindlichkeit als vagotonisch verdächtig erschienen, unerwartet Hyperacidität, Eosinophilie, Pulsverlangsamung, respiratorische Arrhythmie, Stuhlträgheit bis zur spastischen Obstipation und Neigung zu Schweiß- und Speichelfluß. Bei Betrachtung vor dem Röntgenschirm zeigte das Herz große Schwankungen zwischen Systole und Diastole. Nachdem sie als Idealparadigma das Bild des allgemein vagotonischen Menschen geschildert haben, schreiben sie: „Selbstverständlich werden sich solche Individuen, wie wir sie versucht haben zu skizzieren, mit voller Entfaltung aller vagotonischen Symptome nicht so leicht finden lassen." In ihren Schlußbemerkungen scheint mir folgender Satz wichtig: „Vor allem glauben wir damit eine Neurologie der visceralen Organe angebahnt zu haben." Und sie sollten in mancher Hinsicht Recht behalten.

Die Lehre von der Vagotonie und der Sympathicotonie wurde von den Klinikern z. T. sachlich begründet abgelehnt (s. später). Aber dieses Werk gab den Anstoß zu der nunmehr auch von klinischer Seite geforderten Bearbeitung des vegetativen Nervensystems. Schon 1922 konnten die Arbeiten von KRAUS und ZONDEK engste *Wechselbeziehungen zwischen dem vegetativen Nervensystem, den Elektrolyten, Giften, Hormonen, dem Wasser- und Säurebasenhaushalt und damit dem physikalisch-chemischen Zustand der Kolloide des Blutes, der Zellen und ihrer Grenzmembran aufweisen.* Sympathikusreiz, Adrenalin- und Calciumwirkung auf der einen, Vaguserregung, vagotropes Gift und Kalium auf der anderen Seite sollten an der Zelle zum gleichen

Effekt führen. Die KRAUSsche Schule (DRESEL, LESCHKE u. a.) faßte dann die Vagotonie und Sympathikotonie als funktionelle Änderungen des Erregungszustandes im Striatum und damit als echte zentrale Neurose auf. LENZ tritt für eine „idiotypische Bedingtheit" der Vagotonie ein. Nach HEISSEN aus der CURSCHMANNschen Klinik bedürfen konditionelle Faktoren bei vagotonen Zuständen weit größerer Beachtung. BRUGSCH rechnet die Labilität des vegetativen Nervensystems zu den vererbbaren Konstitutionsanomalien. ULLMANN berichtet 1924 über ein viel häufigeres Vorkommen von Störungen im vegetativen Nervensystem aus Klinik und Poliklinik, als man allgemein annehme. CURTIUS weist in seiner neuen Monographie auf die große Häufigkeit der „konstitutionellen Labilität" hin.

Es ist eigentlich erstaunlich, daß EPPINGER und HESS in ihrem einführenden Kapitel: „Tonus und Definition des Begriffes Vagotonie" schon sehr klar die theoretischen Einwände aufgewiesen haben, die man nachher ihrer These gemacht hat. Ihre eben zitierte Erkenntnis, daß Störungen der gegenseitigen Kontrolle Anlaß für pathologische Zustände werden können, haben sie aber nicht auf die pharmakologische Prüfung ihrer Typen übertragen. Die Nachprüfung der Adrenalin-, bzw. Pilocarpinempfindlichkeit der Sympathiko-, bzw. Parasympathikotoniker ergab zunächst nach v. BERGMANN u. a., daß eine strenge Abgrenzung adrenalinempfindlicher Vagotoniker sich klinisch nicht durchführen ließ und so empfahl v. BERGMANN nur von „vegetativer Stigmatisierung" zu sprechen. Auch andere Kliniker (J. BAUER) konnten sich von der spezifischen Pilocarpin -,bzw. Adrenalinwirkung nicht überzeugen. Außerdem weist BAUER auf, daß sich die pharmakologische Differenzierung des vegetativen Systems nicht völlig mit dem „anatomisch-entwicklungsgeschichtlich-physiologischen System" deckt. So wurden bald nahezu allgemein die *klinischen Begriffe* Vagotonie und Sympathikotonie von wissenschaftlicher Seite abgelehnt (s. a. SIEBECK). Doch haben immer wieder Autoren diese Begriffe neu definiert oder doch empfohlen, so z. B. FRANK als Pseudovagotonie. Vor allem F. HOFF hebt neuerdings ihre Bedeutung für die praktische Diagnostik und Therapie wieder hervor. Auch HANHART — wenn auch in praxi nicht auf Grund pharmakologischer Prüfungen — spricht sich umso mehr für Einteilung in Vagotoniker und Sympathikotoniker aus, als sich dabei auf psychischem Gebiete ähnlich kontrastierte Entsprechungen finden. SYLLA kennt Vagotoniker, die sich durchaus wohl fühlen und keiner besonderen Behandlung bedürfen. George PASCALIS hebt die Gefahren der Narkose speziell für die Vagotoniker hervor. HORNIG bezeichnet isolierte Störungen im Gleichgewicht des Sympathikus und Vagus im Sinne einer allgemeinen „neuropathischen Konstitutionsanomalie" als Vagopathie und Sympathikopathie, betont aber, daß die beiden meist kombiniert sind. GANTER spricht von Anatonie und Apotonie.

Als Ausdruck einer amphotonen Veränderung der vegetativen Reaktionslage hat im Jahre 1934 *die Prägung des Begriffes der vegetativen Dystonie* durch WICHMANN aus der Münsterer Klinik KEHRERS vorerst den Widerstreit der Meinungen geglättet. WICHMANN beobachtete gerade im Münsterland außerordentlich viele Fälle mit einer nur schwer beeinflußbaren veränderten Dauereinstellung des vegetativen Tonus bei den verschiedensten Körperbau- und Konstitutionstypen. Der Ausdruck „vegetative Dystonie" hat Vorläufer. 1921 sprach STRAUSS von Neurodysergie. Ferner findet sich bei M. SCHLEGEL 1923 der angeblich von Otfried MÜLLER stammende Ausdruck „vegetative Dysergie". Die Symptome der Dysfunktion des vegetativen Nervensystems waren bisher, wie schon erwähnt, unter dem Namen der Vagotonie (EPPINGER und

Hess), weiter der „vegetativen Stigmatisierung" (v. Bergmann), vegetative Labilität (Siebeck), Vasoneurose oder Vasolabilität (Otfried Müller) und allgemeinen vegetativen Neurose (Rosenfeldt) bekannt.

Bei der Bewertung der Neurasthenie-Diagnose nach objektiven Merkmalen führt 1914 Schellong sen. die gleichen Symptome an, wie sie heute vom vegetativen Dystonus bekannt sind. Auch die Schilderung der neurasthenischen Reaktion unseres früheren Rostocker Psychiaters E. Braun weist wichtige Beziehungen zum animalen und vegetativen Nervensystem auf. Die Unterscheidung der Neurasthenie in asthenische und hypotone Formen bei Besprechung ihrer Pathogenese nach den Theorien von Janet (1889) zeigt vieles Gemeinsame (Schwartz). Balzer und Vogt wollen konstitutionelle Nervosität, vegetative Stigmatisierung und vegetative Dystonie unterscheiden.

Schon 1906 hob Krehl die Notwendigkeit hervor, zu prüfen, ob bei psychisch Normalen auch Herzstörungen, also „nervöse Herzschwäche", vorkommen, die psychogen bedingten gleichen. Neuerdings macht Wolff auf die wichtige Differentialdiagnose konstitutioneller Nervosität und der psychisch-vegetativen Dystonie nach Hirntrauma aufmerksam. Vogralik findet in seinem Krankengut bei den Jüngeren zwischen 20 und 40 Jahren in 71% allgemeine Neurosen, die häufig eine innere Erkrankung simulierten. Sturm hat gegen die Vermengung der Begriffe vegetative Labilität und vegetative Dystonie Stellung genommen. Letztere liege vor, „wenn der Tatbestand der Disharmonie oder Entgleisung der vegetativen Regulationen erfüllbar ist." Schulte schlägt vor, einmal von der Persönlichkeit kompensierter vegetativer Labilität, zum anderen von dekompensierter vegetativer Labilität oder vegetativer Dystonie zu unterscheiden. In Amerika spricht man von effort syndrome, anxiety neurosis, neurasthenia (Jerwell, Wheeler c. s.), grenzt im einzelnen die „neurocirculatory asthenia" oder „dystonia" von der Herzneurose sowie die gastric dystonia ab. Wenckebach sprach von Herzkranken ohne Herzkrankheit. Jagic faßte die Herzneurose im strengen Sinne des Wortes als ein Teilsymptom der konstitutionellen Neurasthenie auf. Istomanova schlägt statt Herzneurose die Bezeichnung neurozirkulatorische Asthenie vor, versteht dabei unter Asthenie nichts Konstitutionsbedingtes.

All das entspricht dem Bestreben, Teilsyndrome der allgemeinen vegetativen Dystonie auszusondern, wie es Hochrein mit seiner neurozirkulatorischen Dystonie und Unger mit der vegetativ-zirkulatorischen Dystonie beim Ulcus und der vegetativ-zirkulatorischen Colitis tun. Curtius faßt konstitutionelle Vasolabilität, habituelle Obstipation und konstitutionelle Ovarialinsuffizienz als vegetativ endokrines Syndrom (VES) der Frau zusammen (1944). Die für die pulmonale Dystonie von Hochrein und Schleicher angegebenen Veränderungen, die Schleicher und Kimpel als zirkulatorisch bedingte Organinsuffizienz in den großen Rahmen funktioneller Durchblutungsstörungen im Sinne der neurozirkulatorischen Dystonie einbauen (s. a. Kibler und Schimmel — Asthma ohne Asthma), hat Kunze 1940 als vegetative Dystonie mit Rechtsüberlastung des Kreislaufs angesehen. Übrigens hat Wiesinger bei Anwendung der Arterienpunktion mit direkter O_2-Analyse nur selten Bilder gefunden, wie sie einer pulmonalen Dystonie entsprechen würden. Klotz hat auf die vegetative Dystonie des peripheren Hypogastricusgefäßgebietes mit Gebärmutterblutung, bzw. Oligomenorrhoe hingewiesen. Gauss bespricht die Pelipathia vegetativa. I. Hempel hat die „vegetativ dystone Depression" beschrieben. Vetter berichtet über die neurozirkulatorische Dystonie der Netzhautgefäße, und Hollwich sowie auch Piper sehen neuerdings manche asthenopische Beschwerden als Ausdruck der „vegetativen Dystonie" des

Auges an. Es liegt aber sicher im Interesse des Allgemeinverständnisses, nicht über den Teilsyndromen das Ganze zu übersehen. Dabei sind die Übergänge vom Konstitutionellen über neurovegetative und hormonelle Dysregulationen bis zu echten Über- und Unterfunktionen bestimmter Organsysteme fließend (BANSI). „Der konstitutionell nervöse Mensch bringt nicht nur eine anlagemäßig vorhandene psychische Labilität mit, er neigt meist in besonderem Maße auch zu Störungen des vegetativen Systems" (ELSAESSER).

Auf Grund der Beachtung der zahlreichen Spielarten der dystonen Gleichgewichtsstörung von der vorübergehenden Leistungsminderung an über eine praemorbide Phase bis zur eigentlichen Erkrankung schlägt KUNZE vor, in der vegetativen Dystonie als vorausgehende Regulationsstörung die gemeinsame Wurzel von früher scharf voneinander getrennten Krankheitsbildern zu sehen. Und HÄNSCHE beschreibt zwischen gesund und krank eine klinisch faßbare Zone der vegetativen Dystonie. Nach KLOTZ beruht die allgemeine vegetative Dystonie auf einer ionalen Dyskrasie mit der Folge einer Übererregbarkeit im Parasympathikus. Dabei kann die Schädigung in jedem Abschnitt des Systems ihren Sitz haben: In der Erfolgszelle selbst — in dem Ionenmilieu — in den vegetativen Nerven und Grenzstrangganglien — den vegetativen Zentren im Zwischenhirn — der hormonalen Regulation der Blutdrüsen — oder auch in der Großhirnrinde. Die vegetative Dystonie besteht nach CURTIUS u. a. in überwiegend parasympathischen Reizerscheinungen des vegetativen Nervensystems. Das vegetative Syndrom tritt aber nicht nur bei asthenischen Leptosomen auf, sondern WICHMANN fand die verschiedensten Körperbau- und Konstitutionstypen, was CATSCH und OSTROWSKY am großen Krankengut bestätigen. GIES fand ebenfalls keine sicheren konstitutionstypologischen Unterschiede bei vegetativer Dystonie. KEHLER beschreibt eine große Gruppe von leptosomen Individuen, auf deren primäre genotypisch determinierte „Vagotonie" sich im Laufe des Lebens als Folge einer psycho-physischen Dauerüberlastung des sympathisch-adrenalen Systems eine sekundäre Sympathikussensibilisierung aufgepfropft hat. Diese Gruppe durchbricht die schematische Korrelationsregel: Pyknischer Habitus — Sympathikotonie, bzw. leptosomer Habitus — Vagotonie (s. dazu auch BRUN). Sicher hängt, wie das MAUZ ausdrückt, das vegetative Schicksal eines Menschen, ob gesund oder krank, davon ab, in was für einem körperlich und seelischen Gesamt, in welcher Substanz das Vegetative verankert ist. F. HOFF sieht in einer verlangsamten Senkung und einer relativen Lymphozytose doch Hinweise auf die konstitutionelle Grundlage der vielgestaltigen Beschwerden einer vegetativen Dystonie. LASCH und MORITZ fassen die von ihnen beschriebenen vegetativen Betriebsstörungen mit besonderem Hervortreten 1. der Thyreoidea, 2. der Nebennieren, 3. der Hypophyse als sekundär funktionelle Veränderungen eines abnorm gestörten vegetativen Nervensystems auf, wobei psychische Traumen eine häufig auslösende Ursache bilden.

Ein sicherer Fortschritt für die Klinik ist es, daß mit der Erkenntnis der vegetativ dystonen Regulationsstörungen nicht mehr alle Feststellungen fehlender organischer Befunde an inneren Organen und am Nervensystem als Hysterie, Neuropathie, Simulation, bzw. Aggravation abgetan werden können. Gerade in Frankreich, wo man unter Führung BABINSKIS die Hysterie frühzeitig als eine rein psychogene Störung aufgefaßt hat, hat man schon auf Kongressen in den Jahren 1935/36 in dieser Krankheit wieder einen organogenen Prozeß gesehen. HARTENBERG lehnt 1938 eine Hysterie überhaupt ab. Er löst diesen Begriff neben neuropathischen und anderen Störungen in viscerale, muskuläre und Kreislaufstörungen im besonderen „la crise de nerfs spontanée", also in vegetative Regulationsstörungen auf (s. dazu Kranz). K. Peter definiert die vegetative Dystonie als konditionale Dekompensation innerhalb des vegetativen Nervensystems und der Funktion der inneren Organe (s. a. Werner), Walthard als eine abwegige Funktion des vegetativen Nervensystems. Schimmler, aus der heutigen v. Bergmann-Klinik, unterscheidet vegetative Dystonie vom überschießend cholinergischen hypotonen Typ und solche vom adrenergischen Typ. Nach H. Hoff können vegetative Dystonien, worunter er eine Unordnung der vegetativen Funktionen und abnorme Reaktionsweisen versteht, zentral oder peripher ausgelöst werden. Feyrter und Lassmann haben in dieser Richtung durch eine Hypertrophie oder andere Abartung *peripherer* vegetativer Endorgane bedingte Störungen gesichert.

Man wird demnach alle diese Zustände vorläufig am besten als in verschiedenem Ausmaß in Erscheinung tretende Ausdrucksformen einer anlagebedingten nervösen Gesamtkonstitution, also auf dem Boden der konstitutionellen Nervosität entstanden, ansehen.

Das häufige Vorkommen der besprochenen vegetativen Störungen in der norddeutschen Tiefebene weist aber auch auf *Umwelteinflüsse* hin. Wichmann denkt an Klima, Wasserversorgung und ihre Rückwirkung auf den Mineralstoffwechsel. Wegen der auffälligen Häufigkeit der von Münster beschriebenen vegetativen Dystonie in der Umgebung sprach man von der „Münsterländer Krankheit". Derartige örtlich bedingt erscheinende Häufungen vegetativer Störungen wurden bereits früher von Fein für Tübingen und von Hoff für das mainfränkische Würzburg angegeben, die er später in Ostpreußen vergleichsweise sehr viel seltener fand. Auch das Geschlecht spielt beim Zustandekommen dieser Bilder eine Rolle. So haben Catsch und Ostrowski eine spätere Disposition der Frauen beobachtet.

Als häufigste Ursachen kommen sowohl körperliche Überlastung (Erschöpfungszustände) (Trautmann, Klotz), wie seelische und geistige Überanstrengungen (Kunze, Hänsche) in Betracht. Sylla berichtet von einem Kommandeur während des Rückzuges im Osten, der nach schwersten Anstrengungen in dem Augenblick „abbaute", als er Urlaub bekam. Schulte schreibt dazu: „Die Zeit der Entlastung nach vorheriger Überbelastung ist für die Entstehung und Manifestierung vegetativ-dystoner Störungen ein Wetterwinkel von besonderer Ereignishaftigkeit." Hier spielt weiter der sexuelle Abusus (Masturbation, Coitus interruptus s. Schmid, Feichtiger) eine wichtige Rolle. Ferner der Ernährungsfaktor: Eiweißreiche und kochsalzreiche Kost (Klotz) sind ebenso wie Eiweißmangelschäden (Kunze) von Bedeutung. Von vielen Seiten wurde als Folge des verschiedenartigen Nahrungsmangels eine vagotone Stoffwechselsteuerungsphase hervorgehoben (s. a. Hirscher). Auf atmosphärische Einflüsse weisen Klotz, Hänsche und vor allem Becker hin. Das Klima wirkt dabei, unabhängig von deren Intensität, auf Vagus und Sympathikus gleichermaßen tonisierend. Bei der besonderen Wetterempfindlichkeit der vegetativen Dystoniker sind nach Klotz die Folge des Wirkungsstoßes einer energiereichen kurzwelligen Strahlung der kleine — ein akuter parasympathischer Reizzustand — oder der große vegetative Anfall in Form eines akuten Gallenblasenhydrops, eines Asthmaanfalles, eines funktionellen und spastischen Verschlusses des Nierenbeckenschließmuskels. Weiter kommt toxischen Einflüssen eine nicht zu unterschätzende Bedeutung zu. Hier spielen fokale Infekte (Mark c. s.), tuberkulotoxische Dysergien (Mattausch, Mauderli, Trautmann), Intoxikationen im Rahmen der Zivilisationsschäden (Nikotin: Mark, Kahler; Coffeinmißbrauch) und nicht zuletzt abgelaufene Infektionskrankheiten in subakutem und chronischem Nachzustand wichtigste

Rollen. Die schweren vegetativen Dystonien mit Kreislauflabilität, Akrozyanose, Blutdruckschwankung und Muskelübererregbarkeit im Gefolge von Fleckfieber, auf die besonders v. STOCKERT hingewiesen hat, sind mir durch ihre monate-, ja jahrelange Dauer aufgefallen. Aber auch im direkten Abklingen mancher Diphtherie- und Scharlachfälle sieht man vegetative Reizwellen ablaufen. Es ist endlich bekannt, daß bei gegebener Konstitution fokale Infekte, latente Infektionen, toxische Einwirkungen und viele andere Einflüsse durch zusätzliche chronische Ermüdung in ihrer Wirkung auf die vegetative Fehlsteuerung, z. B. des peripheren Kreislaufes, begünstigt und verstärkt werden (DURIG, HOCHREIN und SCHLEICHER u. a.). Das Syndrom der vegetativen Dystonie begegnet uns entweder als Ausdruck einer Konstitutionsvariation oder als Folge akuter oder chronischer Gesundheitsschädigungen der verschiedensten Art. Dieses Syndrom ist bei uns so allgemein verbreitet, daß wir z. Zt. die veränderte Tonuslage als Durchschnittsnorm ansehen müssen. Damit erscheint die durchschnittliche vegetative Tonuslage durch exogene Einflüsse unserer Zeit in der Richtung des Dystonen verschoben. LASCH hat in seinem stationären klinischen Krankengut unter 2753 Kranken 8% vegetativer Dysfunktion gesehen. Die Tab. 1 gibt unsere eigenen Ergebnisse nach klinischem und poliklinischem Krankengut geordnet. Der relativ hohe Prozentsatz reiner vegetativer Dystonien von 7,7% der stationären Fälle ist durch bewußte Auswahl zu erklären.

Tabelle 1.

	Gesamt-durchgang		Reine vegetative Dystonien in %		Vegetative Dystonien bei internen Erkrankungen in %	
	♂	♀	♂	♀	♂	♀
ambulant	17 629	18 671	4,5	4,6	2,9	3,8
	36 300		4,5		3,4	
stationär	1 707	1 927	8,5	6,9	4,6	5,0
	3 634		7,7		4,6	

Demnach stellen in einer vorwiegend internistischen poliklinischen Krankenauslese die vegetativen Dystonien einen Prozentsatz von 8%, ohne daß dabei in den einzelnen Jahren 1948—1952 nennenswerte Schwankungen bestanden.

Durch den *Einfluß der verschiedensten psychischen und physischen Noxen*, die das Leben der letzten Jahrzehnte in so reichem Maße brachte, kommt es also gehäuft zu Störungen der vegetativen Korrelationen, also zum Auftreten der vegetativen Dystonie. Da die hierbei zu findenden funktionellen Abartigkeiten im Bereich der verschiedensten Organsysteme an der Grenze des Funktionell-Organischen stehen und die vegetative Dystonie bei vielen organischen Erkrankungen die Grundlage bestimmter Reaktionsweisen ist, erhält ihr objektiver Nachweis besonderen Wert.

Wie bei jedem anderen Krankheitsbild ist es hier vor allem notwendig, über die sogenannten Leitsymptome hinaus einen Kreis von Symptomen zu schaffen, der ihre Abgrenzung gegen die vielen differential-diagnostischen Möglichkeiten sichert. Dies führt bei der zentralregulierenden Stellung des vegetativen Nervensystems, das alle Organe und Organgruppen berührt, zu einer Fülle zu beachtender Symptome. Einige sind in der folgenden Originalbeschreibung der vegetativen Dystonie aus dem Jahre 1934 von WICHMANN bereits notiert: „Es handelt sich dabei um Menschen, die auf der einen Seite periodische oder dauernde Kopfschmerzen in allen möglichen Graden, besonders bei Witterungsumschlägen, Schwindelgefühle unklarer Natur bis zu allerdings selten ausgesprochenem Drehschwindel mit Übelkeit oder auch gelegentlichen Ohnmachtsanfällen, Temperaturparästhesien, spastische und atonische Beschwerden des Magendarmkanals mit Sekretionsstörungen und auf der anderen Seite eine unverhältnismäßige Hyperhidrosis, kalte Hände und Füße mit wechselnder Akrozyanose, eine Urticaria (Dermographismus) bis zur stärksten Quaddelbildung, ferner eine Steigerung der direkten mechanischen Muskelerregbarkeit, Druck- und Beklemmungsgefühl in der Herzgegend, eine schwankende Pulszahl und einen meist feinschlägigen Tremor der Extremitäten zeigen." Als häufige psychische Reizerscheinungen beim vegetativen Syndrom wurden Reizbarkeit, Ermüdbarkeit, Schwäche, Druck- und Spannungsgefühle notiert. Bei dem überwiegenden Teil der vegetativ Gestörten fand sich eine Verschiebung des Quotienten K : Ca zu Ungunsten des Ca. Als Ausdruck des von HOFF beschriebenen „vagotonen" Blutbildes bestand leichte Leukopenie, mäßige Eosinophilie, vor allem aber eine ausgesprochene Lymphozytose von 50% und mehr.

Wenn wir den besprochenen Symptomenkreis durch eigene Erfahrungen **ergänzen**, so möchten wir darauf hinweisen, daß oft schon allein eine *„qualifizierte" Anamnese* entscheidende Hinweise gibt. Geradezu charakteristisch ist die außerordentlich häufige Auslösung der vegetativen Dystonie durch einmalige starke, noch häufiger durch schwächere fortgesetzte seelische Erregung namentlich ängstlicher Gefühlsbetonung. Die Anamnese läßt erbliche Verhältnisse sowie konstitutionelle vegetative Dispositionen (z. B. Urticaria, Extrasystolen, Magenkrämpfe, Durchfälle, spastische Obstipation), Neigung zu Seekrankheit, zu vasomotorischen Störungen, Schwindel, Wallungen, zu Magerkeit und Fettleibigkeit erkennen. Man hört von Empfindlichkeit, psychischer Labilität gegenüber Wettereinflüssen (in der Schweiz von Föhnempfindlichkeit), von Neigung zu Katarrhen der oberen Luftwege, von Appetitlosigkeit mit rapiden Gewichtsstürzen, von Schlaflosigkeit, Urindrang, Menstruations- oder Potenzstörungen, von verminderter körperlicher und geistiger Leistungsfähigkeit, ja hochgradiger Kraftlosigkeit. Die Anamnese erspart nicht selten die pharmakologische Prüfung, wenn der Patient erzählt, daß er auf Narkose und Opiate mit starkem Erbrechen reagiert, daß er auf eine Suprarenin-Novocain-Injektion, z. B. beim Zahnarzt, Herzklopfen, Erregung, Zittern und Beklemmung vor der Brust bekommen hat und daß ihm Atropin bei Beschwerden oft geholfen hätte.

Nun zu der *klinischen Symptomatik*. Hier gilt es vor allem die klinische Wertigkeit der Symptome einer vegetativen Dystonie zu objektivieren. Mit dieser Aufgabe haben wir uns in meiner Klinik systematisch beschäftigt. Auch darüber ein kurzer Bericht. Zunächst hat SCHOLZ die Wertigkeit der einzelnen bekannten Symptome in der Form eines weitgehend objektivierten vegetativen Status bei 50 Männern und 20 Frauen nachgeprüft. Ihm ergaben sich als Hauptsymptome der rote Dermographismus in seinem zeitlichen Ablauf, die Hyperhidrosis, die Labilität von Puls und Blutdruck, ein hohes T_{II} im Elektrokardiogramm, feinschlägiger Tremor der Hände mit Lidflattern und Zungenwogen, ein idiomuskulärer Wulst und das Muskelfibrillieren. Einige weitere Zeichen hatten im Rahmen des vegetativen Status nur unterstützenden

Wert. Bei den Frauen fand SCHOLZ die vasomotorischen Symptome vermehrt, bei den Männern stärkere Reaktion an der Muskulatur. In den Details sei auf die ausführliche Studie von SCHOLZ hingewiesen.

Zur weiteren Klärung der Wertigkeit der einzelnen vegetativen Zeichen ist ihre exakte Prüfung und ihr Verfolg notwendig, um das Gesamtbild richtig zu verstehen. Insbesondere sind die physiologische Streuweite und die Beziehungen zu den einzelnen Systemen (Parasympathikus — Histotropie — Vagotonus — cholinergisches System und Sympathikus — adrenergisches System — Ergotropie) zu klären. Man muß dabei berücksichtigen, daß sich die gesamte Tonuslage des vegetativen Nervensystems bei uns grundlegend gegenüber echten Friedensverhältnissen geändert hat. Bombennächte, Trennung der Familien, bestehender oder vorausgegangener Eiweiß-, bzw. Fett- und Vitaminmangel haben andere Grundbedingungen des vegetativen Nervensystems geschaffen. Man vergesse dabei nicht die braungefärbten Finger der Jugendlichen, die im Krieg und nach dem Krieg zu Kettenrauchern geworden sind. Es ist nicht nur ein Fortschritt der Erkenntnis, wenn vor zwei Jahrzehnten ausreichende Funktionsproben des Kohlehydratstoffwechsels nunmehr nur relative Gültigkeit besitzen (APPEL). So ändert sich das klinische Bild der vegetativen Dystonie in zunehmender Weise. Will man also klinische und therapeutische Studien an der vegetativen Dystonie machen, muß man zunächst einmal *„das klinische Schaubild"*, wie wir es nennen, als Ausgangsbasis schaffen. Dann kann man an Hand solcher Schaubilder einmal der gestellten Frage nach der vorherrschenden Tonuslage des einen oder anderen vegetativen Systems, ferner einer etwaigen Ermittlung von Typen und endlich dem Einfluß therapeutischer Effekte näher treten.

Zuerst wird man sich aber über die jeweils an Ort und Zeit gebundene Schwankungsbreite der das Schaubild zusammensetzenden Einzelsymptome orientieren müssen, eine Aufgabe, die wir in Angriff genommen haben. Seit 1941 wurden so nach einer gewissen Systematik, soweit es durchführbar war, die einzelnen Symptome in ihren Beziehungen zu biophysiologischen Faktoren untersucht. Es interessierten fallweise vor allem folgende Punkte: Alterseinflüsse, Geschlechtseinflüsse (Menstruation), zeitliche Abhängigkeiten: Tagesschwankungen, tägliche Nüchternschwankungen, jahreszeitliche Schwankungen, Einflüsse faßbarer meteorologischer Faktoren, Beziehung zur Nahrungsaufnahme, Einfluß von Arbeit, Einfluß von Wärme und Kälte (Temperatureinflüsse), Beziehung zu Atemeinflüssen (In- und Exspirium), ferner die Abhängigkeit von der Ausgangslage, von vegetativen Giften, von Stammhirnnarkose und endlich die Beziehung zu organischen Krankheitszuständen. Über diese Untersuchungen liegen bereits eine Reihe vorbildlicher Veröffentlichungen an einem ausreichenden Krankengut vor von SCHWIPPE, EISHEUER, TEIGELER und LIEDTKE (Muskelfibrillieren), von MEIER (Dermographismus), von MOELLER und JAINZ (das hohe T_{II} im Ekg), von KNAACK, MITTELDORF und SCHOLZ (Stehfunktionsprobe nach Belastung), von ANDERS (K/Ca-Quotient), von SCHRÖDER (Herzmuskeltonus), von BÜCHSEL (Kapillarverhalten), von DORSCHEID (psychogalvanischer Hautreflex und Elektrodermatogramm sowie über die Labyrinthfunktion), von SCHOLZ (respiratorische Arrhythmie und der Tremor der Hände), von SCHLIECKER und HAFEMEISTER (Nebennierenfunktion). Weitere Untersuchungen über Kohlehydratstoffwechsel (KAEDING), Gaswechsel, Eisenstoffwechsel u. a. sind im Druck.

B. Spezielle Symptomatik.
I. Haut.

Die Haut ist als ein an vielen biologischen und pathologischen Vorgängen im Organismus hervorragend beteiligtes Organ anzusehen (E. F. MÜLLER c. s., H. HEGEMANN u. a.). Seit der als Doktorthese 1892 in Cambridge veröffentlichten Arbeit von HEAD ist die maßgebliche Abhängigkeit des Zustandes der Körperdecke vom vegetativen System bekannt und viel studiert worden. Bei Fischen und Amphibien wird die Hautpigmentierung durch nervöse Momente beeinflußt. Auch beim Menschen kann es unter nervösen Einflüssen zu Pigmentverschiebungen kommen. Langdauernde schwere Sorge und quälende Angstzustände können auf dem Wege über das vegetative Nervensystem zum vorzeitigen Ergrauen führen (NEHL u. a.). Auf Grund der Beeinflussung von Hautreaktionen durch pharmakodynamische Substanzen ergab sich, daß der von der Haut ausgelöste Impuls auf das autonome System blockiert oder abgeändert werden kann (E. F. MÜLLER und HÖLSCHER). 1927 berichtete F. HARTMANN über funktionell nervöse Störungen innerer Organe bei der von ihm beschriebenen gelösen Erkrankung der Decke. Er nahm an, daß in entgegengesetzter Richtung zu den seit HEAD bekannten nervös funktionellen Beziehungen erkrankter innerer Organe zu dem zugehörigen Dermatom auch die gelöse Erkrankung der Körperdecke auf dem Wege über die sympathischen und spinalen Ganglien die Innervation der regionären inneren Organe krankhaft beeinflussen könne. Und WIEDEMANN hat 1951 verzweigte Zellen mesodermaler oder ektodermaler Herkunft in den oberen Abschnitten der Cutis beschrieben, die mit ihren Ausläufern mit den Strängen des vegetativen Grundplexus in der Haut sowie den Gefäßwänden in Verbindung stehen. Man kann also mit Recht die Haut als das Repräsentationsorgan des vegetativen Nervensystems bezeichnen (DE CRINIS).

Die von HEAD aufgewiesene Tatsache, daß bei Erkrankungen von inneren Organen in bestimmten zugehörigen Hautzonen eine übermäßige Empfindlichkeit vor allem gegen Schmerzreize (Nadelstiche oder Drücken einer Hautfalte), also eine deutliche Hyperalgesie (*viscerokutane* oder *viscerosensible Reflexe*) nachweisbar ist, spielt in der Diagnostik der Baucherkrankungen und insbesondere der Magen-Darmkrankheiten eine wichtige Rolle in der praktischen Klinik. Diese Überempfindlichkeit der zuständigen Hautzonen ist nicht selten latent und nur bei gewissenhafter Untersuchung, gegebenenfalls erst bei Setzung von Schmerzreizen, zu finden. Weiter kommt in der Diagnostik besonders der Magendarmerkrankungen, auch den *visceromotorischen Reflexen* in Form umschriebener Muskelspannung, der „Défense musculaire", wichtige Bedeutung zu: Défense musculaire in der rechten Oberbauchgegend deutet auf Gallenwegs- oder Gallenblasenerkrankung, solche in der rechten Unterbauchgegend, um den MACBURNEYschen Druckpunkt, auf den kranken Blinddarm hin. Diese visceromotorischen Reflexe kommen durch ein Übergreifen viscerosensibler Reflexe im selben Rückenmarkssegment auf die Vorderhörner und die dort befindlichen Vorderhornganglienzellen und damit als Ausdruck einer Reaktion im motorischen Anteil zustande. Als *viscerovisccrale Reflexe* sehen wir speziell bei Erkrankungen des Gastroenterons und seiner Anhangsdrüsen das Auftreten zahlreicher Reizerscheinungen im übrigen vegetativen Nervensystem, wie Speichelfluß, Schweißausbrüche, Pupillenerweiterung, Entleerungsstörungen von Stuhl und Urin usw. Nachdem durch HANSEN und v. STAA ein neuer und entscheidender Hinweis auf den Wert reflektorischer und algetischer Krankheitszeichen gegeben war, haben neuerdings OPPERMANN und OPPERMANN und MEIER die vegetativen Zeichen bei Oberbaucherkrankungen weiter objektiviert.

Der enge Zusammenhang zwischen Haut und inneren Organen ist ja aber auch allgemein psychophysisch von den Blutverschiebungen, welche Lust und Unlust begleiten, bekannt. Eine Reihe von Symptomen haben hier klinisch Beachtung gefunden: Der Dermographismus, die Hyperhidrosis, der psychogalvanische Hautreflex und das Elektrodermatogramm sowie die Reaktionsfähigkeit der Haut auf gesetzte Reize, insbesondere die Histaminquaddel.

1. Der Dermographismus.

Wir verstehen mit HOFF unter Dermographismus alle auf äußere mechanische Reize hin auftretenden Veränderungen des Blut- und Saftgehaltes der Haut. Das anscheinend von FERÉ und LAMY geprägte Wort „Dermographismus" wurde erst im Jahre 1889 in die wissenschaftliche Literatur übernommen. Schon die alten arabischen Ärzte sollen die Dermographie gekannt haben. Im Mittelalter faßte man sie dann als Teufelszeichen auf und überlieferte bei den Hexenprozessen die Träger einer ausgeprägten Hautschrift dem Flammentod (MESNET). Sehr oft wurde sie auch imitiert und zu tendentiösen Zwekken ausgenutzt. So berichtet POLONSKY von dem Fall der Ursulinerin Jean des Anges, bei der sich die merkwürdigsten Zeichen und Worte, die sich auf der Haut fanden, später als Kunstprodukte erwiesen. Hierbei handelte es sich immer um die sehr markante, mit Quaddelbildung einhergehende Urticaria factitia, die zuerst von RAYER, BATEMAN und GULL beschrieben wurde. TROUSSEAU wies um 1850 auf den roten Dermographismus hin, MAREY und VULPIAN beschrieben die Dermographia rubra und alba. Weiterhin haben L. R. MÜLLER, EBBECKE, GÜNTER, O. MÜLLER, LEWIS, KROGH, TÖRÖK und WIRZ und HOFF Beziehungen zur Physiologie und Pathophysiologie erörtert und diagnostische und klinische Rückschlüsse gezogen.

Seit EBBECKE, L. R. MÜLLER u. a. unterscheidet man die Dermographia alba (weiße Hautschrift), Dermographia rubra (rote Hautschrift), Urticaria factitia (Quaddelleiste) und das eine besondere Stellung einnehmende Reflexerythem (roter Hof). O. MÜLLER rechnet zu den reflektorischen Erscheinungen noch die flüchtige Rötung der Haut, das Erythema fugax, das auf psychische Reize ohne mechanische Beeinflussung entsteht.

Auf Grund mechanischer Reizung der Haut werden die Hautgefäße in ihrer Weite Änderungen unterworfen, die, je nach Einwirkung und Form des Druckes, längere Zeit bestehen bleiben. Bevor die eigentlichen dermographischen Erscheinungen sichtbar werden, tritt eine unmittelbare lokale Druckanämie auf. Gleichzeitig kann mit dieser eine geringe Hyperämie der Randzonen einhergehen. Weiterhin kann dann eine leichte diffuse Rötung, oft von einer Piloarrektion begleitet, auftreten. Auf diese Erscheinungen folgen die eigentlichen Phänomene der Hautschrift. Diese Zeitspanne, die von der Einwirkung des Reizes bis zum Auftreten der Dermographie verstreicht, bezeichnet man als *dermographische Latenzzeit* (DLZ), die Länge ihres Bestehenbleibens als *dermographische Verweildauer* (DVD).

Die DLZ wird von den einzelnen Autoren sehr verschieden angegeben, wobei die älteren Untersucher (MAREY, PRENGOWSKI, GÜNTER, EBBECKE) längere, die jüngeren (NOTHAAS, HOFF und KESSLER) dagegen kürzere Werte gefunden haben. Auch bei der DVD findet man in der Literatur die verschiedensten Angaben (LAPINSKY, CAPELL, NOTHAAS). Zwischen DLZ und angewandtem Druck besteht kein Zusammenhang (PRENGOWSKI, GÜNTER und

Nothaas). Die DVD ist dagegen vom Druck (Nothaas) und von der Größe der peripheren Durchblutung (Nothaas, Hein) abhängig. Dabei verlängert sich die Latenzzeit mit zunehmendem Alter (bei allen Blutdrucklagen — A. Weiss und Kuhlencordt), während die Verweildauer sich verkürzt.

Ein Zusammenhang dieser Abläufe mit dem Nervensystem wurde bereits von der Charcotschen Schule angenommen (s. später Schellong sen., Stursberg). Auch Ebbecke und andere vor ihm hatten die Abhängigkeit der Schwankungen der Latenzzeit von den jeweiligen Untersuchungsbedingungen sowie von psychischen Einflüssen erkannt. Ebbecke machte darauf aufmerksam, daß „die meisten Menschen am Abend eine lebhaftere lokale vasomotorische Reaktion haben als am Morgen oder Vormittag." Hoff, Essen und Capell, Troschke u. a. brachten neue Beweise für die Einwirkung eines gestörten vegetativen Gleichgewichtes auf den zeitlichen Ablauf des roten Dermographismus (s. auch Reinäcker), ohne jedoch die Mitwirkung der H-Substanz beim Zustandekommen der Hautschrift zu bezweifeln. Bauer konnte als Zeichen, daß spontane Anomalien Stigmen eines labilen vegetativen Nervensystems darstellen, durch Pilocarpin und Adrenalin den Dermographismus in seiner Intensität steigern und in seiner Qualität ändern.

Nach neuesten Angaben von Bilecki und Schilf scheint die wissenschaftliche Streitfrage, ob ursächlicher Zusammenhang mit der Produktion der H-Substanzen (Lewis) oder mit autonomen Nerven besteht, nicht ganz geklärt. Das ist aber vielleicht ein Streit um Worte, wenn man die histaminergischen Nervenreaktionen dem vegetativen System eingliedert. Man nimmt vorerst am besten einen komplexen Vorgang an, bei dem neben den lokalen chemischen Veränderungen auch noch andere vom vegetativen System abhängige Faktoren mitwirken.

Von Interesse, besonders für die praktische Klinik, ist der wechselnde Ausfall der Hautschrift an verschiedenen Körperstellen. Bauer (1912) beobachtete zuweilen am Bauche weiße, an der Brust rote Dermographie. 1917 schreibt Günter: „Sehr häufig fand ich an den unteren Körperteilen Dermographia alba, während in den oberen Regionen Dermographia rubra ausgelöst wurde." Die Annahme von Eppinger und Hess, rote Dermographie — vagotonisch, weiße — sympathikotonisch wird von Frey abgelehnt. Schon Foerster hat für die Gefäßreflexe der unteren Gliedmaßen eine thalamische Steuerung nachgewiesen. Und nach Ratschow ist der weiße Dermographismus der Oberschenkel der sichtbare Ausdruck des erhöhten Sympathikotonus der Beingefäße. Schulze weist auf Grund seiner hautthermometrischen Untersuchungen auf die unterschiedliche Gefäßreaktion an Armen und Beinen hin. Neuerdings teilt auch Sturm die Beobachtung vom roten Dermographismus auf Rücken und Brust, dagegen von weißer Hautschrift am Oberschenkel mit. Er bezeichnet diese Gesetzmäßigkeit als regionären Antagonismus der Hautschrift.

Die Verlängerung der Latenzzeit in der ersten (nach Hoff sympathikotonen) Phase akuter Fieberzustände (auch nach Pyrifer) sowie ihre Verkürzung in der folgenden (parasympathikotonen) Phase (Szonell) erweist ebenfalls die Zusammenhänge mit dem vegetativen Nervensystem.

Bei diesem Stand der Dinge war es notwendig, das klinische Verhalten des Dermographismus im Rahmen der heutigen Rostocker Verhältnisse zu studieren. Zunächst ergab sich (Scholz) 1948/49 für die Dauer des roten Dermographismus unter Zugrundelegung der von Nothaas angegebenen Normalwerte in 48 von 70 Fällen (69%) eine Tendenz zur Verlängerung. Dagegen fand er bei seinen ausgeprägten vegetativen Dystonien in 56% eine Verkürzung der Latenzzeit. Anschließend haben wir dann gemeinsam mit MEIER diese Verhältnisse weiter objektiviert.

Eigene Untersuchungen.

Methodik.

MEIER arbeitete mit einem nach NOTHAAS konstruierten Apparat, wie die meisten früheren Untersucher, mit einem Druck von 150 g (s. a. SCHOLZ).

Um gleichbleibende Versuchsbedingungen zu haben, ließen wir den Oberkörper sogleich freimachen und die Versuchspersonen etwa 15 Minuten stillsitzen. Sämtliche Messungen wurden bei einer Zimmertemperatur von 18 bis 21° und guten Lichtverhältnissen (nur Tageslicht) in den Vormittagsstunden von 9—12 Uhr durchgeführt. Weiterhin achteten wir darauf, daß die Messungen nicht unmittelbar nach Nahrungs- und Flüssigkeitsaufnahme erfolgten. Medikamente wurden für diesen Tag abgesetzt. Unsere Untersuchungen erstreckten sich von Mitte November 1949 bis Ende Juli 1950. Der Reiz wurde auf dem Rücken stets im Interscapularraum links und rechts, seitlich von der Wirbelsäule sowie auf der Brust links und rechts gesetzt. Es wurde sorgsam darauf gesehen, daß bei den Rückenmessungen der Interscapularraum nicht verlassen wurde, da CAPELL in den tieferen Regionen kürzere DLZ gefunden hatte. Nach etwa 10—15 Minuten wurden in einem gewissen Abstand von den ersten Reizstellen die nächsten Messungen in den gleichen Gebieten durchgeführt. Dieser zeitliche wie auch kleine räumliche Zwischenraum wurde zur Vermeidung von Reizsummationen gewählt, da diese nach NOTHAAS, CAPELL

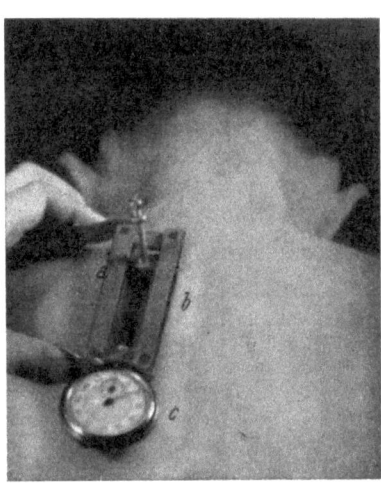

Abb. 8. a = Hülse mit Stift und Feder; b = Gleitschiene; c = Stoppuhr.

die DLZ verkürzen. Aus den 8 Einzelmessungen wurde der Mittelwert berechnet. Für die Intensitätsgrade der Rötung wurde folgende Einteilung getroffen: (+) = blaß, + = mittlere, ++ = stärkere und +++ = flammende Rötung. Diese subjektiven Beobachtungen können selbstverständlich nur relativ beurteilt werden. Zum Ausschluß eines Kältereizes, der das Kapillargeschehen wesentlich beeinträchtigt, wurde die Schiene vor dem Versuch an entfernten Körperstellen angewärmt. Die DLZ haben wir mit der Stoppuhr bis zu $1/10$ Sekunden genau gemessen. Der Zeitpunkt der ersten auftretenden Rötung wurde bestimmt. Nach Festlegung der DLZ wurden die gereizten Hautstellen bis zum völligen Abklingen der Rötung beobachtet. War die DVD länger als 1—1½ Stunden, wurde die Untersuchung im allgemeinen abgebrochen und der Wert „über 60 Minuten" notiert, obgleich bei sehr vielen dieser Fälle die Reaktion bis zu 2 Stunden und mehr sichtbar war. Der genaue Zeitpunkt der noch wahrnehmbaren und der völlig verschwundenen Rötung wurde gemessen und der Mittelwert errechnet.

Ergebnisse.

Insgesamt untersuchten wir 413 Personen, 185 Männer und 228 Frauen aus der poliklinischen Sprechstunde. Es war bei sämtlichen Patienten eine Hautschrift auszulösen. Ohne wesentlichen Unterschied der Geschlechter zeigten 364 (= 88%) roten, 11 (= 2.7%) weißen Dermographismus, 9 (= 2,2%) Urticaria factitia und 29 (= 7%) Reflexerythem. Bei 16 Patienten (4%) war der rote Streifen auch in wiederholten Untersuchungen von einem weißen Saum umgeben. 30 Patienten (darunter 22 Frauen) = 7,5% zeigten am Rücken rote Hautschrift, auf der Brust weiße. Bei den Patienten mit dauernder Dermographia alba betrug die DLZ 15—20″ und DVD 2—5′. Die Urticaria factita trat bei 5 Patienten in einer starken Quaddelbildung auf, während bei 4 Versuchspersonen nur leichtere Formen zu beobachten waren. Von diesen 9 Fällen gingen 5 mit einem gleichzeitig ausgesprochenen Reflexerythem einher. Die Quaddeln bildeten sich in der Regel nach ca. 1½—2 Minuten und erreichten ihre höchste Ausbildung nach etwa 4 Minuten. In einem Fall war nach 4 Stunden eine leichte Erhebung über das Hautniveau noch wahrnehmbar. Bei unseren Fällen mit Reflexerythem war diese reflektorische Hauterscheinung nach jedem Einzelstrich vorhanden.

Zur Ergänzung der Angaben von NOTHAAS und CAPELL über *Reizsummation* setzten wir bei 18 Patienten verschiedenen Alters und Geschlechtes im Gegensatz zu unserer üblichen Untersuchungsmethode die Reize zeitlich unmittelbar hintereinander in einem Abstand von ½ cm. Es ergaben sich bei sämtlichen Versuchen mit einer Ausnahme eindeutige Verkürzungen der DLZ. Der zweite Reiz scheint bereits die eigentliche Summationserscheinung auszulösen, während die darauffolgenden Reize vermutlich keinen Einfluß mehr haben. Wir haben diese Durchschnitts-Latenzzeiten, die wir bei den Reizsummationen ermittelt haben, mit den nach der üblichen Methode gemessenen Durchschnittswerten derselben Personen verglichen und in 5 Fällen Verkürzungen über 2 Sekunden bei 12 über eine Sekunde gefunden. Im Gesamtdurchschnitt konnte bei den Summationserscheinungen eine Verkürzung von 1,7″ ermittelt werden.

Einfluß biophysiologischer Faktoren.

Auch an den kleinsten Gefäßen sind Funktionsveränderungen in Abhängigkeit vom *Lebensalter* nachweisbar. Diese Abhängigkeit legten HOFF und KESSLER durch die Bestimmung der DLZ und DVD in einer physiologischen Alterskurve fest. Dabei stieg, wie erwähnt, die DLZ mit zunehmendem Lebensalter, im Gegensatz zur abfallenden DVD, an. Je älter der Mensch wird, desto längere Zeit brauchen die Kapillaren, um sich auf einen bestimmten Reiz hin zu erweitern. Es besteht aber zwischen jungen und alten Menschen nicht nur ein Unterschied im zeitlichen Eintritt und Ablauf der Reaktion, sondern auch ein qualitativer, indem nämlich bei den jüngeren Menschen die Dermographia rubra sofort intensiv auftritt, im Gegensatz zu den älteren, wo sie schwächer erscheint.

Bei der Beurteilung aller unserer Ergebnisse berücksichtigten wir eine Schwankungsbreite von 1″ nach oben und 1″ nach unten, entsprechend den Angaben von CAPELL. Auch die Einzelwerte der Normalkurve von HOFF und KESSLER zeigten innerhalb der Altersgruppen nicht unerhebliche Streuungen. Diese Schwankungsbreite ist durch die beiden gestrichelten Linien in unseren Kurven gekennzeichnet. Auf der Ordinate wurde die DLZ in Sekunden und auf der Abszisse das Lebensalter in Dezennien aufgetragen. Unsere Ergebnisse bei 15 Männern und 36 Frauen mit wenig ausgeprägten vegetativen Zeichen zeigen entsprechend der physiologischen Alterskurve von HOFF und KESSLER deutlich eine Verlängerung der DLZ mit Zunahme des Lebensalters.

(Abb. 9.) Bezüglich der DVD konnten wir im Vergleich zur Durchschnittskurve von NOTHAAS annähernd die gleichen Resultate erzielen. NOTHAAS hatte Schwankungen der DVD von 10—15′ beobachtet.

Wir legten für unsere weiteren Messungen bei der DVD als normalen Schwankungsbereich eine Zeit von 20—40 Minuten fest. Übersichtshalber haben wir unsere Ergebnisse in eine Kurve gezeichnet (Abb. 10). Sowohl der

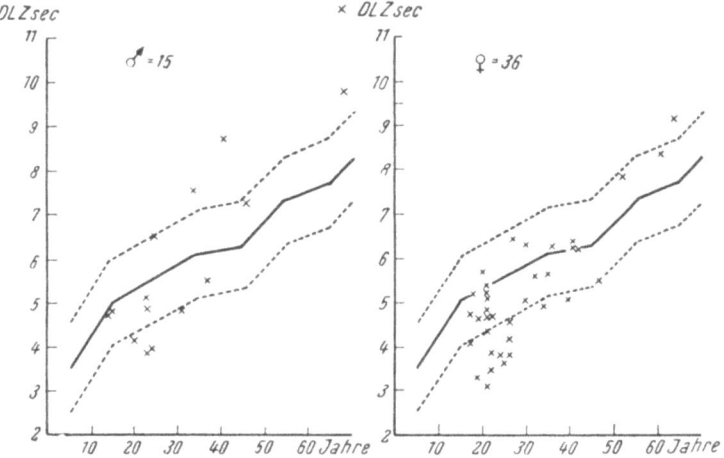

Abb. 9. Einfluß des Lebensalters auf die dermographische Latenzzeit bei „Normalpersonen". ——— Normalkurve von Hoff und Kessler; ——— Schwankungsbreite der Normalkurve; × eigene Ergebnisse.

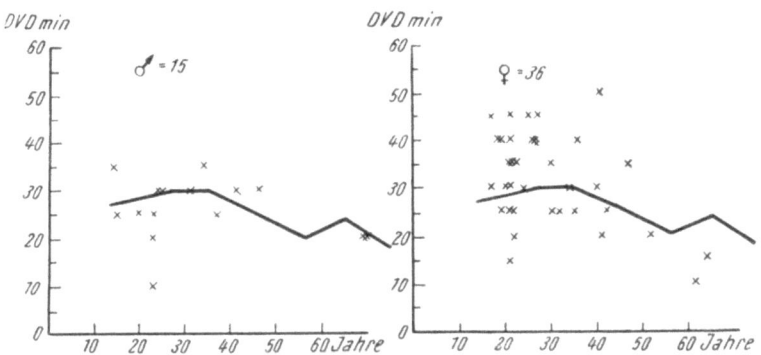

Abb. 10. Einfluß des Lebensalters auf die dermographische Verweildauer bei „Normalpersonen". ——— Durchschnittskurve von Nothaas; × eigene Ergebnisse.

Anstieg der DLZ wie das Absinken der DVD mit zunehmendem Alter ist deutlich erkennbar. Die Intensität verteilte sich bei den 51 Versuchspersonen wie folgt: (+) = 4 Personen (7,9%), + = 43 Personen (84,2%) und ++ = 4 Personen (7,9%).

Wir können also an unserm Krankengut eine Abhängigkeit der Kapillarfunktion vom Lebensalter in der bekannten Gesetzmäßigkeit bestätigen.

Zum Vergleich dieser Werte mit anderen Versuchsreihen haben wir von DLZ wie DVD die Gesamtdurchschnittswerte berechnet. Bei diesen 51 „normalen" Versuchspersonen mit einem mittleren Alter von 30,6 Jahren betrug unser gefundener biostatistischer Mittelwert der DLZ M = 5,48 ± 0,24 Sec., der DVD M = 32,2 ± 1.29 Min. (Abb. 11).

Daß die innersekretorischen Vorgänge, die sich während der *Menstruation* und *Gravidität* abspielen, einen Einfluß auf den Dermographismus haben könnten, wäre denkbar. So war z. B. *Freund* bei Schwangeren sehr häufig eine außerordentlich lange Rötung, die mitunter bis zu Stunden sichtbar war, aufgefallen. EUFINGER und KRUPP haben die DLZ und DVD bei fortschreitender Schwangerschaft laufend kontrolliert. Einen Einfluß der Menses auf die dermographischen Erscheinungen glaubte GEBERT zu sehen. 3—4 Tage vor Beginn der Periode sinkt nach ihm die DLZ wesentlich ab, um bis zum Eintreten der Blutung, wo sie ihren höchsten Wert erreicht, wieder anzusteigen. Vom ersten Blutungstag an verkürzt sie sich wieder und kehrt dann schließlich am Ende der Menses zur Norm zurück. Ob man diese Beobachtungen mit den Ansichten FRANKE's, daß während der Menstruation ein Steigen des Tonus im erweiterten Vagussystem und ein Sinken desselben im Sympathicus eintritt, in Einklang bringen kann, sei dahingestellt. CAPELL konnte bei 14 Frauen diese Besonderheiten in der Mehrzahl nicht feststellen.

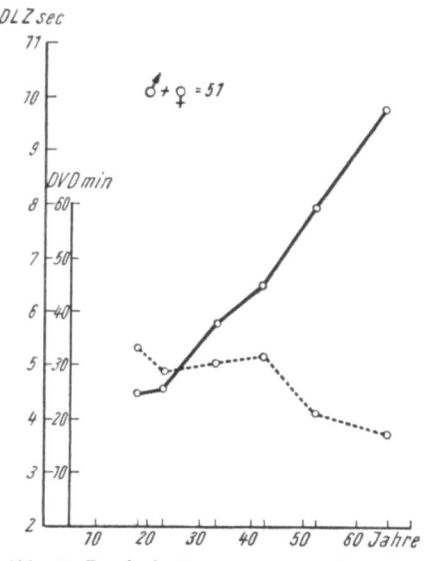

Abb. 11. Durchschnittswerte unserer „Normalpersonen" nach Lebensalter für
o——o——o Dermographische Latenzzeit.
o...o...o Dermographische Verweildauer.

Unsere eigenen Messungen wurden an 10 Patientinnen, darunter 6 mit vegetativer Dystonie über einige Tage vor, während und kurz nach der Periode angestellt. Wir haben unsere Ergebnisse in 10 Kurven festgehalten. Auf die Ordinate wurden wieder die DLZ und DVD und auf der Abszisse die einzelnen Untersuchungstage aufgetragen. Die Zeit der Periode wurde schwarz umrandet (Abb. 12). Die auffallenden Besonderheiten, wie sie von GEBERT gefunden wurden, zeigen nur Versuch IV und IX und andeutungsweise Versuch I. Bei Versuch II ist bemerkenswert, daß während der Menses die DLZ-Werte allgemein hoch liegen und untereinander kaum differieren. Auf Grund unserer Untersuchungen können wir in der Hauptsache keine Unterschiede im Ablauf der dermographischen Reaktionen unmittelbar vor und während der Menstruation feststellen.

Zur Feststellung der *Tagesschwankungen* haben wir uns, um Reizsummationen zu vermeiden, lediglich auf 4 Untersuchungen am Tage (8, 12, 15, 18 Uhr) beschränkt. Es ergab sich bei allgemein innerlich Kranken morgens eine verlängerte DLZ, die im Laufe des Tages sich verkürzte und abends wieder anstieg (s. auch MENZEL und SAUER). Damit entspricht das Verhalten der DLZ dem Tagesrhythmus der Körpertemperatur. Bei vegetativen Dystonikern mit nicht sehr ausgeprägten Beschwerden fanden wir das Gleiche. Anders verliefen jedoch unsere Untersuchungen an 17 Patienten mit ausgesprochener vegetativer Dystonie. Hier stellten wir — mit einer Ausnahme — Verlängerung der DLZ und Abartigkeiten im Verlauf des Tagesrhythmus fest.

Dabei fanden sich beim gleichen Patienten an verschiedenen Tagen verschiedene Gipfelpunkte (MEIER).

Eine ausgesprochen inverse Kurve fanden wir bei 4 von 9 Patienten nach mehrtägiger Luminalettengabe.

An *täglichen Schwankungen* bei unseren vegetativen Dystonikern, die wir an 3 oder 4 aufeinander folgenden Tagen untersuchten, stellten wir im allgemeinen keine wesentlichen Unterschiede der Nüchternwerte der dermographischen Latenzzeit fest. CAPELL fand bei seinen Patienten Differenzen bis zu 2 Sekunden zwischen den einzelnen Messungen.

Bei Gesunden fanden NOTHAAS nach *körperlicher Belastung* eine Verkürzung der DLZ, HOFF und KABISCH dagegen keine merklichen Veränderungen.

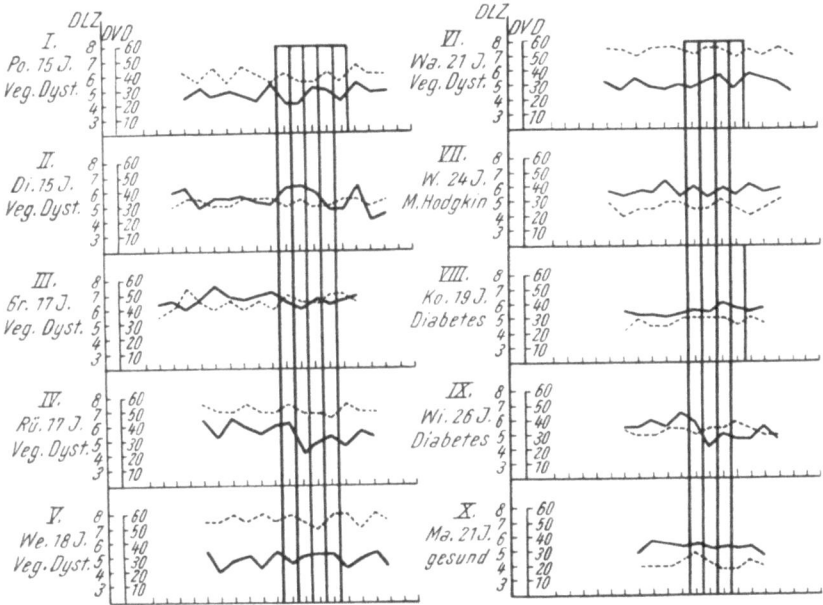

Abb. 12. Verhalten des Dermographismus bei der Menstruation.
——— Dermographische Latenzzeit.
- - - Dermographische Verweildauer.

In unseren Versuchen an 18 vegetativen Dystonien fand sich nach 20—30 Kniebeugen 14mal Verkürzung (im Durchschnitt um 2,25″) der DLZ und 4mal keine Veränderung, nach Treppensteigen (62 Stufen innerhalb 1 Minute) 10 mal Verkürzung (im Durchschnitt um 2,55″), 1 mal Verlängerung und 7mal keine ausgesprochene Veränderung. Die DVD und Intensität wurden durch Belastung nicht beeinflußt. Folgende Erscheinungen bedürfen noch besonderer Beachtung: Je höher die Ausganswerte (= Ruhewerte) sind, umso größer sind die Veränderungen der DLZ nach Belastung (WILDER'sches Ausganswertgesetz). Zusammengefaßt reagierten unsere Patienten mit vegetativer Dystonie auf körperliche Belastung in der Mehrzahl mit einer deutlichen Verkürzung der DLZ in Abhängigkeit von der Ausgangslage.

In qualitativer Hinsicht liegen bezüglich der *Nahrungsaufnahme* bereits Versuche vor. HOFF und SZONELL stellten gesetzmäßige Beziehungen der dermographischen Reaktion zum Säurebasenhaushalt fest und wiesen nach, daß saure Kost die DLZ verlängert, alkalische sie dagegen verkürzt. Rohkost verkürzt nach SPICKMANN ebenfalls die DLZ, bei Jugendlichen stärker als bei

Älteren. Bei unseren Versuchen haben wir lediglich geprüft, ob Nahrungsaufnahme (gemischte Kost von 800—1000 Kalorien) überhaupt die Reaktion beeinflußt. Im allgemeinen fanden wir deutliche Verkürzungen der DLZ nach Nahrungsaufnahme. Die DLZ zeigte dann nach 2—3 Stunden die Tendenz eines Wiederanstieges. Bei der DVD waren keine merklichen Veränderungen zu sehen. Auch hier zeigen im Sinne WILDER's die hohen Ausgangswerte den niedrigen gegenüber eine größere Differenz nach der Nahrungsaufnahme.

Wie EBBECKE, STURM und TROSCHKE sowie HOFF (Einfluß verschieden temperierter Bäder) gezeigt haben, sind *Wärme und Kälte* bedeutungsvoll für den Ausfall des Dermographismus. In drei verschiedenen Versuchsreihen prüften wir den Einfluß lokaler Kälte- und Wärmeapplikationen. *Die Unterkühlung* der Haut wurde durch Chloräthyl-Spray-Einwirkung eine Minute lang auf einer Hautfläche von ca. 6 × 9 cm im Interscapularraum unter Vermeidung von Vereisung hervorgerufen. Zusätzlich zu diesem Kältereiz setzten wir unmittelbar nach Unterkühlung die mechanischen Reize mittels unseres Apparates. Es war uns dabei klar, daß durch diese Versuchsanordnung zwei Einwirkungen zur gleichen Zeit vorhanden waren. Wir notierten die DLZ und DVD des mechanischen Reizes. Oft trat schon beim Ziehen der letzten Striche eine leichte diffuse Rötung des gesamten Reizgebietes auf, was auf den erheblichen Kältereiz und die darauf folgende reflektorische Hyperämie zurückzuführen war. Zum größten Teil beobachteten wir jedoch das Auftreten dieser Hyperämie erst nach der Rötung, die durch den Apparat hervorgerufen wurde. Alle unsere Fälle zeigen eine deutliche Verlängerung der DLZ im Durchschnitt von 2,9″ nach der Kälteeinwirkung. Auch die DVD war bei den meisten Versuchspersonen verlängert, im Durchschnitt um 9,2 Min.

Den lokalen *Wärmereiz* erzielten wir durch 10 Minuten lange Lichtbügelbestrahlung auf den Rücken unter Vermeidung von Hautrötung. Auf diese Erwärmung folgten dann die mechanischen Reizungen. Es ist selbstverständlich, daß der Apparat ebenfalls vorher erwärmt wurde. Unsere sämtlichen Patienten zeigten Verkürzungen der DLZ nach Wärmeeinwirkung und zwar in einem Durchschnitt von 2,2″. Bei der Beobachtung der DVD konnten keine eindeutigen Resultate erzielt werden.

Schließlich prüften wir noch den Kälte- und Wärmeeinfluß im Wechsel. Dabei zeigte sich nach Chloräthyl-Spray die gesetzmäßige Verlängerung der DLZ, die nach weiteren Kontrollmessungen annähernd wieder zur Norm zurückkehrte. Darauf wurde die Hautfläche bestrahlt, wobei sich nun die zu erwartenden Verkürzungen einstellten.

Auch bei den Kälteversuchen wiesen die niedrigsten Ausgangswerte die größten Verlängerungen, entsprechend dem Ausgangswertgesetz, bei den Wärmeversuchen die niedrigsten Ausganswerte die kleinsten Differenzen auf. Unsere Versuche lassen eindeutig erkennen, daß die DLZ unter vorangegangenen Kälte- bzw. Wärmeeinflüssen gesetzmäßigen Veränderungen unterworfen ist; Kälte verlängert, Wärme verkürzt die DLZ. Die DVD zeigte bei Kältereiz Verlängerung, bei Wärme keinen ausgesprochenen Unterschied.

Es sei an dieser Stelle besonders betont, daß zur Aufdeckung der Einwirkung biophysiologischer Faktoren erklärlicherweise nur die auch von uns verwandte genaue Meßmethodik geeignet erscheint. Für die Praxis wird sich dann unter Berücksichtigung der erarbeiteten Grundlage die einfache Strichmethode mit dem Reflexhammer gegebenenfalls in die Diagnose einbauen lassen.

Eine Zusammenfassung über die *Hautschrift als Diagnostikum* bei organischen Erkrankungen findet sich bei MEIER (S. 17). TROUSSEAU, HESS und KÖNIGSTEIN u. a. fanden die rote Dermographie bei Meningitis stark ausgeprägt. SYLLA und PANKOW, KROLL, sahen bei Fleckfieberkranken in der Regel Latenzzeiten von 14—50 Sekunden (s. dazu auch v. STOCKERT). Schon STURSBERG war ein Unterschied gegenüber Gesunden bei „Neurasthenikern" durch verkürzte Latenzzeit und verzögerte Verweildauer aufgefallen (s. auch SCHELLONG sen. 1914). Seit EPPINGER und HESS bei Vagotonikern die rote Hautschrift häufiger fanden, wurde sie zur Beurteilung vegetativ nervöser Störungen herangezogen. Eine Verlängerung der Latenzzeit bei Überfunktion der Schilddrüse (NOTHAAS, HOFF, CAPELL) sowie bei vegetativ Stigmatisierten bzw. Labilen (HERMANN, LAPINSKI, ESSEN und CAPELL) ist neuerdings festgestellt.

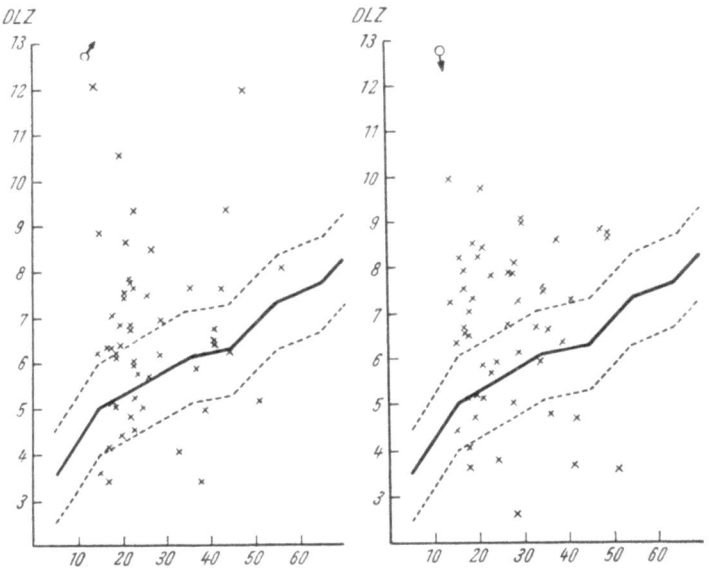

Abb. 13. Dermographische Latenzzeit bei unseren vegetativen Dystonien (vgl. Abb. 9).

Im Anschluß an die Beobachtungen von SCHOLZ hat MEIER an meiner Poliklinik 122 *vegetative Dystonien* (62 Männer und 60 Frauen) untersucht, davon 102 mit einer Dermographia rubra. 54 Patienten (53%) hatten eine verlängerte Latenzzeit mit einem Durchschnittswert von 7,9 Sekunden, 34 eine normale und 14 eine verkürzte DLZ mit einem Durchschnitt von 3,95 Sekunden bei einer meist verlängerten Verweildauer (Abb. 13). Bei Betrachtung des gesamten zeitlichen Ablaufes (Kombination von Latenzzeit, Verweildauer und Intensität) ergibt sich, daß das Zusammentreffen pathologischer Werte im Vordergrund steht, während völlig normale Verhältnisse der drei Werte nicht vorkommen. Auf Grund der Untersuchungen von SCHOLZ und MEIER konnten demnach für unser Krankengut die Vorkriegsbeobachtungen nicht bestätigt werden.

Die bekannte veränderte Reaktionslage des vegetativen Nervensystems bei *Magen-Darm-Erkrankungen* fand MEIER bei 30 Ulcera ventriculi s. duodeni, 21 mal verlängerte, 1 mal verkürzte DLZ bei normaler oder verlängerter DVD; und bei 50 Gastroenteritiden 21 mal normale, 18 mal verlängerte, 6 mal verkürzte DLZ bei normaler oder verlängerter DVD. Von 80 Magen-Darm-Kranken zeigten 73 einen roten Dermographismus 39 mal verlängert, 27 mal normal und 7 mal verkürzt, also in 63% eine pathologische Reaktion. Bei *Hypertonien* benutzte man die Dermographie auch als Merkmal erhöhter Vasolabilität (v. BERGMANN). Doch wurden die von LIPPERT weit oberhalb der physiologischen Alterskurve liegenden Latenzzeiten der Hypertoniker von DICKER sowie KABISCH und KABISCH nicht bestätigt. Ja, NOTHAAS fand sogar bei einer Erhöhung des Blutdruckes eine Verkürzung gegenüber der altersgemäßen Latenzzeit. In unserem Krankengut von 35 Hypertonien (benignen und malignen Formen) stellte MEIER bei 14 Patienten Verlängerung und bei 9 Patienten Verkürzung der DLZ bei 7 mal verlängerter und 10 mal verkürzter DVD fest, bei 12 Infekthypertonien 5 mal verkürzte und 6 mal normale sowie 1 mal verlängerte Latenzzeit bei normaler oder verlängerter Verweildauer.

Zusammengefaßt ist der Dermographismus als ein verwertbares Symptom der vegetativen Dystonie im Rahmen der übrigen Symptomatik, niemals als Einzelsymptom zu verwerten.

2. Die Hautkapillarbetriebsstörung.

Die Arbeiten von Thomas MONFETUS 1634 über den Insektenkreislauf sind wohl Vorläufer der heutigen Kapillarmikroskopie (SCHÖNFELD). 1686 zeigte MALPIGHI, daß Arterien und Venen durch die Kapillaren verbunden sind. 1897 führte HUETER die Kapillarmikroskopie in die Klinik ein. Das Verdienst ihres Ausbaues zur verwendbaren Methode gebührt zweifellos O. MÜLLER und seiner Schule. Vor allem EBBECKE, LEWIS und KROGH haben die Funktionsweise der Kapillaren und das Ausmaß ihrer Eigenständigkeit aufgeklärt. Jedoch ist das Kapitel der Kapillarphysiologie heute noch nicht abgeschlossen. Auf die zahlreichen Versuche, kapillarmikroskopische Befunde in die Pathologie, Diagnostik, ja sogar Prognostik (CASARI) der verschiedensten Krankheiten einzubauen, sei hingewiesen.

Seit den Definitionen CURSCHMANN's, OPPENHEIM's und O. MÜLLER's versteht man bekanntlich unter der *vasoneurotischen Diathese* eine Gleichgewichtsstörung im Kräftespiel des vegetativen Nervensystem. Die sich am Kapillarsystem abspielende Störung wirkt sich im gesamten psychophysischen Geschehen des Organismus aus. Die von PARRISIUS gegebene Beschreibung des so bezeichneten Menschentyps weist Anklänge an die Vagotonieschilderung EPPINGER's sowie weitgehende Übereinstimmung mit der Beschreibung der vegetativen Dystonie von WICHMANN auf.

Da nicht nur nervöse Einflüsse die Kapillartätigkeit bestimmen, wurde die Bezeichnung „*Vasoneurose*" häufig abgelehnt, nicht zuletzt von O. MÜLLER selbst, der dafür „eingeborene bzw. vegetative Lenkungsstörung" der feinsten Blutgefäße vorschlug. Umstritten ist ebenfalls die Auffassung von Hauterkrankungen im Sinne einer Hautgefäßneurose (z. B. BRILL, GERTLER, HESS c. s.). Auf Grund kapillarmikroskopischer Zwillings-Reihenuntersuchungen stellt LOTTIG 1931 Erscheinungen der „Vasoneurose bei $^3/_4$ aller Normalen" fest. Ähnlich ablehnend äußert sich BETTMANN unter Betonung der konditionalen Kapillarbildänderungen. WOLLHEIM spricht von „Kapillarbetriebsstörung". Wir verwenden im allgemeinen den Ausdruck „*Hautkapillarbetriebsstörung*", weil nur die Haut unserer Beobachtung zugänglich ist.

JAENSCH fand auf Grund seines Schemas der Kapillarentwicklung bei vielen Konstitutionskrankheiten im allgemeinen Entwicklungshemmungen am

Fingernagelrand (s. auch HAUPTMANN). Nach den Ergebnissen der Zwillingsforschung (LEHMANN und HARTLIEB, LOTTIG, MAYER-LIST und HÜBENER sowie M. SCHILLER) sind die Kapillaren am Finger vorwiegend genotypisch in ihrer Form bestimmt. Die von JAENSCH gezogenen Schlüsse hat jedoch O. MÜLLER abgelehnt. Gegen die JAENSCH'schen Thesen sprechen ferner die Arbeiten von DOXIADES, EUGSTER, GROSS, GRIGOROVA, POPEK, POTOTZKI sowie SCHRIJWER und HERTZBERGER. Es gibt keine für eine einzelne Krankheit absolut typischen Kapillarbilder (O. MÜLLER). Demnach lassen bestimmte Kapillarformen nicht auf eine bestimmte Krankheit schließen.

Schon 1919 hat O. MÜLLER einen Überblick über die Entwicklung der Kapillaren „vom Kind zum Greise" angestrebt. Die bunten Bilder der sogenannten Vasoneurose blassen nach ihm mit zunehmendem Alter ab. „Aber auch bei normalen Menschen stellen sich im Alter Verkümmerungs- und Verarmungserscheinungen der feinsten Gefäße ein." Quantitative Untersuchungen von BROWN und ROTH ergaben Verlangsamung der Strömung in den Fingerkapillaren bei zunehmendem Alter. An der Lippe sah BETTMANN (1930) bei älteren Menschen Verarmung der Kapillarformen. KÜHN aus der BÜRGER'schen Klinik (s. auch CUTTER und MARQUART, SALVIOLI) hat Abnahme der Kapillarresistenz mit zunehmendem Alter festgestellt.

HINSELMANN und HAUPT fanden bei *Gravidität* vermehrt Stillstände, die von ihnen fälschlich (RICKER, FISCHER-WASELS) „Stasen" genannt wurden, und leiteten daraus die Anschauung ab, daß die Eklampsie eine pathologische Verstärkung schwangerschaftsbedingter Kapillarspasmen sei. Bei der Eklampsie hat KLINGMÜLLER rhythmisches Eintreten und Schwinden der von HINSELMANN und NEVERMANN beschriebenen „Kapillarstasen" beobachten können. Typische Änderungen der Kapillardurchblutung am weiblichen Genitale bei Schwangerschaft und Menstruation beschrieb PFLEIDERER. Weiter hat BOCK klar gezeigt, daß es keine für bestimmte *hormonale Störungen* spezifischen Kapillarbilder gibt, wenn auch recht häufig z. B. bei Thyreotoxikose verstärkte Schlängelung (MICHEL) oder bei Diabetes mellitus Schaltstückerweiterung (O. MÜLLER, HENNIG) gesehen wird. KLEIN und SCHALLY konnten mit Pituitrin Kapillaratonien beseitigen.

Mit dem Gesamtkreislauf sind auch die Kapillaren biologischen Rhythmen unterworfen. HAGEN hat eine Tagesrhythmik mit Erweiterung und vermehrter Durchströmung der Kapillaren am frühen Nachmittag sowie monatsperiodische Schwankungen bei Frauen auch während der Gravidität, sowie jahreszeitliche Durchblutungsschwankungen beobachtet (BETTMANN, s. auch JORES). O. KLEIN fand fallweise bei Nykturiepatienten keine Tagesrhythmik. Im normalen *Tagesrhythmus* ist z. Zt. der stärksten Kapillardurchblutung Kapillarresistenz (KÜHN) und dermographische Latenzzeit am geringsten, während im Laufe des Lebens bei ansteigender dermographischer Latenzzeit die Kapillarresistenz sinkt.

Das ererbte Kapillarbild unterliegt bei jedem Menschen nicht nur den gesamten endogenen, sondern auch exogenen Einflüssen. Aus GÄNSSLENS Versuchen ergibt sich nach O. MÜLLER, daß man mit Fleisch-Salzkost am feinsten Gefäßabschnitt morphologische Veränderungen hervorrufen kann, wie sie sonst angeborenen Lenkungsstörungen mäßigen Grades eigen zu sein pflegen, nur mit der Komplikation, daß bei einseitiger reiner Fleischernährung die abnorme Gefäßdurchlässigkeit bis zu „diapedetischen Blutungen in Gestalt leichter skorbutischer Erscheinungen" gesteigert werden kann. Es ergibt sich aus diesen Untersuchungen weiter, daß man bei plötzlichen Übergängen zu laktovegetabiler Kost diese Veränderungen in relativ kurzer Zeit wieder auszugleichen vermag. Auch BOMMER fand bei Rohkostkuren Beschleunigung der Strömung in den Kapillaren. Der Einfluß des Höhenklimas auf die Kapillardurchblutung soll sich nach VANOTTI vorwiegend über den Gesamtkreislauf auswirken, indem sich der Kapillardruck parallel zum Arterienblutdruck ändert. Das Verhalten des Gesamt- und speziell des Kapillarkreislaufes auf *thermische* Reize ist ausgiebig studiert worden. Die Ansicht von WEIL, daß durch „Erkältung" mit kalten Bädern die Reizbarkeit der Kapillaren herabgesetzt wird, erscheint in diesem Zusammenhang erwähnenswert. Die Tuscheversuche EPPINGERs an den Kapillaren des Hundes bestätigten die allgemein bekannte Zunahme der Hautdurchblutung nach Arbeit. RADNAI beschreibt auch Hautkapillarspasmen nach Arbeit.

Exogenes und endogenes Milieu bedingen jedenfalls die Tonuslage des vegetativen Nervensystems und ihre Auswirkungen auf die jeweils ererbte Kapillarstruktur. In Tierversuchen haben STEINACH und KAHN an der Nickhaut des Frosches, später SCHILL und PERPINA direkt vegetativ-nervöse Kapillarinnervation nachweisen können. GABBE bestätigt ebenso wie ENGEL die Befunde von HOFFMANN und MAGNUS-ALSLEBEN, daß Sympathicusreiz, bzw. -durchtrennung die Permeabilität von Farblösungen in wechselnder Richtung ändert (s. auch YAMAMOTO). Beim Menschen dreht sich der Streit bezüglich des Innervationsmodus der einzelnen Kapillaren z. Zt. um das STÖHRsche Terminalreticulum. MOOS und THALLER von DRAGA beobachteten peristaltische Bewegungen einzelner Hautkapillaren. Die darauf aufgebaute Theorie vom peripheren Herzen ist u. a. von KLINGMÜLLER aus der VOLHARDschen Klinik widerlegt worden. Bei aller von O. MÜLLER besonders betonter Selbständigkeit der Kapillarfunktionen, die auch von REIN anerkannt wird, sind sie doch zu stark vom allgemeinen Kreislauf abhängig. Nach W. R. HESS spielen die Kapillaren gebietsweise ihre bestimmte Rolle in der Gesamtkreislaufregulation (s. auch WOLLHEIM). DENK stellte die Kapillarmikroskopie in den Dienst der Sympathicuschirurgie, indem er die Indikation zum Eingriff am Sympathicus von der kapillarmikroskopischen Wirkung einer intravenösen Eupaverin-Injektion abhängig machte. In diesem Zusammenhang sei die von uns (BREHM und BÜCHSEL) beobachtete Kapillardurchblutungsverbesserung bei vegetativen Dystonikern nach Kurzwellendurchflutung sympathischer Ganglien erwähnt.

Auch die Überträgerstoffe des vegetativen Nervensystems, mit denen HEIMBERGER direkt an einzelnen Kapillarschlingen arbeitete, sind nur bedingt zur experimentellen Klärung der vegetativen Kapillarinnervation geeignet. VERFÜHRT benutzte zur Untersuchung der Kapillarwirksamkeit dieser Stoffe die Methode von F. LANGE zur Bestimmung der Ein- und Nachströmungszeit. REDISCH fand Aufhebung der Adrenalinwirkung durch Ovoglandol. Histamin erweitert nur Kapillaren (NELEMANNS) und verstärkt nach fluoreszenzmikroskopischen Untersuchungen von TEICHMANN die Kapillardurchlässigkeit. Untersuchungen von BORDLEY, GROW und SHERMAN zeigten an der Tibiakante keine deutliche Parallelität von Hauttemperatur und mikroskopisch feststellbarer Kapillardurchblutung. KNOLL, WILBRANDT und WYSS fanden die Kapillarresistenz mit steigender Hauttemperatur absinkend.

Bei Messungen der Oberflächentemperatur des menschlichen Körpers wurde sowohl die Temperaturabhängigkeit bestimmter Hautstellen als auch die Temperatur an verschiedenen Stellen der Körperoberfläche unter gleichbleibenden äußeren Bedingungen studiert. Über die Temperaturtopographie der menschlichen Haut (RAZGHA) in ihrer Abhängigkeit von Alter und Geschlecht liegen Untersuchungen von AUERSWALD und BORNSCHEIN vor. Die

Hauttemperatur nimmt vom Rumpf zu den Akren hin ab und ist dort stärkeren Schwankungen unterworfen. Die Hauttemperatur soll nach Angaben von SCHEURER (1940) bei „Vagotonikern" stark schwanken. VÖLKER hat in der Nachkriegszeit bei Kreislaufgesunden (von denen anzunehmen ist, daß sie vegetativ labil waren) Hauttemperaturschwankungen bis zu 10^0 an verschiedenen Tagen an ein und derselben Hautstelle gefunden. LIPPROS schreibt, daß die Gewebstemperatur sehr selten, eigentlich nur in pathologischen Fällen, Seitendifferenzen an symmetrischen Körperstellen aufweist, die hinsichtlich der Hauttemperatur besonders an den Extremitätenenden häufig vorkommen. Im Gegensatz zu den Angaben von SCHEURER, daß bei niedrigerer Temperatur an den Extremitätenenden die Hauttemperaturdifferenzen an symmetrischen Körperstellen größer seien, fanden wir bei unseren Patienten starke Schwankungen in der Höhe der Hauttemperaturdifferenzen am Handrücken, unabhängig von der Höhe der Fingerspitzentemperaturen, und zwar in den Fällen mit stärker abartigen Kapillaren und größerer Neigung zur Stromverlangsamung ebenso wie bei den anscheinend weniger vasolabilen Fällen (BÜCHSEL). LUBOLDT hat bei „vegetativ Stigmatisierten" im Gegensatz zu Normalen einen schwankenden Hauttemperaturablauf beim Quarzlampenerythem gesehen. Dem entsprechen die „überschießende Thermoreflexerregbarkeit" bei vegetativ Labilen nach HOCHREIN sowie gleichsinnige Befunde von BARTMANN und KRAUTWALD. Neuestens will HENSEL mit seinem Strömungskalorimeter alle bisherigen Methoden der Hauttemperaturmessung in Frage stellen.

Eigene Untersuchungen.

Für das Verhalten des Kapillarbildes wird man also außer konstitutionell gegebenen Koeffizienten einen komplexen Vorgang exo- und endogener Einflüsse verantwortlich machen müssen. Mein Mitarbeiter BÜCHSEL hat auch für das Kapillarbild der vegetativen Dystonie die biophysiologisch bedingten Durchblutungsschwankungen in ihren Zusammenhängen mit Hauttemperatur und anderen Größen studiert.

Methodik.

Zur Hautthermometrie verwendeten wir ein Doppelpunktelement der Firma Schmiedeberg und Viereck-Kiel oder Quecksilber-Hautthermometer mit spiraliger Basis, die mit Heftpflasterstreifen befestigt wurden. Zur Kapillarmikroskopie benutzten wir im allgemeinen das ZEISSsche Kapillarmikroskop mit eingebauter Kamera. An acht Fingern (ohne Daumen) wurden die in der ersten Reihe sichtbaren Kapillarschlingen gezählt. Auf dem „Rückweg" wurden die einzelnen Schlingen durchgemustert und dann die abweichenden Formen gezählt. Als Abweichung sahen wir Schlängelung und Erweiterung der Schaltstücke und venösen Schenkel an. Die Strömungsverhältnisse wurden besonders notiert. Zur optischen Einebnung wurde Cedernöl aufgetragen. Dabei traten häufig störende Reflexe auf. Bei einigen Fällen maßen wir vor Beginn der kapillarmikroskopischen Untersuchung thermoelektrisch die Temperatur an der Niekauschen Teststelle in der Infraclaviculargrube, wo auch der Dermographismus geprüft wurde, weiter an den Handrücken zwischen den Strecksehnen des dritten und fünften Fingers und an den Fingerspitzen von rechts nach links. Nach der Kapillarmikroskopie maßen wir die Temperatur an den Fingerspitzen in umgekehrter Reihenfolge, also die zuletzt beobachteten Finger zuerst und konnten feststellen, daß unsere Lichtquelle keine Erwärmung der Fingerspitzen verursacht hatte. Zur

Festlegung biophysiologischer Schwankungen verwandten wir die Kapillarphotographie. Im Gegensatz zu Ludolph FISCHERs Erfahrungen konnten wir uns an Hand von unmittelbar hintereinander gemachten Doppelaufnahmen (s. Abb. 16) in einer Anzahl von Fällen von der Größe der rein technisch bedingten Kapillarbildschwankung überzeugen und sie bei der Beurteilung der rhythmischen Veränderungen in Rechnung setzen.

Zu fortlaufenden kapillarmikroskopischen Untersuchungen wurde bei stationär beobachteten vegetativen Dystonikern ein besonders charakteristischer und gut darstellbarer Nagelfalzabschnitt ausgewählt und um 8, 12, 15 und 18 Uhr am Bett photographiert. Die Firma Agfa stellte uns in freundlicher Weise Isopan-Superspezialfilme zur Verfügung. Das Krankenzimmer wurde durch entsprechende Lüftung so gut wie möglich auf konstanter Temperatur gehalten, zumindest nahmen wir die Untersuchungen ständig bei der gleichen Temperatur vor, die jeweils zwischen 19 und 22° lag. Nach der Kapillarmikroskopie wurden Blutdruck und Puls gemessen. Die dermographische Latenzzeit hat MEIER mit seiner Methode (s. Seite 53) an Brust und Rücken laufend verfolgt. Die Patienten hielten Bettruhe ein. Der Versuch, okularmikrometrisch die Schlingenbreite zu verfolgen, führte wegen Ungenauigkeit der Meßergebnisse nicht zu brauchbaren Resultaten. Entsprechend den Angaben von KROGH u. a., daß die Hautkapillaren und besonders die Fingernagelrandkapillaren eine Sonderstellung insofern einnehmen, als sie ständig geöffnet sind, fanden wir höchstens einzelne kleinere Schlingen zeitweise — besonders natürlich frühmorgens — nicht sichtbar. Diese Unterschiede erscheinen im Photogramm deshalb größer, weil jeweils nur eine optische Ebene getroffen wird, in die alle bei Beobachtung sichtbaren Schlingen hineinzubringen nicht immer gelingt. Zur Erweiterung des Status wurden alle sichtbaren Zeichen der Hautkapillarbetriebsstörung (Akrozyanose, Cutis marmorata usw.) registriert sowie als Funktionsprobe neben der Dermographie auch die Wasserbadprobe angestellt. Zunächst wurden Quecksilberhautthermometer an beiden Handrücken angelegt und nach 10 Minuten abgelesen. Dann wurden beide Hände 5 Minuten lang in Wasser von 12° getaucht. Sofort danach wurde nach vorsichtigem Abtupfen erneut die Handrückentemperatur gemessen. Uns interessierte die Abweichung von der normalen Wiedererwärmungszeit. Nach HILDEBRANDT sollen die Hände nach 10 Minuten die Ausgangstemperatur erreicht haben (s. auch HEIDELMANN). Da unsere Thermometer 10 Minuten lang angelegt blieben, müßte also der Endwert dem Ausgangswert gleich sein. Wir errechneten nun, zu wieviel Prozent der Endwert den Ausgangswert erreichte, wobei wir als Ausgangswert den Mittelwert aus der Temperatur beider Handrücken abzüglich Raumtemperatur vor dem Wasserbad und als Endwert den entsprechenden Wert nach dem Wasserbad einsetzten. Den Ausfall der Probe bezeichneten wir mit positiv, wenn der Endwert unter der Raumtemperatur liegt, als negativ, wenn die Differenz zwischen Ausgangswert und Endwert nicht mehr als 1° beträgt. In den meisten unserer Fälle ist entsprechend dieser Bezeichnung der Ausfall schwach positiv, d. h. zwischen beiden Extremen. Wird die Wasserbadprobe öfter als einmal am Tage vorgenommen, so tritt eine Reizsummation im Sinne einer Verschlechterung der Reaktionsfähigkeit ein.

Einfluß biophysiologischer Faktoren.

Als Ausdruck des *Geschlechtseinflusses* fand sich unter 114 sicheren vegetativen Dystonien bei 39 von 72 Männern, dagegen nur bei 8 von 42 Frauen, ein normales Kapillarbild. Als Abweichung von der Norm wurde unregelmäßige Anordnung, starke Schlängelung, Vergrößerung sowie Vermehrung der sichtbaren Anzahl der Kapillaren, ferner Erweiterung des venösen Schenkels und des Schaltstückes sowie Strömungsverlangsamung in Form von körniger Strömung oder Stillstand angesehen.

Es gelang bei 14 Patienten, einen Einblick in den *Tagesrhythmus* der Hautkapillartätigkeit zu erhalten. Unsere Photoserien zeigen nur fünfmal den von HAGEN als normal bezeichneten Tagesrhythmus mit dem Durchblutungsmaximum am Abend, also um 15 oder um 18 Uhr. Die anderen zeigten Früh- oder Mittagsgipfel.

Die Protokollangaben über Strömungsverhältnisse verhielten sich meist gleichsinnig, d. h. bei schnellerer Strömung waren die Schlingen stärker gefüllt. Allerdings kann man aus den Photos nicht die jeweils herrschenden Strömungsverhältnisse ablesen. Das kann schon deshalb nicht erwartet werden, weil es ja aus der Pathologie bekannt ist, daß bei völligem Stillstand der Strömung pralle Kapillarfüllung möglich ist. Fälle mit langsamerer Strömung und niedrigerer Hauttemperatur wiesen häufiger Verlängerungen der DLZ auf. Ein Zusammenhang zwischen der Höhe der Brusthauttemperatur und der Latenzzeit war nicht feststellbar. Die mit der Methode von MEIER gewonnenen Tageskurven der DLZ (s. S. 56) verliefen in den Fällen mit gestörtem Kapillardurchblutungsrhythmus ebenfalls abartig. Ein unmittelbarer Zusammenhang zwischen Blutdruck und Puls einerseits und der Kapillardurchblutung andererseits konnte nicht festgestellt werden. Das entspricht den eingangs erwähnten Vorstellungen von W. R. HESS über die Selbständigkeit einzelner Gefäßgebiete.

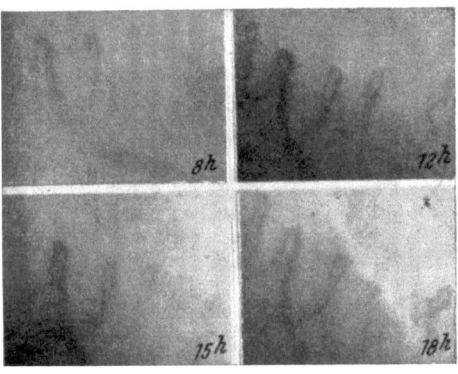

Abb. 14. Nagelrandkapillaren eines 17jährigen vegetativen Dystonikers am selben Tag an derselben Stelle.

Auch wir haben keine eindeutigen Zusammenhänge mit der normalen *Anstaltsernährung* am Kapillarbild ablesen können. Ob die nachmittägigen Maxima der Kapillardurchblutung (meist zwischen 15 und 17 Uhr) mit der Mittagsmahlzeit neben dem Einfluß der Tagesrhythmik zusammenhängen, ist nicht geklärt. Interessant war die Untersuchung des Kapillarbildes während eines Hungertages. Hier scheint der normale Tagesrhythmus weniger ausgeprägt.

Sicher erscheint nach unseren Beobachtungen, daß Hautkapillarbetriebsstörungen unter dem Einfluß von Bettruhe, also Ausschaltung der üblichen *täglichen Muskelarbeit* sich bessern können. Subjektive Klagen über kalte Extremitäten sowie über Blauwerden verschwinden bekanntlich oft nach einigen Tagen Bettruhe.

Bei verschiedener Raum-, bzw. Außen*temperatur* zeigte die Wasserbadprobe beim gleichen Probanden verschiedenen Ausfall. Diese Abhängigkeit von der Umwelttemperatur erwies sich als individuell verschieden stark ausgeprägt. Übrigens fanden auch KANZ, NETZLE und DIRNAGL bei meteorobiologischen Untersuchungen Temperaturbeeinflußbarkeit der Strömung in den Fingerkapillaren. Absterben der Finger wie bei Kranken mit Durchblutungs-

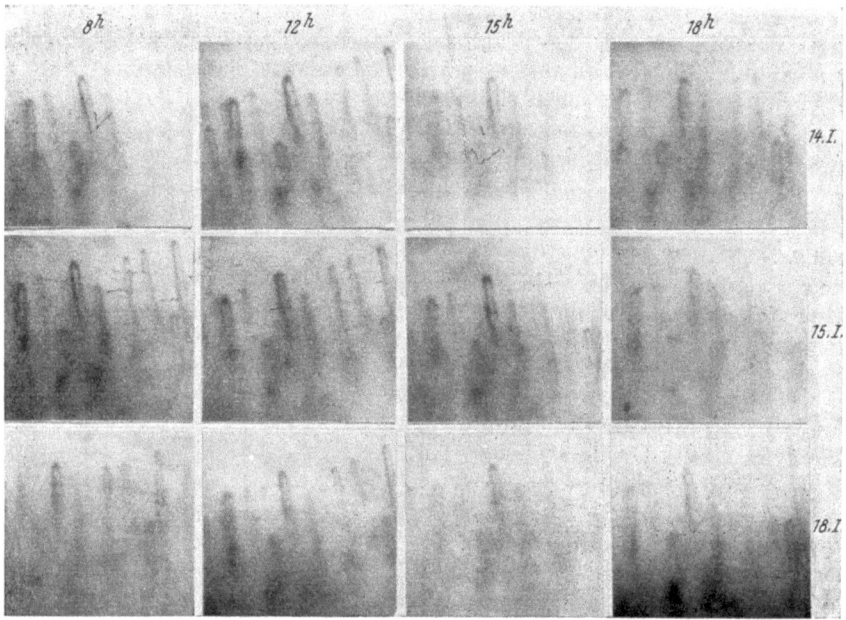

Abb. 15. Nagelrandkapillaren von einem 35jährigen vegetativen Dystoniker. Beginn der Behandlung mit Stammhirnnarkose am 15. I. um 9 Uhr.

störungen (RATSCHOW) beobachteten wir bei unseren vegetativen Dystonikern nicht.

Bei denjenigen Patienten, bei denen wir mit Photogrammen die Fingerkapillardurchblutung verfolgt hatten, war regelmäßig eine Kapillarwirkung

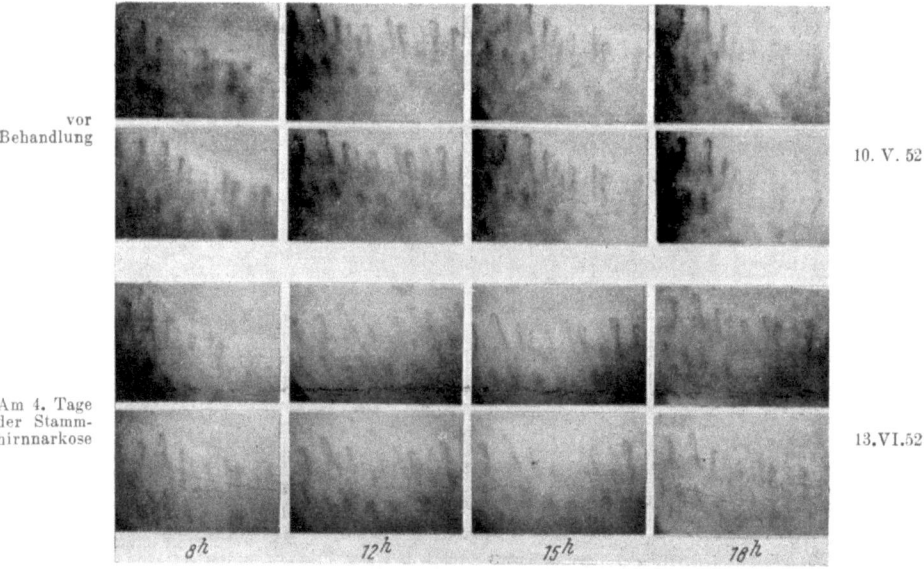

Abb. 16. Nagelrandkapillaren von einer 34jährigen vegetativen Dystonikerin (Doppelaufnahmen übereinander).

der *Stammhirnnarkose* zu erkennen. Bei sechs Fällen normalisierte sich deutlich der vorher gestörte Tagesrhythmus der Kapillardurchblutung (s. Abb. 15). Diese Abbildung zeigt normale haarnadelförmige Schlingen. Trotzdem ist der Durchblutungsrhythmus im Sinne eines Mittagsgipfels gestört. Am vierten Tag der Luminalettenbehandlung ist der Tagesrhythmus deutlich ausgeglichener.

In vier Fällen mit normalem Rhythmus zeigten sich am vierten Tag der Luminalettenbehandlung Kapillarbildänderungen, und zwar erschienen die venösen Schlingen weniger gefüllt (Abb. 16 in Doppelaufnahmen).

Bewertung des Kapillarbildes.

Otfried MÜLLER hat vier Schweregrade der vasoneutorischen Diathese eingeteilt, indem er zahlreiche Hautstellen des Körpers kapillarmikroskopisch untersuchte. Wir haben versucht, mit dem Ziele einer brauchbaren Typeneinteilung, möglichst viele Symptome der Hautkapillarbetriebsstörung zahlenmäßig zu objektivieren. Dabei zeigten alle unsere (insgesamt 55 stationär be-

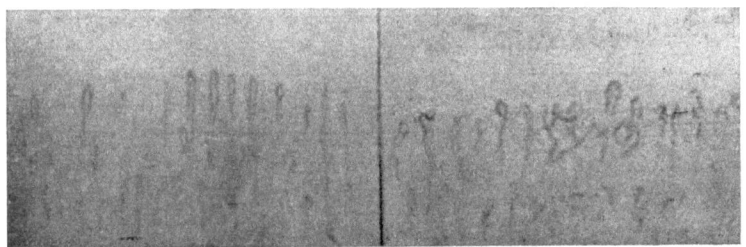

Abb. 17. Nagelrandkapillaren einer 39jährigen Rheumatikerin (Zeichnung).

handelten) vegetativen Dystoniker irgendwelche Zeichen einer Hautkapillarbetriebsstörung, wenn man danach suchte. Allerdings genügte dabei das stichprobenhafte Mikroskopieren eines einzelnen Nagelrandes nicht (im Gegensatz zu JAENSCH sowie M. SCHILLER). Als Beispiel zeigt Abb. 17 eine Zeichnung der Kapillarschlingen an zwei benachbarten Fingern einer Rheumatikerin. Da sich aus Voruntersuchungen ein gewisser Eindruck einer möglichen Differenzierung der vegetativen Dystoniker in Fälle mit stärker abweichenden Kapillarformen, größerer Neigung zu Strömungsverlangsamung, Latenzzeitverlängerung, Hauttemperaturschwankung und -erniedrigung und andererseits Fälle, die als weniger vasolabil bezeichnet werden können, ergeben hatte, wurde diese Frage besonders studiert. Auf Grund einer Zusammenstellung der allgemeinen sowie speziell durch Hautkapillarbetriebsstörung hervorgerufenen Symptome (Tab. 2) lassen sich keine scharf abgrenzbaren Typen aufstellen.

Auffällig sind die Diskrepanzen zwischen Anamnese und Befund. Man sollte annehmen, daß die Patienten mit niedrigen Hauttemperaturwerten über kalte Extremitäten klagen und die Patienten mit positiver Wasserbadprobe über Absterben der Hände. Beides ist keineswegs immer der Fall. Auch die Patienten mit mikroskopisch sichtbaren Extravasaten gaben keine Blutungsneigung an. Zwischen den Pulszahlen der untersuchten Patienten und den Kapillarströmungsverhältnissen sowie der dermographischen Latenzzeit und der Hauttemperatur läßt sich keine Beziehung ablesen. Die Akrozyanose geht verständlicherweise nicht mit einem besonders charakteristischen Kapil-

Tabelle 2.

Lfd. Nr.	1	2	3	4	5	6	7	8	9	10	11	12	13	14	15	16	17	18	19	20	21
	♂R	♀M	♀S	♀Z	♂K	♀G	♀K	♂K	♂P	♂B	♀E	♀K	♀W	♂H	♀R	♀R	♂R	♂R	♀P	♂W	♀G
Datum	26.2.	27.2.	2.3.	3.3.	6.3.	6.3.	8.3.	9.3.	9.3.	13.3.	12.4.	27.4.	28.4.	6.5.	21.5.	8.6.	13.6.	20.6.	20.6.	20.6.	28.6.
Schlapphei	+	+	+	+	+	+	+	+	+	+	+	+	∅	∅	+	+	+	+	+	+	+
Schlafstörungen	∅	∅	+	+	+	∅	∅	∅	+	∅	+	∅	∅	∅	+	+	∅	(+)	+	+	(+)
Schwindel	∅	∅	∅	∅	+	+	∅	+	+	∅	+	∅	∅	∅	+	+	(+)	+	∅	(+)	(+)
Herz- und andere Organbeschwerden	+	+	+	∅	+	+	(+)	+	+	+	+	∅	∅	+	+	+	+	∅	+	+	(+)
Kopfschmerzen	+	(+)	∅	∅	+	+	+	+	+	+	(+)	∅	(+)	∅	+	(+)	+	∅	∅	+	∅
Puls	80	86	76	72	68	76	80	72	76	66	78	68	60	76	80	76	68	72	84	76	88
Hyperhidrosis	+	∅	+	∅	+	∅	÷	∅	+	+	+	∅	(+)	+	+	+	+	+	+	+	+
Foci	+	+	∅	∅	+	+	+	∅	∅	(+)	+?	∅	+	+	+	∅	?	∅	+	+	∅
Kalte Extremitäten	+	∅	∅	+	+	+	+	+	+	∅	+	∅	+	(+)	+	∅	+	∅	+	∅	∅
Absterben d. Extremitäten	∅	+	∅	+	+	+	∅	∅	∅	∅	+	∅	+	∅	+	∅	(+)	∅	∅	+	∅
Parästhesien	∅	∅	+	∅	+	+	∅	∅	+	∅	+	∅	+	∅	+	∅	∅	∅	∅	+	∅
Gesichtsfarbe (∅ = normal)	gerötet	etw. blaß	etw. blaß	blaß	gerötet	∅	∅	∅	gerötet	gerötet	∅	etw. blaß	gerötet	∅	∅	gerötet	∅	∅	etw. blaß	∅	gerötet
Erythema pudicitiae	+	∅	+	∅	∅	∅	∅	∅	+	∅	(+)	(+)	+	∅	+	∅	∅	∅	∅	∅	+
Acrocyanose	(+)	(+)	∅	∅	(+)	(+)	(+)	∅	(+)	(+)	(+)	(+)	+	(+)	+	∅	(+)	+	+	+	+
Cutis marmorata	∅	(+)	∅	+	∅	(+)	∅	∅	+	(+)	(+)	(+)	+	∅	+	∅	(+)	(+)	∅	∅	+
Varizen + Teleangiektasien	∅	∅	∅	∅	∅	∅	∅	∅	∅	∅	∅	∅	∅	∅	∅	∅	∅	∅	∅	∅	∅
Dermogr. Latenzzeit*)	+1,5	−0,3	+2,2	+1,4	−0,5	+0,2	−1,2	−1,8	+3,3	−2	−0,9	+0,6	+0,6	−0,8	−2,1	−2,4	+1,8	−0,4	+1,2	+1,1	−3,5
Bes. niedr. Hauttemp.	—	∅	∅	÷	∅	∅	∅	∅	∅	+	÷	÷	+	÷	+	∅	∅	∅	∅	∅	∅
Wasserbadprobe	47%	21%	(+)	÷	95%	∅	51%	51%	(+)	68%	÷	∅	35%	+	∅	∅	66%	6%	33%	42%	54%
Unregelmäßige Kapillaranordnung	+	∅	∅	+	+	∅	∅	+	∅	∅	+	+	+	+	+	∅	+	+	∅	∅	+
Schlängelung	+	+	(+)	+	+	(+)	∅	+	+	(+)	+	+	+	+	+	∅	∅	∅	∅	+	+
Weitstellung der venösen Schenkel	+	+	∅	∅	(+)	+	∅	∅	∅	∅	∅	∅	∅	∅	∅	+	+	+	+	+	∅
Extravasate	∅	+	∅	∅	∅	∅	∅	∅	∅	∅	∅	∅	∅	∅	∅	+	+	∅	∅	∅	∅
%-Zahl d. abart. Formen	28	21	10	23	25	54	33	20	7	9	26	29	27	24	40	36	26	8	22	6	25
Neigung z. Strömungsverlangsamung	∅	∅	∅	∅	∅	∅	∅	∅	∅	∅	+	+	+	+	+	+	∅	+	∅	∅	∅

*) Abweichung vom Normalwert nach HOFF und KESSLER in Sekunden.

larbild einher, da bei ihr ja eine Störung im subpapillären Plexus vorliegt (WOLLHEIM), in den man nicht immer hineinsieht. Unter 21 Fällen zeigten allerdings vier Fälle mit Varizen und sichtbaren Teleangiektasien an der Gesichts-, Brust- und Oberschenkelhaut auch relative Weitstellung der venösen Kapillarschenkel am Fingernagelrand. Wir haben für unsere klinische Beurteilung die Patienten, die mehr als vier der im allgemeinen Kapillarstatus erhebbaren Zeichen (s. Tab. 2 untere Hälfte) aufwiesen, als eindeutige „Hautkapillarbetriebsstörung" aufgefaßt.

BÜCHSEL hat ohne statistisch echte Ergebnisse den Versuch unternommen, auf Grund dieser Einteilung den Einfluß medikamentöser Therapie sowie die Bedeutung der Fokalinfekte auf den Behandlungserfolg zu studieren. Unter seinen 55 Patienten liegen interessanterweise alle sechs völligen therapeutischen Versager in der Gruppe Fokus — eindeutige Hautkapillarbetriebsstörung.

Für die Klinik der vegetativen Dystonie im ganzen erscheint das Hautkapillarbild von untergeordneter Bedeutung. Doch verdient die Untersuchung aller Zeichen der Hautkapillarbetriebsstörung, besonders aber auch die Hautkapillarmikroskopie, bei vergleichend therapeutischen Studien besondere Beachtung.

3. Akrozyanose und Cutis marmorata.

Besondere Bedeutung für die Klinik der Störungen des vegetativen Gleichgewichtes kommt der Akrozyanose und Cutis marmorata zu.

Die *Akrozyanose* ist eine Blaufärbung der distalen Extremitätenabschnitte, vor allem der Hände und Füße, die beim Herabhängen derselben und in der Kälte verstärkt auftritt (nach LANGE bei O. MÜLLER). Sie ist mit einer subjektiv empfundenen und auch objektiv meist nachweisbaren Erniedrigung der Hauttemperatur in den betroffenen Gebieten und einer Hyperhidrosis verbunden. Als Ursache findet sich eine kapillarmikroskopisch darstellbare enorme Erweiterung der subpapillären Plexus bis in ihre venösen Schenkel hinein bei gleichzeitiger Engstellung der arteriellen Abschnitte (WOLLHEIM). Die Blutströmung ist nicht oder nur sehr träge wahrnehmbar, das Blut selbst ist stark bläulich verfärbt. Auf Fingerdruck entstehen weiße Flecke, die sich nur langsam wieder vom Rande her verfärben (Irisblendenphänomen). Die Akrozyanose ist nach FEIN auch bei scheinbar Gesunden in schwachem Grade bei zirka 5% nachweisbar, in deutlicher Form wurde sie stets bei den Vasolabilen beobachtet (s. CURTIUS). EPPINGER und HESS fanden sie zusammen mit der Cutis marmorata und Kälte der Hände und Füße häufig bei der Vagotonie; bei der vegetativen Dystonie wurde sie von WICHMANN ebenfalls als Kardinalsymptom angeführt. CATSCH und OSTROWSKI erhielten für die Akrozyanose auch zahlenmäßige Beweise ihrer Verwertbarkeit als Symptom der vegetativen Labilität bei Auswertung großer Untersuchungsreihen. Bei unseren vegetativen Dystonien fand sich in zwei Dritteln von 300 Fällen, unabhängig von Alter und Geschlecht, Akrozyanose in verschieden starkem Ausmaß. Ein deutlicher Geschlechtsunterschied fand sich hingegen in bezug auf Klagen über kalte Hände und Füße, die bei $2/3$ der Frauen und nur $1/3$ der Männer notiert wurden (s. auch O. MÜLLERS Angaben über vasomotorische Störungen).

Bei der *Cutis marmorata*, der netzartigen bläulichen Verfärbung der Haut des Stammes und der Extremitäten, handelt es sich dagegen wahrscheinlich um eine fleckweise Kontraktion der Kapillaren bei gleichzeitiger

Atonie derselben im Bereich der dunklen Partien (nach EHRMANN bei O. MÜLLER). Als Ursache vermutete man früher endokrine Störungen, L. R. MÜLLER nahm nervöse Einflüsse an und die neueren Untersuchungen auch von GANTER (s. S. 43) erbrachten den Nachweis der vegetativen Innervation der Kapillaren.

Beide Zeichen sind also relativ häufige Symptome vegetativer Dystonien.

4. Hyperhidrosis.

Seit RUBNER (1902) bezeichnet man die Veränderungen der Wärmebildung, also der Verbrennungen, als chemische, die der Wärmeabgabe als physikalische Wärmeregulation. Damit wird implicite als wichtigste Aufgabe der Schweißsekretion die Regulierung des Wärmehaushaltes angesehen (REIN). Die Schweißsekretion dient neben der Wärmeregulation aber auch der Exkretion, wobei hauptsächlich Säuren (Harnsäure, Milchsäure, Fettsäuren) vom Körper eliminiert werden. Wir kennen die Harnstoffnadeln auf der Haut bei der Urämie. Hier bestehen also Beziehungen zu der vom vegetativen System besonders genau gesteuerten Regulation des Säurebasenhaushaltes. In diesem Sinne faßt neuerdings KARITZKY in einer Reihe sehr wichtiger Abhandlungen die Schweißdrüsen als „Notventile" des vegetativen Systems auf, wenn bei drohender Acidose die Hauptorgane des Stoffwechsels versagen. Da eine direkte lokale Schweißdrüsenerregung nicht möglich ist, erfolgt die Schweißdrüsensekretion reflektorisch. Sie wird auf jeden Fall nervös gesteuert. Sowohl eine Innervation über vordere Wurzeln und sympathischen Grenzstrang, wie auch über sensible Nerven via Rückenmark und parasympathische Fasern, die über Hinterwurzeln mit den gemischten Nerven nach der Peripherie ziehen sollen, ist nahezu sichergestellt. Nach GAGEL äußern sich die Reizerscheinungen seitens der efferenten vegetativen Nervenfasern in gesteigerter Schweißabsonderung, Cutis anserina, Vasokonstriktion, Hypertrichosis, gesteigertem Nagelwachstum und zarter rosa glänzender Haut (glossy skin).

Die wichtige Frage, ob die parasympathischen oder die sympathischen Fasern die eigentlichen Sekretionsnerven sind, ist nach REIN bisher nicht eindeutig geklärt. REGELSBERGER entscheidet diese Frage im Sinne der parasympathischen Fasern, deren Reizung u. a. Ionenverschiebungen an den Grenzflächen der Schweißdrüsenzellen, vor allem im Verhältnis des K zum Ca, zur Folge hat. Die Lähmung der Schweißsekretion durch Atropin und Agaricin sowie die fehlende Erregung nach Adrenalin führt auch REIN für parasympathische Sekretionsnerven an. Doch wird die Schweißsekretion direkt durch Erregung mit Pilocarpin, Physostigmin und u. U. auch durch Nikotin beeinflußt. Allerdings hält es z. B. SCHILF für völlig unbewiesen, daß Pilocarpin nur den Parasympathicus erregt und Atropin ihn ausschließlich lähmt. „Acetylcholin erregt natürlich die Schweißdrüsen, was nicht weiter verwunderlich ist, da die Schweißdrüsen cholinergisch sind." Auf den möglichen Einfluß bestimmter psychischer Erregungen auf die Qualität, bzw. Quantität des Schweißsekrets macht SCHIEFFERDECKER aufmerksam. KARPLUS erwähnt unter den vegetativen Wirkungen den Angstschweiß. Endlich fand GESSLER im hypnotischen Schlaf auch ohne Suggestion die chemische Regulation gegen Abkühlung stark gehemmt. Die Schweißdrüsensekretion erfolgt also durch sensible Reize von der Haut sowie durch direkte Erregung der spinalen Schweißzentren. Diese wird durch die Blutwärme, durch Einflüsse vom Gehirn aus (Stimmungen), durch Gifte und pharmakologische

Stoffe, aber auch durch Beeinflussung der sympathischen Ganglien (Nikotin-DIEDEN) hervorgerufen. Auf die Bedeutung von Schmerz, Nausea, Orgasmus u. a. hat dabei die Schule L. R. MÜLLERS hingewiesen.

Wenn BAUER die außerordentlich individuellen Differenzen der Schweißsekretion nur zu einem Bruchteil auf das vegetative Nervensystem allein zurückführte, hat er doch die bei „Neuropathen" so häufig abnorme Feuchtigkeit der Hände und Füße als Ausdruck reizbarer Schwäche des vegetativen Nervensystems im Gefolge psychischer Vorgänge (Affekte und emotionelle Vorstellungen) aufgefaßt. Auf die im Volksmund als Äquivalente zu anderen Anomalien der vegetativen Steuerungen alternierend mit anderen Störungen (z. B. Angina pectoris vasomotorica, nervösen Arrhythmien, bzw. Extrasystolien) auftretenden reichlich lästigen Fußschweiße hat auch O. MÜLLER hingewiesen. „Es sind das jene rätselhaften regionären Überreizungen in den allerverschiedensten Abschnitten des vegetativen Systems und seiner Hilfsfaktoren, welche oft jahreszeitlich alternierend den vegetativ Stigmatisierten sein Leben lang plagen können." Bestimmend für die *Intensität* der Schweißsekretion als wesentlichsten Faktor der Hautwasserabgabe ist jedenfalls die von zentralen Innervationsimpulsen abhängige Sekretionsbereitschaft der Schweißdrüsen, wobei nach SCHÖLMERICH und HILDEBRANDT peripheren Einflüssen nur innerhalb des innervatorisch bestimmten Bereichs eine modifizierende Wirkung zukommt.

Hauttemperatur und Hautwasserabgabe verlaufen bei ansteigender Kerntemperatur im Gegensatz zu dem Verhalten an den Extremitäten parallel zur Rectaltemperatur. GESSLER betont eine alte Erfahrung, daß bei mäßiger Abkühlung die wärmeregulatorischen Vorgänge (Zittern, Gefäßkontraktionen) in vollem Gang sein können, ehe auch die genauesten Instrumente ein Sinken der Körpertemperatur nachweisen. Ganz ähnlich setzt bei nur mäßigen Wärmereizen die Schweißbildung bereits ein, ehe die Temperatur auch nur im geringsten ansteigt. Sicherlich kann das Sekret der Schweißdrüsen unter wechselnden Umständen qualitativ und quantitativ sehr unterschiedlich sein. SCHIEFFERDECKER konnte verschiedenartige Schweißdrüsen bei denselben Menschen an verschiedenen Körperstellen nachweisen. Jedoch ordnet er jedem Menschen, entsprechend seinem individuellen Körperbau, Stoffwechsel usw. seinen „Individualgeruch" zu. Dem entspricht die Tatsache, daß gewisse Menschen sehr rasch verlausen, d. h. durch ihren Schweißgeruch Läuse und wohl auch Flöhe anlocken (FRICKHINGER). In ähnlichem Sinne hat GUTTMANN aus der FOERSTERSCHEN Klinik mit dem Minortest ein „Schweißbild" des Menschen aufzustellen versucht, von dem er aber selbst schreibt, daß „die individuellen Variationen hier so groß sind, daß es schwierig ist, ein normales Schweißbild zu schildern." GESSLER weist auf einzelne Menschen mit variablen Reaktionen hin.

Störungen der Schweißsekretion (Dyshidrosis) entstehen bei funktionellen und organischen Krankheiten. Hypohidrosis begleitet nach SCHÖNFELD die Ichthyosis, den Diabetes, das Myxödem und die Altershaut. Hyperhidrosis findet sich nach dem gleichen Autor physiologisch bei starker Hitze und übermäßigem Fettansatz, krankhaft bei Tuberkulose, Basedow, Lues sowie bei Schwächezuständen verschiedenster Art. Klinisch versteht man unter Hyperhidrosis die ohne Hitzeeinwirkung oder Muskelarbeit auftretende Schweißabsonderung, die sich vor allem in allgemeinen Schweißen auch des Nachts und als „perlender" Schweiß in den Achseln (Hyperhidrosis nudorum), sowie in Form der feuchten Hände und Schweißfüße zeigt. Solche örtliche Schweiße werden unter dem Einfluß psychischer Erregung verstärkt. Oft genügt bei solchen vegetativ Labilen schon überhaupt der Gedanke, die Hand geben zu müssen und dadurch unliebsam aufzufallen, um zum Schweißausbruch zu kommen. Die Hyperhidrosis nudorum beruht nach SCHÖNFELD auf einer Zusammenziehung der glatten Muskulatur der Schweißdrüsen, ist also kein sekretorischer Reflex. Schon LÖWENFELD hat Hyperhidrosis im Rahmen der damaligen Neurastheniediagnostik als positives Zeichen angeführt (s. a. HOFF, 1931). EPPINGER und HESS übernahmen sie im Symptomenbild ihrer Vagotonie (s. auch SCHÖNFELD) und CATSCH und OSTROWSKI haben ihren Wert als Symptom einer vegetativen Labilität im Zusammenhang mit vielen anderen vegetativen Zeichen nachgewiesen. Schweißausbrüche ohne äußere Ursache sprechen nach KARITZKY immer für eine vegetative Schädigung des Organismus. Doch scheint nach quantitativen Messungen die Beobachtung „schwitzender Hände" kein zuverlässiges Symptom für die Diagnose einer „vasoneurotischen Asthenie" zu sein (COHEN). Jedenfalls läßt sich eine scharfe Grenze zwischen Normalem und Krankhaftem schwer ziehen. Offenbar spielt auch hier die Konstitution eine wichtige Rolle. Es gibt nach früheren Angaben Gesunde, die äußerst leicht schwitzen, und solche, bei denen es fast nie zum Schweißausbruch kommt. Auf die besondere Bedeutung von Schweißanomalien für die neurologische Diagnostik sei nur kurz hingewiesen. Störungen der Schweißsekretion in beiden Richtungen werden von Hypothalamuskranken gar nicht so selten geklagt (GAGEL u. a.). Langdauernde Schweißstörungen im Gefolge von Fleckfieber sind allgemein aus dem letzten Kriege bekannt. Organische Hirnverletzungen führen zur Hyperhidrosis der gelähmten Körperhälfte. Bei Sympathicuslähmungen fand die FOERSTER-Schule halbseitige Anhidrosis des Gesichtes (GUTTMANN). Bei gestörter sympathischer Innervation sahen neuerdings SCHÖLMERICH und HILDEBRANDT eine erhöhte Ansprechbarkeit auf periphere Reize bei einer von zentralen wärmeregulatorischen Impulsen abhängigen Hemmung der Schweißsekretion auf der segmententsprechenden normalinnervierten Seite.

Eigene Untersuchungen.

Methodik.

Zum exakten Studium etwaiger Schwankungen der Schweißsekretion standen unter unseren vegetativen Dystonikern drei besonders ausgeprägte und hartnäckige Hyperhidrosisfälle zur Verfügung. In Anlehnung an die Methodik von MINOR zur Sichtbarmachung von Schweißsekretionsanomalien hat DORSCHEID ohne Verwendung schweißtreibender Mittel und ohne lokale Hautreizung die Intensität und Ausbreitung der Schweißsekretion photographisch registriert. Die Photoaufnahmen wurden jeweils mindestens drei Stunden nach der letzten Nahrungsaufnahme gemacht. Nach Einhaltung von $1/2$ Stunde Ruhe im temperaturkonstanten Raum (19—20°), wurde auf die zu untersuchende Körperpartie eine Mischung von Jodstärkepuder (2 Teile Jodum purum, 75 Teile Äther und 100 Teile Weizenstärke) mittels Zerstäuber aufgebracht. Alle schwitzenden Hautstellen wurden daraufhin sofort blau und konnten photographisch registriert werden. Nach Abschluß der Untersuchung normale Reinigung der jeweiligen Hautpartien. Zur besseren Beurteilung wurden Photoabzüge in Leicaformat den aufeinanderfolgenden Tagesergebnissen entsprechend untereinander aufgeklebt, sodaß man aus dieser Tafel einmal die Nüchternschwankungen, zum anderen die Tagesschwankungen sowie zu vergleichende therapeutische Maßnahmen studieren konnte, wie sie bereits in ähnlicher Form MARK zum Studium des Röntgenverlaufes der Lungenentzündung beschrieben hat (siehe Abb. 100, S. 357, Wege vergleichender Therapie, München 1951). Um subjektive Täuschungen und Beurteilungsfehler vermeiden zu können, wurden die fertigen Photoabzüge von drei Untersuchern unabhängig voneinander unter Zuhilfenahme einer Lupe beurteilt, jedoch ohne daß die Art der Behandlung dabei kenntlich wurde. Kleine Beurteilungsabweichungen wurden von den drei Untersuchern gemeinsam geklärt. Bei der Beurteilung wurde besonderer Wert auf eine genügende Abstufungsmöglichkeit der Hyperhidrosis in bezug auf Intensität und Ausdehnung gelegt. Beide Eigenschaften wurden zusammen beurteilt. Verwandt wurde eine graduelle Klassifizierung mit den sechs Stufen: $\emptyset$, (+), +, +(+), ++, ++(+). Für eine einfache statistische Auswertung entsprachen diesen Abstufungen die Zahlen 0—5, die graphisch dargestellt wurden (s. Abb. 18). Es ergab sich, daß mit dieser ohne schweißtreibende Mittel arbeitenden Technik sich nur besonders ausgeprägte vegetative Schweißsekretionsstörungen zur photographischen Wiedergabe eigneten. Beim vegetativen Dystoniker mit feuchten Händen im allgemeinen zeigt sich mit dieser Methode nur ein zarter blauer Schleier, der photographisch Änderungen nicht studieren ließ.

Ergebnisse.

An 70 besonders ausgeprägten vegetativen Dystonien sah SCHOLZ 59mal (84%) mehr oder weniger deutliche Hyperhidrosis. Über die Lokalisation der Schweiße wurden in 54 Fällen genauere Aufzeichnungen gemacht: 50mal an den Händen, 23mal an den Achseln, z. T. gemeinsam; Schweißfüße in 6 Fällen. Eine allgemeine Hautfeuchtigkeit bestand schließlich bei 4 Patienten. Bei Reihenuntersuchungen von 130 Studenten fand DORSCHEID die Angabe subjektiver Neigung zu Schweiß in 52%, eine deutliche Hyperhidrosis in 61%.

Einfluß biophysiologischer Faktoren.

Bezüglich *täglicher Nüchternschwankungen* zeigt die Abbildung 18 die Unterschiede der Schweißsekretionsintensität an Handrücken und Handfläche, wobei die Schwankungen an der Handfläche geringer sind.

Die *Tagesschwankungen* zeigt Abb. Nr. 19. Weiter ergab sich, daß die Tagesschwankung sich sowohl beim gleichen wie bei verschiedenen Probanden in ihrem Ausmaß unterscheiden. Ein Patient zeigte sehr ausgeprägte Schwankungen (0—5), ein zweiter nahezu keine (maximal 2—4). Auf der Vola manus zeigten die Tagesbeobachtungen an 14 Tagen mit aller notwendigen Einschränkung eine gewisse

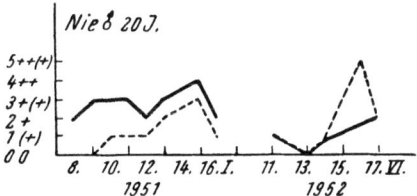

Abb. 18. Tägliche Nüchternschwankungen der Schweißsekretion an Handfläche — — — und Handrücken ———

Abhängigkeit vom Ausgangswert in dem Sinne, daß bei höherer Morgennüchternintensität der Schweißsekretion im Laufe des Tages ein Absinken, bei niedrigen Morgennüchternwerten eine Zunahme der Schweißsekretion beobachtet wurde.

Bei einem Patienten kam es nach dreimal $^1/_2$ mg *Atropin* täglich an der Vola zu einer sehr geringen, am Handrücken zu einer sehr ausgeprägten Zunahme, beim anderen an der Vola zu einer geringen Verstärkung und am

Handrücken zu keiner Veränderung der Schweißsekretion. Das deutet darauf hin, daß gelegentlich die Beeinflussung der Hyperhidrosis durch Atropin ausbleibt.

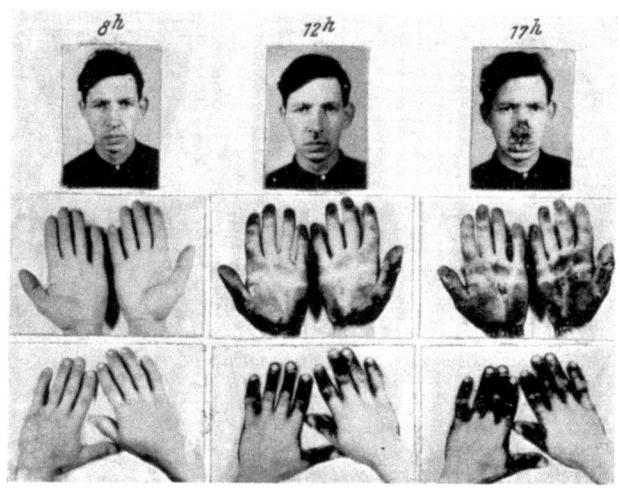

Abb. 19. Tagesschwankungen der Hyperhidrosis.

Unter dem Einfluß von *Stammhirnnarkose* (3 × 2 Luminaletten), unter vergleichend therapeutischen Bedingungen (also nach ausreichender Vorperiode), fand sich in zwei Fällen eine Abnahme der Schweißsekretion, die sich auch in einer Abnahme der fraglichen Schwankungsbreite in der Mittagsstunde dokumentierte (Abb. 20).

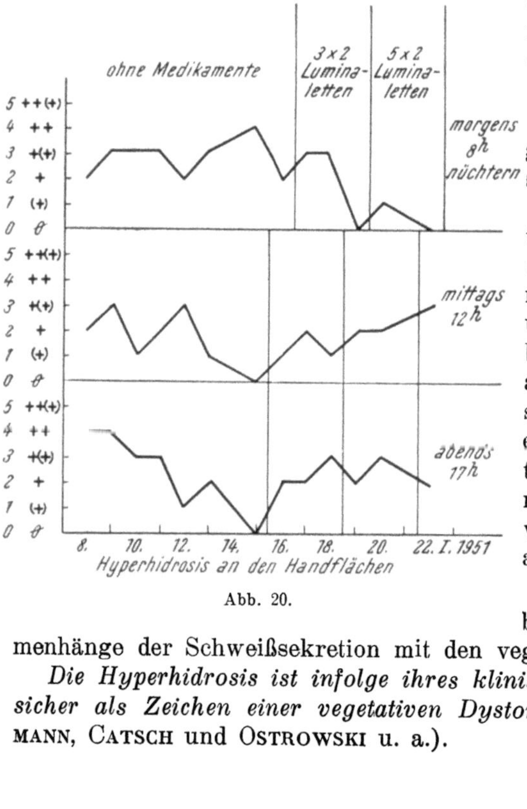

Nach 3 × 2 ccm *Tecesal* wurde geringe Abnahme der Schweißsekretion gesehen. Nach *Kurzwellendurchflutung* der zugeordneten sympathischen Halsganglien (Ganglion stellatum usw.), die nach Untersuchungen von BREHM und BÜCHSEL verbesserte Durchblutung der Nagelfalzkapillaren am Finger zur Folge hat, fand sich bei zwei Probanden eher eine Zunahme der Schweißsekretion. Auch nach *Agaricin*, das nach H. H. MEYER atropinähnlich wirkt, fand sich zunächst kein abschwächender Effekt.

Abb. 20.

Unsere Untersuchungen haben also auch gewisse Zusammenhänge der Schweißsekretion mit den vegetativen Regulationen erwiesen.

Die Hyperhidrosis ist infolge ihres klinisch recht konstanten Auftretens sicher als Zeichen einer vegetativen Dystonie verwertbar (s. auch WICHMANN, CATSCH und OSTROWSKI u. a.).

5. Galvanischer Hautreflex.

Der feinste Nachweis der Schweißabsonderung ist mit dem galvanischen Hautreflex möglich (BAUER), der auf der Änderung des elektrischen Widerstandes der Epidermis bei schon geringster Schweißabsonderung beruht, wie sie bei jeder psychischen Alteration (psychogalvanischer Reflex von VERAGUTH) und jeder kleinsten physischen Leistung, z. B. einem Hustenstoß, eintritt (REGELSBERGER, ESSEN).

Die Erzeugung von Elektrizität muß als eine allgemeine Eigenschaft jeder lebenden Substanz angesprochen werden (LAQUEUR), ganz gleich, ob es sich um einen arbeitenden Muskel, eine abscheidende Drüsenzelle, einen reizleitenden Nerven oder einen anderen Lebensvorgang im tierischen oder pflanzlichen Organismus handelt. Wegen dieser engen Verknüpfung mit den Lebensvorgängen kann uns die meßtechnische Verfolgung der elektrischen Erscheinungen wertvolle Aufschlüsse über den Ablauf der parallelgehenden Lebensvorgänge, besonders auch über etwaige Anomalien des Ablaufes geben. Bekannt ist das bioelektrische Grundgesetz: Eine erregte Stelle eines arbeitenden Muskels verhält sich negativ gegenüber einer nicht in Erregung befindlichen Stelle. Auf diese Weise entsteht der sogenannte Aktionsstrom des Muskels. Die ärztliche Diagnostik bedient sich in den letzten Jahrzehnten mit großem Vorteil der Messung verschiedener Aktionsströme und anderer elektrischer Erscheinungen. Die Bedeutung dieser Beziehungen hat vor kurzem die 97. Tagung Deutscher Naturforscher und Ärzte durch die Wahl eines Sitzungsthemas „Elektrobiologie" zum Ausdruck gebracht. Es berichtete SCHAEFER über allgemeine Elektrobiologie unter besonderem Bezug auf die Elektrokardiographie, KORNMÜLLER über Elektro-Encephalographie, LULLIES über die Elektrobiologie des peripheren Nervensystems und ANTRUM über die Elektrobiologie des Auges. Ein elektrischer Strom, der den menschlichen Körper durchfließt, erzeugt an den Grenzflächen zwischen Gewebsflüssigkeit und Protoplasma Konzentrationsänderungen, bzw. Ionenverschiebungen, andererseits können bei dem mit den Lebensbedingungen verknüpften Stoffwechsel und besonders durch den Salzwechsel Konzentrationsänderungen eintreten. Eine besondere Rolle spielen hierbei die für Salz undurchlässigen Membranen. Die Physiologie dieser semipermeablen Membranen ist von namhaften Forschern wie DU BOIS-REYMOND und G. HERMANN zum Teil klargestellt worden. Im Zusammenhang damit faßt EBBECKE lokale galvanische, psychogalvanische und neurogalvanische Reaktionen als Sonderfall der allgemeinen Gesetzmäßigkeit dahin auf, daß mit einer Reizung eine Änderung der Membranpermeabilität im Sinne der BERNSTEIN-HOEBERschen Membrantheorie einhergeht.

Mit den elektrischen Vorgängen an der Haut wollen wir uns im folgenden beschäftigen. 1881 erschien ein Bericht von MEISSNER über die elektrischen Erscheinungen an der Haut (zit. MALL). Bald darauf veröffentlicht VIGOROUX seine Beobachtungen über die Widerstandsänderungen der menschlichen Haut, deren Abhängigkeit von den Vasomotoren er 1888 annimmt (s. a. STICKER). Den ersten Hinweis auf Zusammenhänge psychisch affektiver Vorgänge mit diesen Widerstandsänderungen bringt FERÉ. 1890 teilt der russische Physiologe TARCHANOFF die entscheidende Beobachtung mit, die bei GILDEMEISTER (1915) wie folgt wiedergegeben ist: „Wenn man an zwei Hautstellen eines Menschen mittels unpolarisierbarer Elektroden zu einem sehr empfindlichen Galvanometer ableitet, den etwa vorhandenen Ruhestrom kompensiert und dann die Versuchsperson in irgendeiner Weise reizt (Berührung, Licht, Schall), sie geistig beschäftigt oder einen Affekt bei ihr hervorruft, so zeigt das Galvanometer Ausschläge besonders stark dann, wenn die eine der beiden Ableitungsstellen in der Hautfläche der Fußsohle oder der Achselhöhle liegt. Der Strom ist bestenfalls in der Größenordnung des Ruhestroms eines Froschischiadicus, hat eine Latenz von mehreren Sekunden und eine ziemlich lange Dauer. Er ist immer so eingerichtet, daß die an Drüsen reichere Hautstelle negativ wird." Nach TARCHANOFF handelt es sich hierbei um Sekretionsströme der Hautdrüsen (galvanischer Hautreflex ohne äußeren Hilfsstrom). Unabhängig von den Arbeiten TARCHANOFFS, STICKERS und SOMMERS — weil ohne Kenntnis derselben — hat VERAGUTH in Zusammenarbeit mit dem Züricher Ingenieur MÜLLER mit seinen 1904 begonnenen Untersuchungen über das von ihm so benannte „psychogalvanische Reflexphänomen" mit den TARCHANOFF-STICKERschen Resultaten nach der phänomenologischen Seite im ganzen parallel, nach der genetischen Seite aber divergent verlaufende Ergebnisse mitgeteilt. VERAGUTH hat die Galvanometerausschläge erstmalig mit einem Photokymographion registriert. Er verwandte eine exosomatische Gleichstromquelle mit einem empfindlichen Drehspulengalvanometer (galvanischer Hautreflex mit äußerem Hilfsstrom). Nach VERAGUTH ist die zentrifugale Auslösung dabei der Willkür der Versuchsperson entzogen. Das somatische Äquivalent der psychischen Erregung vermutet auch VERAGUTH in der Schweißsekretion. GEORGI konnte das Ausbleiben des Reflexes bei Schweißdrüsenmangel und LEVA das Parallelgehen der Intensität der Reaktion mit der Dichtigkeit der Schweißdrüsen erweisen. Nachdem durch PAWLOW, CANNON, HEYER und viele andere die Kenntnis der unter affektiven Einflüssen auftretenden gestörten Organfunktionen gesichert war, hoffte man überall im psychogalvanischen Reflexphänomen endlich ein einwandfreies somatisch-funktionelles Korrelat zu psychischen (besonders emotionellen) Vorgängen gefunden zu haben. Schon STICKER (1902) hatte bei stupiden Personen und Hysterischen Unterschiede gegenüber äußerlich Erregten und Basedowkranken berichtet. ALBRECHT (1910) bezog gewisse Widerstandsänderungen der Haut auf gesetzte Reize an den Erfolgsorganen des neurovegetativen Apparates. Sehr klar hatte WEINBERG das Zusammenspiel von Sympathikus und Parasympathikus als Grundlage für den psychogalvanischen Reflex erkannt. Ein Vergleich elektrokardiographischer und plethysmographischer Kurven mit den Psychogalvanogrammkurven ließ zuerst Erregungen im sympathischen und darauf im parasympathischen System erkennen. Auch DENNIG zeigte, daß der galvanische Hautreflex beim Menschen an die sympathischen Nerven gebunden ist und daß im Katzenversuch das Rückenmark allein ihn nicht vermitteln könne. Auf die Bedeutung des Cortex haben die Beobachtungen von VERAGUTH und BRUNSSCHWEIGER bei Kriegsverletzten mit Rindenläsionen hingewiesen. UHLENBRUCK fand mit dem Reflex bei gleichzeitiger Plethysmographie der Extremitäten eine Vasomotorenreaktion ablaufen und H. STRAUB den Einfluß der Atmung und blutdrucksteigernder Mittel auf den Reflex. LESCHKE hat bei Sympathikotonie ein rasches Ansteigen zu hohen Werten mit nachträglicher Erhöhung bis auf 1,5 mA bei Prüfung des galvanischen Hautwiderstandes mit dem Pantostaten festgestellt. Die Untersuchungen des Kreises um KRETSCHMER sowie um KROH haben innige Beziehungen zwischen konstitutioneller Affektivitätsform und vegetativem Nervensystem aufgewiesen, die ihrerseits in naher Korrelation zum Endocrinium stehen sollen (ENKE, SCHULTE, MALL). STOCKVIS schreibt zu dieser Frage: „Die Untersuchungen plethysmographischer Veränderungen auf bestimmte psychische Reize sowie die Untersuchung der Puls- und

RR-Veränderungen mit der psychogalvanischen Reflexerscheinung hat uns gelehrt, daß im Gegensatz zur Meinung WEINBERGS, v. WYSS und DE JONGS ganz bestimmte spezifische Reaktionsweisen auf bestimmte Affekte und auf bestimmte psychische und sensorische Reize bestehen, wobei die Reaktionsweise des Individuums verschieden sein kann, gemäß seiner individuellen konstitutionellen Art und insbesondere gemäß seines Temperamentes im Sinne der Aktivität, Emotionalität und der sekundären Funktion nach der HEYMANNschen Typologie." Endlich gelang es neuerdings BURTON und TAYLOR bei Messung des Volumpulses eines Fingers mit dem sogenannten psychogalvanischen Hautreflex psychisch und exogen bedingte Konstriktionen von „spontanen" zu trennen. Der galvanische Hautreflex stellt auch nach LANDIS (1932) einen objektiven Test für die Integrität des vegetativen Nervensystems dar.

Durch die vorangehenden Ausführungen erscheint die wichtige Abhängigkeit des sogenannten psychogalvanischen Reflexes vom vegetativen Nervensystem sichergestellt. So war es eine voraussehende klare Erkenntnis von GILDEMEISTER (1913), daß es sich bei dem galvanischen Reflexphänomen nicht um eine isolierte Schweißdrüsenreaktion, sondern um Mitbeteiligung derselben an einem universellen autonomen Reflex handle, der auch völlig unabhängig von der Psyche verlaufen könne. GILDEMEISTER schlug daher vor, vom galvanischen Hautreflex zu sprechen. REIN hielt es sogar für angebrachter, von einem „autonomen Reflex'" zu sprechen. Der Ausdruck galvanischer Hautreflex hat sich insbesondere seit den wichtigen klinischen Untersuchungen von ESSEN c. s. eingebürgert. Der galvanische Hautreflex ist also nach GILDEMEISTER (1913) Teilerscheinung eines allgemeinen autonomen Reflexes, der auf verschiedene sensorische Reize hin, die einen Affekt hervorrufen, zustandekommt und parallel läuft mit anderen vegetativen Erscheinungen, wie Pupillenerweiterung (GILDEMEISTER 1915) und Gefäßreflexen (UHLENBRUCK 1924). Er beruht auf einer reflektorischen Permeabilitätsänderung der Schweißdrüsenzellen.

ESSEN hat als erster 1934 normale Personen und „vegetative Neurotiker" mit dem galvanischen Hautreflex (GHR) untersucht. Er fand bei den letzteren viel häufiger Veränderungen, die sich zeitlich in einer Verlängerung der Latenz und des Reflexablaufes und qualitativ in einer leichteren Erschöpfbarkeit und Wellenform äußerten. 1937 veröffentlichte ESSEN eine Typeneinteilung seiner vegetativen Neurosen mit Hilfe des GHR. Er stellte die sogenannte „torpide" (träge) Reaktionsform, gekennzeichnet durch verlängerte Latenzzeit, verzögerten Reflexablauf, schnelle Erschöpfbarkeit und schwierigere Auslösbarkeit der sogenannten „erethischen" Form des GHR gegenüber, die durch kürzere Latenzzeit, Verkürzung der Gipfel- und Halbwertzeit, sowie durch Spontanschwankungen charakterisiert ist. Beide Reaktionsformen werden gegenübergestellt dem normalen Reflex, der eine Latenzzeit unter 1,8 sec. und eine Halbwertzeit unter 18 sec. aufweist und dreimal etwa hintereinander im Abstand von je 2—3 min. reproduzierbar ist. Die typischen Vertreter der erethischen Formen seien die Hyperthyreosen, die der torpiden Form die Ulcusträger. ESSEN versuchte weiter aus der Reaktionsform des GHR den Therapieweg abzulesen. Seine erethische Reaktionsform ist mit sedativen Mitteln, die in seinem Material häufigere, nämlich 74% betragende, torpide Form durch vermehrte Reizbehandlung zu beeinflussen (z. B. physikalische Maßnahmen, Strychnin und Sympatol). Zu den physikalischen Maßnahmen gehören überwärmte Bäder, Bürstungen,

Kaltstrahlduschen sowie bewußtes Körpertraining. Häufig fand er danach mit der Besserung des Befindens eine Normalisierung des GHR.

Zur Bestimmung des GHR bestehen zwei Methoden, eine mit und eine ohne äußeren Hilfsstrom. Obwohl die ursprüngliche Tarchanoff'sche Anordnung infolge der kleineren Ausschläge feinere Instrumente und exaktere Bedingungen benötigte, haben doch namhafte Forscher wie EINTHOVEN und ROOS, REIN, KELLER, GREGOR und LOEWY damit gearbeitet. Auf Grund eigener Untersuchungen und sehr umfassender Literaturübersicht ist MALI. bei KRETSCHMER zu der Überzeugung gekommen (1936), daß die VERAGUTH-sche Anordnung nicht so empfindlich ist wie die TARCHANOFF'sche Spannungsmessung ohne Hilfsstrom. Die auftretenden Spannungen sind zwar erheblich geringer als beim Reflex mit äußerer Stromquelle, indessen bei Verwendung der in den letzten zwei Jahrzehnten eingeführten Röhrenverstärker und geeigneter hochempfindlicher Saiten- oder Schleifengalvanometer viel sicherer und ohne Verzerrung registrierbar (KELLER, DAVIS).

Eigene Untersuchungen.

Im Rahmen unseres klinischen Strebens, eine Abgrenzung verschiedener Typen der vegetativen Dystonie in therapeutischer Hinsicht festzulegen, habe ich meinen Assistenten DORSCHEID veranlaßt, den Angaben von ESSEN an unserem Krankengut nachzugehen. Im weiteren sei nun über die Ergebnisse seiner unter den gegebenen Verhältnissen besonders mühevollen Studien berichtet. Zum Gelingen der vorliegenden Untersuchungen haben Prof. WACHHOLDER vom Physiologischen Institut, Prof. LANGENBECK, unser organischer Chemiker, Prof. SCHULZE, unser physikalischer Chemiker mit wertvollen Anregungen und Begutachtung der fertigen Apparatur, Ing. GUTFLEISCH von dem VEB Optik Rostock mit maßgeblicher Beteiligung an der Konstruktion der technischen Apparatur beigetragen, wofür ihnen auch an dieser Stelle unser herzlichster Dank gesagt sei.

Methodik.

Unsere *Apparatur* entspricht im Prinzip der ursprünglichen TARCHANOFF-schen Anordnung des GHR ohne Hilfsstrom. Die Voraussetzungen hierfür sind: Unpolarisierbare Elektroden, ein empfindliches rasch anzeigendes Galvanometer für einen Meßbereich von 0 bis 20 mV bei positiver und negativer Ausschlagsrichtung und Vermeidung störender Umwelteinflüsse auf den Untersuchten. Unsere unpolarisierbaren Elektroden bestehen aus Reinsilberblech in der Abmessung 1,5×3 cm und haben eine fest angenietete Silberdrahtzuführung. Sie werden in genügender Anzahl vor Gebrauch chemisch in Cyanidinlösung und mechanisch mit Seesand und Glasbürsten gereinigt und entfettet. Anschließend werden sie in n-HCl mit einem galvanischen Silberchloridüberzug versehen. Darauf erfolgt eine Testung gegenüber einer Calomel-Normalelektrode, wobei alle ungleichen Elektroden ausgeschieden werden. Unsere Elektroden erfüllten somit die Forderungen GREGORS und LOEWYS nach absoluter Gleichheit und Symmetrie der Anordnung. Sie haben gegenüber allen bekannten anderen Elektroden den großen Vorteil, an jeder beliebigen Hautstelle druckfrei anzuliegen. Als Ableitungsflüssigkeit dient 1%ige Kochsalzlösung. Die Elektroden werden in Zellstoff (dünne Lage) eingewickelt und dann mit der NaCl-Lösung angefeuchtet. Die Metallelektroden dürfen zur Vermeidung von Fettspuren nicht mit der Hand berührt werden. Sie werden grundsätzlich nur am Hartgumminippel angefaßt. Um ein Abrutschen, z. B. vom Handrücken zu verhindern, wird die Hartgummihalterung mit einer dünnen Gummibinde druckfrei befestigt. An Stelle des früher benutzten Saitengalvanometers wurde ein Zweiröhrengleichstromverstärker gebaut, der Spannungen bis ± 10 mV soweit verstärkt, daß sie mit der Ekg-Meßschleife aufgezeichnet werden können. Die für unsere Zwecke zu große Papiergeschwindigkeit der üblichen Elektrokardiographen konnte mit Hilfe einer besonderen mechanischen Hemmvorrichtung am Uhrwerk soweit herabgesetzt werden, daß innerhalb von 10 sec. 15 cm Papier abliefen. Die Kennlinie des Verstärkers (Abb. 22 a) zeigt, daß bei einem Anodenruhestrom von 1,2 bis 2,2 mA zwischen — 10 mV und + 20 mV die Verstärkung unverzerrt erfolgt. Mit dem Empfindlichkeitsregler können die Ausschläge des Lichtpunktes der Registriervorrichtung der Papierbreite angepaßt werden. Im Bereich von 1,2 bis 2,2 mA Anodenstrom arbeitet der Verstärker auch symmetrisch, d. h., bei Umpolung der Eingangsspannung ergeben sich gleichgroße entgegengesetzte Ausschläge des Registrierinstrumentes und Lichtpunktes (Abb. 22 b Kennlinie des Empfindlichkeitsreglers). Der äußere Widerstand des Verstärkers ist außerordentlich hoch und setzt sich zusammen aus Gitterwiderstand der Röhren RE 034 und dem Vorwiderstand von 150 kΩ. Eine Erhöhung dieses Widerstandes um 200 kΩ

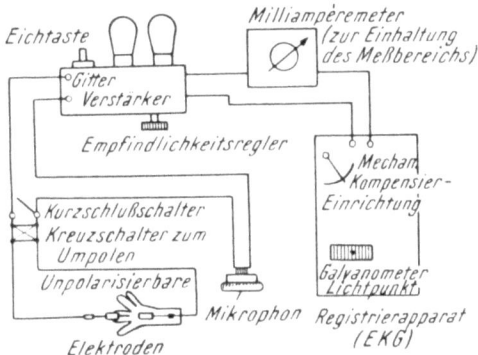

Abb. 21 a. Anordnung der Apparatur.

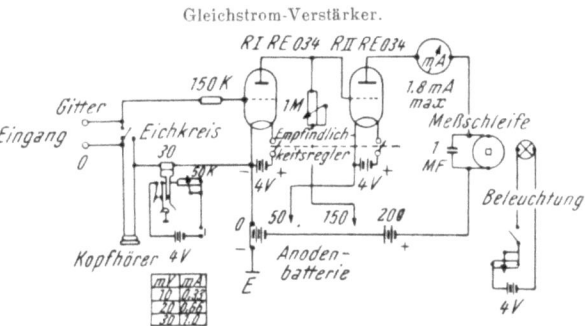

Abb. 21 b. Schaltskizze des Gleichstromverstärkers.

gibt keine meßbare Änderung in der Höhe der Ausschläge des Registrierinstrumentes. Die Messungen erfolgen deshalb praktisch strom- und belastungslos. Die Methode ist, meßtechnisch gesehen, an Genauigkeit zur Zeit mit anderen Methoden nicht zu übertreffen. Sie vermeidet eine Kurvenverzerrung, wie sie bei anderen stromverbrauchenden Registrierinstrumenten aufzutreten pflegt.

Die *Untersuchungen* erfolgten in einem abgelegenen und während des ganzen Jahres ziemlich temperaturkonstanten Raum (19—20°). Die Versuchsperson erhielt eine allseitig festanschließende verdunkelnde Konvexbrille aufgesetzt. Zusätzlich wurde der Raum weitgehend abgedunkelt. Lediglich die Schalteinrichtungen wurden mit einer 3-Volt-Lichtquelle beleuchtet. Erst nachdem die Vp. sich 15 Minuten lang an das veränderte Milieu gewöhnt hatte, wurde der Reflex ausgelöst. Die Füße der im allgemeinen sitzenden Versuchsperson standen zur Isolierung auf einer Gummimatte. Sitzfläche und Rückenlehne des Stuhles waren mit Gummitüchern überzogen. Zur Vermeidung von vagabundierenden Strömen stand die Apparatur auf einem mit Hartgummi untersetzten isolierten Tisch. In derselben Weise waren die einzelnen Teile der Apparatur voneinander isoliert. Der rechte Unterarm der Vp. wurde auf einem Kissen zur Vermeidung von Ermüdungserscheinungen gelagert. Handfläche, Daumen, Ring- und kleiner Finger wurden auf umgekehrten Petri-

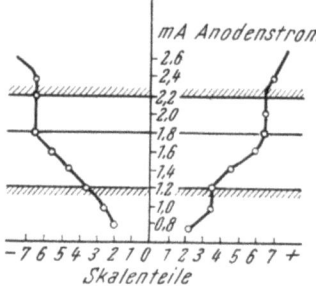

Abb. 22 a. Kennlinie des gesamten Verstärkers.

Abb. 22 b. Kennlinie des Empfindlichkeitsreglers.

glasschälchen, die alle auf einer größeren umgekehrten Glasschale standen, voneinander isoliert (s. Abb. 23). Die Elektroden wurden in der beschriebenen Weise angelegt; die eine lag an der Volarseite von Zeige- und Mittelfinger, die andere auf dem Handrücken.

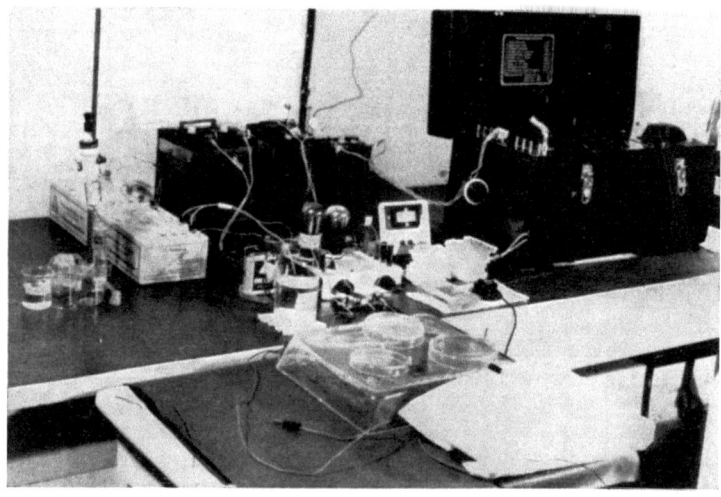

Abb. 23 a. Gesamtansicht unserer Apparatur. Im Vordergrund das Tischchen mit dem Unterarmkissen und den isolierten Glasschalen für die „Handauflage". Dahinter der Gleichstromröhrenverstärker, rechts der Siemens-Elektrokardiograph mit Optik- und Registrieranlage. Hinten drei 4-Volt-Akkus (zwei zur Heizung der beiden Verstärkerröhren, eines für die Optik des EKG), links davon zwei Anodenbatterien für den Gleichstromverstärker. Ganz links eine Calomel-Normalelektrode (Schott & Gen.) in Verbindung mit einer KCl-Brücke (zum Testvergleich für unsere unpolarisierbaren Elektroden).

Der galvanische Hautreflex wurde ausgelöst durch Hustenstoß, entsprechend dem Vorschlag von ESSEN. Die Aufforderung dazu erfolgte durch kurzen Zuruf „Husten". Im Moment des Zurufs wurde als Markierung die Eichtaste gedrückt. Der kurze Hustenstoß der Vp. wurde durch Mikrophon aufgenommen und als Überlagerungskurve auf dem Papierstreifen registriert.

Bei der *Ausmessung und Auswertung der Kurven* wurden folgende Kriterien beachtet:

1. Die „*Husten-Latenzzeit*" (HL) wird vom Eichausschlag einerseits und der Hustenmarkierung andrerseits begrenzt. Die Zeitmessung richtet sich nach der Zeitschreibung des Elektrokardiographen.

2. Die „*Reflexlatenzzeit*" (RL) wird vom Eichausschlag bis zum Beginn der ersten Richtungsänderung der Kurve begrenzt.

3. Die „*Gipfelzeit*" (GZ) wird vom Eichausschlag bis zu den jeweiligen Kurvengipfeln gemessen, gleichgültig, ob die letzteren positive oder negative Ausschlagsrichtung zeigen. Biphasische Kurven sind bei der Tarchanoff'schen Versuchsanordnung bekanntlich nicht selten anzutreffen.

4. Die „*Halbwertzeit*" (HZ) reicht bis zur halben Ausschlagshöhe bei abklingendem Reflex; auch sie beginnt mit dem Hustensignal (Eichausschlag). Beim biphasischen Verlauf bezieht sich die Halbwertzeit auf die letzte Schwankung.

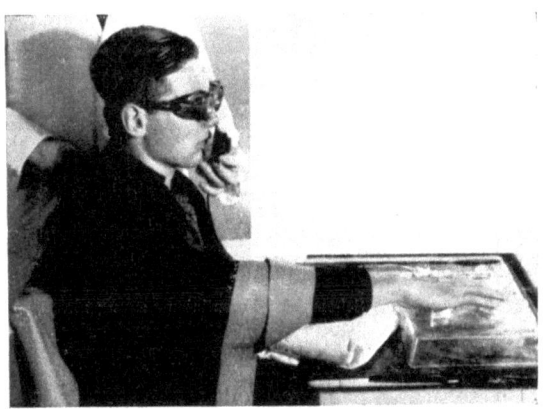

Abb. 23 b. Versuchsperson mit angelegten Elektroden.

Die zuletzt erwähnten drei Reflexzeiten (LZ, GZ und HZ) wurden in derselben Art und Form erstmalig von ESSEN bestimmt und ausgewertet. Die HL, d. h. die Zeit von der Hustenaufforderung (markiert bei uns durch den Eichausschlag) bis zum Hustenstoß (bei ESSEN durch Franke'sche Kapsel übertragen) konnte bei der Essenschen Anordnung nicht mitregistriert werden. Um jedoch gegenüber seinen Untersuchungen Vergleichsmöglichkeiten zu haben, ist eine kleine Umrechnung notwendig. GZ, RL und HZ (nach ESSEN) erhält man leicht dadurch, daß von dem entsprechenden Wert die Zeit der HL abgezogen wird. Wir haben unsere entsprechenden Werte mit einem (E) versehen, z. B. RL = 3,5″, RL(E) = 2,3″ bei einer HL von 1,2″.

5. Die von uns registrierte „Amplitude" (A) stellt die Summe des höchsten positiven und des tiefsten negativen Kurvenausschlages in mV dar.

6. Nach der „Ausschlagsrichtung" (AR) unterscheiden wir einen einphasisch positiven (+), einphasisch negativen (—) und einen biphasischen Reflex (∼). Schwankungen des normalerweise zügigen Verlaufs bezeichnen wir mit s. ∼s kennzeichnet z. B. einen biphasischen Reflex mit Schwankungen im Verlauf.

7. Gelegentlich auftretende „Spontanschwankungen" (Sp. S) werden besonders mitregistriert.

8. Ausbleibende Reflexe werden mit dem Zeichen Ø charakterisiert.

9. Das von uns erstmals mitregistrierte „*Ruhehautpotential*" (RP) ist die Differenz zwischen der elektrischen Auflagung der Fingerspitzen und der des Handrückens. Es handelt sich somit um ein echtes Potential, d. h. die elektrische Spannungsdifferenz zwischen den genannten Stellen. Nach Ph. KELLER verhält sich die elektrische Aufladung einer Hautstelle gegenüber einer verletzten Hautpartie immer negativ, d. h. sie hat einen Überschuß an negativen Ionen. Die stärkste Aufladung zeigen die Extremitätenenden, besonders Hand-

und Fußflächen sowie Achselhöhlen. Sie können nach KELLER bis —35 mV ansteigen. Das RP ist also relativ. Eine hohe elektrische Aufladung der Fingerspitzen bei niedriger Aufladung des Handrückens ergibt ein hochpositives Potential, ein tief negatives Potential entsteht bei umgekehrtem Ver-

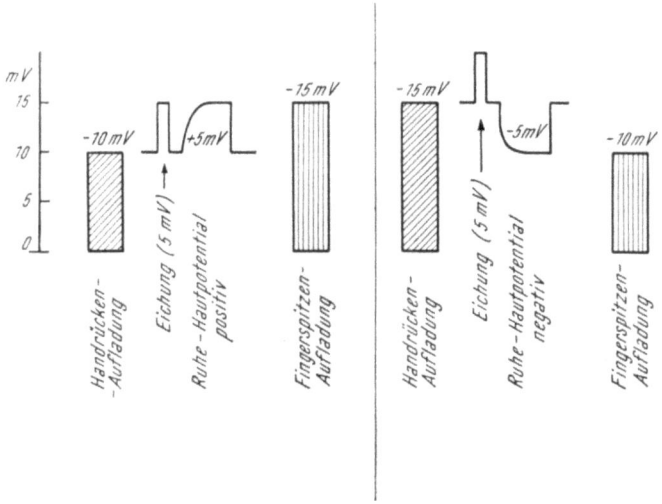

Abb. 24. Schema der Potentialentstehung zwischen Handrücken und Fingerspitzen.

hältnis. Annähernd gleiche Aufladungen führen folgerichtig zu niedrigen, also schwach positiven oder negativen Potentialen. Vorstehende Übersicht gibt diese Verhältnisse schematisch wieder (Abb. 24). Die zunächst registrierte Strecke mit der 5 m V-Eichung zeigt die Kurzschlußstellung der Apparatur an, d. h. der Patient ist noch nicht in den Stromkreis eingeschaltet. Bei Einschaltung des Patienten in den Stromkreis kommt es zu einer Registrierung des Potentials, d. h. die Kurve stellt sich sehr rasch auf den jeweiligen mV-Wert ein. Es erfolgt, wie die Abbildung zeigt, ein Anstieg oder Abfall, der anhand der Eichung ausgemessen wird. Die bei Einschaltung des Patienten in den Stromkreis (Finger-Elektrode dabei am Gitter des Röhrenverstärkers) gewonnene Kurvenhöhe wird nun solange konstant beibehalten, bis ein Reiz die Versuchsperson trifft. Die daraufhin entstehende Schwankung der Kurve stellt den *galvanischen Hautreflex* dar (siehe die schematische Übersicht in Abb. 25).

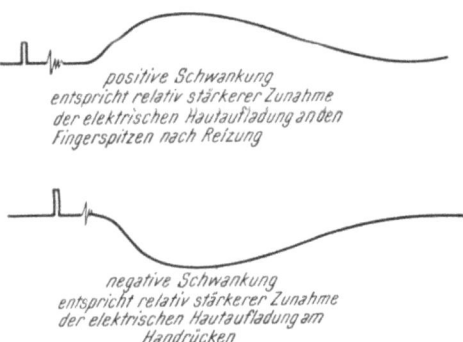

Abb. 25. Schema des galvanischen Hautreflexes bei Mitregistrierung von Signal und Hustenstoß.

Eine positive Schwankung entspricht einer relativ stärkeren Zunahme der negativen elektrischen Aufladung an den Fingerspitzen gegenüber dem Handrücken. Eine negative Schwankung entspricht andererseits einer relativ stärkeren Zunahme der Hautaufladung am Handrücken (EINTHOVEN und ROOS).

Die Abb. 26 gibt schematisch in Anlehnung an ESSEN unsere Einteilung in normalen, verkürzten und verlängerten Reflexverlauf wieder. Ein normaler Reflex ist charakterisiert durch eine Reflexlatenzzeit von 0,5—2,5 sec., eine Halbwertzeit von 7,0 bis 19,0 sec. Beim verkürzten Reflex ist die Halbwertzeit kleiner als 7 sec., beim verlängerten Reflex liegt eine über 2,4 sec. verlängerte Reflexlatenzzeit oder eine Halbwertzeit über 19 sec. oder beides vor (siehe Abb. 27 a und b).

Ergebnisse.

Zunächst wurde an Hand von 74 Ersteinzeluntersuchungen die Brauchbarkeit einer einmaligen Untersuchung klinisch anfallender vegetativer Dystonien geprüft.

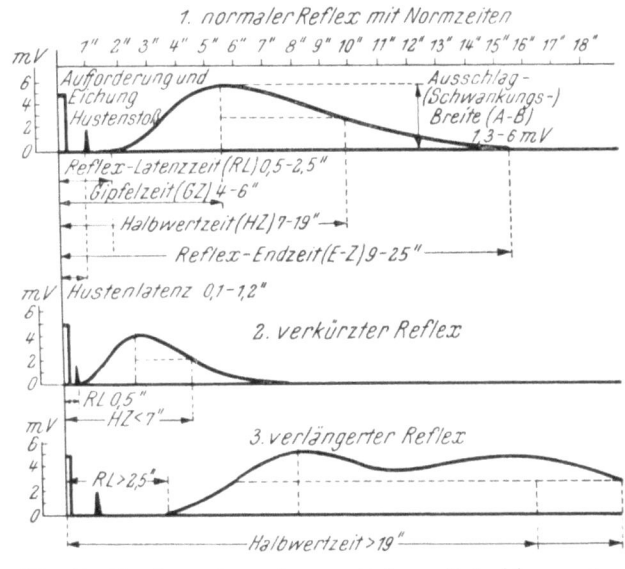

Abb. 26. Einteilungsschema der verschiedenen Verlaufsformen des galvanischen Hautreflexes.

Das *Ruhepotential* war in 47 Fällen positiv, in 27 Fällen, bei Männern häufiger, negativ. Ein negatives RP fand sich bei unter 35jährigen in 24 von

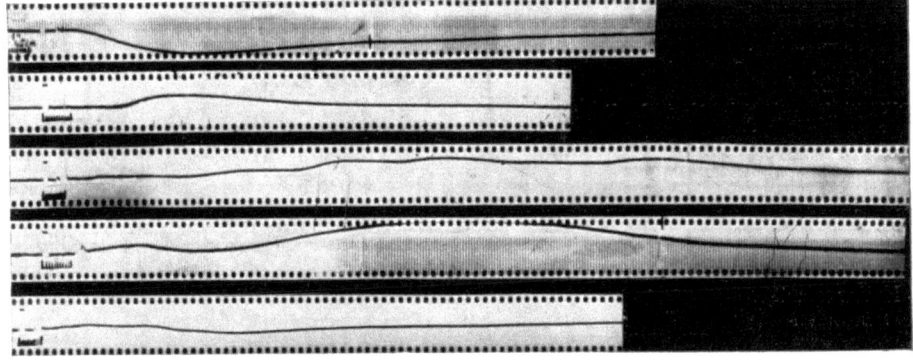

Abb. 27 a. I. Verschiedene Formen des galvanischen Hautreflexes ohne Hilfsstrom. Der eingezeichnete Zeitvergleich entspricht einer Sekunde.

1. Normaler Reflex mit negativer Schwankung (HZ 10,5''); — 2. verlängerter Reflex mit verlängerter Latenzzeit (3'', nach K. W. Essen 2,6'' bei normaler Halbwertzeit (HZ 7,3''); — 3. verlängerter Reflex mit verlängerter Reflexlatenz- und Halbwertzeit und Spontanschwankung, kein „zügiger" Verlauf; — 4. verlängerter Reflex mit doppelgipfeliger positiver Schwankung (Reflexlatenz normal, HZ verlängert); — 5. normaler Reflex, flach=biphasisch (RL und HZ normal).

56 Fällen, nur in 3 von 14 über 35jährigen. Dabei betrug die mittlere Schwankungsbreite in der jüngeren Gruppe der Männer 28 und Frauen 21 mV gegenüber 16 mV für Männer und 7 für Frauen in der älteren Gruppe.

Die *Hustenlatenzzeit* verteilte sich in folgender Weise: 0,1—0,4": 5 Patienten; 0,5—0,8": 25 Pat.; 0,9—1,2": 32 Pat.; 1,3—1,6": 7 Pat.; 1,7—2,5": 2 Pat. Die mittlere Hustenlatenzzeit dieser 71 Pat. betrug 0,9".

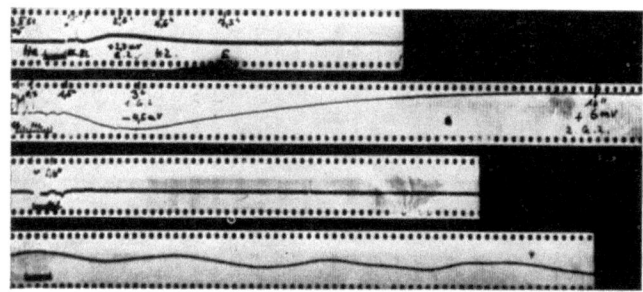

Abb. 27 b. II. Verschiedene Formen des galvanischen Hautreflexes ohne Hilfsstrom. 6. verkürzter Reflex, HZ 4,5", RL normal; — 7. verlängert biphasischer Reflex mit negativer Anfangsschwankung (RL normal, HZ stark verlängert, auf der Abbildung nicht mehr sichtbar; man erkennt jedoch, daß der Reflex noch lange nicht wieder die halbe Ausschlagshöhe erreicht hat); — 8. ausgebliebener Reflex (Hustenstoß normal registriert, danach jedoch keine Galvanometerschwankung); — 9. Spontanschwankungen, Auftreten ohne vorherigen vegetativen Reiz.

Die *Reflexlatenzzeit* nach ESSEN entsprechend unserem Stoppwert nach Hustenaufforderung minus Hustenlatenzzeit war in 13 Fällen verkürzt, 36mal normal zwischen 0,5 und 1,8" und 14mal verlängert (s. Tab. 3).

Tabelle 3.

Reflexlatenz Sekunden	Zahl der Patienten	
0,1—0,4	13	
0,5—0,9	14	
1,0—1,4	14	57%
1,5—1,8	8	
1,9—2,4	7	
2,5—2,9	3	
3,0—3,4	2	
3,5—4,4	2	

Ein Geschlechts- und sicherer Altersunterschied ließ sich nicht ablesen. Von 49 unter 35jährigen zeigten 9 verkürzte, 28 normale und 12 eine verlängerte Reflexlatenz, von 17 älteren 4 einen verkürzten, 11 einen normalen und nur 2 einen verlängerten Wert. Bei 7 Patienten von 74 war keine Reflexlatenz nachzuweisen, oder es bestand eine negative Latenzzeit, ein möglicher Hinweis, daß bereits vor dem Einsetzen des Hustenreflexes ein galvanischer Hautreflex im Ablaufen war.

Die *Halbwertzeiten* (nach ESSEN) verteilen sich wie folgt: Aus der Tabelle 4 ergibt sich, daß von 70 Patienten 44mal die Halbwertzeit verlängert und 6mal verkürzt war, weiter, daß Verlängerungen der Halbwertzeit bei unseren weiblichen Patienten häufiger waren. Von 53 unter 35jährigen war die Halbwertzeit 30mal (56%) verlängert, unter 17 älteren 14mal (82%). Bei der letzten Gruppe fand sich keine verkürzte Halbwertzeit.

Tabelle 4.

Halbwertzeit Sekunden	♂	♀	zus.
0—6,9	5	1	6
7—18	14	6	20
19—160	21	23	44
	40	30	70

Die Untersuchung von Gipfelzeit und Amplitude hat keine Möglichkeit zur Beurteilung ergeben. Wir werden deshalb Reflexlatenz und Halbwertzeit vorerst zur Kurvenbeurteilung unserer vegetativen Dystonien unter Berücksichtigung des Ruhepotentials heranziehen. Auch das Ausbleiben des galvanischen Hautreflexes haben wir als nicht normal registriert und bei 74 Patienten 4mal gefunden. Reflexlatenz und Halbwertzeit verhalten sich meist ungleichsinnig (s. Tab. 5). Beide Größen gemeinsam waren nur 9mal normal, 4mal verkürzt und 11mal verlängert. Eine Beziehung des Kurvenverlaufs zum jeweiligen Ruhepotential ließ sich nicht erkennen.

Aus den Erstuntersuchungen mit dem galvanischen Hautreflex hat sich vorerst keine Gruppierung der vegetativen Dystonie ergeben.

Reflexwiederholungen.

In einer weiteren Versuchsserie (30 Versuche an 26 Patienten) haben wir einem Vorschlage ESSEN's folgend, 2 bis 6 Reflexwiederholungen nahezu immer in 2-Minuten-Abständen untersucht. Es ergab sich für die Hustenlatenz eine Schwankungsbreite zwischen 0 und 1,5″, im Mittel von 0,44″. Die

Tabelle 5.

Reflex-latenz	Halbwert-zeit	Anzahl Patienten
n	+	25
n	n	9
n	—	2
n	—	2
+	+	11
+	—	3
—	n	8
—	+	8
—	—	4
kein Reflex		4
		74

n = normal, + = verlängert, — = verkürzt.

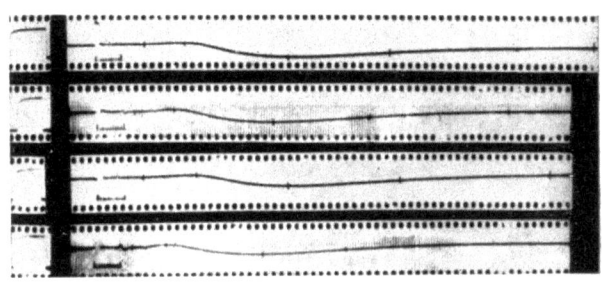

Abb. 28. Reflexwiederholung im Abstand von 2 Minuten. (46-jährige Patientin mit vegetativer Dystonie).

Häufigkeit verlängerter, normaler und verkürzter Reflexlatenzzeiten bei 107 Versuchen ergibt die Tab. 6. Es herrschen in 64% Normalzeiten vor. Das Ruhepotential war 16mal dauernd positiv, 7mal dauernd negativ und 7mal von + zu — oder umgekehrt schwankend. Ein Beispiel zeigt Abb. 28.

Bei der graphischen Darstellung der Halbwertzeiten wurden bei einigen Patienten gleichmäßig an- oder absteigende Kurven (a), bei anderen unregel-

Tabelle 6.

Anzahl d. Wiederholg.	bei Pat.	Reflexlatenzzeit verlängert	normal	verkürzt
3×	11	15	15	3
4×	13	5	44	3
5×	2	5	5	0
6×	2	3	5	4
zus. 107 Versuche	28	28	69	10

Tabelle 7.

Halbwertzeiten	verlängert	normal	verkürzt
gleichbleibend	0	0	1
absteigend	6	5	0
ansteigend	3	2	0
schwankend	6	4	1
	15	11	2

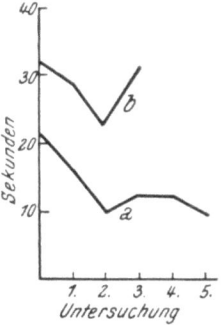

Abb. 29. Veränderungen der Halbwertzeit bei Reflexwiederholungen in Abstand von 2 Minuten.

mäßig schwankende Kurven (b) erhalten (Tab. 7 u. Abb. 29). Nach den bisherigen Beobachtungen bei letzteren scheinen Tachycardien häufiger zu sein. Eine Abhängigkeit der Verlaufsform der Halbwertzeiten in den wiederholten GHR von dem jeweiligen Ruhepotential ließ sich in den 30 Versuchen nicht erkennen.

Einfluß biophysiologischer Faktoren.

Die *täglichen Nüchternschwankungen* des galvanischen Hautreflexes wurden bei 12 Patienten an 2—11 Tagen untersucht. Hierbei zeigten 9 Patienten ein gleichbleibendes, 3 ein schwankendes Ruhepotential. Die Schwankungsbreite der Hustenlatenzzeit bewegte sich zwischen 0 und 1,2 sec., die der Reflexlatenz zwischen 0,4 und 2,4 sec. Die Halbwertzeit schwankt vom Normalen häufiger zur Verlängerung (7mal), zur Verkürzung 4mal und blieb 4mal im Normalbereich. Ihre Schwankungsbreite lag für 11 Patienten zwischen 11 und 22 sec. (im Mittel 15 sec.). Bei einem Patienten mit ausgeprägter Hyperhidrosis betrug sie 40 sec. (Tab. 8).

Bei *Nahrungszufuhr* ergab sich in mehreren Tageskurven vor und nach der Nahrungsaufnahme für die einzelnen Größen eine große Schwankungsbreite nach beiden Seiten. Gesetzmäßiges Verhalten ließ sich nicht aufzeigen. Beim gleichen Patienten fand sich an verschiedenen Tagen und nach verschiedenen Mahlzeiten verschiedener Ausfall von Ruhepotential, Reflexlatenz und Halbwertzeit.

Der Einfluß von *Muskelarbeit* (20 tiefe Kniebeugen) auf den galvanischen Hautreflex wurde in 39 Versuchen geprüft. In 4 Fällen ergab sich ein Ausbleiben des

Tabelle 8.
Tägliche Nüchternschwankungen.

	Tage	RP	Schwankungsbreite HL	RL	HZ	Reflex ausgeblieben
♂	4	+	0,7	0,5	13	—
♂	5	+	0,5	0,9	12	—
♂	7	—	1,2	1,9	17	—
♂	6	—			16	4mal
♀	5	—	0,3	0,4	20	—
♂	6	—	0,4	0,9	12	1mal
♂	6	—		1,8	22	—
♂	6	—	0,3	0,8	20	—
♂	2	—			15	1mal
♂	6	~	0,5	0,9	40	1mal
♀	11	~	0,6	2,4	11	Spontanschw.
♂	6	~	0,6	0,4	11	2mal

Reflexes. Das Ruhepotential zeigte in 22 von 38 Fällen ein Absinken, 5mal ein Gleichbleiben und 11mal eine Zunahme. Bei positivem RP über + 3 19mal Absinken und 5mal Gleichbleiben oder Anstieg, bei negativem und niedrig positivem RP 3mal Absinken und 11mal Gleichbleiben oder Anstieg. Tab. 9 zeigt in 22 von 35 Versuchen ein Absinken der Reflexlatenz (E) nach 20 Kniebeugen und auch eine gewisse Abhängigkeit von der Höhe des Ausgangswertes. Die Halbwertzeit (E) ergab in 22 von 35 Versuchsreihen ein Absinken ohne jede nachweisbare Abhängigkeit vom Ausgangswert. Ruhepotential, Reflexlatenz und Halbwertzeit zeigten also im Anschluß an 20 Kniebeugen überwiegend absinkende Tendenz ohne sichere gegenseitige Abhängigkeiten.

8 Versuchsreihen wurden in vergleichender Therapie vor und während *Stammhirnnarkose* (3mal 2 Luminaletten) in Vergleichsperioden von je 7 bis 10 Tagen untersucht, in 2 Fällen mit einer anschließenden gleichlangen medikamentfreien Nachperiode. Das Ergebnis scheint zunächst nicht eindeutig. Bei Betrachtung der Mittelwerte von Ruhepotential, Hustenlatenz, Reflexlatenz (E) und Halbwertzeit (E) in den Vergleichsperioden zeigt sich eine Abhängigkeit vom mittleren Ausgangswert nur angedeutet. In einer eigenen Zusammenstellung wurde die in den jeweiligen 7—10 Tagen einer Periode bestehende Schwankungsbreite ermittelt (Tab. 10). Daraus ergibt sich für das Ruhepotential bei niedriger Schwankungsbreite nach Luminaletten ein Anstieg, bei hoher ein Absinken, für die Hustenlatenz bei Werten unter 0,4 ein Anstieg, bei höheren ein Absinken, bei einer Reflexlatenz (E) 0,4—1,1″ ein Anstieg, bei den höheren Werten ein Absinken. Bei der Halbwertzeit (E) war diese Gesetzmäßigkeit nur angedeutet.

Die richtungsmäßige Beeinflussung der Komponenten des galvanischen Hautreflexes nach Luminaletten im Sinne der Normalisierung bei gewisser Abhängigkeit vom Ausgangswert bedarf noch weiteren Studiums. Die Abb. 30 demonstriert die verschiedenen Reaktionsmöglichkeiten der einzelnen Komponenten (Anstieg des RP; Abnahme der RL).

Nach *Causat-Injektionen* i.v. beobachteten wir in 6 Versuchsreihen vorwiegend Potentialpositivierung, sowie Verlängerung von Reflexlatenz und Halbwertzeit.

Einige Vorversuche DORSCHEIDS mit *Adrenalin* i.v. haben bisher

Tabelle 9. *Reflexlatenz (E.).*

Ausgangswert	Ab- nahme	An- stieg	Gleich- bleiben
bei Werten über 1,4″	15	2	2
bei Werten von 1,4″ u. niedriger	7	9	0
	22	11	2

keine einheitliche Reaktionsform ergeben. Anscheinend herrscht ähnlich den sympathicotonen Effekten von Muskelarbeit eine Verkürzung im Reflexverlauf vor.

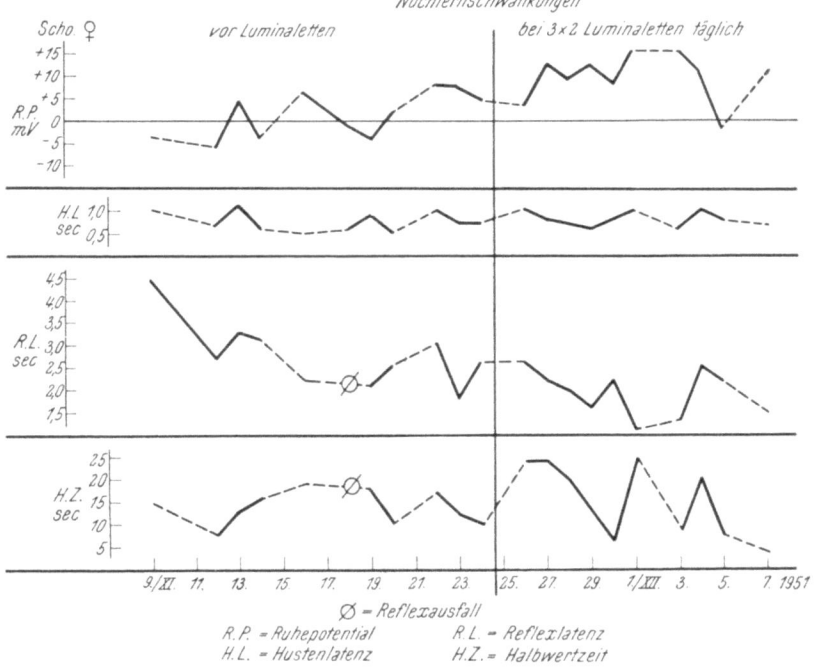

Abb. 30. Nüchternschwankungen des galvanischen Hautreflexes vor und bei Stammhirnnarkose.

Ø = Reflexausfall
R.P. = Ruhepotential R.L. = Reflexlatenz
H.L. = Hustenlatenz H.Z. = Halbwertzeit

Tabelle 10. *Schwankungsbreite in den Vergleichsperioden.*

Fall	Ruhepotential mV		Hustenlatenz sec.		Reflexlatenz sec.		Halbwertzeit sec.	
	vor	nach	vor	nach	vor	nach	vor	nach
1	1	18	0,1	0,2	0,5	1,9	13	5
2	3	24	0,3	0,5	0,4	0,5	22	16
3	18	20	0,6	0,3	0,5	1,0	11	19
4	35	5	0,4	0,2	0,8	1,1	20	26
5	11	18	0,2	0,4				
6	43	13	0,5	0,2	1,1	1,8	40	24
7	13	17	0,6	0,4	2,4	1,5	12	21
8	7	7—22	—	—	1,8	2,9	22	11

Fassen wir die bisherigen Untersuchungen DORSCHEIDs über den galvanischen Hautreflex zusammen, so *wurden an unseren vegetativen Dystonien keine Belege für eine strenge Abgrenzung torpider (Vagotoniker) bzw. erethischer (Sympathicotoniker) Typen gefunden,* Typen, wie sie noch vor dem letzten Kriege ESSEN mitgeteilt hat.

Anhang:
Das Elektrodermatogramm.
Wir haben bisher von den primären elektromotorischen Erscheinungen der Haut (elektrische Ableitung ohne Hilfsstrom — Hautpotential und galvanischer Hautreflex) gesprochen. Jetzt soll kurz die Rede sein von den sogenannten sekundär-elektromotorischen Erscheinungen der Haut, auf denen REGELSBERGER sein Elektrodermatogramm aufgebaut hat, die, wie erwähnt, schon VERAGUTH zu seinem „psychogalvanischen Reflexphänomen" (mit Hilfsstrom) verwandt hat. Über die physikalischen und biologischen Grundlagen des Elektrodermatogramms siehe die Monographie REGELSBERGERs. Für die Zwecke der klinischen Praxis genügt es (nach REGELSBERGER), die Korrelation zwischen Erregung, Zellmembran und Hautpotential allein festzuhalten. Das Grundphänomen, um das es sich bei dem Elektrodermatogramm handelt, ist mit REGELSBERGERs eigenen Worten folgendes:

„Legt man einen schwachen Gleichstrom, sagen wir von etwa 2 Volt Spannung, unter Zwischenschaltung eines Galvanometers und eines Widerstandes von geeigneter Größe an die Haut an und liest in etwa stündlichen Intervallen die Ausschläge ab, wobei diese am besten in einen Raster mit der Zeit als Abszisse und Ampèrewerten von zirka 10^{-7} Amp. als Ordinate eingetragen werden, so bemerkt man, daß anschließend an die Mahlzeiten früh, mittags und abends ein *sprunghafter Anstieg der Stromwerte* erfolgt. Häufig ist auch noch gegen 4 Uhr nachmittags entsprechend der hier meist erfolgenden Flüssigkeitsaufnahme ein ähnlicher Gipfel vorhanden. Daß diese Gipfel sich gelegentlich verschieben und untereinander verschmelzen, ist für den Praktiker einstweilen nicht entscheidend, wohl aber, daß diese Gipfel auch dann, wenn sie verschoben oder deformiert sind, in dieser Weise an allen gemessenen Hautstellen zur gleichen Zeit erscheinen." Wenn auch die bisherigen Befunde auf vegetativem Gebiete noch lange nicht für eine spezialisierende Lokalisation höherer diencephaler Steuerungszentren ausreichen, so weist REGELSBERGER bezüglich der Niveauveränderungen der Kurve darauf hin, daß die beiden Extreme nach der sympathikotonischen Höhenlage und der vagotonischen Tieflage der Kurven klinisch von besonderer Bedeutung sind. Er hat versucht, mit dem Elektrodermatogramm zwischen cerebralem, spinalem und peripherem Anteil des vegetativen Reflexbogens zu unterscheiden. Hier ergeben sich für die Klinik der Headschen Zonen usw. noch wichtige weitere Aufgaben (BECHER, GRATZL u. a.).

Um die wahrscheinlichen Beziehungen von primären und sekundären Elektrophänomenen an der Haut bei der vegetativen Dystonie weiter zu klären, hat DORSCHEID entsprechend den veröffentlichten Angaben REGELSBERGERs, die durch persönliche Korrespondenz in dankenswerter Weise ergänzt wurden, eine aequivalente Apparatur zur Messung des Elektrodermatogramms mit einem Lichtmarkengalvanometer und unpolarisierbaren Elektroden aufgebaut. Nach unseren bisherigen Beobachtungen zeigen unsere vegetativen Dystoniker häufig nicht die typischen Grundzacken der Regelsbergerschen Normalkurve oder steigen nicht auf gleiche Höhe wie diese an. Einzelne Fälle zeigen hohe

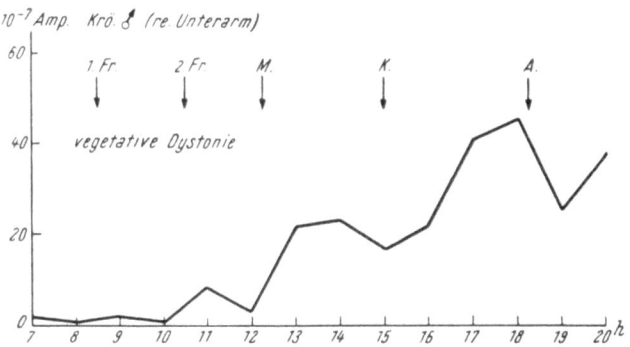
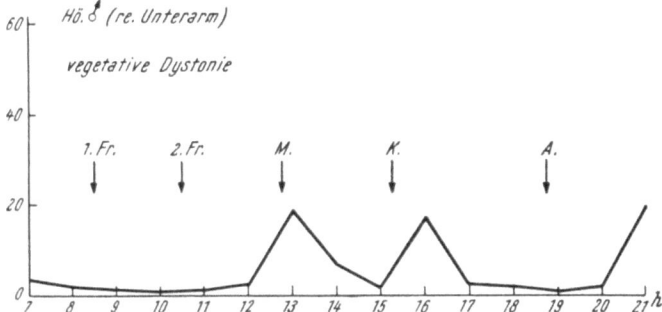

Abb. 31 a. Atypische Elektrodermatogramme bei vegetativer Dystonie.

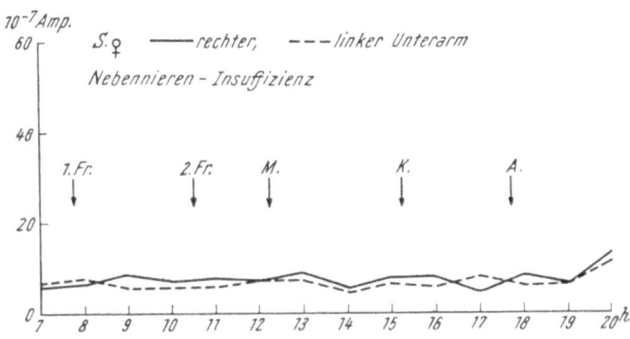
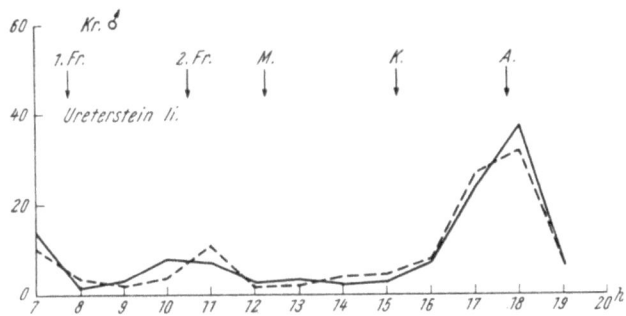

Abb. 21 b. Elektrodermatogramm bei einem Fall von Nebenniereninsuffizienz bzw. von Ureterstein links.

Ausgangsfrühnüchternwerte. Alle Fälle zeigen in den Früh- und Vormittagsstunden ein niedriges Niveau (vorherrschender Parasympathicotonus). Besonders niedrigen und flachen Kurvenverlauf sahen wir bei Nebennierenschwäche und im Nierensteinanfall (vegetativer Anfall nach KLOTZ).

Nach Luminaletten und Causat ergab sich bisher fallweise ein Ansteigen erniedrigter Kurven mit Wiederhervortreten der normalen Rhythmik nach REGELSBERGER.

6. Der Histamin-Intracutantest.

Auf die Beziehung des vegetativen Nervensystems zum allergischen Funktionskreis (s. neuestens EDERLE) wurde bereits auf Seite 36 hingewiesen. Damit ergibt sich von selbst die Bedeutung des Histamins in unserem Fragenkomplex. Man braucht nur einen Tropfen in physiologischer Kochsalzlösung eingebrachten Histamins in Konzentrationen zwischen 1/3000 bis 1/300 auf die Haut zu bringen und mit einer starken Nadel zu durchstechen, um innerhalb weniger Minuten (3—5) die bekannte „dreifache Reaktion" von 2—4 mm Durchmesser zu bekommen. Das haben zuerst EPPINGER (1913), dann SOLLMANN und PILCHER (1917) und systematisch besonders LEWIS und GRANT (1924) in ihren bekannten Untersuchungen gezeigt. Man weiß ferner schon lange, daß diese Reaktion nicht nach zu kurzen Zeiträumen wiederholt werden kann (O. MÜLLER). Mir scheint eine weitere ältere Beobachtung klinisch wichtig. PARRISIUS (1921) und EBBECKE (1923) sahen gelegentlich auch Quaddeln ohne erkennbare Röte. In enger Beziehung zu diesen Problemen mehren sich die Stimmen, welche den adrenergischen und cholinergischen Nerven als dritte Funktionsgruppe die „histaminergischen" Nerven zur Seite stellen (UNGER — 1935; KWIATKOWSKI — 1946; COUJARD — 1947; HOLTZ — 1950). Schon 1930 haben FELDBERG und SCHILF aus einem sowohl den Sympathicus, als auch den Parasympathicus erregenden und lähmenden Effekt auf eine mehr auf die Zelle selbst gerichtete Histaminwirkung geschlossen. Nach REIN liegt die Annahme nahe, daß Histamin als kapillarisationsregelndes Hormon eine Rolle spielt.

Bei all den modernen Arbeiten wird heute zur Prüfung der Histaminempfindlichkeit der Histamin-Intracutantest verwendet. RIECKER hat 1947 einen einfachen und gut auswertbaren Histamin-Intracutantest zur Differenzierung allergischer und nichtallergischer Formen beschrieben. Er injizierte 0,02 mg Histamin intracutan und bestimmte dann in 10 Minuten-Abständen den sich entwickelnden hyperaemischen Hof in seiner Flächenausdehnung. Bei Zugrundelegung von Zeit und Flächeninhalt drückte sich dies in dem eindeutig höheren Kurvenverlauf aus, den er jeweils graphisch festlegte. SEUSING fand an 15 Asthmatikern der HANSENschen Klinik weitgehende Übereinstimmung im Ausfall des RIECKERschen Testes mit der großen Allergenprobe. Die Mehrzahl der Allergisierten zeigte also gegenüber dem Histamin eine deutlich gesteigerte Reaktionsweise. Er betont, daß diese Testprobe nur zur allgemeinen Orientierung genügt, falls eine große Antigenprobe nicht durchführbar ist, ein bindender Schluß auf Allergie jedoch nicht daraus gezogen werden könne. Zur Beurteilung des Testes wird entweder die Quaddel- oder die Erythemgröße herangezogen. Diese beiden Größen zeigen wohl Beziehungen, gehen aber nicht immer parallel. Aus der Klinik liegen weitere Untersuchungen vor. Durch Anaesthesierung bzw. Exstirpation des lumbalen Sympathicus bzw. des Ganglion stellatum stellte SIMMA eine gewisse Abhängigkeit des roten Hofs vom autonomen System fest. Ihm erschien die praktische Konstanz der Reaktion beim Reflexnetz der Haut trotz der Möglichkeit einer sympathischen bzw. parasympathischen Beeinflussung auffallend. Doch erscheinen diese Fragen seit den wichtigen Untersuchungen der BOCKschen Klinik (ROSENBLATT, DEHN und LÖHLEIN) in einem anderen Licht. Die Versuche von ROSENBLATT und LÖHLEIN an 120 Versuchspersonen zeigen im Laufe des Tages ein mehr oder weniger großes Schwanken der Quaddelgröße. Gleichzeitig fiel auf, daß es ohne erheblichen Einfluß blieb, wenn man die Menge des intracutan gegebenen Histamins innerhalb gewisser Grenzen variierte. Erst bei Verminderung der Histaminmenge auf ein Zehntel der von diesen Autoren verwandten Dosis von 0,1 ccm Imido „Roche" verringerte sich die Quaddelgröße auf die Hälfte. Bei 42% der Untersuchten war die Reihenfolge: große Morgenquaddel, kleine Mittagsquaddel, größere Abendquaddel. Außerdem fand sich bei hoher morgendlicher Ausgangslage Abfall der Quaddelgröße zum Mittag hin und umgekehrt. Diese Tagesschwankungen bei den gleichen Personen waren etwa ebenso groß wie die täglichen Schwankungen. Die Autoren haben also erwiesen, daß die Quaddelgröße beim einzelnen Menschen veränderlich ist. Nach den Untersuchungen von STÜTTGEN und MÜLLER hat Atropin auf die Histaminquaddel, je nach Reaktionslage des Patienten, einen reduzierenden oder potenzierenden Einfluß. Das Problem der vergleichenden Dosierung intracutaner Injektionen ist bekanntlich nur dann befriedigend zu lösen, wenn geeichte Spezial-Injektionsspritzen und -Kanülen Verwendung finden, wie z. B. die Erfahrungen von KNÖLL bei der BCG-Impfung zeigen.

Eigene Untersuchungen.

Um bei unseren vegetativen Dystonien einerseits einen orientierenden Einblick in möglicherweise latent vorliegende allergische Prozesse zu gewinnen, andererseits aber auch etwaige Beziehungen zum „histaminergischen Anteil" des vegetativen Nervensystems zu erfassen, haben wir systematisch den RIECKERschen Histamin-Intracutantest angewandt, worüber DORSCHEID bereits berichtet hat.

Methodik.

Durch intracutane Injektion von 0,2 ccm einer Histaminlösung 1 : 10.000 (1 ccm Imido „Roche" aufgelöst in 9 ccm physiologischer NaCl) wurde eine Quaddel am linken Unterarm gesetzt. Wir wählten den Unterarm wegen der bequemeren Lage für laufende Untersuchungen an mehreren Patienten, da die RIECKERsche Applikation der intracutanen Quaddel an der Bauchhaut zwar etwas bessere Beobachtungsmöglichkeiten bietet, aber für Reihenuntersuchungen nicht geeignet ist. Die Radiusbestimmung des hyperaemischen Hofes erfolgte 4mal im Abstand von 10 Minuten, und zwar so, daß jeweils 2 Durchmesser des oft elliptischen Hofes ausgemessen, aus der Summe der beiden Durchmesser durch Vierteilung der durchschnittliche Radius und daraus dann der Flächeninhalt berechnet wurden. Am rechten Unterarm wurde eine Kontrollquaddel mit physiologischer Kochsalzlösung gesetzt. Die Abb. 31 zeigt unsere schematische Klassifizierung nach

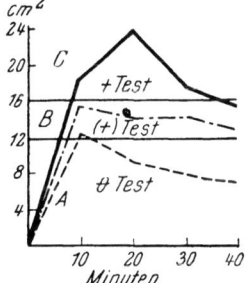

Abb. 32. Histamin-Intracutan-Test. Einteilungsschema.

RIECKER. Ein Kurvenverlauf, vorwiegend im „allergischen Bereich" über 16 cm² wird als positiv, im Bereich zwischen 12 und 16 cm² als schwach positiv, unter 12 cm² als negativ bezeichnet.

Nachdem zunächst durch ausreichende Vergleichsuntersuchungen gesichert war, daß mit der verwandten Methodik kein Unterschied des Ausfalls im nüchternen und nicht nüchternen Zustand bestand, wurde ein großer Kreis von 210 mehr oder weniger ausgeprägten vegetativen Dystonikern ohne organisch internen Befund untersucht. Darunter befanden sich 129 Studenten einer Reihenuntersuchung, 65 poliklinische Patienten (42 ♂ und 23 ♀) und 16 weibliche Klinikangehörige. Aus der folgenden Zusammenstellung ergibt sich der besonders häufige positive Ausfall des Histamin-Intracutantestes bei Männern (89%) und der geringere Prozentsatz bei den Frauenuntersuchungen.

Tabelle 11.

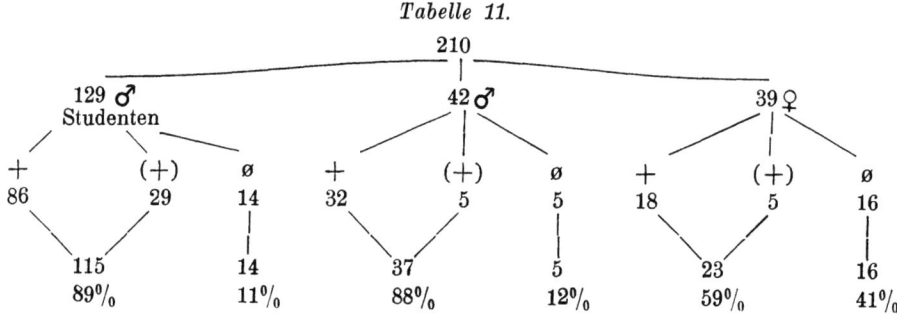

Ohne vorerst aus diesem gehäuft positiven Ausfall des Histamin-Intracutantestes (175 von 210 = 83%) Schlüsse zu ziehen, sei festgestellt, daß der *positive Histamin-Intracutantest ein weiteres Symptom der vegetativen Dystonie darstellen kann.*

II. Muskulatur und Nerven.

1. Pupillenweite.

Schon im Jahre 1788 finden sich in R. R. PLENKS Buch zahlreiche der jetzt bekannten Beobachtungen über das Verhalten der Pupillen verzeichnet. Das Auge gibt einen Einblick in die Wechselbeziehungen zwischen animalem und vegetativen Nervensystem. Die vielen Auslösungsfaktoren der Pupillenveränderung, die häufig die Beurteilung erschweren, hat MONNIER (1934) zusammengestellt. Danach kennen wir optische, akustische, statische, taktile, thermische und Schmerz-Reflexe, die eine Miosis, aber auch eine Mydriasis auslösen können. Wichtig erscheint, daß durch länger anhaltende Muskelkontraktion Mydriasis hervorgerufen wird (REDDLICHsches Händedruck-Phänomen).

Bei neugeborenen Kindern in den ersten Lebenstagen ist die Pupille sehr eng, sie ist dann im allgemeinen bei Kindern bis zur Pubertät sehr weit und wird im hohen Alter wieder fast so eng wie in den ersten zwei Lebenstagen (SCHMEICHLER, PFISTER, GUDDEN, HEDDAKUS, TANGÈ, SHADOW, BARTÉLS). Bei jungen Individuen ist eine Atemabhängigkeit der Pupillenweite häufiger, bei alten selten (SOMOGYI). Nach BACH sowie TANGE sind die weiblichen Pupillen im allgemeinen weiter als bei gleichaltrigen Männern. Schon BAUER wies darauf hin, daß die Pupillenweite gewisser Menschen zu verschiedenen Zeiten ganz auffälligen Schwankungen unterliegt. Neuropathische Individuen zeigten an manchen Tagen ganz große, an anderen wieder enge Pupillen bei gleichzeitiger ausgeprägter Schwankung zu verschiedenen Tageszeiten. Diese Beobachtungen haben neuerdings DÖRING und SCHAEFERS nach dem Prinzip der entoptischen Pupillenmessung untermauert. Die Pupillenweite des Menschen zeigt einen deutlichen Tagesrhythmus in guter Übereinstimmung mit anderen Tagesrhythmen und wird wie diese auf Schwankungen im Tonus des vegetativen Nervensystems zurückgeführt. ADLERSBERG, KAUDERS (nach MONNIER) fanden Pupillenveränderungen nach der Mahlzeit. BUMKE stellte bei Geisteskranken nach längerer Nahrungsverweigerung auffallend weite Pupillen fest, die nach wenigen Tagen künstlicher Ernährung schwanden. Bereits BROWN-SEQUARD hat auf die sehr engen Pupillen im Schlaf hingewiesen. Im Moment des Erwachens erweitert sich die Pupille ad maximum (s. a. SCHMEICHLER). W. R. HESS hat sich vergeblich bemüht, die Vorgänge „of the contracted pupil of the sleeper" zu deuten. Die im Wachzustand relativ weiten Pupillen nehmen durch geistige Tätigkeit an Weite noch zu.

1893 hat RECHE an dem Krankengut der Breslauer Augenklinik in 1% der behandelten Fälle „reine" Fälle von Pupillenungleichheit (Anisocorie) bei geistig und körperlich vollständig gesunden Menschen festgestellt, beim männlichen Geschlecht in einem bedeutend höheren Prozentsatz als beim weiblichen (s. auch SCHULTE-TIGGES). Auf ihr häufiges Vorkommen bei Neuro- und Psychopathen weist BAUER hin. SCHAUMANN sieht die Anisocorie als neuropathisches Stigma an. Auch W. JAENSCH sieht in dem lebhaften Wechsel der Pupillenweite eines der Stigmata des vegetativen Nervensystems. Bereits 1851 berichtet Claude BERNARD über seine Reizversuche des Halssympathicus, während erst HORNER die entsprechenden klinischen Erscheinungen beschrieb. Tonuserhöhung des Sympathicus führt zur weiten Pupille, vielleicht auch zur mydriatischen Starre (P. A. JAENSCH). Von LÖWENSTEIN wurde auf die spontane Pupillenunruhe in ihrer Abhängigkeit von *seelischen* Vorgängen hingewiesen. Die Steuerung der Pupilleninnervation durch vegetative Nerven ist jedenfalls seit langem sichergestellt. Während H. H. MEYER den „mehr autonom bestimmten Typ" mit enger, scharfer Pupille im tiefliegenden Auge und die vorwiegend „sympathische Stimmung" mit weiten spielenden Pupillen theoretisch schildert, beschrieben EPPINGER und HESS bei der Vagotonie die vom Basedow bekannten weiten Lidspalten bei weiten Pupillen. BRUGSCH und SCHITTENHELM fanden bei vegetativer Übererregbarkeit die Pupillen oft weit. Das von der einfallenden Lichtmenge unabhängige lebhafte Pupillenspiel (HIPPUS) wurde ohne bisher eindeutig erwiesenen klinischen Wert zur Funktionsbeurteilung des vegetativen Nervensystems herangezogen. Die pharmakologische Pupillenreaktion soll sich nach LAIGNEL-LAVASTINE sehr gut zur Prüfung der sogenannten Vago- oder Sympathicotonie eignen. Unter bestimmten Umständen soll beim Normalen eine Adrenalinmydriasis für Sympathicotonie, eine höhere Empfindlichkeit gegen Atropin für Vagotonie sprechen. Als indirekter Pupilleneffekt im Sinne MONNIERS tritt die mydriatische Pupillenreaktion meist gemeinsam mit Reaktionen anderer vegetativ innervierter Organe auf. Das Auftreten von Pupillenveränderungen (Miosis und Mydriasis) gleichzeitig mit Nausea, Speichelfluß, Erbrechen sowie Blutdrucksenkung mit Hirnanämie, angeregteren Pendelbewegungen des Dünndarms und von Atemveränderungen führt SPIEGEL auf die reflektorische Beeinflussung vegetativer Oblongata-Zentren durch den Nervus vestibularis zurück. KEHRER widmet den rein sympathischen Pupillenstörungen ein eigenes Kapitel. Als weiteres Beispiel einer momentanen vegetativen Umstimmung ist die Abhängigkeit der Pupillenweite von den Atemexkursionen anzusehen. Von KORANYI und SOMOGYI fanden diese Beziehung stets mit respiratorischer Arrhythmie verknüpft. Nach SZILY besteht eine Abhängigkeit des Verhaltens der Pupillenreaktion von der inneren Sekretion. Auf Grund der Untersuchungen von POOS und RISSE (zit. bei v. SZILY) scheint dem Pankreas nicht nur eine sympathisch-hemmende, sondern auch eine parasympathisch-fördernde Funktion zuzukommen. Es führten intravenöse Insulin-Injektionen beim atropinisierten, nebennierenlosen Tier oft in wenigen Stunden zu einer Pupillenverengerung mit starker Lichtempfindlichkeit.

Die Abhängigkeit der Pupillenweite vom vegetativen Nervensystem erweisen auch die Kurzwellendurchflutungsversuche von BREHM und BÜCHSEL, die bei Bestrahlung der Hypophyse sowie des Ganglion stellatum während des Ein- und Ausschaltens und kurze Zeit danach ein lebhaftes Pupillenspiel sowie Tendenz zur Pupillenverengerung bzw. -erweiterung ergaben. Die Abhängigkeit der Anisocorie von Einflüssen des vegetativen Nervensystems und damit ihre Beziehung zu den inneren Organen und ihren Erkrankungen erhellt besonders aus den von HANSEN und v. STAA zusammengetragenen Beobachtungen [s. Anisocorie bei Aortenaneurysma (WILLIAMSON 1857, BABINSKI 1902), Lungentuberkulose (DESTREE 1894, EHRMANN 1914, WILLNER 1926), Ösophaguskarzinom (HITZIG 1897), Gallenkoliken (ZERNIK)].

Auf Augensymptome bei den verschiedensten Erkrankungen haben also Ärzte und Forscher seit der Mitte des 19. Jahrhunderts ihr besonderes Augenmerk gerichtet (s. OPPERMANN). v. ROQUES nahm bei der Entstehung der Pupillendifferenzen ein reflektorisches Geschehen an. Nach HANSEN findet die Reflextheorie ihre überragende Stütze erst durch die Einordnung des Pupillenphänomens in das Gesamtbild des homolateralen Reflexsyndroms als regelmäßiges Glied einer auch in allen anderen Einzelerscheinungen nur reflektorisch deutbaren Erfolgsreaktion. HANSEN nimmt auch mit v. ROQUES an, daß das Pupillenphänomen als Ausdruck einer sympathischen Erregung und nicht als parasympathische Hemmung zu deuten ist. SCHAUMANN beobachtete bei Neurasthenikern und bei nervösen Magenaffektionen Pupillenerweiterungen, die einmal rechts-, einmal linksseitig auftraten. Nach BUMKE bedeutet die Pupillenungleichheit nie mehr als ein Signal, eine Aufforderung, an eine organische Erkrankung zu denken. In der Aussprache zu dem Referat HANSEN's (1928) betonte FOERSTER, daß es sich bei dem geschilderten Phänomen um die sogenannte sympathische Pupillenreaktion handelt. Es käme auf algophore Reize zu einer Erweiterung der Pupille, welche homolateral stärker ist als kontralateral. In Anbetracht dieser vielfachen Beziehungen der Pupillenweite zum vegetativen System haben wir gemeinsam mit OPPERMANN die Pupillenweite bei der vegetativen Dystonie studiert.

Eigene Untersuchungen.
Methodik.

Zur Objektivierung der Pupillenweite bedienten wir uns der Photographie. Um eventuelle Ungenauigkeiten bei der Reproduktion auszuschließen, wurde der sich aus dem Verhältnis Irisdurchmesser zum Pupillendurchmesser ergebende Quotient bestimmt und graphisch dargestellt. Die Pupillenaufnahmen wurden im allgemeinen bei *indirekter* Beleuchtung gemacht (MARK). Der Patient sitzt dabei auf einem Stuhl, der Kopf liegt in einer bequemen Kopfstütze. Eine 500-Watt-Lampe steht hinter dem Patienten auf dem Fußboden und ist gegen einen mit Leinwand bespannten Wandschirm gerichtet. Zwei weitere Wandschirme befinden sich seitlich vom Patienten. Belichtungszeit 10 sec. Bei der *direkten* Beleuchtung stehen zwei 500-Watt-Lampen seitlich vor dem Patienten, Belichtungszeit $1/25$ sec.

Ergebnisse.

Auch wir haben im klinischen Betrieb gewisse Tagesschwankungen der Pupillenweite beobachtet. In etwa der Hälfte von 106 Fällen reiner oder symptomatischer vegetativer Dystonie bestand eine weite Pupille, in etwa einem Achtel der Fälle eine enge Pupille, unabhängig vom Geschlecht. In drei Achtel

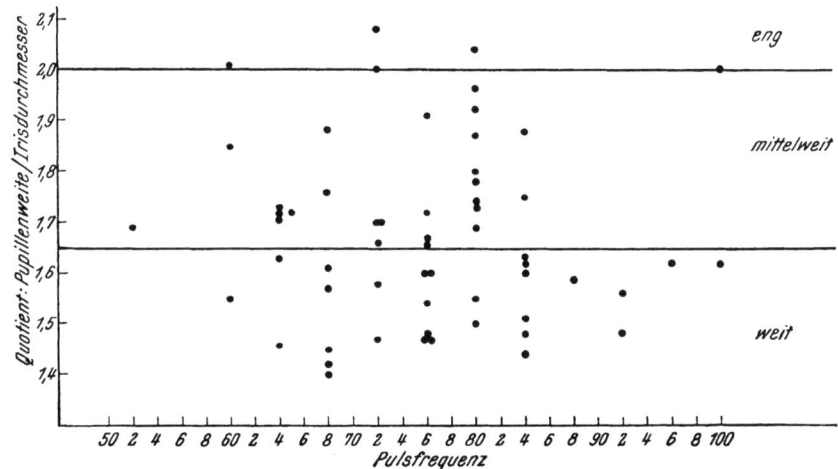

Abb. 33. Verhältnis von Pupillenweite zu Pulsfrequenz (60 Patienten).

der reinen vegetativen Dystonien sowie bei über 50% von Magen-Darmstörungen mit begleitender vegetativer Dystonie bestand eine Anisocorie. Hier hat mein Assistent OPPERMANN kürzlich wieder auf wichtige klinische Beziehungen der Pupillenweite im Rahmen visceroviszeraler Reflexe hingewiesen. Eine klare Beziehung zwischen Pupillenweite und Pulsfrequenz hatte die klinische Beobachtung uns nicht ergeben. Die Abb. 33 zeigt das Verhältnis der Pupillenweite zur Pulsfrequenz, geprüft an 60 Patienten.

Einfluß biophysiologischer Faktoren.

Bei 8 Patienten mit reiner vegetativer Dystonie, die auf *tägliche Nüchternschwankungen* untersucht wurden, fand sich in jedem Fall ein deutliches Schwanken der Pupillenweite (Abb. 34). Es besteht nach den Ergebnissen der Tab. 12 eine Abhängigkeit von dem Ausgangswert; d. h. Patienten mit relativ weiter Pupille (1.), bei denen wir also einen niedrigen Quotienten errechnen, zeigen nur kleine Schwankungen in der Pupillenweite. Patienten mit relativ enger Pupille — also mit größerem Quotienten (3.) — weisen große tägliche Nüchternschwankungen auf. Besonders eindeutig wird dieses Verhalten bei einem vegetativen Dystoniker (4.), der als Zustand nach Commotio eine weite und eine enge Pupille aufweist. In der Tabelle sind die Maximalschwankungen von einem Tag zum andern aufgeführt. Die Abb. 35 zeigt am gleichen

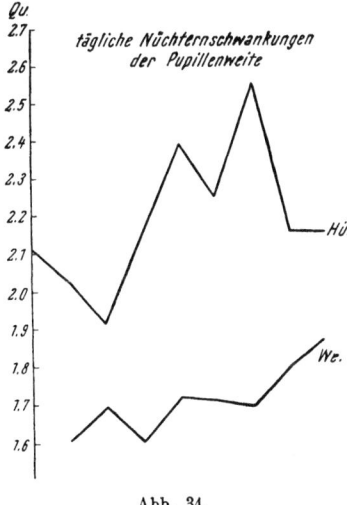

Abb. 34.

Patienten über mehrere Wochen die täglichen Nüchternschwankungen. Die dort unter dem Datum angegebenen Zahlen bedeuten Gesamtirisdurchmesser: Pupillendurchmesser, die darunterstehende Zahl den jeweiligen Quotienten.

Tabelle 12.

Pat.-	Ausgangsquotient	Schwankungsbreite des Quotienten
1.	3	1,6	0,25
2.	3	1,75—1,85	0,34
3.	2	2,1 —2,2	0,4—0,5
4.	1	re. Auge 1,7	0,36
		li. Auge 1,55	0.27

Die *Tagesschwankungen* der Pupillenweite wurden an beiden Pupillen von 5 Patienten beobachtet. Wie die Kurven zeigen (Abb. 36), lassen sich zwei Verlaufsformen unterscheiden. Einmal finden wir morgens weite Pupillen, die zur Mittagszeit enger werden, um dann abends mehr oder weniger die morgendliche Pupillenweite wieder zu erreichen. Die andere Verlaufsform hat morgens und abends engere

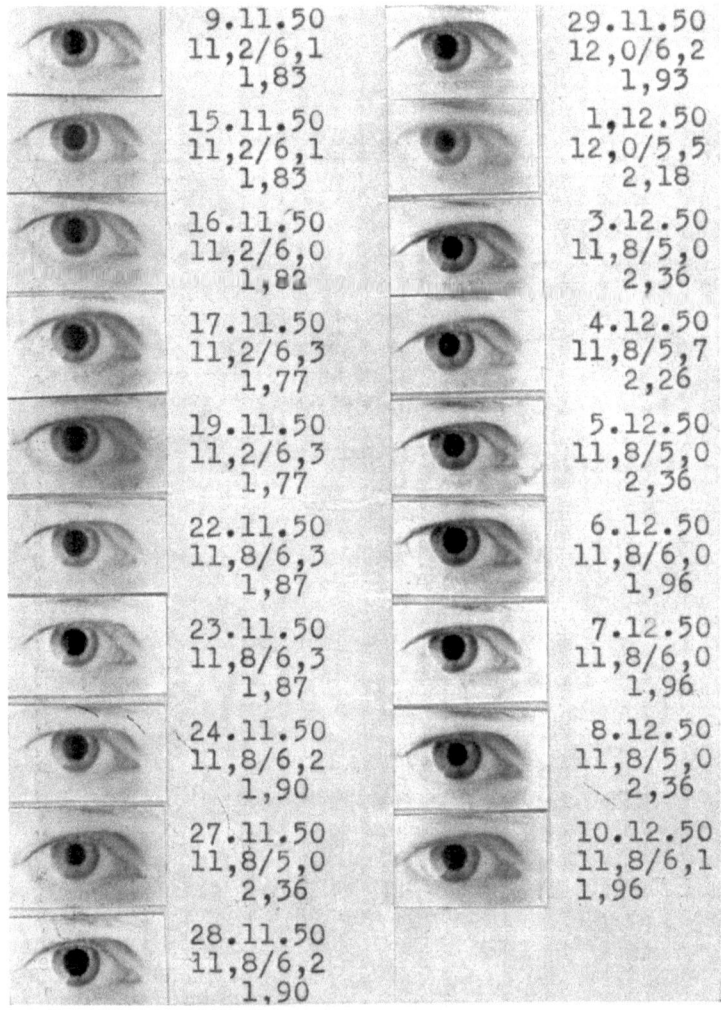

Abb. 35. Tägliche Nüchternschwankungen.

Pupillen als zur Mittagszeit. 1 Patient zeigte keine Tagesschwankung. Beim gleichen Patienten fanden sich an drei verschiedenen Tagen stark voneinander abweichende Tageskurven (Abb. 37).

In Tab. 13 und 14 sieht man auch für die tageszeitlichen Schwankungen eine gewisse Abhängigkeit vom Ausgangswert. Die weiten Pupillen zeigen angedeutet geringere Tagesschwankungen (im Mittel 0,03 gegen 0,43 bei engeren Pupillen).

Den *Atmungseinfluß* auf die Schwankungsbreite der Pupillenweite prüften wir bei direkter Beleuchtung mit kurzer Belichtungszeit an 70 Schwesternschülerinnen. 36 Schwestern hatten im Inspirium eine weitere Pupille als im Exspirium, eine Schwester wies gegensätzliches Verhalten auf, bei 33 Schwestern bestand Pupillengleichheit.

Den Einfluß der *Arbeit* auf die respiratorische Pupillendifferenz (r.P.D.) hat OPPERMANN an 57 Schwesternschülerinnen untersucht. Dabei zeigten 19 keine r.P.D. in Ruhe und nach Belastung. Von den restlichen 38 Schwestern hatten 28 in Ruhe eine r.P.D., von ihnen wurde diese nach Arbeit 10mal größer, 17mal kleiner und einmal blieb sie gleich. In 7 Fällen mit r.P.D. in Ruhe war nach Belastung keine Differenz vorhanden. Die 10 Fälle mit fehlender r.P.D. in Ruhe wiesen erst

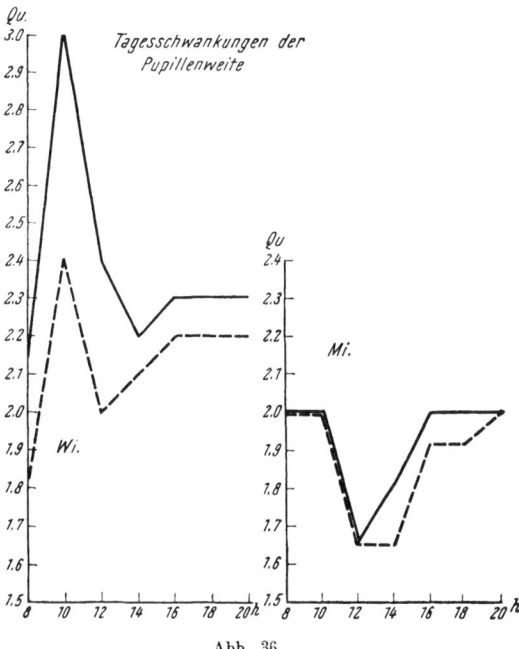

Abb. 36.

Abb. 37

Tabelle 13.

Name	Seite	Früh I	Mittags II	Diff. I—II	Abends III
Wo	re.	1,56	1,47	0,09	1,67
	li.	1,56	1,52	0,04	1,52
	re.	1,62	1,62	0,0	1,62
	li.	1,62	1,62	0,0	1,62
Sch	re.	1,81	2,0	0,19	1,83
	li.	1,81	2,0	0,19	1,81
Wi	bds.	1,83	2,4	0,57	2,2
Mi	re.	2,0	1,6	0,4	2,0
	li.	2,0	1,6	0,4	2,0
Wi	bds.	2,15	3,0	0,85	2,3

Tabelle 14.

Ausgangswerte	Schwankungsbreite	
1,56	0,09	
1,56	0,04	0,03
1,62	0,0	
1,62	0,0	
1,81	0,19	
1,81	0,19	
1,83	0,57	0,43
2,0	0,40	
2,0	0,40	
2,15	0,85	

nach Belastung eine solche auf. Bei 20 Schwestern mit größerer Pupillendifferenz nach Belastung sah man 10mal eine weitere Pupille nach Belastung, 5mal eine engere und 5mal gleich weite Pupillen.

Die Untersuchung der respiratorischen Arrhythmie in Ruhe vor der Belastung ergab bei diesen 57 Schwestern keine Korrelation zur respiratorischen Pupillendifferenz.

Von 13 Schwestern, die nach Belastung eine Zunahme der Pupillenweite aufwiesen, zeigten 10 eine Vergrößerung der Pupillendifferenz zwischen In-

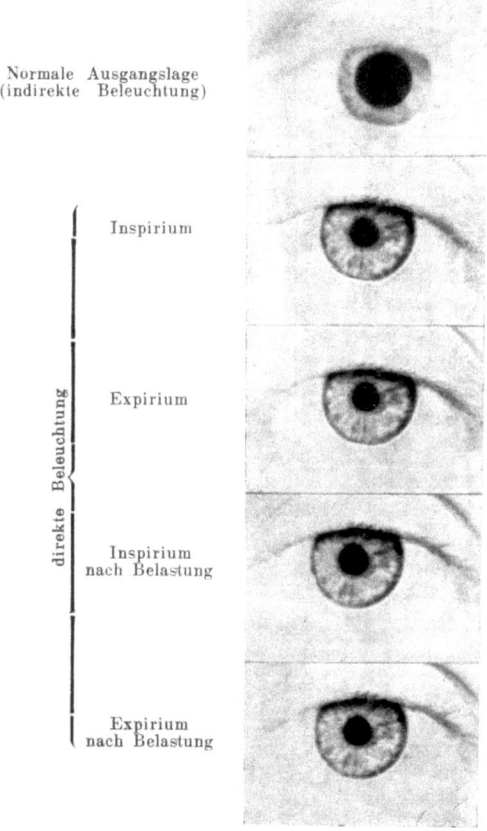

Abb. 38. Respiratorische Pupillendifferenz vor und nach Belastung.

und Exspirium nach Belastung, 3 ein Engerwerden, von 16 Schwestern, die mit einem Engerwerden der Pupille nach Belastung reagierten, 11 eine kleinere Differenz und 5 eine größere Differenz zwischen In- und Exspirium nach Belastung (s. Tab. 15).

Aus den Ergebnissen dieser Untersuchung läßt sich schließen, daß ein Weiterwerden der Pupille nach Belastung überwiegend mit der Zunahme der Pupillendifferenz zwischen In- und Exspirium einhergeht, umgekehrt ein Engerwerden mit einer Abnahme der Pupillendifferenz.

Der Einfluß von *Stammhirnnarkose* (3×2 Luminaletten tägl.) auf die Nüchternschwankung der Pupillenweite wurde an 4 Patienten beobachtet. Bei einem Pat. änderte sich der Kurvenverlauf nicht, der zweite Pat. zeigte

Pupillenweite.

Tabelle 15.

Weitere Pupille nach Belastung			Engere Pupille nach Belastung		
respirator. Pupillendifferenz vor Belastung	respirator. Pupillendifferenz nach Belastung	Größe der Pupillendifferenz	respirator. Pupillendifferenz vor Belastung	respirator. Pupillendifferenz nach Belastung	Größe der Pupillendifferenz
0,15	0,36	+	0,26	0,06	—
0,0	0,10	+	0,47	0,10	—
0,0	0,32	+	0,0	0,21	+
0,17	0,13	—	0,34	0,08	—
0,0	0,37	+	0,22	0,32	+
0,24	0,62	+	0,40	0,0	—
0,0	0,14	+	0,27	0,13	—
0,18	0,41	+	0,05	0,21	+
0,0	0,10	+	0,46	0,0	—
0,0	0,59	+	0,28	0,24	—
0,60	0,43	—	0,57	0,0	—
1,02	0,45	—	0,39	0,0	—
0,61	0,81	+	0,22	0,47	+
			0,46	0,0	—
			0,32	0,21	—
			0,30	0,31	+

nach der Behandlung geringere tägliche Schwankungen als vor der Behandlung. Die letzten beiden Patienten wiesen während der Behandlung eine deutliche Vergrößerung der täglichen Schwankungen auf. Bei einer Patientin verfolgten wir die Tagesschwankungen vor und während der Verabfolgung von Luminaletten. Im Verlauf der Behandlung kam es in den ersten Tagen zu einer vorübergehenden Umkehr des Kurvenverlaufs (Abb. 39).

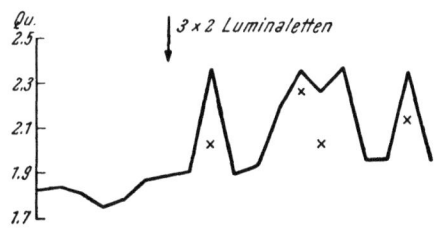

Abb. 39. Einfluß der Stammhirnnarkose auf die täglichen Nüchternschwankungen der Pupillenweite.

Causat beeinflußte in 2 von 5 Fällen den Anfangswert der Pupillenweite nicht. In 3 Fällen kam es zu einer gewissen Nivellierung der Kurve: Die Quotientengröße vor und nach Behandlung war folgende (s. Tab. 16).

Beim Vergleich des letzten Wertes vor der Causatgabe mit dem Endwert der Causatperiode ergibt auch der Causateffekt bei den vegetativen Dystonien ebenso wie die täglichen Nüchternschwankungen und Tagesschwankungen eine Abhängigkeit von der *Ausgangslage*.

Tabelle 16.

Quotient vor Behandlung	Quotient nach Behandlung
1,74	2,2
2,20	2,15
1,61	1,97

Vier Fälle mit weiteren Pupillen (Werte 1,7—1,96) zeigen ein Engerwerden der Pupillen, während ein Fall mit sehr enger Ausgangspupille von 2,68 zur weiteren Pupille auf 1,68 übergeht.

Eine Typisierung auf Grund der Pupillenweite ist nicht möglich. *Die exakte Beurteilung der Pupillenweite läßt sie als ein Mitsymptom bei der Diagnostik der vegetativen Dystonie verwerten.*

Mehrere Symptome im Bereich der *quergestreiften Muskulatur* werden seit langem mit Störungen des vegetativ nervösen Apparates in Verbindung gebracht, Tremor manuum, Lidflattern, Zungenwogen, idiomuskulärer Wulst, Muskelfibrillieren u. a.).

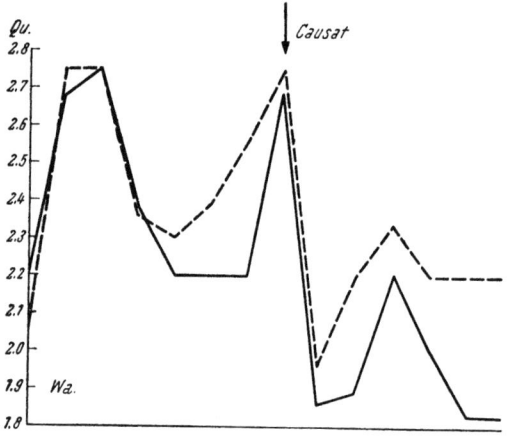

Abb. 40. Einfluß von Causat auf die täglichen Nüchternschwankungen der Pupillenweite.

2. Tremor manuum.

An erster Stelle rangiert dabei der „Tremor manuum", das Zittern der Hände, wenn sie, wie es GUBLER 1860 zuerst angab, mit gespreizten Fingern ausgestreckt gehalten werden. CURSCHMANN bezeichnet als Tremor regelmäßige, sich rasch folgende, in größeren oder kleineren Exkursionen um eine Achse und stets in einer Ebene sich vollziehende unwillkürliche Bewegungen, die durch unfreiwillige Muskelbewegungen hervorgerufen werden, an denen sich abwechselnd Agonisten und Antagonisten beteiligen (s. auch JUNG). Es handelt sich beim Tremor um eine physiologische Erscheinung, die bei fast allen Menschen nachweisbar ist, jedoch beim Gesunden nur unter bestimmten Bedingungen (Kälte, Ermüdung, Affekt u. ä.) mit bloßem Auge sichtbar wird und normalerweise nur durch empfindliche Apparaturen mit Vergrößerung der Bewegungen erfaßbar ist. Schon KEHRER faßt das Zittern als physiologisches Dissoziationsphänomen des Motoriums schlechthin auf. ZIESCHÉ beschreibt seine Häufigkeit im Greisenalter, bei Kälte, Nervosität und Erschöpfung. CHVOSTEK begründet die Konstanz des Tremors beim Basedow damit, daß der Tremor ein ungemein häufiges Symptom der Neuropathie ist, durch das sich die neuropathische Konstitution bereits in der Kindheit kund tun kann.

Um die Erklärung des Tremors haben sich besonders BUSQUET, KOLLARITS, PELNÀR bemüht. Der Tremor hat normalerweise einen ziemlich regelmäßigen Rhythmus und meist gleichmäßige Ausschlaghöhe. Die Frequenz des Tremors ist an den verschiedenen Extremitätenabschnitten unterschiedlich, sie geht von feinen schnellen Zitterbewegungen der Fingerspitzen, die nach KOLLARITS zwischen 10—15 pro sec., nach JUNG bis zu 24 pro sec. im Durchschnitt betragen, über Werte von 7—13 pro sec. für die Hände (KOLLARITS, PELNÀR, JUNG) zu langsamen gröberen Bewegungen an den Unterarmen mit ca. 5 pro sec. und den Oberarmen mit ca. 2—3,8 pro sec. über. Entsprechend der Abnahme der Frequenz nimmt die Ausschlaghöhe der Zitterbewegung von distal nach proximal deutlich zu (KOLLARITS). Der Tremor entsteht durch reziproke Innervation der antagonistischen Muskelgruppen und ist nach WACHHOLDER eine unter besonderen Verhältnissen auftretende Urform der Bewegung, zu deren Erklärung JUNG Vergleiche mit der Flossenbewegung der Fische herangezogen hat. Nach JUNG gehen die Tremorbewegungen wahrscheinlich von der Medulla oblongata oder der Substantia grisea aus und bekommen von höhergelegenen Anteilen nur hemmende oder bahnende Impulse. Sein Auftreten ohne oder bei geringstem Anlaß mit ungewöhnlicher Stärke und Dauer ist nach BRAUN abnorm. Er grenzt differentialdiagnostisch das neurasthenische Zittern gegenüber dem alkoholischen Tremor und dem senilen Tremor als Folge der beginnenden extrapyramidalen Schädigung meist arteriosklerotischer Herkunft ab. Eine Abgrenzung gegenüber dem Nikotinabusus wird man heute fallen lassen. Grob pathologische Formen sind beim Parkinson und der multiplen Sklerose als Ruhe- bzw. Intentionstremor bekannt, feinschlägiger, schneller Tremor bei Basedow, Intoxikation und der sogenannten Neurasthenie. Dabei ist die Minutenfrequenz die gleiche wie beim Gesunden, nur die Ausschlaghöhen sind größer. Während spontane unermüdbare Tremoren der verschiedensten Genese, sofern sie nicht sehr stark und ausgebreitet

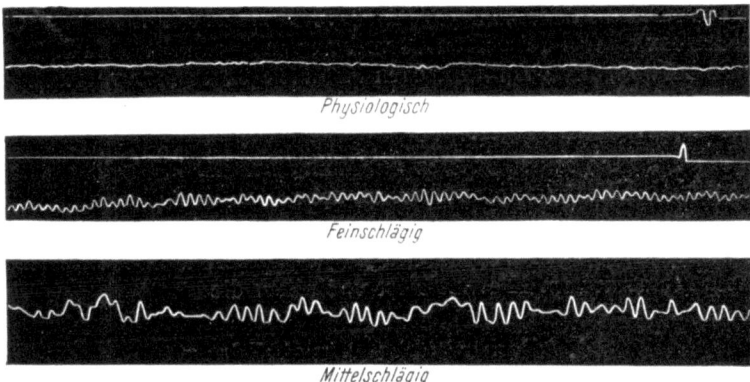

Abb. 41. Tremor manuum.

sind, den Gesamtstoffwechsel oft auffallend wenig oder garnicht alterieren, kann das feine Muskelzittern wie im Fieber oder bei Kälteschauern zu erheblichen Umsatzsteigerungen führen (GRAFE).

Mein Mitarbeiter SCHOLZ hat den Tremor der Hände von 66 vegetativen Dystonien durch Spreizen der gestreckten Finger bei geschlossenen Augen und Lagerung des Unterarms auf einen Sandsack mit Hilfe zweier Mareyscher Kapseln auf einem Kymographion registriert, den Sekundendurchschnitt der Zitterbewegungen aus einer 10-Sekundenstrecke errechnet. Die Ausschlaghöhe war auf etwa das Vierzehnfache vergrößert. Der von jeher für vegetativ-nervöse Störungen als typisch beschriebene feinschlägige Tremor der Hände fand sich in unserem Material im ganzen 51mal (77%). In 11 Fällen lag das Ausmaß der Ausschläge im Bereich des Physiologischen, 4mal bestand ein mittelschlägiger Tremor (Abb. 41). Die gefundenen Durchschnittswerte der Sekundenfrequenzen lagen bei der feinschlägigen Form des Tremors bei 10,2 pro sec., bei der physiologischen bei 11,6 pro sec., in den Fällen mit gröberem Zittern ergab sich ein Durchschnitt von 8,3 pro sec. Mit der Zunahme der Ausschlagshöhe nahm also die Frequenz in der bekannten Weise ab (KOLLARITS), ein deutlicher Frequenzunterschied zwischen feinschlägigem und physiologischem Tremor bestand nicht (s. JUNG). Von 379 vegetativen Dystonien zeigten unsere klinischen Untersuchungen in 3,7% keinen, in 17,7% einen geringgradigen Tremor. Somit bestand Übereinstimmung mit SCHOLZ, also in

79% ein ausgeprägter Tremor manuum. In 29% war der Tremor ganz besonders auffallend. Eine Abhängigkeit vom Geschlecht ergab sich uns nicht.

Der Nachweis der feinschlägigen Form ist also bei Verdacht auf eine vegetative Dystonie ein wertvoller Befund.

Als dem Tremor zugehörige Erscheinungen finden sich weiter Zittern der locker hervorgestreckten Zunge (Zungenwogen), Lidflattern oder Lidzittern, Zittern der Lippen sowie der gesamten Gesichtsmuskulatur und anderes mehr.

3. Das Lidflattern,

das in einer vertikalen Zitterbewegung der Oberlider besteht, wenn diese locker geschlossen gehalten werden, tritt oft erst nach einigen Sekunden auf, so daß die Beobachtung auf dieses Symptom nicht zu früh abgebrochen werden darf. FEIN wies Lidflattern bei 100 anscheinend gesunden Studenten in 25% nach. KEHRER will das Symptom als rein asthenisch und nur bei festem Lidschluß und nach Ausschluß aller rein psychisch verursachten Lidbewegungen anerkennen. SCHOLZ sah es bei seinen 70 vegetativen Dystonien 69mal, in stärkerem Grade bei 29 Fällen. Im klinischen Krankengut unserer vegetativen Dystonie fand es sich in 96,7% von 386 Patienten, stärker ausgeprägt war es bei den unter 30jährigen häufiger.

Zungenwogen fehlte bei SCHOLZ nur 4mal, bei 122 klinischen vegetativen Dystonien 8mal. Es war in einem Drittel sehr deutlich zu beobachten.

Diesen Erscheinungen bei der statischen Arbeit der quergestreiften Muskulatur stehen diejenigen Veränderungen gegenüber, die bei ihrer mechanischen Reizung auftreten. Hierunter ist vor allem die

4. idiomuskuläre Wulstbildung

zu verstehen, die bei kurzem kräftigem Schlag mit dem Perkussionshammer auf den schlaffen Muskel, besonders den Musculus pectoralis major, deltoides und biceps auftritt, aber auch durch kräftigen Druck mit dem Daumen auf den Biceps unter Drehung der Hand nach außen ausgelöst werden kann (LEITINGER, Abb. 42). Es entsteht im positiven Falle sofort ein je nach der Dicke des Unterhautfettgewebes mehr oder weniger sicht- oder tastbarer harter Wulst des gereizten Muskels, der in seiner größten Ausdehnung quer zum Faserverlauf desselben steht und meist 4—6 sec. (SCHRÖTTER), nach LEITINGER bis 10 sec. bestehen bleibt, innerhalb welcher Zeit er langsam abklingt. Der Oberarm ist wegen des meist geringen Fettpolsters und des fast völligen Freibleibens bei evtl. bestehenden Ödemen der günstigste Beobachtungsort. Die idiomuskuläre Wulstbildung läßt sich an nur wenige Zentimeter voneinander entfernten Stellen auch gleichzeitig und kurz nacheinander auslösen. Sie wurde stets als Zeichen nervöser Übererregbarkeit angesehen (GRUHLE-RAECKE) und findet sich, wenn auch inkonstant, physiologischerweise besonders häufig bei Fleckfieberkranken (SCHRÖTTER), aber auch bei anderen Infekten z. B. bei Ruhr (HOFF), am ausgesprochensten bei kachektischen Kranken (LEITINGER). CURSCHMANN hat bereits 1905 viele der genannten Beobachtungen zusammengetragen. Er nahm damals als Ursache vorwiegend toxische Einflüsse an. SCHOLZ hat bei uns in Anlehnung an die Methode von LEITINGER die Zeitdauer in Sekunden gestoppt und den Zeitpunkt seines Verschwindens nicht nur mit dem Auge, sondern auch durch zarte Palpation bestimmt (CURSCHMANN). Obwohl in seinem Krankengut keine kachektischen Zustände oder gröbere Ernährungsstörungen vorlagen, fand SCHOLZ den idiomuskulären Wulst in 61 von 70 Fällen. Bei 18 Patienten trat er sehr deutlich auf und bestand in 6 dieser Fälle länger als 6 bis maximal 7,5 sec. gegenüber sonst sehr konstanten Werten zwischen 3 und 6 sec., wie sie schon SCHRÖTTER angab. Da WICHMANN den idiomuskulären Wulst als pathognomonisch für seine vegetative Dystonie ansah, haben auch wir vorläufig sein Auftreten in jedem Falle als für eine vegetative Dystonie sprechend verwertet. Eine genauere Übersicht hierüber müssen jedoch spätere Untersuchungen erbringen, die die Ernährungs- und Stoffwechselverhältnisse der Jetztzeit berücksichtigen.

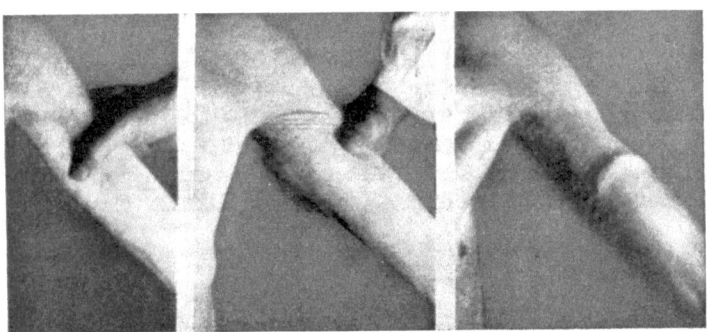

Abb. 42. Auslösung des idiomuskulären Wulstes (nach Leitinger).

5. Das Muskelfibrillieren.

Als letztes Zeichen dieser Gruppe wäre in extenso das viel umstrittene Muskelfibrillieren zu besprechen, dem ich mit meinen Mitarbeitern SCHWIPPE, EISHEUER, TEIGELER, LIEDTKE und DUMSCHAT seit 1940 nachgegangen bin.

Es ist wohl die Folge der Nachkriegswirren, daß sowohl die eigenen Arbeiten aus den Jahren 1941 sowie 1947 und 1948 sowie die Arbeiten meiner Mitarbeiter, die eindeutig die Priorität in der Auffassung des Muskelfibrillierens (Mf.) als vegetativem Symptom erweisen, in den zahlreichen neueren Arbeiten (BRÜCK, PROSIEGEL, HÄNSCHE, FUDALLA) unbekannt oder zumindest unzitiert blieben. Eine ausführliche Übersicht über die Entwicklung dieser Fragen im Schrifttum habe ich in meiner Festarbeit zu GRAFE's 70. Geburtstag gebracht. Im Detail sei auf die Doktorarbeiten von SCHWIPPE (1942), EISHEUER (1945), TEIGELER (1948), SCHOLZ (1949), LIEDTKE (1950) sowie DUMSCHAT (1953) verwiesen.

Nachdem ich mich bei den ausgedehnten klinischen Untersuchungen der Fokalinfektion in Münster in den Jahren 1937 bis 1939, die gemeinsam mit der an der Münster'schen Klinik eingerichteten Zahnstation unter Aufsicht des Zahnklinikers MÜLLER und der Ohrenklinik durchgeführt wurden, nicht von dem 100%igen Wert des Mf. überzeugen konnte, habe ich im Jahre 1940 wieder systematisch diesem Phänomen meine klinische Aufmerksamkeit gewidmet. In vielen Fällen sicherer Beherdung ist das Zeichen bei meinem jüngeren Krankenmaterial negativ gewesen. Bei vielen älteren über 40jährigen fand ich es oft dauernd positiv. Ich habe das Mf. nach voller Sanierung vorübergehend manchmal ganz schwinden sehen, in einigen Fällen keinerlei Veränderungen dieses Zeichens erkennen können. Deshalb empfahl ich, das Symptom im Rahmen der übrigen Symptome mit zu beobachten (MARK 1941). Schon damals hob ich die Wichtigkeit des vegetativen Tonus bei der Fokalinfektion hervor. Diese Beobachtungen waren der Ausgangspunkt zu weiterem

104 Muskulatur und Nerven.

exaktem Studium des Mf. Gemeinsam mit SCHWIPPE 1942 wurde die Abhängigkeit des Mf. von verschiedenen biophysiologischen Wirkfaktoren und von klinischen Erscheinungen an einer möglichst großen Zahl von Patienten untersucht.

Eigene Untersuchungen.

Methodik.

Bei unseren Untersuchungen befolgten wir zunächst die von SLAUCK angegebene Untersuchungsmethode. Für gute Beleuchtung wurde stets gesorgt, wobei das Tageslicht nur gelegentlich bei ungünstigen Verhältnissen durch künstliches Licht unterstützt wurde. Bei flacher Rückenlagerung und völlig entspanntem Körper des Patienten waren die Beine im Kniegelenk leicht gebeugt und im Hüftgelenk nach außen rotiert. Nach persönlicher Mitteilung von GEHLEN soll der Patient in Seitenlage bei völlig entspanntem Körper und nebeneinander liegenden Beinen die Knie etwas anziehen. Beim Vergleich der beiden Methoden durch SCHWIPPE stellt die von GEHLEN beschriebene Beob-

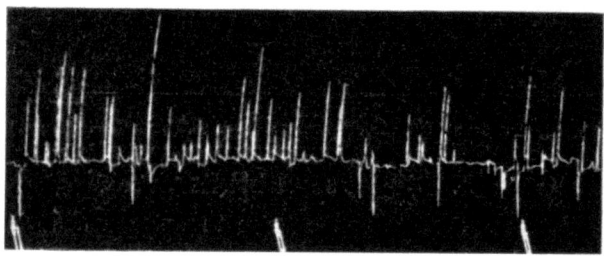

Abb. 43. Graphische Darstellung des Muskelfibrillierens.

achtungsart bei der Auffindung des Phänomens eine wesentliche Zeitersparnis dar, da es sich häufiger und schneller einstellte. Deshalb wurde für alle Untersuchungen die Seitenlage gewählt. Bei jedem Patienten wurde im allgemeinen während 5 aufeinanderfolgender Minuten das Mf. je Minute gezählt, die Anzahl der dabei pro Minute gezählten Zuckungen wurde für den Minutendurchschnitt umgerechnet, die Intensität fallweise notiert.

DUMSCHAT hat auf meinen Vorschlag eine Methode zur graphischen Registrierung des Mf. auf mechanischem Wege entwickelt, über die er ausführlich in seiner Doktorschrift eben berichtet hat. Er konnte in vieler Hinsicht unsere bisherigen Ergebnisse bestätigen und wertvoll erweitern (Beziehung zwischen Frequenz und Amplitude des Mf., etwaige Muskeltonuszunahme).

Einfluß biophysiologischer Faktoren.

Die Tab. 17 zeigt die eindeutige Beziehung des Mf. zum *Lebensalter* überhaupt, die graphische Darstellung (Abb. 44) die gleiche Beziehung zur Durchschnittshäufigkeit.

Auf einen möglichen Einfluß des *Geschlechtes* weisen eigene Beobachtungen der Nachkriegszeit an 74 chronischen Tonsillitiden und Untersuchungen von SCHOLZ an 70 vegetativen Dystonien hin.

Zur Feststellung *täglicher Schwankungen* hat SCHWIPPE in der Zeit vom 10. März 1941 bis 1. Januar 1942 von im ganzen 338 auf Mf. untersuchten Patienten eine große Anzahl laufend über mehrere Wochen hin verfolgt. Dabei entfielen je 10 Einzelbeobachtungen an verschiedenen Tagen auf

197 Patienten. Die Verteilung der jeweiligen Häufigkeit bei 146 Patienten unter gleichzeitiger Berücksichtigung der Altersklasse zeigt Abb. 45. Dabei ist die Häufigkeit bei den einzelnen Patienten nach der Anzahl der positiven Befunde auf je 10 Beobachtungen an verschiedenen Tagen berechnet. Aus der Zusammensetzung der Untersuchungsergebnisse ist zu entnehmen, daß von den 146 Patienten mit Mf. bei zehnfacher Untersuchung an verschiedenen Tagen 12 Patienten einmal Mf. zeigten, das ist von der Gesamtsumme 4%, 2—3mal zeigte sich Mf. bei 16 bzw. 21 Patienten, was in den Prozentzahlen einen Anstieg auf 5,4 bzw. 7,8 hervorruft. Auffallend ist, daß dauerndes Mf. bei zehnfacher Untersuchung am häufigsten, und zwar in 8,4% aller Fälle beobachtet wurde.

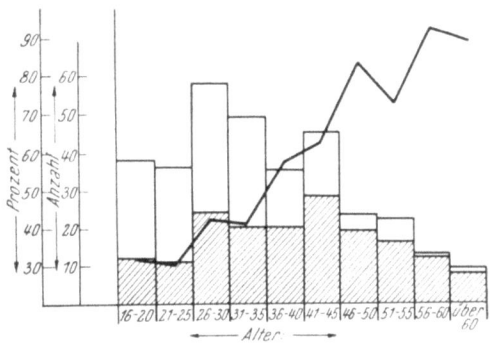

Abb. 44. Alterseinfluß auf das Muskelfibrillieren.

Der Gang des Zahlenmaterials zeigt noch eine eigenartige Anordnung. Trennt man nämlich ganz willkürlich durch Stufenlinien das Gesamtmaterial in 3 Gruppen, wie Abb. 45 zeigt, eine Gruppe junger Patienten mit hohen Werten (1), eine weitere Gruppe älterer Patienten mit niedrigen (3) und eine letzte Gruppe, die den Rest darstellt (2), so liegen von der Gesamtsumme (Summe der Zahlen der positiv befundeten Fälle multipliziert mit den gefundenen Werten) in der ersten Gruppe 158 von 845 = 19%, in der zweiten Gruppe 660 von 845 = 78% und in der dritten Gruppe 27 von 845 = 3%. Auch auf Grund dieser Trennung in 3 Gruppen sieht man das Zusammendrängen der positiven Befunde um eine Linie, die fast diagonal das Zahlenfeld durchzieht und der graphischen Darstellung der Durchschnittshäufigkeit entspricht. TEIGELER, der diese SCHWIPPEsche Untersuchung ebenso wie LIEDTKE bestätigt, beobachtete ferner bei wenigen Patienten mit einer großen Regelmäßigkeit auftretende zwischengestreute Mf.-freie Tage, für die er keine faßbare Komponente zur Erklärung fand. Bei wieder anderen Probanden sahen wir einen vorübergehenden Umschlag des Mf. in Muskelwogen, das in unregel-

Tabelle 17.

Alter	Anzahl	Mf.	%
16—25	74	23	31
26—35	107	44	41
36—45	80	48	60
46—55	45	35	77
über 55	22	20	10
	328	170	52

Tabelle 18.

	Muskelfibrillieren	Kein Muskelfibrillieren
Von 44 weiblichen chronischen Tonsillitiden	17	27
von 20 weiblichen vegetativen Dystonien	8	12
64 weibliche	25 (39%)	39
von 30 männlichen chronischen Tonsillitiden	27	3
von 50 männlichen vegetativen Dystonien	44	6
80 männliche	71 (89%)	9

mäßigen Abständen ohne faßbare Ursache auftrat. Auch DUMSCHAT fand bei Untersuchungen des gleichen Fußes an verschiedenen Tagen mehr oder weniger große Schwankungen, die bis zu einem gewissen Grade bei stärkerem Mf. deutlich waren. Er hat ferner das Auftreten salvenartiger Steigerungen des Mf. graphisch registriert.

Über die *tageszeitlichen Schwankungen* orientierten Studien an 35 Patienten in 144 Versuchsreihen, die von 7—8, 11—12, 14—15 und 18—19 Uhr untersucht wurden. Dabei ergab sich in den Nachmittagsstunden bei 27 Patienten eine Abschwächung, bei 7 Patienten keine sichere Änderung und bei einem Patienten eine Verstärkung des Mf. Die Tab. 19 zeigt das Gesamtergebnis zahlenmäßig.

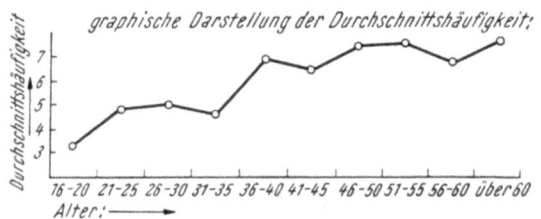

Abb. 45. Häufigkeit des Muskelfibrillierens und Lebensalter.

Tabelle 19.

	Untersuchungszeit			
	7—8	11—12	14—15	18—19 Uhr
Gesamtwert Mf. Zuckungen	270	222	153	139
Untersuchte Reihenzahl	144	143	141	142
Auf 1 Reihe reduzierter Mittelwert	1,9	1,55	1,08	0,98

Im allgemeinen tritt das Mf. in den Vormittagsstunden stärker auf als in den Nachmittagsstunden, was schon auf die Bedeutung der *Nahrungsaufnahme* hinweist. In speziellen Versuchen wurde das Mf. vor und in verschiedenen Zeiträumen nach reichlicher Nahrungsaufnahme (doppelte Portionen) beobachtet. Bei allen daraufhin untersuchten Patienten (9) war das Mf. innerhalb der ersten 30 Minuten nach Nahrungsaufnahme stark abgeschwächt. Auch in der Zeit von ½ bis 5 Stunden nachher war es in den meisten Fällen, allerdings geringer als gleich nach dem Essen, abgeschwächt. Die Richtung der Veränderung (Abschwächung) beim gleichen Patienten blieb in der ersten Stunde nach dem Essen die gleiche. Parallelversuche mit intravenöser Traubenzuckerapplikation zeigten in allen 7 Versuchen eine Abnahme des Mf. bis zu 30 Minuten Dauer nach der Injektion.

Das Mf. vor und nach kurzer wiederholter *körperlicher Anstrengung* (Kniebeugen bzw. Liegestütz) zeigte bei 8 von 12 Fällen eine auffällige Zu- oder Abnahme, in drei weiteren nur unwesentliche Veränderungen.

Versuche mit *Wärmeapplikation* (elektrischer Lichtbügel) zeigten in 7 von 8 Versuchen eine Abschwächung des Mf. von 15—20 Minuten Dauer, im 8. Versuch fand sich diese Abschwächung erst nach vorübergehender Zunahme der Zuckungszahl. Dabei scheint die Zeitdauer der Wärmeapplikation von Bedeutung. *Kälteversuche*, die nur mit Verdunsten von Chloräthyl auf der Fußinnenseite durchgeführt wurden, zeigten dagegen kein einheitliches Bild. Hier war wohl fallweise infolge der reaktiven Hyperaemie bei der kurzen Chloräthylverdunstung die Wärmewirkung größer als die Kältewirkung.

Beobachtungen über das Mf. in Verbindung mit *faßbaren meteorologischen Faktoren* (Niederschlagshöhe, relative Luftfeuchtigkeit und Sonnenscheindauer) ergaben: Zunahme der Sonnenscheindauer (Gutwetterperiode) unter gleichzeitiger Senkung der relativen Luftfeuchtigkeit bedingte bei einer gewissen Anzahl von Patienten ein Verstärken des Mf., während bedeckter Himmel, hohe Luftfeuchtigkeit, oft verbunden mit Regenfällen (Schlechtwetterperiode), das Phänomen zum Abklingen bringen können.

DUMSCHAT hat an unseren vegetativen Dystonien einen oft erheblichen Unterschied der Mf.-Frequenz des linken und rechten Fußes gefunden.

Beziehungen zum vegetativen Tonus.

Die medikamentösen und klinischen Beobachtungen EISHEUERS über das Mf. (Abb. 46) deuteten im Sinne meiner schon 1941 vermuteten Hypothese auf das vegetative Nervensystem und paßten sich gut dem eingangs erwähnten Schrifttum ein. EISHEUER hatte schon in Münster bei seinen 50 männlichen Patienten in 37 Fällen ein Parallelgehen der Intensität des Mf. mit der Deutlichkeit vegetativ dystoner Zeichen nachgewiesen. Und SCHOLZ fand in Rostock bei 70 vegetativen Dystonikern 52mal Mf. Also zeigten von 107 vegetativen Dystonikern (EISHEUER, SCHOLZ) 89 (= 83%) Mf.

So lag der Gedanke recht nahe, die Frage, ob das Mf. in der Tat in hohem Maße von der Tonuslage des autonomen Systems abhängig sei, auch an neurologisch nicht organisch Kranken genauer zu untersuchen. Ich habe deshalb

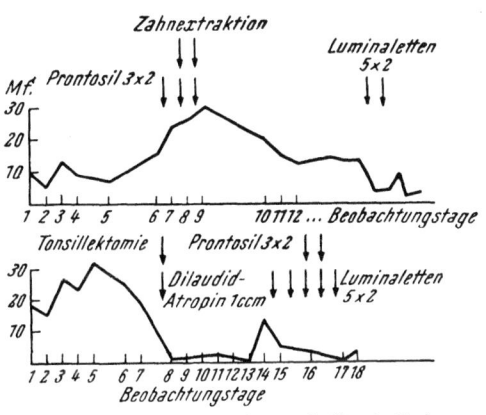

Abb. 46. Oben: Mf.-Anstieg nach Prontosilgaben; Unten: Mf.-Abnahme unter Dilaudid und Luminaletten (Eisheuer).

mit TEIGELER, LIEDTKE und DUMSCHAT den Einfluß von sympathiko- und parasympathikomimetischen Mitteln zu studieren begonnen. Dabei zeigte die Untersuchung mit peroralen Gaben, daß *Atropin* in großen (3mal 0,0009 g tägl.) und mittleren (3mal 0,0006 g tägl.) Dosen in der Regel zur Abnahme des Mf. mit zum Teil nachfolgender Verstärkung führte, daß hingegen Atropin in kleineren Dosen (3mal 0,0003 g tägl.) nicht selten zu einer deutlichen meist vorübergehenden Verstärkung des Mf. führte, wobei eine gewisse Abhängigkeit vom niedrigen Ausgangswert (Zahl der minütlichen Fibrillationen) bestand. Bei nur einmal täglich 0,00025 g Atropin war die eben beschriebene inverse Reaktion nicht vorhanden. Diese Versuche von TEIGELER demonstriert Abb. 47. Bei parenteraler Atropingabe konnte LIEDTKE in der überwiegenden Mehrzahl der Fälle bei schwacher Dosierung (0,00025 g) eine Steigerung, bei mittleren (0,0005 g) und großen (0,00075 g) Dosen eine Abschwächung des Mf. nachweisen. Der Effekt zeigt sich häufig nur innerhalb der ersten Beobachtungsstunde post injectionem, also innerhalb der bekannten Wirkzeit subkutaner Applikationen (Abb. 48).

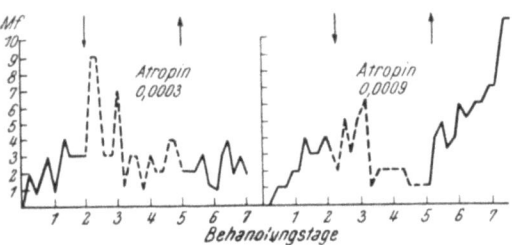

Abb. 47. Zunahme des Mf. nach kleinen, Abnahme nach größeren Atropingaben (Teigeler); – – – kennzeichnet die Atropinperiode gegenüber der Vor- und Nachperiode.

Aufschlußreich ist weiter die Beobachtung, daß in einer Anzahl der Fälle nach einer Abschwächung des Mf. unter Atropin in der Nachperiode eine besonders starke Steigerung des Mf. festgestellt wurde. Diese Tatsache ist vielleicht so zu deuten, daß bei der bekannten Tendenz im Zusammenspiel von Sympathikus und Parasympathikus, nach Aufhören der Wirkung (Lähmung des Parasympathikus durch Atropin), eine Gegenreaktion im vegetativen Nervensystem einsetzt (TEIGELER, DUMSCHAT).

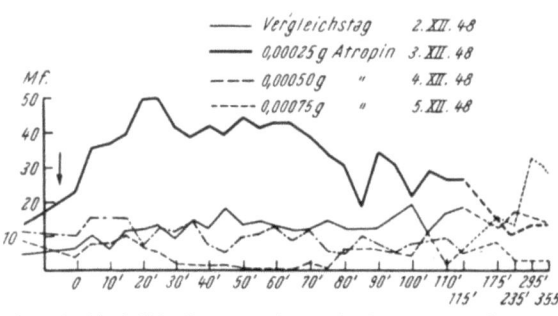

Abb. 48. Muskelfibrillieren nach verschiedener Atropindosierung (Liedtke).

Schon TEIGELER hatte in Einzelversuchen bei peroraler *Pilocarpin*gabe nach 0,1 g eine deutliche Zunahme, nach 0,01 keine Veränderung des Mf. beobachtet. In der üblichen parenteralen Medizinierung fand LIEDTKE für Pilocarpin bei 5 mg eine ausgeprägte Steigerung des Mf., bei doppelter Dosierung (0,01 g) kam es in 5 von 6 Versuchen bei den gleichen Patienten zu keiner nennenswerten Beeinflussung nach einem pilocarpinfreien Intervall von 48 Stunden (Abb. 50). Auch in LIEDTKES Versuchen ließ sich die manchmal auftretende Gegenregulation des vegetativen Systems nach Atropin- oder Pilocarpingaben fallweise nach ursprünglicher Dämpfung oder Steigerung in einer anschließenden gegenteiligen Veränderung des Mf. erkennen. Es ergab sich demnach in den Untersuchungen TEIGELERS mit peroralen Atropingaben und denen LIEDTKES mit parenteralen Atropingaben weitgehende Übereinstimmung bezügl. der Abhängigkeit des Mf. von der Höhe der Dosis der untersuchten vegetativen Gifte (Atropin, Pilocarpin) und der Art ihres Wirkeffektes.

Bisherige Tastversuche von aufeinanderfolgenden kleinen Atropin- und Pilocarpindosen scheinen darauf hinzuweisen, daß das Mf. und somit der Tonus des vegetativen Nervensystems nach Vorbehandlung mit einem vegetativen Gift auf die Gabe des zweiten vegetativen Stoffes abartig (paradox) reagiert (Abb. 51). Die zahlenmäßige Zunahme sowohl bei peroraler, wie bei parenteraler Zufuhr kleiner Atropindosen am Menschen mußte zunächst

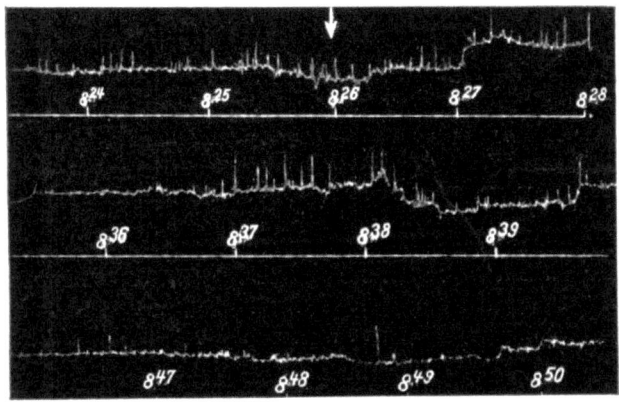

Abb. 49. Graphische Registrierung von Muskelfibrillieren bei vegetativer Dystonie. 1. Reihe: Vor Pfeil Ruhe; 8,26 Uhr bei Pfeil ¼ mg Atropin subcutan. 2. Reihe: 8,36—8,40 Uhr Zunahme der Zahl und Höhe der Muskelzuckungen. 3. Reihe: 8,46—8,50 deutliche Abnahme der Zahl und Höhe der Muskelzuckungen.

auffallen, wenn auch am Tauben- und Kaninchenmuskel von ZUCKER ähnliche Beobachtungen gemacht wurden.

Auffallend war weiter die Beeinflussung des Mf. durch 0,1 *Luminal*- bzw. *Luminaletten*gaben. In einem Fall blieb das Mf. unter Luminaldauergaben konstant sehr niedrig. Auch in Rostock konnten wir gemeinsam mit LIEDTKE bei vegetativer Dystonie nach längeren Luminalettengaben häufig ein völliges Verschwinden des Mf. beobachten.

Bei Tonsillektomien fand EISHEUER in 7 von 15 Fällen 18—24 Stunden nach der Operation abgeschwächtes und in nur 3 Fällen erhöhtes Mf. Dieses von den Ergebnissen der Zahnextraktion abweichende Verhalten ließ sich durch die vor der Tonsillektomie gegebene subkutane Injektion von 1 ccm Dilaudid-Atropin erklären (s. Abb. 46, S. 107). DUMSCHAT endlich hat nach Kurzwellendurchflutung des zugeordneten lumbalen Grenzstranges bei vegetativen Dystonien häufiger eine Abnahme der Mf.-Frequenz registriert.

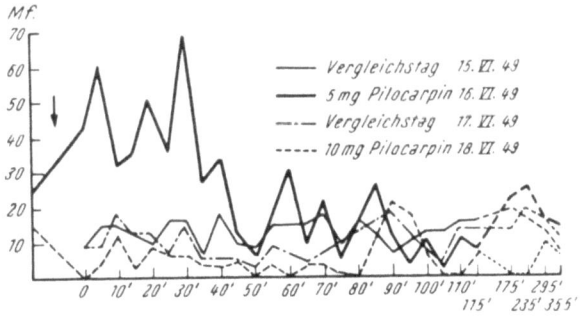

Abb. 50. Muskelfibrillieren nach verschiedener Pilocarpindosierung (Liedtke).

Beziehungen zu anderen Krankheiten.

Die Tab. 20 zeigt die Beobachtungsergebnisse des Mf. bei verschiedenen Krankheitsgruppen. Es tritt eine gewisse Häufung der prozentualen Verteilung bei den an Zahl geringen Blutkrankheiten und den neuritisch-rheumatischen

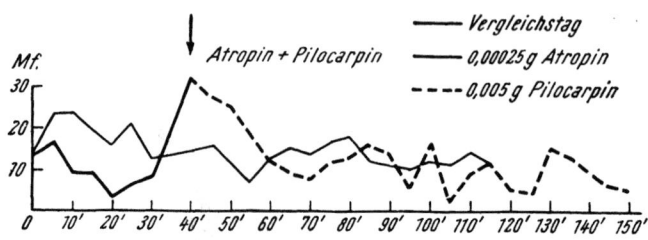

Abb. 51. Paradoxe Pilocarpinreaktion (Liedtke).

und Gelenkerkrankungen ein. In 7 von 9 Muskelrheumatismusfällen war Mf. positiv. Aus der Tabelle 21 ergibt sich die mit dem Alter zunehmende Häufigkeit des Mf. bei beherdeten und herdverdächtigen Patienten. Der Prozentsatz ist — statistisch echt — gering höher als bei dem in Tabelle 20 gebrachten Gesamtkrankengut.

Tabelle 20.

Krankheitsgruppe	Anzahl	Mit Mf.(%)	Ohne Mf.(%)
Kreislauf- und Lungenkrankheiten	133	52 (39)	81 (61)
Blasen- und Nierenkrankheiten	52	23 (44)	29 (56)
Magen-, Darm- und Leberkrankheiten	17	9 (53)	8 (47)
Blutkrankheiten	11	8 (73)	3 (27)
Neuritisch-rheumat. u. Gelenkerkrankungen	44	28 (64)	16 (36)
Ohne Gelenkrheuma u. Arthrosis deformans	26	19 (73)	7 (27)

Weitere Beobachtungen gemeinsam mit SCHWIPPE und EISHEUER ergaben einmal, daß von 193 Patienten mit Mf. 21 = 11% keinen Focus hatten und daß zum anderen von 280 beherdeten Kranken (Kopfherdträger) 172 = 61% Mf. zeigten. Über die Häufigkeit des Mf. bei sicheren Herden gibt ergänzend folgende Eigenbeobachtung Auskunft:

Es fibrillierten von 74 Patienten mit chronischer Tonsillitis 44 (= 59%),
von 40 mit sicheren Zahnherden 28 (= 70%),
von 91 nichtherdverdächtigen Patienten 38 (= 42%).

Tabelle 21.

Alter	Anzahl	Mf.	%
16—25	53	20	37
26—35	89	40	45
36—45	57	37	65
46—55	25	22	88
über 55	13	13	100
	237	132	56

Über die *Beziehung der Herdsanierung* zum Mf. orientierten weitere Untersuchungen. SCHWIPPE und EISHEUER fanden bei ausreichend langer und genauer Beobachtung von 44 herdsanierten Fällen mit Mf. nur 8mal ein Verschwinden des Mf., also in über vier Fünftel der Fälle sein Bestehenbleiben. Auf Zahnextraktion reagierten die meisten Patienten EISHEUERs (25 von 39) nach 16—20 Stunden mit einer Steigerung des Mf. Bei 2 Beobachtungen fiel eine bedeutende Steigerung des Mf. knapp vor der Extraktion auf (Erregung?). Es lag nahe, an Wirkungen des zur Verhütung von Streuinfektion gegebenen Prontosils zu denken. In der Tat ergab sich bei 12 von 15 Prontosilstößen (3mal 2 Tabl. 3 Tage lang) eine deutliche Verstärkung des Mf., wohl als Folge möglicher stärkerer Toxinausschwemmung mit Angriff am vegetativen Nervensystem (s. Abb. 46, S. 107).

Durch die erwähnten Untersuchungen der Wirkweise vegetativer Gifte (Atropin, Pilocarpin) nach peroraler und parenteraler Verabreichung in verschiedener Dosierung, vorwiegend bei vegetativen Dystonikern, erscheint ein wichtiger Beitrag für die Abhängigkeit des Mf. von der Tonuslage des vegetativen Nervensystems erbracht. Diese Untersuchungen ergänzen und bestätigen unsere eigenen klinischen Beobachtungen (s. auch EISHEUER und SCHOLZ) über Mf. bei der vegetativen Dystonie und lassen im Einklang mit dem Schrifttum das Mf. als eines der zahlreichen vegetativen Symptome erkennen, die sich an der Skelettmuskulatur dokumentieren. Damit sinkt das Mf. aus der von SLAUCK geforderten Stellung als Kardinalsymptom einer Fokaltoxikose zurück in die Reihe der zahlreichen Symptome, die auch im Rahmen der fokalen Infektion keineswegs absolut pathognomonisch sind. Der Weg seiner Entstehung bei der fokalen Infektion geht unseres Erachtens vom Herd zum vegetativen System und im Rahmen des dort sich ergebenden vegetativen Dystonus via vegetative Innervation des Skelettmuskels zum Muskelfibrillieren. Als sicheres diagnostisches Kriterium bei peripheren Durchblutungsstörungen ließ sich nach unseren Untersuchungen das Mf. nicht verwerten (BÜCHSEL, DUMSCHAT und MEIER).

Durch unsere Untersuchungen wurde das Muskelfibrillieren als ein wichtiges Symptom vegetativer Dystonie erkannt.

6. Nervöse Übererregbarkeit am peripheren Nerven bei vegetativer Dystonie.

Man beobachtet in neuerer Zeit gehäuft bei einzelnen vegetativen Dystonikern immer wieder, daß sie bestimmte Symptome eines „tetanoiden Syndroms" aufweisen, Symptome, die aber in ihrer Intensität an der Grenze des Normalen liegen (Calciumwert an der unteren Grenze der Norm, positiver Hyperventilationsversuch nach 15—20 Minuten nahe dem Normalen, Andeutung von Chvostekschen Zeichen). Ihre subjektiven Beschwerden weisen niemals den echten tetanischen Anfall auf, aber es kommt anfallsweise zu auffälliger Müdigkeit, ja Einschlafen der Extremitäten (Steifwerden der Hände, profusen Schweißausbrüchen, ja Paraesthesien mit Kribbeln und Ameisenlaufen, Kopfschmerzen, stenokardischen Beschwerden, Leibkoliken (s. auch FÜNFGELD, FRENTZEL-BEYME u. a.). CHVOSTEK hat schon 1917 auf Fälle von „Morbus Basedowi mit sogenannter latenter Tetanie" aufmerksam gemacht, bei denen er nur leichte Neigung zu krampfartigen Zuständen und Facialisphänomen oder letzteres allein fand. Diese Zustände fand er auch bei „Degenerierten" sehr häufig und hielt bei diesen eine Störung der Epithelkörperchen für fraglich. BAUER weist auf Menschen mit hypoparathyreotischer Körperverfassung hin und bezeichnet die dabei gesteigerte neuromuskuläre Erregbarkeit von einer gewissen Insuffizienz der Epithelkörperchen als „mitabhängig". DRESEL hat auf die sehr häufige Kombination allgemeiner Übererregbarkeit des vegetativen Nervensystems mit einer gleichen des animalischen Nervensystems hingewiesen, was er durch die bekannten Zusammenhänge mit den vegetativ gesteuerten Ionenverhältnissen (K, Ca) erklärt.

Die spezielle Untersuchung der Nervenerregbarkeit durch das Chvosteksche Facialisphänomen sowie durch den „Trousseau", bei dessen positivem Ausfall nach Abschnüren der oberen Extremität eine Geburtshelferstellung der Hand auftritt, wird ergänzt durch die direkte galvanische und faradische Muskel-

und Nervenübererregbarkeitsprüfung nach ERB. Hier interessiert klinisch vor allem die quantitativ veränderte Erregbarkeit. Schon 1886 hat STINZING selbst unter Normalen in 5% seiner Fälle Abartigkeiten der elektrischen Erregbarkeit festgestellt. SCHULZE (1882) und SCHLESINGER (1891) haben bei nicht nervösen, vollkommen Gesunden vereinzelt einen positiven Chvostek gesehen. SCHLESINGER fand ihn bei 480 Kranken 161mal und zwar die höchsten Grade außer bei Tetanie bei Hysterie und Neurasthenie. Daß es sich also beim Chvostek um kein für die Tetanie spezifisches Symptom handelt, haben zahlreiche Untersucher auch später an Gesunden und Neurasthenikern (LÖWENFELD, THIEMICH, GLEJZOR, PERITZ, RAUDNITZ, MASSLOV u. a.) bzw. bei neuropathischer Anlage (HOCHSINGER, KLEINSCHMIDT, NEUMANN, MOSSE), EPPINGER und HESS im besonderen für ihre Vagotonie, BAUER, CATSCH und OSTROWSKI für die vegetative Labilität angenommen. BEHRENDT und FREUDENBERG (1923) trennen einen „praetetanoiden Zustand" ausdrücklich von der latenten und manifesten Tetanie ab. Er entspricht in etwa dem sogenannten T-Typus von JAENSCH, für dessen Verständnis JAENSCH auf bekannte physiologische Vorgänge Bezug nimmt.

In gewisser Parallele zur relativen Nebenniereninsuffizienz hat man auch von relativer Epithelkörpercheninsuffizienz gesprochen (FALTA und KAHN, HANSEN, FREUDENBERG, VEIL u. a.), bei der die klinische Untersuchung ein bis zwei Kardinalsymptome der echten Tetanie finden läßt. In letzter Zeit mehren sich allerdings wieder die Stimmen, die im Zusammenhang mit der häufigen Normocalcaemie für die früher oft als latente oder neuerdings als maskierte Tetanie (ESSEN, PARADE) benannten Zustände nicht unbedingt eine Epithelkörpercheninsuffizienz annehmen. Im besonderen ist JESSERER in zahlreichen Arbeiten für die Abgrenzung der echten Epithelkörpercheninsuffizienz mit hypocalcaemischer Mineralstoffwechselstörung von dem Symptom Tetanie mit dem diagnostischen Kriterium des typischen Krampfphänomens eingetreten. Auch nach F. HOLTZ c. s. kann die Diagnose der Nebenschilddrüseninsuffizienz mit Sicherheit nur aus der Höhe des Calciumspiegels gestellt werden. Zur weiteren Klärung dieser Zusammenhänge in der Klinik der vegetativen Dystonie scheint das bekannte HOFFsche Schema der vegetativ hormonalen Regulation von Bedeutung. Im unmittelbaren Zusammenhang des Hypophysenzwischenhirnsystems mit Epithelkörperchen, Nebennieren (evtl. über Keimdrüsen), Schilddrüse und Langerhans-Inseln, wird von den einzelnen endokrinen Drüsen über Mineral- und Säurebasenhaushalt der Gesamtorganismus gesteuert. In dieses System eingebaut wird das tetanoide Syndrom mit dem Formenreichtum seiner Symptomatik eher verständlich (s. a. LAUBENTHAL). Neben der nervalen Übererregbarkeit stehen neurohormonale Dysfunktionen und neurozirkulatorische Dystonien, aber auch psychische Veränderungen im Vordergrund (RENKEN und ZYLMANN). Nach neueren Autoren (MARX, JORES, ESSEN) kommt das Chvosteksche Zeichen in seiner schwächsten Ausprägung als Chvostek III mit Zuckungen um den Mundwinkel bei nervöser Übererregbarkeit nicht tetanischer Genese vor (nach PERITZ in 10%, nach LAUBENTHAL in 15—20%). Für die *klinische Beurteilung* des Chvostekschen Phänomens noch einige Angaben. Die Stärke seiner Ausprägung unterliegt beim gleichen Menschen starkem Wechsel (MARX). Familiäres Auftreten mit unvollkommen dominantem Erbgang ist sichergestellt (CATSCH). JÖRDI, OWE NAGLO und HULDSCHINSKY zeigten im Kindesalter vom 0—14. Lebensjahr eine Zunahme der Symptomhäufigkeit von rund 10% auf über 30—45%. JAENSCH fand bei 38 Knaben mit Durchschnittsalter von 12,5 Jahren einen positiven Chvostek in 39,5%, bei 24 Schülern mit Durchschnittsalter von

18,5 Jahren in 12,5%. CATSCH und OSTROWSKI fanden in korrelationsstatistischen Untersuchungen in 7,9% bei Männern, in 7,7% bei Frauen den Chvostek positiv. Ferner bestanden positive Korrelationen zwischen athletischem Habitus und Chvostek, Schweißausbrüchen, Hitzewallungen und Bradycardie, negative Korrelationen zwischen pyknischem Habitus und Chvostekschen Zeichen.

Eigene Untersuchungen.

Zur weiteren klinischen Orientierung über die nervöse Übererregbarkeit habe ich Frl. HOPF diese Zeichen bei unseren vegetativen Dystonien zusammenstellen lassen. Anamnestisch fanden sich bei 65 vegetativen Dystonien folgende Angaben notiert:

Tabelle 22.

	♂	♀	Gesamt
Schweißausbrüche	28	20	48
vasomotor. Kopfschmerzen	23	21	44
Magenbeschwerden	12	11	23
kalte Extremitäten	9	12	21
Schwäche	10	10	20
Hitzewallungen	4	6	10
Kribbeln der Hände	2	5	7
Steifwerden der Hände	2	4	6

Das Chvosteksche Phänomen.

SCHOLZ hat 1949 bei seinen 70 Fällen 15mal das Chvosteksche Zeichen ohne andere tetanische Symptome positiv gefunden. Nur einer dieser 15 Fälle war sicher kein Fokusträger. Von 161 stationär beobachteten vegetativen Dystonien war das Chvosteksche Zeichen 31mal, von 187 ambulanten 36mal, also bei 348 vegetativen Dystonien 67mal positiv (19,2%). Dabei fand sich Chvostek I, II und III 13mal, I und II, II und III sowie I und III je einmal; Chvostek I und Chvostek II je dreimal und Chvostek III 15mal von 67 Chvostek-positiven Fällen.

Tabelle 23. *Alters- und Geschlechtsverteilung des Chvostekschen Zeichens.*

Alter	Gesamtzahl	♂	♀	Chvostek negativ ♂	♀	Insges.	Chvostek positiv ♂	♀	Insges.	%
bis 20	77	69	8	54	5	59	15	3	18	23,4
21—30	183	147	36	118	28	146	29	8	37	20,2
31—40	52	36	16	28	13	41	8	3	11	21,2
41—50	29	25	4	24	4	28	1	0	1	3,4
über 50	6	4	2	4	2	6	0	0	0	0

Bezüglich des Einflusses von *Alter und Geschlecht* geht aus der Tab. 23 hervor, daß die Häufigkeit über dem 40. Jahr geringer wurde und der größte Prozentsatz bei den bis 20jährigen lag. Ein nennenswerter Geschlechtsunterschied bei ambulanten Reihenuntersuchungen bestand nicht (bei 281 Männern 19%, bei 66 Frauen 21%). Bei stationärer Beobachtung und häufigerer Prüfung des Zeichens trat ein gewisses Überwiegen beim weiblichen Geschlecht auf (16mal bei 67 Männern, 11mal bei 33 Frauen).

Tabelle 24.

Männer					Frauen				
Name	Ca	K	K-Ca Qu	Chvostek	Name	Ca	K	K-Ca Qu	Chvostek
Schu.	9,0	23,6	2,6	∅	Schm.	8,7	20,7	2,39	+
Pa.	9,1	18,5	2,03	∅	Al.	9.3	20,5	2,2	∅
v. Br.	9,4			+	Wa.	9,8	18,7	1,92	+
Mi.	9,6	17,3	1,8	+	Scha.	10,0	22,1	2,2	+
Se.	9,8	19,6	2,0	∅	De.	10,0	23,2	2,3	∅
Du.	10,0	17,8	1,7	+	Be.	10,3	19,1	1,9	+
Kr.	10,0	20,4	2,02	+	Ba.	10,1	18,4	1,83	+
Kä.	10,1	20,1	1,9	∅	Br.	10,1	16,5	1,6	∅
Kr.	10,1	18,5	1,83	+	Ko.	10,1	17,1	1,7	+
Le.	10,2	20,5	2,0	+	Ki.	10,3	17,7	1,7	+
Jo.	10,3	20,4	2,0	∅	Hi.	10,5	19,0	1,9	∅
He.	10,3	23,3	2,26	+	Re.	10,7	20,9	1,95	∅
Scha.	10,3	18,7	1,8	∅	Wa.	10,7	20,6	1,92	∅
Ka.	10,4	17,9	1,7	∅	Hä.	10,8	23,0	2,1	∅
Pe.	10,6	21,8	2,0	∅	Li.	10,9	19,7	1,8	+
Lo.	10,6	20,9	1,97	∅	Wa.	10,9	20,9	1,9	∅
Kr.	10,6	22.0	2,07	∅	Kü.	10,9	26,9	2,46	∅
Be.	10,7	22,2	2,06	∅	El.	10,9	19,5	1,78	∅
De.	10,7	21,4	2,0	+	Ul.	11,0	20,4	1.8	∅
Gu.	10,8	20,7	1,9	+	We.	11,1	19,7	1,8	∅
Ha.	10,8	23,5	2,2	+	Wo.	11,4	16,9	1,5	+
Hü.	10,8	20,0	1,85	∅	Pa.	13,7	26,3	1,9	∅
Dr.	10,9	18,7	1,71	+					
Ma.	10,9	19,3	1,76	+					
Be.	11,1	19,5	1,7	+					
Ho.	11,1	21,4	1,9	+					
Gr.	11,1	17,7	1,6	∅					
Hö.	11,3	18,1	1,5	∅					
Nie.	11,3	20,5	1,7	∅					
Rö.	11,6	23,6	2,0	∅					
Be.	12,2			∅					
Kl.	12,2	22,4	1,9	∅					
Li.	12,8	15,9	1,54	+					
Wi.	12,9	18,9	1,5	+					

Aus der Tab. 24 ergeben sich auch eindeutig keine Beziehungen zwischen Calciumhöhe bzw. K-Ca-Quotienten und positivem Chvostek. Von 24 Patienten mit Serumcalcium unter 10,5 mg% war der Chvostek 14mal, von 32 Patienten mit Calciumwerten von 10,5—13,7 mg% 11mal, darunter von 13 Werten über 11 mg% 5mal positiv. Bei 17 vorher Chvostek-negativen vegetativen Dystonien wurde das Zeichen im *Hyperventilationsversuch* innerhalb 10 Minuten positiv. In 3 Fällen wurde ein vorher positiver Chvostek III in I, II und III positiv, in einem zweiten Fall wurde ein vorheriger Chvostek I und II in I bis III positiv.

Das Erbsche Phänomen.

Systematische Untersuchungen der elektrischen Erregbarkeit bei 35 vegetativen Dystonien ergaben 22mal einen positiven Erb nach der Normalbeurteilung von NOTHMANN.

In der folgenden Tabelle 26 haben wir 50 Patienten zusammengestellt, bei deren Mehrzahl mindestens 2 der tetanoiden Zeichen objektiviert waren. In Gruppe I (20 Patienten) war das Chvosteksche Zeichen stets positiv. Gehäuft

Tabelle 25.

Name	KSZ	KÖZ	KST	ASZ	AÖZ	Gesamt-Beurteilg.
Hä.	1,0	5,0	—	1,1	2,0	+
Schm.	0,6—0,8	3,8	—	0,8—1,2	1,8—2,0	+
Kä.	0,6	5,0	—	1,2	3,8	+
Ho.	0,7	3,0	—	1,5	1,7	+
Be.	1,0	3,8	—	1,2	1,6	+
He.	0,25	—	—	0,3	0,35	+
Pa.	2,5	5,0	—	—	—	+
Scha.	1,2	—	4,0	1,4	3,6	+
Wo.	1,0	3,0	—	2,0	1,6	+
Al.	0,8	—	3,4	1,0	4,4	+
Gr.	1,0	3,0	—	1,6	2,0	+
Se.	1,0	2,0	—	1,8	2,0	+
De.	1,4	5,0	—	4,8	5,2	+
Ul.	1,0	—	6,5	1,0	5,7—5,8	(+)
We.	1,9	—	7,0	1,3	5,5	(+)
Ba.	1,4	—	6,0	2,4	2,0	(+)
Pa.	0,8	5,0	—	1,6	3,0	(+)
Wi.	1,2	6,0	—	2,0	4,5	(+)
Dr.	2,0	—	4,6	3,0	3,8	(+)
Lo.	1,2	6,0	—	2,2	4,4	(+)
Ko.	1,0	5,0	—	2,4	2,8	(+)
Du.	1,2	5,0	6,0	2,4	4,6	(+)
Wa.	1,2	—	>5,0	2,0	4,0	—
Re.	1,3	—	6,0	1,5	3,5	—
Wa.	1,2	—	—	2,2	4,5	—
Li.	1,2	—	>5,0	4,4	1,4	—
Ha.	1,4	—	9,0	2,0	4,0	—
Hü.	2,7	—	>8,0	2,1	5,5	—
Ka.	1,8	—	9,0	2,2	7,0	—
Cl.	2,0	—	8,0	2,0	4,0	—
Kr.	1,0	—	>8,0	3,0	4,2	—
Pe.	3,6	>8,0	—	3,4	4,4	—
Scha.	1,0	—	—	1,8	4,0	—
Hi.	2,8	—	8,0	5,0	3,5	—
Gu.	1,4	—	—	2,8	6,0	—

war damit die Kombination mit Erb (12mal) und positivem Hyperventilationsversuch (11mal). In Gruppe II (10 Patienten) war bei negativem Chvostek das Erbsche Phänomen positiv, 7mal mit einem positiven Hyperventilationsversuch kombiniert. In Gruppe IV (12 Patienten) war nur der Hyperventilationsversuch positiv. Auch hier bestand keine Beziehung zur Höhe des Calciumwertes bzw. zum K/Ca-Quotienten. In Gruppe V (7 Patienten) handelte es sich um reine vegetative Dystonien mit negativen tetanoiden Zeichen. (Tab. 26).

Tab. 27 belegt die Beziehung der Calcium- und Kaliumwerte zur Nervenübererregbarkeit (Chvostek, Erb).

Nach *Stammhirnnarkose* (Luminaletten) wurde von 10 vorher Chvostekpositiven Fällen das Zeichen 3mal negativ, in anderen Fällen zum Teil abgeschwächt; von 11 vorher Erb-positiven Fällen 1 negativ, ein vorher Erbnegativer nachher Erb-positiv. Von 12 vorher positiven Hyperventilationsversuchen wurden nach Luminaletten 3 negativ; von 15 vorher negativen 5 positiv (s. Tab. 28).

Tabelle 26.

	Name	Alter	Puls	Chvost.	Erb.	Trouss.	Hyperv.	K	Ca.	Quot.
I	Ho.	17		+	+	+	+	21,4	11,1	1,9
	He.	26	56	+	+	∅	+	23,3	10,3	2,26
	Schm.	49	84	+	+	∅	+	20,7	8,7	2,39
	Scha.	26	84	+	+	∅	+	22,1	10,0	2,2
	Dr.	16	80	+	+	∅	+	18,7	10,9	1,71
	Ko.	17	76	+	+	∅	+	17,1	10,1	1,7
	Pa.	34	78	+	+	∅	+	—	—	—
	Be.	23	76	+	+	+	+	19,1	10,0	1,9
	Ba.	33	96	+	+	∅	+	18,4	10,0	1,83
	Wi.	39	64	+	+	∅	∅	20,0	12,9	1,55
	Wo.	21	72	+	+	∅	∅	16,9	11,4	1,5
	Wa.	21	60	+	∅	∅	+	18,7	9,8	1,92
	Du.	23		+	+	∅	∅	17,8	10,0	1,7
	Ha.	21	60	+	∅	∅	+	23,5	10,8	2,2
	Mi.	23	60	+	∅	∅	∅	17,3	9,6	1,8
	Ma.	21		+	—	—	∅	19,3	10,5	1,76
	Gu.	27		+	∅	∅	∅	20,7	10,8	1,9
	Ki.	27	76	+	—	∅	∅	17,7	10,3	1,7
	Li.	40	68	+	∅	—	—	19,7	10,9	1,8
	Hö.	25		+	—	∅	∅	18,1	11,3	1,5
II	Hä.	20	96	∅	+	∅	+	23,0	10,8	2,1
	Gr.	26	88	∅	+	∅	+	17,7	11,1	1,6
	Se.	26	60	∅	+	∅	+	19,6	9,8	2,0
	Be.	21	64	∅	+	∅	+	22,2	10,7	2,06
	Pa.	32	70	∅	+	∅	+	26,3	13,7	1,9
	Ul.	19	64	∅	+	∅	∅	20,4	11,0	1,8
	Al.	41	60	∅	+	∅	∅	20,5	9,9	0,0
	We.	24	72	∅	+	∅	∅	19,7	11,1	1,8
	Lo.	23	68	∅	+	—	—	20,9	10,6	1,97
	Kä.	21	62	∅	+	∅	+	20,1	10,1	1,9
III	Hi.	20	56	∅	∅	+	+	19,0	10,5	1,9
IV	El.	28	74	∅	—	∅	+	19,5	10,9	1,78
	Wa.	22	64	∅	∅	∅	+	20,6	10,7	1,92
	Pa.	15	70	∅	—	∅	+	18,5	9,1	2,03
	Schu.	20	52	∅	—	∅	+	23,6	8,1	2,6
	Re.	28	84	∅	—	∅	+	20,9	10,7	1,95
	Ka.	32	60	∅	∅	∅	+	17,9	10,4	1,7
	Scha.	41	60	∅	∅	∅	+	18,7	10,3	1,8
	Rö.	26	54	∅	—	∅	+	23,6	11,6	2,0
	Br.	28	72	∅	—	—	+	16,5	10,1	1,6
	Fe.	19	84	∅	—	∅	+	—	—	—
	Re.	37	68	∅	—	—	+	—	—	—
	Ma.	31	72	∅	—	—	+	—	—	—
V	Kü.	22	76	∅	—	∅	∅	26,9	10,9	2,46
	De.	27	72	∅	∅	∅	∅	23,2	10,0	2,3
	Hü.	22		∅	∅	∅	∅	20,0	10,8	1,85
	Kl.	21		—	∅	∅	∅	22,4	12,2	1,9
	Kr.	23		∅	∅	∅	∅	22,0	10,6	2,07
	Wa.	26		∅	∅	∅	∅	20,9	10,9	1,91
	Or.	36	70	∅	∅	∅	∅	23,7	10,4	2,27

— nicht untersucht; ∅ negativ; + positiv.

Tabelle 27.

Calciumwert	Zahl der Fälle mit positivem Chvostek	mit posit. Erb u. negat. Chvostek
8,0— 9,4	2	1
9,5—10,4	14	2
10,5—11,4	12	6
11,5—12,4	—	—
12,5—	3	1
Kaliumwert		
14,0—18,0	6	1
18,1—22,0	18	7
22,1—26,0	6	2
26,1—	—	1

Tabelle 28. *Tetanoide Zeichen vor und nach Luminaletten.*

Name	Alter	Chvostek		Erb		Trouss.		Hypervent.		K	Ca	Qu	K	Ca	Qu
		v.	n.	v.	n.	v.	n.	v.	n.	vor			nach		
Dr.	16	+	+	+	+	⌀	⌀	+	+	18,7	10,9	1,7	18,6	10,8	1,93
Wo.	21	+	+	+	+	⌀	⌀	⌀	⌀	16,9	11,4	1,5	—	—	—
Hö.	25	+	+	—	—	⌀	⌀	+	+	18,1	11,3	1,5	20,4	10,7	1,9
Ma.	21	+	+	—	—	—	—	⌀	+	19,3	10,5	1,76	20,2	9,3	2,16
Mi.	23	+	+	⌀	—	⌀	—	⌀	⌀	17,3	9,6	1,8	—	—	—
Ki.	27	+	+	—	—	⌀	⌀	+	+	17,7	10,3	1,7	17,5	10,4	1,68
Be.	23	+	+	+	+	+	—	+	+	19,1	10,0	1,9	—	—	—
El.	28	⌀	⌀	—	+	⌀	⌀	+	+	19,5	10,9	1,78	20,6	9,5	2,1
Hä.	20	⌀	⌀	+	+	⌀	⌀	+	+	23,0	10,8	2,1	22,5	10,8	2,08
Se.	26	⌀	⌀	+	+	⌀	⌀	+	⌀	19,6	9,8	2,0	19,8	10,2	1,9
Ul.	23	⌀	⌀	+	+	⌀	⌀	⌀	⌀	20,4	11,0	1,8	20,2	10,9	1,8
We.	24	⌀	⌀	+	+	⌀	⌀	⌀	⌀	19,7	11,1	1,8	21,8	11,0	1,96
Kä.	21	⌀	—	+	+	⌀	⌀	+	⌀	20,1	10,1	1,9	20,0	10,3	1,94
Hü.	22	⌀	⌀	⌀	+	⌀	⌀	⌀	⌀	20,0	10,8	1,85	19,5	10,5	1,86
Scha.	26	+	⌀	+	+	⌀	⌀	+	⌀	22,1	10,0	2,2	22,9	10,8	2,12
Lo.	23	⌀	⌀	+	⌀	—	+	⌀	+	20,9	10,6	1,97	18,6	10,1	1,84
Gu.	27	+	⌀	—	—	⌀	⌀	⌀	+	20,7	10,8	1,9	18,1	11,0	1,65
Wa.	22	⌀	⌀	⌀	⌀	⌀	⌀	⌀	⌀	20,6	10,7	1,92	20,9	11,3	1,93
Pa.	15	⌀	⌀	—	—	⌀	⌀	+	+	18,5	9,1	2,03	21,6	10,1	2,06
Re.	28	⌀	⌀	⌀	⌀	⌀	⌀	+	+	20,9	10,7	1,95	20,1	10,3	1,9
Ka.	32	⌀	—	⌀	⌀	⌀	⌀	+	+	17,9	10,4	1,7	18,5	10,6	1,74
Rö.	26	⌀	—	—	—	⌀	⌀	+	+	23,6	11,6	2,03	22,6	11,8	1,95
De.	27	⌀	⌀	⌀	⌀	⌀	⌀	⌀	+	23,2	10,0	2,3	20,4	10,2	2,01
Kl.	21	—	⌀	⌀	⌀	⌀	⌀	⌀	⌀	22,4	12,2	1,9	20,1	9,5	2,1
Kü.	22	⌀	⌀	—	—	⌀	⌀	⌀	⌀	26,9	10,9	2,46	23,0	10,9	2,1
Ha.	21	+	—	⌀	⌀	⌀	—	+	—	23,5	10,8	2,2	22,4	11,6	1,9
Du.	23	+	⌀	+	+	⌀	—	⌀	⌀	17,8	10,0	1,7	—	—	—
Schu.	20	⌀	—	—	—	⌀	⌀	+	—	—	—	—	23,6	9,0	2,6
Kr.	23	⌀	⌀	⌀	⌀	⌀	⌀	⌀	⌀	22,0	10,6	2,07	19,5	10,2	1,9
Wa.	26	⌀	⌀	⌀	⌀	⌀	⌀	⌀	⌀	20,9	10,9	1,91	22,8	10,5	2,17

Verhalten der Sehnenreflexe.

Neben der mechanischen und elektrischen Übererregbarkeit der peripheren Nerven ist das Verhalten der Sehnenreflexe bei nervös bedingten Störungen beurteilt worden. Das Fehlen des phylogenetisch sehr alten Patellarsehnenreflexes bei gesunden Menschen (GOLDFLAM u. a.), sein vorübergehendes Fehlen im Verlauf einer „Hysterie" sowie nach Übermüdung (s. a. KOCH bei Langstreckenläufern), bei einer Narkose oder in der Agonie bezieht BAUER auf rein funktionelle Momente. Sehr lebhafte bzw. gesteigerte Reflexe haben EPPINGER und HESS bei Vagotonikern vermerkt. FEIN hat sie allerdings auch bei 100 Gesunden in 20% beobachtet (s. a. SCHELLONG sen.). BAUER hat eine habituelle Steigerung vor allem der Sehnenreflexe unabhängig von „Neurasthenie" als konstitutionelle Anomalie vermerkt, weist aber bei solchen Patienten auf gleichzeitig bestehende funktionelle nervöse Beschwerden hin. Sicherlich beobachtet man bei der vegetativen Dystonie gehäuft besonders gesteigerte Sehnenreflexe. Doch kommt ihnen kein wesntlicher diagnostischer Wert zu (SCHOLZ).

Die nervöse Übererregbarkeit am peripheren Nerven darf nach unseren Untersuchungen in der Symptomatik der vegetativen Dystonie nicht überwertet werden.

III. Symptome am Kreislauf.

Bei der überragenden Bedeutung des Kreislaufs für das normale und pathologische Geschehen in unserem Körper und den oft hervorgehobenen Zusammenhängen von Herzkreislauffunktion mit dem vegetativen Nervensystem erscheint es selbstverständlich, daß bei krankhaften Störungen neurovegetativer Regulationen von seiten des Kreislaufs und vor allem des Herzens wichtige Symptome zur Erkennung der vegetativen Dystonie zur Verfügung stehen. Die Abhängigkeit des Herzens von den Impulsen des vegetativen Nervensystems beruht dabei auf seiner Versorgung mit sympathischen und parasympathischen (Vagus) Fasern, die sich im plexus cardiacus zu einem morphologisch nicht mehr trennbaren Geflecht vereinigen und die bekannten akzelerierenden und depressorischen Effekte am Herzen auslösen. Die physiologischerweise dauernd vorhandenen Tempoänderungen der Schlagfolge bestehen nur bei intakter Nervenverbindung (s. REIN u. a.) Außerdem wirken auch die noch zu erörternden Beziehungen zwischen den Kalium- und Calcium-Ionen im Blutserum über die Herznerven auf die Herzaktion ein.

Sicherlich sind gegenüber den bereits besprochenen Befunden an den peripersten Abschnitten (Kapillarbetriebsstörung, Akrozyanose, Cutis marmorata) die Verhältnisse im übrigen Herzkreislaufsystem aus dem Blickwinkel vegetativer Störungen vielleicht noch schwerer zu übersehen, da hier der anatomische Zustand der Erfolgsorgane auf den Ablauf der vegetativ gesteuerten Regulationen einen besonders starken Einfluß ausübt. Zur klinischen Beurteilung ziehen wir hier Anamnese, klinischen, röntgenologischen und elektrokardiographischen Befund sowie Herzkreislauffunktionsproben heran, worauf nun im einzelnen eingegangen werden soll.

1. Anamnese.

WENCKEBACHS Äußerung, daß nur der über Herzbeschwerden klagt, dem nichts am Herzen fehlt, gilt cum grano salis besonders für die vielseitigen verschiedensten Klagen, die vegetative Dystoniker in eindringlicher Art vorführen. Auch KAHLER hebt die wortreiche, weitschweifige und umschreibende Art der Äußerung der Beschwerden bei vegetativen Störungen hervor. Selten bestehen monosymptomatische Beschwerden, häufig scheinen die zu erhebenden Angaben zunächst recht diffus und vielseitig: Blutandrang zum Kopf schon bei leichter seelischer Erregung, in warmen Räumen und Bädern, auffallend oft Klagen über plötzlich auftretendes Herzklopfen, auch bei körperlicher Ruhe, besonders in horizontaler Lage beim Mittagsschlaf oder abends im Bett. Weiter werden Extrasystolien, nach WENCKEBACH ein harmloser Unfug des Herzens, gehäuft geschildert, daneben aber die verschiedensten anderen Herzsensationen, Atemnot, Herzstolpern, Herzjagen, „Herzanfälle", Aussetzen der Herztätigkeit und vor allem die anginösen Beschwerden mit dem ‚enormen Druck auf der Brust' und krampfartigen bis in den linken Arm ausstrahlenden Schmerzen; als Begleiterscheinung dieser anginösen Beschwerden — oder auch selbständig — furchtbare Herzangstzustände, vor allem nachts, die die Schlaflosigkeit noch unterstützen; aber auch an der Kreislaufperipherie ausgesprochene Vasolabilität, Gefäßpalpitation am Hals, blaue Hände, Kältegefühle, Füße wie Blei, Neigung zu Ohnmacht infolge vorübergehender Hirnanämie. Manche Patienten klagen darüber, daß alle Gefäße schlagen.

2. Klinischer Herzbefund.

Bei der klinischen Herzuntersuchung vegetativer Dystoniker liegt der Spitzenstoß zwar an regelrechter Stelle im 5. Intercostalraum innerhalb der Medioclavicularlinie. Er tritt aber häufiger als umschriebene, starke, sicht- und fühlbare Pulsation mit Andeutung von schleuderndem oder erschütterndem Charakter in Erscheinung. Manchmal reicht seine

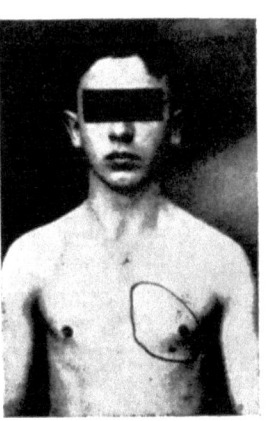

Abb. 52. Beispiel der Ausdehnung einer Brustwandpulsation bei normal großem Herzen. Bei x Spitzenstoß (Balzer und Vogt).

diffuse Pulsation weit über die linke Herzgrenze hinaus. Dieser Pulsationstyp entspricht dem „Aktionspuls" des Herzens nach KRAUS. Nicht selten geht der Spitzenstoß über in eine diffuse sichtbare Pulsation der Brustwand, die sich nach oben bis zur zweiten Rippe und bis zum linken Sternalrand erstrecken kann, der zum Teil mitpulsiert. Die auf diese Pulsation festaufgelegte Handfläche wird mit Nachdruck angehoben und läßt die erregte Herzrevolution deutlich palpieren. In weniger ausgeprägten Fällen stellt man nur eine erschütternde oder schleudernde Bewegung der Brustwand besonders nach körperlicher Anstrengung fest. Dabei ergibt die Perkussion eindeutig normale Herzgrenzen, die dann auch das Röntgenbild bestätigt.

a) Akzidentelle Geräusche.

Besonders spielt der jeweilige Zustand des Erfolgsorgans bei der Frage der akzidentellen Herzgeräusche eine Rolle, die von vielen Autoren als Zeichen früher der Neurasthenie (LÖWENFELD, BUMKE), heute der vegetativen Labilität (KLINGNER, KIRCHNER, BALZER und VOGT, ZIMMERMANN) verwertet werden. HADORN rechnet sie in der Regel zu den „Schönheitsfehlern" des Herzens. „Akzidentelle Geräusche sind — nach der klaren Definition von

v. Lauda — solche, welche bei intaktem oder intakt funktionierendem Klappenapparat durch erhöhte Strömungsgeschwindigkeit oder durch Wirbelbildungen bei abnormer Spannung oder bei Rauhigkeiten der Gefäßwände oder Purkinje-Fasern hervorgerufen werden." Sie sind zu verschiedenen Untersuchungszeitpunkten meist inkonstant, verschwinden mit Verschwinden der Grundkrankheit (z. B. Anämie, Hyperthyreose), besitzen keine Fortleitungstendenz, verändern sich oder verschwinden bei Lagewechsel aus der horizontalen zur aufrechten Stellung. Sie hängen vom Grade der Tachycardie ab. Nicht selten werden sie durch körperliche Anstrengung provoziert, in anderen Fällen hierdurch zum Verschwinden gebracht. Inspiratorisch werden sie meist schwächer, exspiratorisch stärker. Die palpierende Hand erkennt niemals ein Schwirren wie bei Mitralfehlern (Fremissement cataire). Manchmal deutet lediglich eine Unreinheit des ersten Tones das akzidentelle Geräusch an.

Bei Kindern und Jugendlichen besonders häufig (nach den Autoren 28—75%) fanden es Balzer und Vogt vor dem Kriege 5mal bei 40 vegetativ Labilen, Branscheid, dem wir eine besonders wertvolle Zusammenstellung verdanken, 1947/48 in 68—79% seiner meist hypotonen Patienten. Über Lokalisation der Geräusche bestehen verschiedene Berichte. C. Gerhardt, v. Noorden, Küssner, v. Lauda bezeichnen die Mitralis als den Hauptlokalisationspunkt. Die Mehrzahl findet bei Jugendlichen über der Pulmonalis das Punctum maximum. Viele Autoren hören laute akzidentelle Geräusche über dem ganzen Herzen. Es handelt sich im allgemeinen um systolische Geräusche. Diastolische akzidentelle Geräusche beschreibt Ortner als relative Aorteninsuffizienz bei Aortensklerose und Basedow infolge vasomotorischer Aortenerweiterung. Die Lehrbuchstellungnahme von Schwiegk, daß im allgemeinen der Wert der Auskultation etwas überschätzt wird, da die Trennung der durch Klappenfehler bedingten Herzgeräusche von akzidentellen lediglich durch die Auskultation oft nicht möglich ist, kann man in dem Sinne abwandeln, daß der Auskultationsbefund besonders sinnvoll in den gesamtklinischen Befund einzubauen ist. Nicht häufig genug kann herausgestellt werden, daß ein akzidentelles Geräusch seinen Träger nicht zum Kranken stempeln darf (Jokl und Parade u. a.). Differentialdiagnostisch wichtig, weil heute gar nicht selten, ist die Kombination systolischer akzidenteller Geräusche an der Herzspitze bei jugendlichen vegetativen Dystonikern mit zugehöriger Akrocyanose und noch betontem II. Pulmonalton. Auch hier entscheidet die übrige klinische Herzuntersuchung. Interessant war mir, daß weder Eppinger und Hess noch die Schüler von Kraus (Dresel) bei ihren Vagotonien Geräusche beschrieben. Diese akzidentellen Geräusche prüfen wir im Liegen und Stehen, lassen nacheinander im tiefen Inspirium und Exspirium den Atem anhalten und beurteilen ihre Beziehung zur jeweilig wechselnden Herzfrequenz. Scholz fand in unserem Material unter 70 ausgeprägten vegetativen Dystonien 17mal, davon $^2/_3$ unter 24 Jahren, systolische akzidentelle Geräusche stets über Herzspitze oder Pulmonalis.

b) Verhalten der Pulsfrequenz.

Die enge Abhängigkeit der Tätigkeit und Leistung des Herzens von Impulsen des vegetativen Systems und die sich daraus ergebenden Möglichkeiten von Veränderungen der Herzschlagfolge bei Tonusänderungen im vegetativen Nervensystem läßt es vielleicht notwendig erscheinen, auf Grundlagen der Herzschlagfolge kurz einzugehen. Sehr häufig ist der Übergang vom Normalen ins Krankhafte schwierig festzustellen. Als Kennzeichen für die Abnormität einer geänderten Frequenz dienen Höhe der Frequenz, Dauer der Frequenzerhöhung und ihr auslösender Koeffizient.

Der *normale* Herzreiz hängt bekanntlich ab von der Blutbeschaffenheit, von der Atmung, von der Nahrungsaufnahme, von reflektorischen und psychischen Beeinflussungen (seelische Erregungszustände), endlich von klimatischen Einflüssen (Akklimatisationstachycardie). Von besonderer Bedeutung erscheint die vom Kreislauf aus über Aorten- und Sinusnerven gehende reflektorische Beeinflussung der Herzschlagfolge. Eine solche erfolgt ferner durch künstliche Reizung peripherer Nervenstämme sowie durch natürliche und künstliche Reizung der Endausbreitung zentripetaler Nerven an verschiedenen Körperstellen. So führt Druck auf den Augapfel sowie Reizung der oberen Atemwege über den Trigeminus zur Pulsverlangsamung. Beim Schlucken, künstlicher Reizung des Magens bzw. der Gallenblase tritt reflektorische Beeinflussung auf. Vom Urogenitaltrakt regeln visceral-afferente Nerven reflektorisch die Herzfrequenz. Leute, die ein sogenanntes „empfindliches Herz" haben, bekommen sehr leicht nach dem Essen ausgesprochene, durch die Füllung der Abdominalorgane bedingte Tachycardie. Hierher gehört der gastrocardiale Symptomenkomplex von ROEMHELD. Angestrengte geistige Arbeit, aber auch Unlustempfindungen, z. B. eine unangenehme Geschmacksempfindung, können die Pulsfrequenz beeinflussen. Änderungen der psychischen Beschaffenheit oder der Erregbarkeit des Nervensystems lösen dann Störungen, ja Stürme in der Regulierung der Sinusfrequenz aus. In welchem Ausmaß bei der jeweiligen psychischen oder körperlichen Erregung das Sinustempo geändert wird, ist von der Persönlichkeit sowie von der Stärke des Affektes bzw. Größe der Arbeitsleistung abhängig. Uns interessieren im besonderen Störungen der Sinusschlagfolge (Tachycardien, Bradycardien, Arrhythmien), die mit dem Erregungszustand des vegetativen Nervensystems zusammenhängen.

Im allgemeinen haben *Sinustachycardien* eine 120 selten überschreitende Minutenfrequenz. Die „nervöse Tachycardie" (Tachycardie emotionelle nach VAQUEZ) hat man beschrieben bei psychisch Kranken, bei Neurasthenikern, die bei jeder Gelegenheit ihre Fassung verlieren, sowie bei von Jugend an zerfahrenen undisziplinierten Menschen, die ihre Affekte nicht beherrschen. Aber psychisch und körperlich ganz Normale können durch das Leben in einen solchen Zustand geraten. WENCKEBACH hat das „Soldatenherz" nicht nur an der Front mit ihrer direkten Schockwirkung schwerer Bombenexplosionen und den blutigen Schrecken des Nahkampfes, sondern fast nicht minder häufig im Hinterland bei von ihren Familien getrennten, aus ihrem Beruf gerissenen, um ihre Zukunft besorgten Soldaten gesehen (s. a. RISAK). Gewöhnlich bestand bei diesen nervösen Tachycardien eine abnorme Sinusreaktion gegenüber Lagewechsel und Arbeit. Ganz ähnliche Bilder sieht man als Ausdruck eines Übertrainings am Sportplatz. HOCHREIN hat solche Zustände als neurozirkulatorische Dystonie zusammengefaßt. Bei all diesen nervösen Tachycardien finden wir deutliche Zeichen einer mehr oder minder ausgeprägten vegetativen Dystonie, in deren Rahmen eben eine besondere Kreislauflabilität in die Augen springt.

Die *orthostatische Tachycardie* stellt eine abartige Steigerung der normaliter beim Übergang von der horizontalen zur aufrechten Stellung auftretenden Pulsbeschleunigung dar. Sie findet sich besonders ausgeprägt bei Rekonvaleszenten vor allem nach Infektionskrankheiten im Rahmen einer postinfektiösen vegetativen Dystonie, bei Kranken mit im Liegen meist niedriger Pulszahl und respiratorischer Arrhythmie. Ein Patient zeigte nach Typhus exanthematicus im Liegen 48—54 Pulse, beim Aufstehen Anstieg auf 132 bis 136 Pulse. Bei solchen Patienten wirken psychische Vorgänge abnorm. So hat man bei Kopfrechnen in liegender Lage 120 Pulse gezählt.

Unter den Koeffizienten der Tachycardie unter besonderen krankhaften Zuständen spielen Körperwärme, chemische bzw. toxische Stoffe, Hormone und reflektorische Wirkungen eine Rolle. Unter den chemischen Stoffen sind einige der bekanntesten *Genußmittel:* Tabak, Tee, Kaffee und Alkohol zu nennen. Die *Nikotintachycardie* kommt z. T. durch Wegfall der zentralen Vagusreizung zustande, indem elektiv die Umschaltungsstelle von der praeganglionären zur postganglionären Faser für das Herz wohl im Ganglion stellatum ausgeschaltet wird. Doch scheint die Nikotintachycardie nach neueren Untersuchungen z. T. durch eine gleichzeitige Schilddrüsenüberfunktion bedingt. Denn man findet bei chronischen Rauchern neben der starken allgemeinen vegetativen Übererregbarkeit Umsatzsteigerungen und Jodzunahme im Blut (SCHLUMM). Bei der *Alkoholtachycardie* spielt die lokal reizende Wirkung auf Mund- und Magenschleimhaut rein reflektorisch eine Rolle. *Reflektorisch* können ferner Kälteapplikation auf die Haut, Reizung des Pericard und der Pleura sowie Drucksteigerung innerhalb des Pericards und endlich Reize vom Magendarm her (Magenblähung, Meteorismus) Tachycardien bedingen.

Unter den durch Verminderung der Reizbildung oder Störung der Überleitung bedingten Bradycardien interessieren für unser Problem in erster Linie die *Sinusbradycardien*, die man auch als myogene bezeichnet hat. Sie zeigen ein wesentlich unter dem normalen Durchschnitt von 70 liegendes Reizbildungstempo des Sinusknotens. Doch sind die Unterwerte nie so stark von der Norm abweichend wie die Überwerte bei der Sinustachycardie, weil ja bei Frequenzabsinken unter 40 der Sinusknoten die Führung des Herzens verliert. Ein Gegenstück zur nervösen Tachycardie als langdauernde nervöse Bradycardie ist allerdings selten. Viel häufiger finden wir bei vegetativer Labilität gleichmäßige Übererregbarkeit von Vagus und Akzelerans und dabei die Herztätigkeit bald abnorm rasch, bald abnorm langsam.

Die Ursache abnormer Sinusverlangsamung kann also in einer primären Herabsetzung der automatischen Reizbildung liegen, oder es kommt zu einer sekundären, durch Vaguseinfluß bewirkten Hemmung. Die sekundären neurogenen — auch vagalen — Bradycardien lassen sich von den primären myogenen durch den Atropinversuch differenzieren. Doch beweist eine Frequenzzunahme nach Atropin nur, daß bei dem betreffenden Bradykardiker der Vagustonus für die vorhandene Pulsfrequenz mitbestimmend ist. Jedenfalls sprechen sehr starke Frequenzänderungen für eine vagale Genese, fehlende Reaktion gegen eine solche. Zum Atropinversuch ist wichtig zu wissen, daß subkutane Injektion kleinster Atropinmengen beim Menschen den Puls erniedrigen können. Ferner unterscheiden sich nach WENCKEBACH myogene und vagale Bradycardien durch die Regelmäßigkeit ihrer Schlagfolge. Myogene sind im allgemeinen regelmäßig, neurogene häufig unregelmäßig.

Die *habituelle*, zweifellos vererbbare Sinusbradycardie mit ihrem langsamen, nie sehr regelmäßigen Puls zwischen 40 und 60 bei stark ausgeprägter respiratorischer Arrhythmie zeigt bei sonst normaler Reaktion auf Nerveneinflüsse eine gewisse Torpidität gegen Akzeleransreizung (geringere Anstrengungstachycardie). In der Familie WENCKEBACH waren Vater, Mutter und 3 von 4 Kindern Bradycardiker. Trotz Pulsen bisweilen unter 40 pro Minute in der Jugend sind alle zu gesunden kräftigen Menschen herangewachsen.

Der auffallend häufig langsame Puls bei trainierten Sportlern ist bekannt. Dabei lernt einerseits das Herz bei rationellem Training ökonomischer zu arbeiten und durch ein größeres Schlagvolumen mit einer geringen Zahl von Systolen auszukommen. Andererseits ist aber auch derjenige, der mit einer Pulsfrequenz von 60 Pulsen eine Arbeit anfängt, die seine Pulsfrequenz auf das Doppelte steigert, dem überlegen, der mit 80 Pulsen anfängt und eine Frequenz von 160 Pulsen erreicht, da dann durch die Kürze der Erholungs- und Füllungszeit (kürzere Diastolen) das Minutenvolumen an sich gefährdet ist.

Die *Hungerbradycardie*, wie sie bei uns nach den beiden Kriegen weit verbreitet war, ist ein typisches Beispiel der regelmäßigen nicht vagalen Form. Toxisch bedingte Bradycardien kennen wir vom Ikterus, nach Kalisalzen, Chinin u. a.

Unter den *medikamentös* verursachten Formen seien nur die Physostigmin-, die Digitalis- und die Morphiumbradycardie erwähnt, unter den klinisch wichtigen die relativen Bradycardien mit ihrem Mißverhältnis zur bestehenden Temperatur, die postinfektiöse und vor allem die Hirndruckbradycardie. Letztere führt uns zu den *reflektorisch* bedingten Sinusbradycardien. Hierher gehören die psychisch ausgelösten Bradycardien. Vor allem ist hier die Schreckreaktion zu nennen. Bei entsprechender Disposition des Herzmuskels kann ein Schreck schwerste Folgen haben. Durch experimentelle Vagusreizung allein kann man bekanntlich zwar vorübergehend Herzstillstand erzielen, aber das Tier nicht töten. Reflektorisch läßt sich auch experimentell die Herzschlagzahl auf dem Reflexwege über ein hypothetisches Herzhemmungszentrum herabsetzen (Pressoreceptoren, Trigeminus, Vagus). Ebenso findet sich reflektorische Verlangsamung bei intrathorakaler Drucksteigerung (z. B. beim Pneumothorax). Sehr häufig sieht man eine reflektorische Verlangsamung der Herztätigkeit bei Organreizzuständen im Abdomen.

Wir wissen, daß zwar im Tierversuch das jedem Einfluß entzogene Herz regelmäßig schlägt, im lebenden Organismus aber der Herzrhythmus immer unregelmäßig ist. Denn in keinem Augenblick, selbst nicht im Schlaf setzt die regulierende Nerventätigkeit mit ihren zweckentsprechenden unter dem Einfluß hormonaler Drüsen stehenden vegetativen Reflexen aus. Man kann ruhig sagen: *Sinusarrhythmie* ist die normale Erscheinung, ein starr regelmäßiger Puls weist schon auf einen abnormen Vorgang. Sehr wichtig zu ihrer Feststellung ist aber, daß der Patient in einer ihm bequemen Ruhelage an Umgebung und registrierende Apparatur gewöhnt ist. So zeigt schon der Ruhepuls mit der ruhigen oberflächlichen unbewußten Atmung auf- und abgehende Schwankungen, bei der Einatmung Akzeleration, bei der Ausatmung Retardation, die beim Jugendlichen ins Physiologische fallen (BAUER, S. 402). Bei stärkerer Ausbildung zeigt diese respiratorische Arrhythmie häufig eine gesteigerte Erregbarkeit des Herzvagus, besser vegetative Labilität an. HOLZMANN u. a. haben auf außerdem bestehende brüske Schwankungen des Sinusrhythmus hingewiesen.

Aus den einleitenden Ausführungen gehen die gerade für die Pulsfrequenz wichtigen vielseitigen vegetativen Einflüsse hervor, die erklärlicherweise auch das Verhalten der Ruhepulsfrequenz bei der vegetativen Dystonie mitbestimmen. Die Labilität des Pulses unter nicht organischen Belastungen und psychischen Insulten wird von den einen in einer *Neigung zur Tachycardie* gesehen (LÖWENFELD, DRESEL, V. BERGMANN, WICHMANN). EPPINGER und

HESS, CATSCH und OSTROWSKI belegten an ihrem großen Krankengut die *Bradycardie* als Symptom zur Beurteilung der vegetativen Labilität.

Eigene Beobachtungen.

In Tab. 29 haben wir die Ruhepulsfrequenzwerte (im Liegen) verschiedener Gruppen vegetativer Dystonien nach dem Geschlecht getrennt zusammengestellt. Gemeinsam ergibt sich ein Schwanken der Werte nach beiden Seiten, wobei die Männer häufiger zu Bradycardie, die Frauen häufiger zu Tachycardien neigten. In unserem jetzigen Krankengut zeigte sich dieser Geschlechtsunterschied besonders in den Altersgruppen von 21 bis 40 Jahren. Interessant ist, daß mein Mitarbeiter ESCHE in der Gegend der „Münsterländer Krankheit" bei seinen jugendlichen Männern in 40% Bradycardien fand.

Tabelle 29. *Ruhepulsfrequenz bei 1164 vegetativen Dystonien.*

Patientengruppen	Gesamt-zahl	Pulsfrequenz					
		bis 60		61 — 79		über 79	
		Anz.	%	Anz.	%	Anz.	%
I. ESCHE (Münster) 1939	75 ♂	30	40	39	52	6	8
II. Stationäre Fälle	184 ♂	29	16	129	70	26	14
	108 ♀	3	3	76	70	29	27
III. Pulsausgangswerte vor Regulationsprüfung	291 ♂	128	44	136	47	27	9
	284 ♀	61	21	154	55	69	24
IV. EKG-Frequenzen	148 ♂	40	27	85	57	23	16
	74 ♀	17	23	40	54	17	23
	698 ♂	227	33	389	55	82	12
	466 ♀	81	17	270	58	15	25
	♂+♀ 1164	308	26	659	57	197	17

SCHOLZ hat das Pulsverhalten in mehrfacher Weise ausgewertet. Die Pulszahl im Sitzen gab unter 68 Patienten bei einem unteren und einem oberen Grenzwert von 60 und 75 pro Minute 36mal normale Werte, 10mal Bradycardie und 22mal Tachycardie. Beim Übergang vom Sitzen zum Liegen sank die Pulsfrequenz bei 27 von 61 Patienten um fünf und mehr Schläge pro Minute ab, in 28 Fällen trat keine wesentliche Abweichung auf, 6mal fand sich eine leichte Beschleunigung. Die Prüfung auf orthostatische Tachycardie ergab in 21 von 36 Fällen (also $^2/_3$) einen positiven Ausfall. Nach Belastung mit Kniebeugen fand sich 5mal bei 21 Fällen eine noch anhaltende Tachycardie, wenn die Blutdruckwerte bereits die Ausgangshöhe erreicht hatten. Das Verhalten der Pulsfrequenzen zeigte unter den verschiedenen Lageeinflüssen bei den *Frauen* eine deutlichere Labilität bei gleichzeitiger Neigung zu Tachycardie. 12 von 18 Frauen wiesen im Sitzen eine solche auf. Beim Übergang zum Liegen trat in 13 Fällen eine deutliche Verlangsamung der Frequenz ein, während bei *Männern* in 29 von 43 Beobachtungen diese physiologische Verlangsamung fehlte. SCHOLZ begründet das mit der psychisch gespannten Erwartung dieser vegetativen Dystoniker auf die anschließende Untersuchung (Regulationsprüfung, Ekg).

Zur Beurteilung der *orthostatischen Tachycardie* stehen weiter 215 Männer und 132 Frauen zur Verfügung. In der Gruppe I (75 jugendliche Männer 1939 Münster) zeigte sich meist eine Frequenzzunahme von 1—20 Schlägen, in acht Fällen eine geringe Abnahme. In meinem jetzigen Krankengut tritt die stärkere vegetative Labilität dadurch in Erscheinung, daß sich die orthostatischen Frequenzzunahmen vorwiegend zwischen 11 und 50 Schlägen verteilen, wobei sie bei den Frauen stärker hervortritt.

Unter dem Einfluß der Stammhirnnarkose (Luminaletten) blieb die Pulsfrequenz bei vergleichend therapeutischer Anordnung in 10 von 24 Fällen unbeeinflußt, in den übrigen Fällen zeigte sie mit zwei Ausnahmen die Tendenz zur Normalisierung vorher erhöhter, bzw. erniedrigter Werte. Tagsüber waren die Frequenzwerte im Tages-EKG fallweise häufiger höher als vorher. Die allgemeine klinische Erfahrung zeigte manchmal eine vorübergehende Erregung des Kreislaufs in Form von stärkerer

Tabelle 30.

Frequenzzunahme um Schläge	Münster 1939 Männer	Rostock Männer	Frauen
0—20	64	62	42
21—40	3	66	62
41 und darüber	0	22	35

Tachycardieneigung, die häufig nach weiterer Luminalettenmedikation doch zu einer gewissen Beruhigung, bzw. Normalisierung der Pulsfrequenz führte (siehe Abb. 115 beim Grundumsatz). In vereinzelten Fällen mußte die Luminalettenmedikation wegen anhaltender Kreislaufbeeinträchtigung abgebrochen werden.

c) Respiratorische Arrhythmie.

Seit EPPINGER und HESS die respiratorische Arrhythmie als ein Symptom ihrer Vagotonie herausstellten, haben spätere Untersucher (BRUGSCH und SCHITTENHELM, DRESEL, WICHMANN, BATTRO und COBO u. a.) sie immer wieder als ein Symptom einer solchen herangezogen. So hat MOSLER in 86% bei vagotonen Zuständen inspiratorische Pulsbeschleunigung festgestellt. Nach den Ergebnissen von CATSCH und OSTROWSKI sind die stärkeren Grade auch objektiv als brauchbares Zeichen vegetativer Störungen anzusehen. Die von SCHLOMKA zahlenmäßig erfaßte Abnahme des Grades der respiratorischen Arrhythmie mit zunehmendem Alter beim Gesunden ist wahrscheinlich zum Teil auf eine geringer werdende Ansprechbarkeit des vegetativen Nervensystems zurückzuführen. Dem entspricht die Angabe von EPPINGER und HESS, daß eine auffallende respiratorische Arrhythmie bei unter 15jährigen als normal anzusehen sei. Die bekannte Abhängigkeit der respiratorischen Arrhythmie von der Pulsfrequenzlage zeigt sich deutlich bei Hund und Kaninchen. Beim Hund mit seinem ausgeprägten Vagustonus und seiner niedrigen Pulslage ist sie deutlich vorhanden. Beim Kaninchen mit der viel höheren Pulsfrequenz fehlt die respiratorische Arrhythmie, tritt nach Morphium mit der Morphiumbradycardie sehr deutlich in Erscheinung und schwindet nach Atropin.

Körperliche Arbeit, welcher Art sie auch immer sei, führt zur Pulsbeschleunigung mit regelmäßigem Puls. Nach Aussetzen der Arbeit in Ruhe kommt es dann mit plötzlich einsetzender Pulsverlangsamung zu stärkerer respiratorischer Arrhythmie. Aufrechtes Stehen verdeckt eine im Liegen deutliche Atemarrhythmie. Bei Kopfstellung konnte MARK ihr besonderes Hervortreten beschreiben. Gerade bei trainierten Sportlern mit niedriger Pulsfrequenz findet man im Anschluß an eine große Anstrengung nach Abklingen der anfänglichen Erregungssteigerung nicht selten eine Verstärkung der respiratorischen Arrhythmie, was man häufig auch schon nach 10—20 Kniebeugen bei Turnern sieht. Hier ist eben durch das Training der Vagustonus erhöht. Die bei der Leistung erfolgende Steigerung des Sympathikotonus hat als Reaktion eine weitere Steigerung des Vagustonus zur Folge. Außer körperlicher Arbeit kann auch Fieber die respiratorische Arrhythmie verdecken. Unter der Einwirkung von Hypoxaemie kommt es beim Gesunden zu einer allgemeinen Pulsstarre und damit auch zu einer respiratorischen Pulsstarre (ANTHONY und HARLANDT).

Bei geweckter Aufmerksamkeit sind bekanntlich viele Reflexe schwer oder gar nicht auslösbar, also sozusagen durch das Großhirn gehemmt. Ich erinnere nur an das Verschwinden des beim Säugling positiven Babinski'schen Phänomens bei zunehmender Führung des Großhirns, weiter an die Verhältnisse beim Patellarsehnenreflex, der manchmal erst nach dem Jendrassik-Handgriff auslösbar ist. Dieser Hemmung des Großhirns unterliegt wohl auch die respiratorische Arrhythmie. Sie nimmt schon normalerweise bei der mit der Anspannung der Aufmerksamkeit verbundenen Pulsbeschleunigung ab und ist umgekehrt um so ausgesprochener, je mehr die Aufmerksamkeit abschweift. Hiermit hängt wohl auch der *Einfluß des Schlafes* zusammen: Zur Zeit des tiefsten Schlafes bald nach dem Einschlafen ist die respiratorische Arrhythmie am stärksten, gegen Ende des Schlafes wird sie geringer und beim Erwachen kann sie gänzlich verschwinden. Das einfachste Verfahren, sich von dieser Arrhythmie zu überzeugen, besteht darin, der Versuchsperson eine nicht allzu leichte Rechenaufgabe vorzulegen. Man beobachtet dabei zuerst ein Verschwinden der Arrhythmie und nach dem Aufhören der psychischen Tätigkeit, also nach Lösung der Aufgabe, eine sekundäre langsam abklingende Reaktion in der Form von stärkerer Pulsverlangsamung und stärkerer Sinusarrhythmie.

Nun zu *krankhaften Störungen*. Bei Psychosen scheint es ein Gesetz, daß Patienten mit intensiver psychischer Tätigkeit, z. B. Melancholiker, die ihre Aufmerksamkeit intensiv anzuspannen pflegen, einen vollkommen regelmäßigen Puls haben und daß bei geringer psychischer Tätigkeit (gewissen Fällen von Stupor) Atemarrhythmie des Pulses auftritt. Neurastheniker zeigen die respiratorische Arrhythmie oft sehr deutlich, was z. T. mit ihrer in gewissen Fällen beobachteten Unfähigkeit, ihre Aufmerksamkeit entsprechend stark und lange zu konzentrieren, zusammenhängen dürfte. Können wir respiratorische Arrhythmie bei Herzklappenfehlern, Coronarsklerose u. a. Kreislaufkrankheiten nachweisen, dürfen wir trotz des vorliegenden Herzschadens auf ein noch leistungsfähiges Herz schließen. Denn bei Eintreten der Dekompensation schlägt trotz tiefster Atmung das Herz absolut gleichmäßig. Liegt bei bestehender Sinusarrhythmie keine Abhängigkeit von der Atmung vor, muß man den Verdacht einer Erkrankung im Sinusknoten haben (VOGT). Eine bei Dekompensationen mit erhöhtem Puls fehlende respiratorische Arrhythmie wird nach Digitaliseffekt mit zunehmender Bradycardie als prognostisch günstiges Zeichen wieder auftreten.

Nachdem als Ursache der respiratorischen Arrhythmie durch C. GERHARDT, H. E. HERING, LOMMEL, PLETNEW, PONGS, HORNIG u. a. einmal eine Übererregbarkeit des herzhemmenden Vaguszentrums sichergestellt war, stellte WENCKEBACH als wichtigen weiteren Faktor die kreislaufdynamische Auslösung der respiratorischen Arrhythmie in den Vordergrund. Die inspiratorische Saugwirkung auf den Thoraxinhalt bedingte eine verstärkte Füllung des rechten Herzens, was vermutlich in Form eines Bainbridge-Reflexes die Beschleunigung der Herzaktion auslöse. Der Zustand des Herzmuskels ist dabei von entscheidender Bedeutung (s. a. SCHLOMKA und REINDELL, NORDENFELT). In neuester Zeit werden die Kreislaufregulationen durch die Pressoreceptoren in die Erklärung eingeschaltet. HERING fand nach Entzügelung, also nach Wegfall des Herzhemmungstonus bei Lungenaufblähung, keine Tachycardie mehr. SCHWEITZER konnte weiter zeigen, daß bei Herabsetzung des Druckes im Sinus caroticus des Hundes die respiratorische Arrhythmie unter Abnahme der Pulszeiten schwindet. In diesem Sinne bilden nach MATTHES pressoreceptorische Reflexe, ausgelöst durch atemmechanisch bedingte Blutdruckschwankungen, den Hauptfaktor für die Änderung der Pulsfrequenz bei der respiratorischen Arrhythmie. Diese Blutdruckschwankungen sollen aus einem vermehrten Schlagvolumen infolge höheren Blutangebotes während der Inspiration resultieren.

Eigene Beobachtungen.

Die respiratorische Arrhythmie wurde am liegenden Patienten in Form der Tiefatmung geprüft, indem nach normaler oberflächlicher Atmung ein

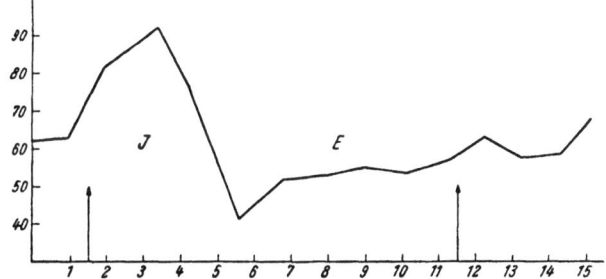

Abb. 53. Respiratorische Arrhythmie mit deutlicher inspiratorischer Beschleunigung. Ordinate: Pulsfrequenz pro Minute, Abszisse: Zeit in Sekunden. I = Inspirium, E = Exspirium.

tiefes Inspirium und ein kräftiges Exspirium ausgeführt wurden. In einzelnen Fällen ließen wir nach dem tiefen Inspirium eine Apnoe von 10 Sekunden Dauer eintreten und hiernach weiteratmen. Die Pulsschreibung erfolgte mit Hilfe des Elektrokardiographen in der II. Abteilung. Neben der Ruhefrequenz wurde die kürzeste im Inspirium gelegene und die längste exspiratorische Schlagfolge bestimmt, die letzteren ebenfalls auf Minutenfrequenzen umgerechnet und diese Werte in Bruchform notiert.

In unserem Krankengut fanden wir bei der vegetativen Dystonie sehr gehäuft in der Sprechstunde ausgeprägt respiratorische Arrhythmien (SCHOLZ und nachher BREHM, JAINZ und MOELLER). Unter 303 vegetativen Dystonien der Klinik war sie in 77% positiv, in 35% besonders ausgeprägt. Bei genauerer Analyse der elektrokardiographisch aufgenommenen 46 Pulskurven (s. Abb. 53) ergab sich (SCHOLZ) unter Normalbewertung einer inspiratorischen Beschleunigung und exspiratorischen Verlangsamung um je 5 Schläge — also einer Frequenzschwankung um im ganzen 10 Schläge — als normale Abweichung die folgende Tab. 31. In nächster Nähe der Grenzwerte bewegten sich demnach nur zwei Fälle, die überwiegende Anzahl (30 Fälle) zeigte eine alleinige oder vorwiegend inspiratorische Beschleunigung. Auf zehn weiteren Kurven, die bei inspiratorischem Atemanhalten geschrieben wurden, fand sich ein ähnliches Bild.

Durch die parallele Anwendung beider Prüfmethoden bei drei Patienten wurde zweimal völlig gleichsinniges Verhalten, einmal starkes Abweichen der beiden Befunde festgestellt. Bei annähernd normalen Pulsfrequenzen und

Tabelle 31.

Grenzfälle	2
Inspiratorische Beschleunigung	15
überwiegend inspiratorische Beschleunigung	15
exspiratorische Verlangsamung	—
überwiegend exspiratorische Verlangsamung	2
Inspirat. Beschl. = exspir. Verlangsamung	10
Inspirat. u. exspirator. Beschleunigung	1

Fehlen cardialer Insuffizienzzeichen kann nach den Untersuchungen von SCHOLZ für die Beurteilung der respiratorischen Arrhytmie vor allem das Auftreten einer deutlichen *inspiratorischen Beschleunigung bei tiefer Atmung* (41 von 45 Fällen) gelten, während die exspiratorische Verlangsamung des Pulses (nur in zehn Fällen deutlich) in den Hintergrund tritt. Interessante Befunde über Verhalten der T-Höhe im EKG bei der respiratorischen Arrhythmie werden auf Seite 152 gebracht.

Demnach stellt die respiratorische Arrhytmie ein wichtiges Zeichen für die Diagnostik der vegetativen Dystonie dar.

3. Mechanische Funktionsprüfung vegetativer Kreislaufreaktionen.

Außer durch die eben besprochene Beobachtung des Pulses bei langsamer und tiefer Atmung (Pulsus respiratione irregularis) läßt sich eine besondere Reizbarkeit des vegetativen Systems und vorwiegend des Parasympathicus *durch Druck auf den Sinus caroticus*, der dem früheren CZERMAKschen Vagusdruck entspricht, sowie durch Druck auf die geschlossenen Augäpfel (ASCHNERscher oculocardialer Reflex) oder während einer tiefen Kniebeuge (ERBENscher Hockversuch) feststellen. Letzterer ist aber nach den Befunden von MOSLER und WEHRLICH nur in 16% bei vegetativ Übererregbaren positiv. Öfter fanden diese Autoren sogar eine Pulsbeschleunigung.

In der Praxis haben sich vor allem der Carotissinusdruck und der Bulbusdruckversuch eingebürgert. Wohl in Unkenntnis der experimentell 1932/33 nachgewiesenen Beziehung zwischen Kopfsenkung und Pressorezeptoren (MARK) wird neuerdings verschiedentlich der Kopfsenkversuch verwendet (z. B. BRAASCH). Doch gilt natürlich für all diese Versuche, daß der Ausfall weitgehend auch vom Zustand des Erfolgsorgans abhängig ist, was WENCKEBACH schon frühzeitig für den früher sogenannten Vagusdruckversuch betont hat. Der Erfolg der reflektorischen Vagusbeeinflussung beim Carotissinusdruckversuch sowie beim Aschner hängt zum nicht geringen Teil von der Geschicklichkeit des Arztes ab (HOLZMANN).

a) Der Carotissinusdruckversuch.

Die im Schrifttum recht unterschiedliche Beurteilung des *Carotissinusdruckversuches* liegt zum Teil an der nicht ganz einfachen Festlegung des Druckpunktes. H. E. HERING hat bereits 1923 auf die Gegend der Teilungsstelle der Carotis (Carotissinus) als prädilektiven Auslösungsort des Herzreflexes beim „Carotissinusdruckversuch" aufmerkam gemacht und hiervon einen zweiten möglichst entfernt davon herzwärts gelegenen Druckpunkt abgegrenzt. Heute unterscheidet man den Carotissinusdruckversuch am Druckort I vom Carotisdruckversuch am Druckort II (s. Abb. 54). Für die Ausführung des Druckes am Druckort I haben E. KOCH sowie MARK und NEUMANN ihre Erfahrungen wiedergegeben. Der Versuchsleiter steht hinter dem liegenden Patienten und orientiert sich stets zunächst vor Beginn des Versuches durch zarte Palpation über die ungefähre Teilungsstelle der Carotis, die bei einiger Erfahrung gut dem Getaste zugänglich ist. Zur allgemeinen Orientierung hält man sich an die Höhe des Schildknorpels am Innenrande des Musculus sternocleidomastoideus. Dabei liegt gewöhnlich der Druckort rechts höher als links und ist bei kurzhalsigen Patienten schwieriger aufzufinden. Bezüglich der anzuwendenden Stärke des Druckes beim Carotissinusdruckversuch ist besonders darauf zu achten, ob nicht etwa eine vollständige Kompression der Carotiden mit erfolgt. Man bekommt dann leicht einen paradoxen Effekt (WENCKEBACH), eben einen Carotisdruckeffekt. Da die Emp-

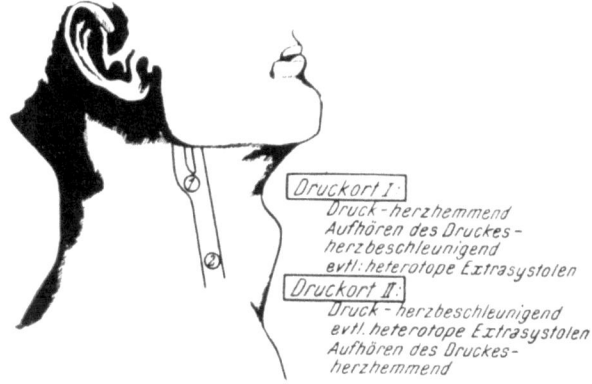

Abb. 54. Druckort für Carotissinusdruck (I) und Carotisdruck (II) (nach H. E. Hering).

findlichkeit der Patienten außerordentlich verschieden ist, und Herzstillstände von auch beträchtlicher Dauer vorkommen können (s. a. HOLZMANN), wird zunächst der Bulbus caroticus nur leicht gegen die Wirbelsäule gedrückt und der Druck nur dann verstärkt, wenn eine Wirkung ausbleibt. Manchmal muß man den Druckversuch auf der anderen Seite probieren. Während des Druckes kann man sich selbst oder durch einen Mitarbeiter von der Herztätigkeit überzeugen. Nicht selten spürt man direkt beim Druck auf den Carotissinus die plötzlich einsetzende Verlangsamung der Herzschlagfolge. Fallweise berichtet auch der Patient von sich aus darüber.

Für den in praxi nicht selten negativen Ausfall des Carotissinusdruckversuches wird man außer psychischer Aufregung und gleichzeitiger Muskelbewegung wohl vor allem die vegetative Ausgangslage sowie die erwähnten anatomischen Schwierigkeiten verantwortlich machen. Die die Pulsverlangsamung begleitende Blutdrucksenkung haben KOCH und SIMON, REGNIERS, neuestens HAUSS und THRAEN selten ganz vermißt. Insbesondere hat WAGNER c. s. mit seiner Methode besonders eindrucksvolle Kurven vom Sinusreflex am Menschen veröffentlicht. In der Klinik der vegetativen Störungen wird man sich vorteilhaft der gleichzeitigen EKG-Schreibung bedienen. Auf die Bedeutung des „Carotissinussyndroms" für die Klinik sei hier nur hingewiesen (WEISS and BAKER [1933], ROSSIER [1939], neuerdings besonders H. FRANKE).

Die Ausführung des Druckes am Druckort II (Carotisdruckversuch = C. D.) muß möglichst weit herzwärts vorgenommen werden, um der Möglichkeit einer Erregung der Nervenendigungen im Carotissinus durch Zugwirkung zu entgehen. Der Druck muß — um volle Kompression zu erreichen — mit wesentlich größerer Intensität vorgenommen werden, weil die Carotis hier vom Sternocleidomastoideus überdeckt ist.

b) Der Aschner'sche Bulbusdruckversuch.

Der Aschnersche *Bulbusdruckversuch,* der auf klinische Beobachtungen von Wagner von Jauregg zurückgeht, beruht auf dem okulo-cardialen Reflex von *Dagnini,* bei dem der zentrale Vaguskern durch von den Bulbi kommende Bahnen erregt wird, und wird als ein über den Trigeminus ausgelöster Vagusreflex aufgefaßt. Bauer fand bei seinen Patienten denselben häufig positiv. Brugsch und Schittenhelm verwerten ihn als Zeichen vegetativer Übererregbarkeit. Fein fand in Tübingen, der Stadt der „Vasoneurosen" an 100 gesund erscheinenden Versuchspersonen in 64% der Fälle einen, wenn auch nur gering positiven Aschner. Laignel-Lavastine hält den Reflex für klinisch wichtig. „Ein sanfter Druck beim liegenden Patienten für die Dauer von 30 Sekunden genüge, um schon nach einigen Sekunden Pulsverlangsamung, Blutdruckerniedrigung, Verlangsamung der Atmung und bei vielen Brechneigung zu bewirken." Der Druck wird meist etwas schmerzhaft empfunden. Ein positiver Reflex (Verlangsamung um mehr als zwölf Schläge pro Minute) spreche für Vagotonie, Fehlen oder Reflexumkehr für Sympathikotonie.

Die verschiedene Reaktion dieses Versuches, abhängig von Ausgangspulszahl und corticalen Einflüssen, hat neuerdings Wachholder beschrieben. In meiner Klinik hat Drehm und ausführlicher Moeller auch Beziehungen zum Ausganswert der Pulsfrequenz gefunden (s. später). Wachholder, der eine Halbzentrenkoppelung sympathischer und parasympathischer Zentren annimmt, hat weiter auf die Möglichkeit sympathikotiner Erscheinungen beim Bulbusdruck aufmerksam gemacht. Seine Abhängigkeit von der Tageszeit hat schon J. Bauer aufgewiesen.

Für die Diagnostik der vegetativen Dystonie spielt demnach das Verhalten der Pulsfrequenz mit seiner Labilität, der Neigung zu ausgeprägter respiratorischer Arrhythmie sowie orthostatischer Tachycardie bei fallweise geringem Ansprechen auf Sinus-, bzw. Bulbusdruckversuch usw. eine wertvolle Rolle.

4. Das Verhalten des Blutdruckes.

In bezug auf die Physiologie des Blutdruckes hat schon 1923 der Wiener Physiologe Durig auf dem Wiener Internisten-Kongreß weitblickend die Koeffizienten hervorgehoben, die für die normale Blutdruckregulation von entscheidender Wichtigkeit sind. Auf der Kreislauftagung 1950 in Bad Nauheim, die vorwiegend der Hypertonie galt, hat der jetzige Frankfurter Physiologe Wezler in einem ausgezeichneten Referat die Bedeutung der mechanischen Konstitution des arteriellen Systems für die Blutdruckhöhe und ihre vielseitige nervöse Regulation nach dem neuesten Stand der Forschung aufgewiesen.

Die Einstellung des Blutdruckes beim gesunden Menschen ist keine absolut konstante. Sie zeigt Schwankungen um einen Mittelwert wie fast alle biologischen Reaktionen. Wezler und Böger drücken das so aus: „Da der Blutdruck eine Funktion mehrerer *Variabler* von bestimmter normaler Schwankungsbreite ist, muß man auch mit einer gewissen nicht unerheblichen

Schwankungsbreite des normalen Ruheblutdruckes rechnen." Die Schwankungsbereitschaft des systolischen Blutdruckes soll mit steigender Höhe stetig zunehmen (WEISS, MIDELHAUVE und SAUER). Die Höhe des Blutdruckes wird weiter zutreffend cum grano salis durch einen alten Ausspruch des Franzosen HUCHARD charakterisiert: „Der Mensch ist so alt wie seine Arterien." Demnach ist die Frage nach der Höhe des normalen Blutdruckes nicht so einfach. Sie differiert nach Lebensalter und Geschlecht, nach körperlicher und seelischer Verfassung der Untersuchten, aber auch nach der untersuchten Körperseite und nach der Tageszeit. Dazu vermag eine Beobachtung des Blutdruckes allein im strengen Blickfeld der Physiologie immer nur unsichere Auskunft über die tatsächlich vorliegenden Zustandsänderungen des Kreislaufes zu geben. Nach REIN wäre der jeweilige Kreislaufzustand

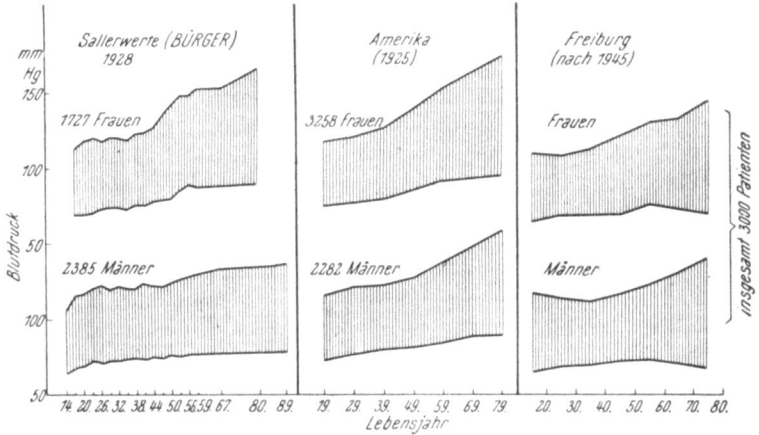

Abb. 55. Alters- und Geschlechtseinflüsse auf Blutdruckhöhe.

viel eindeutiger durch Bestimmung von Blutdruck und Minutenvolumen gekennzeichnet.

Die Bedeutung von Alter und Geschlecht wird vielleicht am besten in der folgenden Großstatistik erkannt, die ich nach den Angaben SALLERS aus der Bürgerschen Klinik (1928), nach den amerikanischen Statistiken (BORDLEY und EICHNA [1925]), sowie nach den Nachkriegsangaben der Heilmeyer'schen Klinik (REINDELL) zusammengestellt habe (Abb. 55, s. a. NIZZOLO, LEITOV-KAHN). Der Unterschied der Kurven aus den 20er Jahren und der Jetztzeit springt in die Augen. Im gleichen Sinne sah SCHULER in der Bonner Poliklinik den Blutdruck unter 111 mm Hg bei 20—30jährigen 1937 in 30%, 1945 dagegen in 44%, unter den 50—60jährigen 1937 14%, 1945 dagegen 44%. Die Variationsbreite des Blutdruckes bei 3500 Jugendlichen zwischen 17 und 24 Jahren der Volhardschen Klinik geht aus einer Abbildung SARRE's hervor. Ich halte es hier für angebracht, eine Stellungnahme von WEZLER und BÖGER zur Blutdruckstatistik zu zitieren: „Bei Zahl und Auswahl eines Materials nach statistischen Methoden handelt es sich nicht nur darum, mit mehr oder weniger großer Sicherheit die Grenzen zwischen noch Gesunden und schon organisch Kranken zu ziehen, sondern auch funktionelle Extreme einzubeziehen oder auszuschalten, worunter wir extreme Zustände im vegetativen System verstehen." Während in den Jugendjahren zwischen Mann und Frau kein entscheidender Unterschied besteht, ändert sich dieses

Bild mit dem Ende der dreißiger Jahre, wie seinerzeit WENCKEBACH betonte und neuestens wieder BÜRGER statistisch belegt. „Für systolischen und diastolischen Blutdruck und die Amplitude erfolgt im Alter ein Ansteigen." Erhebungen bei 15.000 Studenten von *Alvarez* ergaben in 22% Werte über 140 mm Hg. Messungen an Wiener Studenten ergaben 1932 (DURIG) Werte zwischen 110 und 130 mm Hg. Doch gehörten Werte zwischen 130 und 150 mm Hg, ja auch über 150 mm Hg, keineswegs zu den Seltenheiten. Auch SCHELLONG hat unter 3490 Jugendlichen in 5,4% Drucke über 140 mm Hg gefunden. TIGERSTEDT beobachtete bei Studenten vor der Prüfung 30—40 mm höhere Druckwerte. DURIG konnte bei Prüfungskandidaten nicht selten Drucke von 170 mm Hg beobachten, die nach der Prüfung wieder vollständig zurückgingen. Diese bei Jugendlichen und besonders bei Studenten bestehende Labilität des Blutdruckes weisen ebenso wie der bekannte Sprechstundenhochdruck auf das vegetative Nervensystem hin. So führen schon EPPINGER und HESS bei der krankhaften Vagotonie nach Infekten neben der Bradycardie eine Hypotonie auf. BAUER spricht von einer „Inaequalität" des Blutdruckes bei neuropathischen Individuen mit reizbarem Vasomotoren- und Herznervensystem. DRESEL beurteilt eine Neigung zu Hypertonie als sympathikoton. Eine leichte Abweichung des Blutdruckes nach oben und unten sieht v. BERGMANN als vegetatives Stigma an. WERNER konnte bei vegetativ gestörten Patienten mit in Ruhelage normalen Blutdruckwerten bei längerer Beobachtung unter den verschiedensten Belastungen stark veränderliche Werte feststellen (s. a. SCHLEICHER). Andererseits werden sowohl bei Hypertonien (BRAUN und SCHELLONG, BALZER und VOGT) sowie bei Hypotonien (MARTINI und PIERACH) gehäuft Zeichen einer Übererregbarkeit des vegetativen Nervensystems beschrieben. Auch die gleichzeitige beiderseitige Blutdruckmessung kann auf Grund ausgesprochen schneller und starker Schwankungen zur Erkennung vegetativer Dystonien beitragen (BECKMANN, BUDING c. s.). FR. v. MÜLLER hat bei einigen Männern in verantwortungsvoller Stellung nach jahrelanger geistiger und seelischer Überanstrengung Zustände von Nervenzusammenbruch mit dauernd abnorm niedrigem Blutdruck und Grundumsatzverminderung beobachten können, die durch längere Ruhe und Gebirgskuren sehr günstig beeinflußt wurden. Er weist bei jungen Frauen auf eine analoge Asthenie und Hypotension im Anschluß an Geburten hin. Auch BUMKE konstatierte bei den Folgen von seelischen und körperlichen Überlastungszuständen Hypotonie. Schon in der Kriegszeit trat das Problem der Hypotonie mehr in den Vordergrund. Während ALVAREZ, MARTINI und PIERACH, KISCH, KYLIN u. a. systolische Werte unter 105—100 mm Hg in 2—4% erhoben, fand MELLER bei Untersuchungen des Reichsstudentenwerkes von 5943 Studenten in 9,4% Hypotonie, in 3,7% Hypertonie, bei 1863 Studentinnen in 12,8% Hypotonie, in 1,2% Hypertonie (s. a. RISAK). Auch nach der graphischen Darstellung SARRE's betrug der Prozentsatz der Werte unter 110 mm 7%, der über 140 mm 3—4%. REINDELL konnte in der Nachkriegszeit systolische Blutdruckwerte unter 105 mm Hg in etwa 23% nachweisen. Den Einfluß der verschiedenen Ernährung auf den Blutdruck hat 1946 auch WACHHOLDER hervorgehoben. In jüngster Zeit will A. WEISS die Höhe des systolischen Blutdruckes als empfindlichen Zeigerstand für die jeweilige Grundeinstellung des vegetativen Systems in der Masse seiner Fälle deuten.

Eigene Untersuchungen.

Die normale Einstellung des Blutdruckes auf niedrigere Werte beim Übergang vom Sitzen zum Liegen fehlte unter gleichen Versuchsbedingungen bei 18 von 38 Patienten, was mein Mitarbeiter SCHOLZ mit als Stigma einer vegetativen Dystonie einsetzt. Er fand ferner bei 45 von 64 ausgeprägten vegetativen Dystonien Blutdruckwerte im Sitzen im Bereich der altersgemäßen Norm 15mal erhöht und 4mal hypotonisch. In der folgenden Tabelle ist die Blutdruckverteilung nach Altersgruppen von 2081 mehr oder weniger ausgeprägten vegetativen Dystonikern unseres Krankengutes aus den letzten Jahren zusammengestellt. Diese Anzahl setzt sich aus fünf verschiedenen Gruppen zusammen.

1. Aus 677 Einstellungsuntersuchungen von Schwesternschülerinnen, die morgens vorgenommen worden waren,
2. aus 111 Studentenreihenuntersuchungen, Untersuchungszeit 14—16 Uhr,
3. aus 158 stationär beobachteten reinen vegetativen Dystonien,
4. aus 879 poliklinisch beobachteten reinen vegetativen Dystonien,
5. aus 256 poliklinischen vegetativen Dystonien mit gleichzeitigem Bestehen eines Fokalinfektes.

Aus der Tab. 32 ergeben sich in 4% Blutdruckwerte unter 110 mm und in 18% über 140 mm Hg. Dabei zeigen die erhöhten Werte eine eindeutige Zunahme mit zunehmendem Alter und eine etwas stärkere Betonung beim weiblichen Geschlecht. In den einzelnen Gruppen bestehen Unterschiede, einmal zwischen den poliklinischen und stationären Fällen, zum anderen zwischen der nachmittags untersuchten Studentengruppe und der morgens untersuchten Schwesterngruppe. Bei den

Tabelle 32. *Blutdruckverteilung in Prozent bei 5 Patienten-Gruppen (verschiedene Altersklassen und Geschlechtsunterschiede).*

Blutdruck	15–19 Jahre Schwestern	15–19 Studenten	15–19 Stationäre	15–19 Poliklinik	15–19 Pat. m. Foci	20–29 Schwestern	20–29 Studenten	20–29 Stationäre	20–29 Poliklinik	20–29 Pat. m. Foci	30–49 Schwestern	30–49 Studenten	30–49 Stationäre	30–49 Poliklinik	30–49 Pat. m. Foci	50–70 Schwestern	50–70 Studenten	50–70 Stationäre	50–70 Poliklinik	50–70 Pat. m. Foci	alle Pat.-Gruppen zusammen 15–19	20–29	30–49	50–70	Insgesamt	Geschlecht	15–19 ♂/♀	20–29 ♂/♀	30–49 ♂/♀	50–70 ♂/♀
unter 110 mm Hg	2	—	18	7	—	6	—	12,5	4	4	8	—	11	3	2	—	—	—	—	—	4 (21)	5 (46)	4 (20)	—	4 (87)	♂/♀	2,3 / 1,7	2 / 2	2 / 2	— / —
110–140 mm Hg	92	78	82	83	—	87	62	75	77	76	77	75	69	71	68	75	—	33	54	54	87 (463)	79 (720)	71 (407)	54 (34)	78 (1624)	♂/♀	21 / 66	27 / 52	23 / 48	30 / 24
über 140 mm Hg	7	22	—	10	13	7	38	12,5	19	20	15	25	20	26	30	25	—	67	46	46	9 (46)	16 (149)	25 (146)	46 (29)	18 (370)	♂/♀	3 / 6	9 / 7	8 / 17	18 / 28

( ) Anzahl der Patienten.

stationären Fällen überwiegen die Hypotonien, bei der Studentengruppe die Hypertonien.

Die Höhe des Ruheblutdruckes stellt also ein nicht eindeutiges Symptom der vegetativen Dystonie dar. Doch lassen wiederholte Messungen häufig die vegetative Labilität erkennen.

5. Röntgenologischer Kreislaufbefund.
a) Respiratorische Herzveränderungen.

Ich möchte einen Satz HARVEYS aus dem Jahr 1628, den ich einer Monographie ZDANSKYS entnehme, diesem Absatz voraussetzen: „So all animals, man included, that have stronger and more sturdy frame, with large, brawny limbs some distance from the heart, have a more thick powerful and muscular heart, as is obvious and necessary. On the contrary, those whose structure is more slender and soft, have a more flaccid heart, less massive and weeker, with few ornofibres internally." Man kann daraus mehr ablesen als nur die Abhängigkeit der Herzmaße vom Körperbau und Muskelbestand des Körpers (ZDANSKY). Hierin steckt bereits der Begriff der dem Herz konstitutionell eigenen Reservekräfte und damit vielleicht ein Hinweis auf eine tonische Funktion. Immer wieder werden klinisch Dilatationen des Herzmuskels ohne direkte Beziehungen zu dem während der Diastole in den jeweiligen Herzabschnitt herrschenden Druck mitgeteilt. Die Frage, ob ein solcher Dehnungszustand des menschlichen Herzmuskels nur von der Kontraktionskraft und den jeweiligen Arbeitsbedingungen abhängt, oder ob zusätzlich ein von der Kontraktionskraft unabhängiger Tonus des Herzens besteht, interessiert vor allem die Kliniker seit langem.

Beim einzelnen gesunden Herzen mit einer leistungsfähigen Muskulatur ist DIETLEN eine große Formbeständigkeit in die Augen gefallen, die sich in allen Körperlagen, bei den verschiedenen Atemphasen, bei wechselnder Schlagzahl dokumentierte. Dies ist offenbar Ausdruck der Fähigkeit des gesunden Herzens, in jedem Zeitpunkt mehr zu leisten, als es gerade leistet, also seiner Reservekraft oder Akkomodationsbreite. Die Variationsmaxima sind bei verschiedenen Individuen schon im gesunden Zustand sehr verschieden und auch von Alter, Geschlecht, Rasse und nicht zuletzt von der Einwirkung des Willens und der seelischen Kraft abhängig (KREHL). Reicht die Selbstanpassung des Herzmuskels (REIN) zur Deckung des Kreislaufbedarfs nicht aus, so treten extracardiale Einrichtungen, vegetatives und hormonales System in Erscheinung. Doch ist Form und Größe des gesunden Herzens durch die Einwirkung verschiedener Faktoren natürlich vorübergehend im Röntgenschattenbild veränderlich. Unter diesen nennt ASSMANN als die wichtigsten die Bewegungsphase des Herzens selbst, die Pulsfrequenz und Atmung, die Blutmenge und ihre Verteilung im Körper, endlich Körperstellung und Zwerchfellstand. Die Herzgröße hängt weiter vom Körpergewicht, der Konstitution sowie Alter und Geschlecht ab (s. auch KRAUS 1917). Bei den zahlreichen Veränderungen der Herzsilhouette handelt es sich nicht selten um Verschiebungen durch Drehung um die sagittale Achse (v. WITZLEBEN). Allerdings ist nach ZDANSKY die Streuungsweite der den verschiedenen Körperdimensionen zugeordneten Werte des Sagittalorthodiagramms um die Mittelwerte außerordentlich groß, sodaß im Einzelfall ein „Schluß auf die Normalität der Herzgröße" schwierig wird. ZDANSKY verlangt für korrelative Herzgrößenbestimmungen die Messungen des Herzens zur selben Tageszeit am besten im nüchternen Zustand, wobei in den letzten 24 Stunden vor der Untersuchung keine überdurchschnittliche körperliche Arbeit geleistet sein darf. DIETLEN hat auf das stärkere Hervortreten der exspiratorischen Lage- und Formveränderungen des Herzschattens im Stehen gegenüber den inspiratorischen aufmerksam gemacht. Die respiratorische Größenänderung des Herzmuskels erlaubt nach RAUTMANN ein gewisses Urteil über seine Straffheit oder Schlaffheit, „die wir wohl als abhängig von seinem Tonus betrachten können". Damit sind wir bei dem für unsere Betrachtung wichtigsten Punkt, dem *Herztonus*, angelangt.

Tonusabnahme nach Dehnung der isolierten Kammer am Kaltblüter ist seit den Versuchen von Fr. GOLTZ (1862) und vor allem von Ch. S. ROY (1878) bekannt. Über das Für und Wider der Annahme eines physiologischen Herzmuskeltonus tobt seit damals zwischen den Theoretikern der wissenschaftliche Streit, der auf der Physiologen-Tagung 1952 in Hamburg abermals zur Debatte stand. Angesehene Forscher (SCHAEFER, SCHWAB aus der REINschen Schule sowie H. E. HERING, E. KOCH u. a.) haben sich für den Begriff des Herztonus ausgesprochen. Schon sehr frühzeitig hat KREHL, gestützt auf BAUER, für die relative Herzinsuffizienz (also Ruhesuffizienz trotz Herzdilatation) eine Veränderung der diastolischen Elastizität — wie MORITZ sagt, der diastolischen Dehnungskurve — angenommen und hielt dieses Moment für alle Fälle von Herzerweiterung infolge Herzschwäche für bedeutungsvoll. MACKENZIE erklärt Herzerweiterung überhaupt als Tonusmangel. W. R. HESS definiert Herztonus als eine gewisse stufbare Dauerspannung zur aktiven Regulierung der diastolischen Herzfüllung. STRAUB kann gewisse Erweiterungen nur durch Veränderung der Dehnbarkeit des erschlafften Herzmuskels erklären und trennt davon den sogenannten Kontraktionsrückstand ab. Gestützt auf die Analysen von O. FRANK zur Herzmuskeldynamik verstehen EISMAYER und QUINCKE unter dem Tonus des Herzmuskels den augenblicklichen elastischen Zustand des Organs, wie er in seiner Ruhedehnungskurve zum Ausdruck kommt. FLEISCH und TOMACZEWSKI sprechen wie viele andere von diastolischem Herztonus und REINS „Selbstanpassung des Herzmuskels" entspricht in etwa auch dem Tonusbegriff. Nach SCHAEFER kann man den effektiven Herztonus am ehesten noch an der Herzfrequenz ablesen.

Die Bemühungen, auf *röntgenologischem* Wege über die klinisch supponierte Tonusfunktion des Herzmuskels Aufschluß zu erhalten, gehen lange zurück. HOFFMANN hat schon 1908 beobachtet, daß fallweise das Herz mehr oder weniger schlaff auf dem Zwerchfell liege, daß sich das Herz nicht mehr kräftig kontrahiert, sondern überhaupt eine gewisse Schlaffheit behält. Er bezeichnet dieses Bild als Kordatonie. Immer wieder sind die großen Schwankungen zwischen Systole und Diastole vor dem Röntgenschirm aufgefallen. EPPINGER und HESS haben auf die Tonusabnahme des Herzmuskels unter Vaguswirkung und das Größerwerden der diastolischen Schwankung aufmerksam gemacht (diastolische Vaguswirkung nach LUCIANI). 1914 hat MUNK aus dem Kreise von Friedrich KRAUS das sogenannte spitze Herz abgebildet (s. Abb. 56). KRAUS selbst führt die Schlaffheit des diastolischen Spitzherzens auf einen verminderten Tonus des Herzens zurück und teilt es der Vagotonie zu (s. später). Nach DRESEL ist „das spitze Herz dadurch charakterisiert, daß man bei Beobachtungen hinter dem Röntgenschirm bei tiefer Inspiration die Rundung des linken Ventrikels in sich zusammenfallen sieht, daß also die linke Grenze sich abplattet und somit ein spitzer Winkel als äußerste linke

Herzgrenze entsteht". Die respiratorische Größenänderung des schlaffen Herztonus geht übrigens aus Abb. 14 und 15 der MUNKschen Monographie hervor. Ein weiteres Merkmal ist nach LESCHKE der Unterschied der Herzform im Stehen und Liegen, den schon MUNK durch eindrucksvolle Röntgenbilder belegt hat (s. neuerdings CURTIUS). Auf den „hypodynamen" Zustand des Herzens unter Vagusimpulsen hat FREY 1926 aufmerksam gemacht. Er setzt den Begriff der reizbaren Schwäche des Herzens gleich einer Sensibilisierung für vegetative vor allem parasympathische Reize.

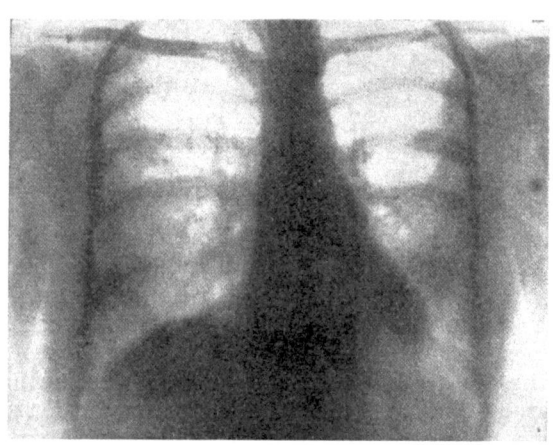

Abb. 56. Röntgenogramm eines Herzens bei hochgradiger Anaemie (24 j. ♀). Das Herz hat eine mitrale Konfiguration, die jedoch hauptsächlich auf die Veränderung des li. Ventrikels zurückzuführen ist (Munk S. 89).

REINDELL und DELIUS fanden in den letzten Jahren an trainierten Sportherzen erhebliche Herzvergrößerungen ohne klinisch, röntgenologisch, ohne elektrokardiographisch, fallweise auch ohne anatomisch krankhaften Befund. Die Zunahme der Dehnbarkeit dieser Herzen nennen sie „regulative Dilatation". DELIUS spricht auch von latenter Dilatation. Nach ihm pflegt bei Vasolabilen die Herzverkleinerung im Valsalvaversuch und die Herzvergrößerung im MÜLLERschen Versuch das physiologische Maß zu über- oder zu unterschreiten. STRÖDER hat die mit der zentralen Erhöhung des Vago- und der Dämpfung des Sympathicotonus durch DHE und CCK sich im Stehen einstellende Vergrößerung des Herzens auf Grund der Kymogrammzacken auf eine Erhöhung des Restvolumens infolge dieser „regulativen Dilatation" bezogen. VALET deutet die röntgenkymographisch festgestellte ausgiebige systolisch-diastolische Verbreiterung des Herzschattens unter der Einwirkung thermoindifferenter Stehbäder als funktionelle Dilatation der Herzkammern auf der Basis negativ inotroper Vaguswirkung. BALZER und VOGT haben auf Schleuderzacken bei Herzen von Nervösen aufmerksam gemacht. Endlich veröffentlichte STUMPF zur etwa gleichen Zeit wie mein Mitarbeiter SCHRÖDER kymographische Herzveränderungen, die er als kontraktile Dysfunktion bezeichnet.

Sehr kritisch hat in letzter Zeit ZDANSKY die Frage abgehandelt: „Läßt sich eine Tonusfunktion des Herzmuskels röntgenologisch nachweisen?" Nach ihm dürften nur solche Änderungen der Herzgröße im Sinne einer Tonusänderung des Herzmuskels gedeutet werden, die unter sonst völlig gleichen Bedingungen, also bei gleichbleibendem Blutdruck, gleicher zirkulierender Blutmenge, gleichem Minutenvolumen und gleicher Schlagfrequenz beobachtet werden. Einschränkend bemerkt er, „wenn es allerdings richtig ist, daß die Vergrößerung des Schlagvolumens durch eine Herabsetzung des Herzmuskeltonus bewerkstelligt wird (HESS, STRAUB, RAUTMANN), dann stünde der erregte ‚Aktionstypus' mancher Fälle von psychischer Erregung, Neurosen, Anaemien, Überanstrengungen usw. doch in engster Beziehung zum Tonus des Herzmuskels". Die Bedeutung einer Tonusfunktion des Hermuskels ist von seiten zahlreicher Kliniker immer wieder hervorgehoben worden (BRUGSCH, CONSTABEL, DELIUS, DIETLEN, DRESEL, EISMAYER und QUINCKÉ, FREY, FRIEDEMANN, GROSSE-BROCKHOFF, HECKMANN, KAHLSTORF und UHDE, KRAUS, KREHL, KUDISCH, LESCHKE, MORITZ, OHM, PLAUT, RAUTMANN, ROMBERG, V. WITZLEBEN, ZEHBE). Lediglich GROEDEL lehnt jede Formveränderung durch Tonusschwankungen, außer bei dem schlaffen Herzen der Myocarditis, ab und kann sich eine exspiratorische Erschlaffung bei einem nicht

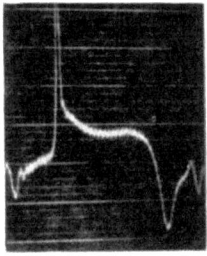
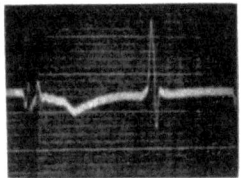

Typ I   Typ II
bei Normaldurchströmung mit Ringerlösung

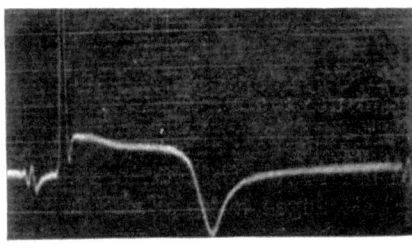
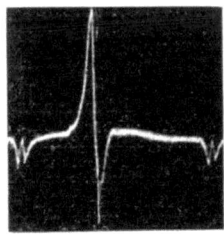

a   b
Kaliumdurchströmungseffekt   Calciumdurchströmungseffekt

Abb. 57. Aus: Fr. Kraus, Insuffizienz des Kreislaufapparates 1925, S. 197—199.

dilatierten Herzen nicht vorstellen. Vielleicht kann man die interessanten Befunde von BREDNOW und SCHAARE (1933) über Änderung des Kymogrammtyps nach STUMPF am gleichen gesunden Herzen bei maximaler Exspiration und Inspiration im Sinne unserer Auffassung vom Herzmuskeltonus deuten. Übrigens hat sich am diesjährigen Internistenkongreß auch BODEN auf Grund der Versuche von BEYER, DELIUS und REINDELL für die Möglichkeit einer regulativen Größenzunahme des Herzens ausgesprochen.

Der Forderung ZDANSKYS entsprechend, ist es notwendig, im gleichen Sinne vom vegetativen Tonus des Herzens zu sprechen, wie von anderen tonischen Organfunktionen. Wenn wir die Vorstellung von W. R. HESS über ergotrope und histotrope Funktionen anerkennen und damit ausdrücken, daß das Zusammenspiel der verschiedenen Koeffizienten zu einer Leistung das Entscheidende ist, so können wir beim sonst gesunden Herzen die unterschiedlichen Reaktionen auf Gesamtleistungsumstellung bei Ein- und Ausatmung doch als *Tonusfunktion* ansehen. Das Röntgenbild, bzw. die Röntgendurchleuchtung gibt uns dann nur ein Teilbild der ganzen Herzfunktion im Rahmen der vegetativen Regulation. In diesem Sinne sprechen wir vorerst bei der vegetativen Dystonie von einem z. B. *vorwiegend parasympathischen Herzmuskeltonus*, wenn gleichzeitig Pulslabilität, Bradycardie, Hypotonie, respiratorische Arrhythmie, hohes T_{II} im Ekg und andere Zeichen für Vorherrschen des Parasympathicotonus sprechen.

In Ergänzung der röntgenologischen Befunde fand MORITZ schon 1908 beim Menschen nach Vagusausschaltung durch Atropin eine Verkleinerung des Herzschattens um 20% bei Anstieg der Pulsfrequenz auf das Doppelte. Die Abhängigkeit des sogenannten Herzmuskeltonus vom vegetativen System ist von KRAUS und seiner Schule frühzeitig studiert worden. Der schlaffe Herzmuskeltonus wurde der Vagotonie und der straffe der Sympathicotonie zugeteilt (KRAUS, DRESEL, LESCHKE). KRAUS und ZONDEK zeigten bei Normaldurchströmung mit Ringerlösung schon für das normale Froschherz zwei sehr charakteristische Typen von Elektrokardiogrammen (Abb. 57). Sie zeigten weiter, daß der Typ I einem Kaliumdurchströmungseffekt (Parasympathicus), der Typ II einem Calciumdurchströmungseffekt (Sympathicus) entsprach. Nach ROMBERG reagiert ein an Na-Überschuß gewöhntes Herz schon auf normale Zusammensetzung der Nährflüssigkeit mit Tonussteigerung, ein an Na-Mangel gewöhntes mit Tonusverminderung (ZONDEK).

Bei diesen vielfachen Zusammenhängen von Herzgrößen- und -formveränderungen mit vegetativen Einflüssen lag es nahe, auch die respiratorische Herzveränderung bei der vegetativen Dystonie zu untersuchen, worüber bereits an verschiedenen Stellen mein früherer Mitarbeiter SCHRÖDER und ich berichtet haben.

Eigene Untersuchungen.

Bei der allgemeinen Thoraxdurchleuchtung vegetativer Dystonien ohne internistischen Organbefund waren auch mir sowohl bei Männern als Frauen erhebliche Herzform- und -größenveränderungen aufgefallen. Auch wir sahen beim Höhersteigen des Diaphragmas im Exspirium das Herz wie einen schlaffen Beutel zusammensinken, bzw. wie eine von unten zusammengedrückte Eisblase zerfließen (ZEHBESches Phänomen, Tellerprobe nach PLAUT). SCHRÖDER ist bei uns diesem Phänomen nachgegangen. Er hat 130 ausgeprägte Fälle vegetativer Dystonie vor dem Röntgenschirm und 52 weitere kymographisch untersucht. In Ermanglung eines Orthodiographen wurden im Anschluß an eine funktionell klärende Durchleuchtung Herzfernaufnahmen nach KÖHLER in 2 m Abstand angefertigt. Es wurden im Stehen zwei Aufnahmen, eine im Inspirium, die andere im Exspirium gemacht, wobei jeder Patient angehalten wurde, tief ein- und auszuatmen, um jede Pressung zu vermeiden. Bei den kurzen Belichtungszeiten und bei persönlicher Kontrolle der Patienten während der Aufnahme kann im allgemeinen eine nennenswerte Herzgrößenänderung dann im Sinne des Valsalva- und Müllereffektes kaum in Erscheinung treten (s. auch WELTZ). Daß hierzu längere Zeiten erforderlich sind, hat NOLTE kymographisch gezeigt. Anschließend wurde in einer Reihe von Fällen die in- und exspiratorische Herzsilhouette im Stehen und Liegen festgelegt. Mit dem Kymographen wurden die Unterschiede der systolischen Medial- und diastolischen Lateralbewegung des Herzens ermittelt sowie eine Einteilung in Stumpf-Typ I und II durchgeführt. Bei der Beurteilung ist die jeweilige respiratorische Verschieblichkeit des Zwerchfells mit einzubeziehen.

Ergebnisse
(Respiratorische Herzform- und -größenänderung).

Es lassen sich bei der vegetativen Dystonie drei Reaktionstypen bezüglich der Auswirkung tiefer Ein- und Ausatmung unterscheiden.

Der vorwiegend *sympathikotone Typ* (klinisch nicht selten mit Neigung zu Tachykardien) zeigt eine geringe Herzformveränderung und Tonuseinschränkung im Exspirium und damit häufig eine im ganzen straffere Konfiguration des Herzens.

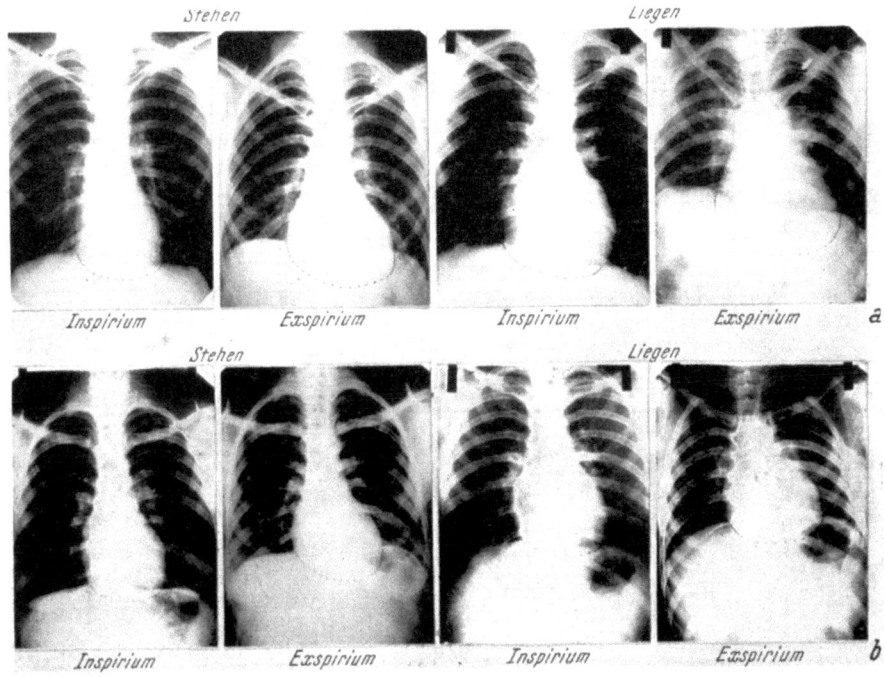

Abb. 58. Veränderung der Herzsilhouette im In- und Expirium bei Stehen und Liegen.
a = vorherrschender Parasympathikotonus; b = vorherrschender Sympathikotonus.

Bei dem vorwiegend *parasympathikotonen Reaktionstyp* fand sich das auch von ZEHBE beschriebene stärkere Zerfließen der Herzform im Exspirium mit einem relativ größeren Transversaldurchmesser. Diese Herzen machen trotz eindeutiger klinisch und elektrokardiographisch normaler Herzkreislaufbefunde den Eindruck eines schlaffen Herzens. Die Abb. 58 gibt als Paradigma beide Typen wieder. Zwischen diesen ausgesprochenen Reaktionsformen läßt sich zwanglos ein Mitteltyp abgrenzen.

Die Differenzwerte der Transversaldurchmesser dieser drei Reaktionstypen im In- und Exspirium hat SCHRÖDER festgestellt.

Tabelle 33.

Art des Typs	Streubreite	Mittelwert
1. vorwiegend sympathikotoner Typ	0,3—1,0 cm	0,5 cm
2. Mitteltyp	0,6—1,8 cm	1,1 cm
3. vorwiegend parsaympathikotoner Typ	1,0—2,5 cm	1,6 cm

Von 182 vegetativen Dystonikern gehörten 52% dem vorwiegend parasympathikotonen, 32% dem vorwiegend sympathikotonen Typ an; 16% sind Mitteltypen. SCHRÖDER kommt nach Darstellung und Sichtung des Zahlenmaterials (für Männer und und Frauen getrennt. Transversaldurchmesser nach dem Alter, nach dem Gewicht und nach der Körpergröße) zur Annahme, daß die vorwiegend parasympathikotonen Dystoniker zufolge eines differenziert wirkenden Herzmuskeltonus nicht nur eine Herzformveränderung im Exspirium, sondern auch eine entsprechende Herzgrößenänderung aufweisen. Auf Grund besonderer Konstitutionsuntersuchungen nach mehreren Indices durch SCHRÖDER handelt es sich bei den vegetativen Dystonikern nicht um einen bestimmten Konstitutionstyp, sondern eine Dysfunktion im vegetativen Nervensystem kennzeichnet das klinische Bild der respiratorischen Herzgrößen- und -formveränderungen. Das entspricht auch unseren anderen Beobachtungen zur Typenfrage.

Bei den kymographischen Untersuchungen an 52 vegetativen Dystonikern wurde festgestellt, daß in über der Hälfte der Fälle die vorwiegend sympathicotonen Reaktionstypen dem Stumpf-Typ I die übrigen dem Stumpf-Typ I/II und II mit zum größten Teil spitzen, schlanken Randzacken angehörten. Bei den vorwiegend parasympathicotonen Reaktionstypen wurde dagegen in über der Hälfte der Fälle der Stumpf-Typ II festgestellt, wobei mehr die normale Zackenform vorherrschend war.

Untersuchungen an verschiedenen Tagen in den Morgenstunden (8 bzw. 10 Uhr) ergaben beim gleichen Patienten mehr oder minder starke *tägliche Nüchternschwankungen* der Herzgröße etwa zwischen 0,5 und 2,1 cm des In- und Exspirium-Differenzwertes der Transversaldurchmesser. Das bestätigt die bereits von anderen Autoren (SCHLOMKA u. a.) festgestellten Herzgrößenschwankungen (s. Tab. 34).

Tabelle 34. *Tägliche Nüchternschwankungen.*

Patient	H.	L.	R.	N.	M.	Ha.
Uhrzeit	8 Uhr			10 Uhr		
1. Tag	1,3	1,5	1,5	1,4	2,6	1,0
2. Tag	0,8	0,5	0,8	2,6	4,3	0,8
3. Tag	—	1,3	2,2	2,9	2,2	1,1
4. Tag	—	1,2	2,6	2,3	4,2	1,5
5. Tag	—	1,4	2,0	2,0	3,2	2,2
6. Tag	—	—	—	—	3,1	1,2
Differenzwert TD	0,5	1,0	1,8	1,5	2,1	1,4

Tabelle 35. *Tagesschwankungen.*

Pat.	8^{00}	9^{00}	13^{00}	18^{30}	Schwankungsbreite
N.	—	1,1	1,4	1,8	0,7
M.	—	1,7	1,9	2,6	0,9
H.	—	0,2	0,1	0,4	0,3
Ha.	1,3	—	0,4	1,8	1,4
	0,8	—	1,9	—	1,1
R.	1,5	—	2,0	1,7	0,5
	2,0	—	1,9	1,4	0,6
L.	1,5	—	0,7	1,4	0,8
	1,3	—	0,3	1,4	1,1
	1,4	—	1,0	1,3	0,4
Mittel	0,8—2,0 1,2		0,1—2,0 1,9	0,4—2,6 2,2	0,4—1,4

Tabelle 36. *Schwankungsbreite um 13 Uhr.*

Patient	L.	R.	H.
1. Tag	0,7	2,0	0,4
2. Tag	0,7	1,3	1,9
3. Tag	0,3	1,8	—
4. Tag	1,0	2,4	—
5. Tag	1,0	1,9	—
	0,7	1,1	1,5

Aus der Tab. 35 ersieht man, daß *Gesamttagesschwankungen* bei 10 Tageskurven zwischen 0,35 und 1,4 cm der In- und Exspiriumdifferenzwerte der TD bestehen. Dabei zeigt sich weiter, daß die Schwankungsbreite gegen Abend deutlich zunehmen kann.

Die kleine Tabelle 36 deutet an, daß die täglichen Schwankungen in den Mittagsstunden zwischen 0,7 und 1,5 liegen, also in etwa den Morgennüchternschwankungen entsprechen.

Demnach wird man bei der Röntgenuntersuchung Straffheit, bzw. Schlaffheit des Herzmuskels unter dem Atmungseinfluß als ein schwieriger zu beurteilendes Symptom der vegetativen Dystonie bewerten und versuchen, eine solche Tonusänderung des Herzmuskels in den gesamten klinischen Kreislaufbefund einzubauen.

b) Zur Frage der funktionellen Aortenerweiterung.

Schon 1909 haben BLAUEL, Ottfried MÜLLER und SCHLAYER unter den Bedingungen des Kropfherzens eine starke Füllung der Venen zentral der stenosierenden Struma röntgenologisch festgestellt. Im ersten schrägen Durchmesser sahen sie bei solchen Menschen an Stelle des schmalen Aortenbandes einen breiten diffus pulsierenden Schatten zum Herzen hinunterziehen sowie auch im sagittalen Durchmesser eine auffallende Breite des Gefäßtruncus. Die Weite des Aortenrohres wird bekanntlich nicht nur durch die Elastizität der Aorta und durch den Tonus der muskulären Wandbestandteile, sondern auch durch die Höhe des in der Aorta herrschenden Blutdrucks und durch die Größe des Schlagvolumens bestimmt (s. auch REINDELL). Erweiterungen der Aorta können, abgesehen von anatomischen Veränderungen, wie z. B. bei Sklerose oder spezifisch entzündlichen Prozessen, auch durch funktionelle Einflüsse hervorgerufen werden. Solche funktionelle Erweiterung der Aorta war schon in der Vorröntgenära als relative bzw. funktionelle Aorteninsuffizienz ORTNER, SAHLI, OSLER, FLECKSEDER u. a. bekannt. Sie fand sich bei Tabes, Thyreotoxikose, schweren Infektionskrankheiten, ferner jedoch auch bei „Gefäßneurosen". Übrigens hat SUTER auf Grund experimenteller Dehnungsversuche hervorgehoben, daß die schmälere Aorta jüngerer Individuen sich regelmäßig unter dem normalen Blutdruck entsprechenden Belastungen stärker dehnt als die weiteren Aorten älterer Personen. ZDANSKY hat dann 1932 an einigen Fällen von peripherer Regulationsstörung ein Parallelgehen von Blutdruck und Aortenmaß festgestellt und auf dem Höhepunkt der Blutdruckregulationsstörung die Aorta in einem Zustand abnormer Dehnbarkeit gefunden. Er nahm eine ausgesprochen tonische Erschlaffung der Aorta und wohl auch der übrigen großen Arterien im Sinne PAL's an. Die optimalen Füllungsbedingungen treten dabei oft erst in Horizontallage bei einer normalen Aortenbreite in aufrechtem Stehen in Erscheinung. PARADE hielt beim Basedow infolge funktioneller Weiterstellung des Aortenringes eine relative Aorteninsuffizienz für möglich. — An dem besonderen Beispiel der funktionellen Aortenklappeninsuffizienz hat RISAK dargelegt, wie die Vasoneurose diesen Herzfehler weitgehend nachahmt. ZDANSKY hat später den Begriff der *dynamischen Aortendilatation* geprägt, dem er in seiner Röntgendiagnostik ein eigenes Kapitel widmet. Dort wird auch VOLHARD zitiert, der ähnliche Veränderungen bei der Aortenstenose beschrieb. Er bezog die dynamische Ausweitung auf den Anprall des mit größerer Wucht ausgeworfenen Blutes. Übrigens berichtet neuestens

SCHULZ bei vegetativen Erschöpfungszuständen von 14 Fällen ein deutliches Pulsieren der kleinsten Hautgefäße am Nagelfalz.

Bei längerem Bestehen der erwähnten abnormen Druck- und Strömungsverhältnisse kann eine anatomische Fixierung der ursprünglich funktionellen

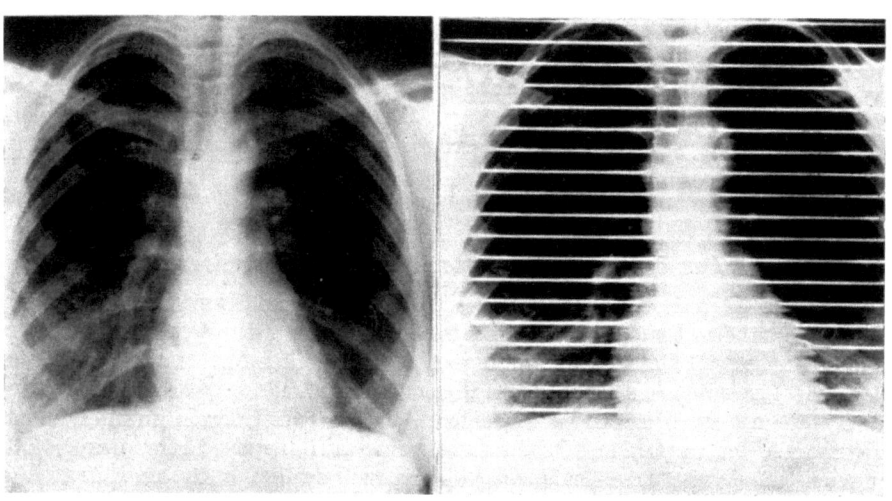

Normaler Aortenverlauf (Vergleichsfall).
a) Herzfernaufnahme.   b) Kymogramm.

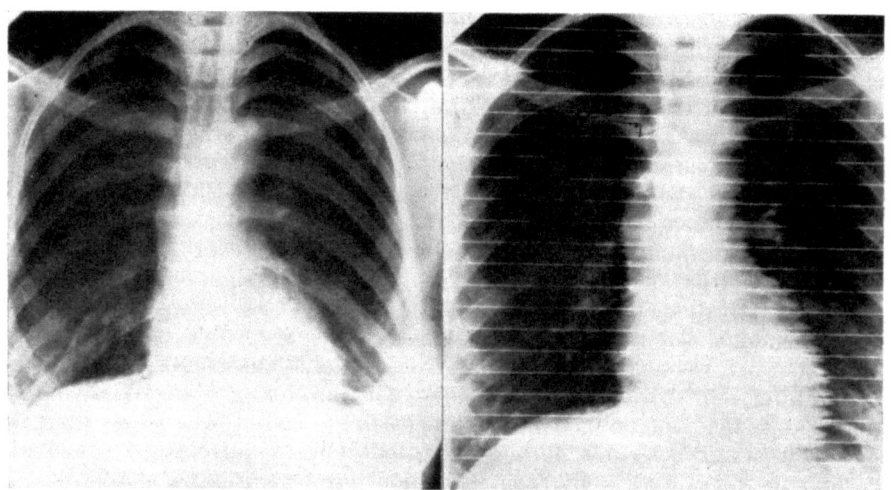

Funktionelle Aortenerweiterung bei vegetativer Dystonie.
c) Herzfernaufnahme.   d) Kymogramm.
Abb. 59.

Dilatation eintreten. Auf die differentialdiagnostische Bedeutung von Raummangel im Brustkorb (Zwerchfellhochstand usw.) macht ASSMANN aufmerksam. KIRCHNER fand bei Patienten mit erregter Herztätigkeit oft eine elongierte und pulsierende Aorta. HAYNAL beschrieb 1949 zirkumskripte Erweiterung der Aortenwurzel bei Hyperthyreosen sowie vegetativen Dystonikern im jüngeren und mittleren Alter ohne aortensklerotische Zeichen mit normalem Grundumsatz. Er ist der Meinung, daß die übernormale Schwankung der Aortenwandspannung Folge der Labilität und Übererregbarkeit des vegetativen Nervensystems sei und entweder durch direkte Wirkung des Sympathicus auf die glatte Musculatur der Aorta oder durch gesteigerten Tonus des Accelerans und Zunahme des Schlagvolumens bewirkt werde. Im Laufe der Zeit können auch nach seiner Meinung organische Gewebsveränderungen der Gefäßwand eintreten.

Angeregt durch die Beobachtungen HAYNALS habe ich meinen damaligen Röntgenarzt DETERTS veranlaßt, bei der Röntgenuntersuchung des Thorax

Tabelle 37. *Grundumsatz und Kreislaufregulation bei 26 Patienten (8 Männer, 18 Frauen) mit funktioneller Aortenerweiterung (Alter 15—38 J.).*

Kreislaufregulation (Stehfunktionsprobe nach Belastung) ergibt	GU über + 20%	GU + 10% bis + 20%	GU unter + 10%	Gesamt
Diastolisches Absinken des Blutdruckes	5 · 1 ♂ / 4 ♀	3 · 3 ♀	2 · 2 ♂	10 · 3 ♂ / 7 ♀
Auffallend große Blutdruck-Amplitude	2 · 1 ♂ / 1 ♀	4 · 1 ♂ / 3 ♀	2 · 2 ♂	8 · 4 ♂ / 4 ♀
Normales Blutdruckverhalten	3 · 3 ♀	3 · 1 ♂ / 2 ♀	2 · 2 ♀	8 · 1 ♂ / 7 ♀
	10 · 2 ♂ / 8 ♀	10 · 2 ♂ / 8 ♀	6 · 4 ♂ / 2 ♀	26 · 8 ♂ / 18 ♀

unserer vegetativen Dystoniker besonderes Augenmerk auf den Verlauf der Aorta ascendens zu richten. Er fand hier häufig eine bogige Ausweitung nach rechts. Dabei überragt der Aortenschatten den normalerweise das Gefäßband begrenzenden Cavaschatten deutlich. Der gesamte Aortenverlauf erscheint dann verbreitert, wobei allerdings die Abgrenzung des linken Randes der Aorta ascendens gegenüber dem linken Rand der Aorta descendens nicht ganz leicht ist. Im Kymogramm fiel auf, daß sehr oft eine kräftige aber normale Aortenpulsation vorhanden war, weiter, daß Symptome der Aortenerweiterung bei jüngeren Frauen häufiger waren als bei gleichaltrigen Männern. Bei der Durchleuchtung von 98 organisch herzgesunden poliklinischen Patienten (49 Männer, 49 Frauen) zwischen 15 und 40 Jahren fand DETERTS eine Erweiterung der Aorta ascendens in 23 Fällen (7 Männer, 16 Frauen).

Bei der klinischen Gesamtbeurteilung durch DETERTS und MOELLER wurden alle Fälle mit pathologischem Herzbefund, insbesondere Aortenlues, ferner alle Fälle mit Zwerchfellhochstand und dadurch bedingter Hochdrängung der Aorta ausgesondert. Einige Patienten wurden stationär beobachtet, dabei erfolgten Grundumsatzbestimmungen sowie Kreislaufregulationsprüfungen mit der Stehfunktionsprobe nach Belastung. Eine Reihe von Patienten zeigte leicht erhöhte Grundumsatzwerte, eine typische Hyperthyreose lag in keinem Falle vor. Bei der Regulationsprüfung wurde als „auffallend große Blutdruckamplitude" ein den diastolischen Druck überschreitender Wert bezeichnet. Das in 18 von 26 Fällen abartig gefundene Verhalten des Blutdruckes bei der Stehfunktionsprüfung nach Belastung läßt an die ursächliche Bedeutung abnormer Schwankungen des intraaortalen Blutdruckes für das Zustandekommen der Aortenerweiterung denken. In einzelnen Fällen wurde weiter ein angedeuteter pulsus celer sowie ein positiver Kapillarpuls festgestellt. Nur in zwei Fällen zeigte sich eine Pulsfrequenz über 80, die übrigen Patienten wiesen mittlere bis langsame Pulsfrequenzen auf. Die Ekg-Befunde aller Patienten waren regelrecht. In allen Fällen lag eine deutliche vegetative Dystonie vor. Die Mehrzahl der Patienten hatte über kreislaufbedingte Mißempfindungen wie Herzklopfen. Herzstiche, Schwindelerscheinungen und Kopfschmerzen zu klagen.

Die von ZDANSKY *als dynamische Aortendilatation bezeichnete Erweiterung der Aorta,* deren Vorkommen bei Kreislaufregulationsstörungen von ihm selbst beschrieben und u. a. von HAYNAL bestätigt wurde, *konnte demnach auch an einem Teil unserer vegetativen Dystoniker nachgewiesen werden.*

6. Das Elektrokardiogramm.

In Anbetracht der enormen Zunahme der Anwendung der Herzstromkurve zur Erkennung organischer Herzmuskelstörungen muß nun die Bedeutung des Elektrokardiogramms für die Klinik der vegetativen Dystonie besprochen werden. Das Ekg hat nur wenige Ausdrucksformen für vielfältige, ihrer Natur nach gänzlich unterschiedliche Einwirkungen. So ist die Entscheidung, ob bestimmte Abweichungen im Ekg durch organische Veränderungen oder durch vegetativ-nervöse Einflüsse bedingt sind, niemals aus dem Ekg allein, sondern nur unter Berücksichtigung des gesamten klinischen Bildes und auch dann oft nur unter Schwierigkeiten, zu treffen. Von verschiedenen Autoren (NORDENFELT, STRÖDER, WALSER, KÜHNS u. a.) wurde versucht, mit Hilfe pharmakodynamischer Testverfahren die Differenzierung vegetativ-nervöser Ekg-Veränderungen von organisch bedingten durchzuführen. Die Mehrzahl der Autoren kommt zu dem Ergebnis, daß auch auf diesem Wege die Entscheidung nicht erleichtert wird, da sowohl die funktionellen als auch die organischen Ekg-Veränderungen durch die pharmakodynamischen Eingriffe beeinflußt werden können. Dabei wird durch die Verabreichung sogenannter vegetativer Gifte sowohl eine Einwirkung auf das Herz, wie auf den Gesamtorganismus erzielt. So ist neben der direkten Herzwirkung über die extracardialen Nerven mit ihren rasch wirksamen Gegenregulationsmechanismen mit einer indirekten Wirkung über das Coronarsystem sowie über den peripheren Kreislauf und schließlich darüber hinaus noch mit einer einschneidenden Veränderung des Gesamtstoffwechsels zu rechnen. Im besonderen sind die nach i.v. Adrenalingaben beobachteten Ekg-Veränderungen nicht nur als Ausdruck der direkten Sympathicuswirkung auf das Herz, sondern vielmehr als Folge der trotz einsetzender Coronarerweiterung auftretenden relativen Coronarinsuffizienz anzusehen. Bei Tonusschwankungen ist auch im vegetativen Nervensystem außerdem mit dem Einsetzen komplizierter Reflexmechanismen des Kreislaufes (Carotis-Sinus-Reflex, Bainbridge-Reflex und Bezold-Jarisch-Reflex) zu rechnen. Aus alledem wird es verständlich, wenn KORTH von einem kaum zu durchdringenden Dickicht von Möglichkeiten der Beeinflußbarkeit des Ekg durch das vegetative Nervensystem spricht.

Es kann nach diesen Überlegungen nicht überraschen, daß in der Literatur diametral unterschiedliche Ansichten über den Einfluß des vegetativen Nervensystems auf das Ekg vorliegen. Die ursprüngliche Auffassung ging in erster Linie auf Grund von direkten Reizversuchen an Warmblütern (ROTHBERGER und WINTERBERG u. a.) dahin, daß unter Sympathicuseinfluß eine Verschmälerung und Erhöhung von P, eine Verkürzung von PQ, eine geringe Abnahme der R-Höhe und schließlich eine Größenzunahme von T mit nachfolgender negativer Phase eintrete, wobei gewisse Unterschiede bei Reizversuchen des linken und rechten Nervus accelerans auffielen. Im Gegensatz dazu hatte die Reizung des Vagus eine Verbreiterung und Abflachung von P, Verlängerung von PQ, eine nur geringe Beeinflußung von R sowie eine Abnahme der T-Höhe zur Folge. Klinische Beobachtungen von HOFFMANN 1909 über hohe T-Zacken bei Basedow-Kranken schienen gleichfalls im Sinne einer Größenzunahme der T-Zacken unter steigendem Sympathicustonus zu sprechen. Doch beschreibt im gleichen Jahr STRUBELL bei gesunden Jugendlichen eine beträchtliche Höhe der Nachschwankungen, die mit zunehmendem Alter kleiner werden. Bald darauf erwähnen SIMONS und NICOLAI eine außerordentlich stark ausgeprägte T-Zacke bei einem muskelkräftigen Turnlehrer. Nach neuerer Auffassung, zu der Arbeiten von NORDENFELT, LEITNER und STEINLIN, WALSER, MECHELKE und MEITNER, ASK-UPMARK u. a. beigetragen haben, ist eine Größenzunahme der T-Zacken unter zunehmendem Parasympathicustonus festzustellen. Nach WEBER liegt der Grund der mangelnden Übereinstimmung der experimentellen und klinischen Ergebnisse in der Schwierigkeit einer isolierten Vagusreizung am Menschen. An vegetativ-labilen Patienten wurden überhöhte T-Zacken von BORGARD, KIRCHNER, RISAK, CURTIUS, SCHMIDT-VOGT und HOCHREIN gesehen, wobei der letztere gleichzeitig leichte ST-Elevationen beobachtete. WUHRMANN sah ein hohes T_{II} bei sogenannten Herzneurosen. Auf die häufig festzustellenden Tagesschwankungen der Ausschlagshöhe von T bei vegetativ Labilen wurde von BORGARD, KORTH, VESA, HERMANN, SCHELLONG und FRANKE hingewiesen und dabei gleichzeitig betont, daß organisch bedingte Ekg-Veränderungen in viel geringerem Maße oder gar nicht solchen Tagesschwankungen unterworfen sind. Aber auch bei gesunden Menschen zwischen 18 und 30 Jahren, die keine besonderen Abweichungen der vegetativen Struktur erkennen ließen, fanden REINDELL und LACHMANN tagsüber gewisse Schwankungen. Das infolge wechselnder vegetativer Tonuslage bei Verfolgung im „Tages-Ekg" häufig äußerst unterschiedlich ausgeprägte hochspitze T_{II} wurde von uns als Symptom der vegetativen Dystonie herausgestellt (s. auch SCHOLZ, JAINZ, MOELLER). Als Ausdruck eines organischen Herzmuskelschadens wird das hohe T — abgesehen vom bekannten Erstickungs-T — von BREU und ZOLLNER, OETTEL, HOCHREIN sowie VÖLCKER angesehen. Dabei ist zu bemerken, daß die genannten Autoren z. T. eine organische Schädigung u. a. auch dann annahmen, wenn neben dem hohen T und subjektiven Herzsensationen keine weiteren pathologischen Befunde vorlagen. Nach SCHAEFER beherrscht bei normalem Druck und Klappenspiel, solange das Herz normal oder zu wenig gefüllt ist, der Antagonismus Vagus-Sympathicus weitgehend die Form von T.

Neben der Beeinflussung der T-Zacken der Ekg-Kurve unter vegetativ-nervösen Einwirkungen ist weiter über die möglichen Veränderungen der PQ- und ST-Strecke zu berichten. PQ-Verlängerungen werden klinisch bei überwiegendem Vagustonus mit ausgeprägter Bradycardie, so z. B. häufig bei gut trainierten Sportlern gesehen (DELIUS und REINDELL, HOCHREIN,

SCHLEICHER). Dabei ist nach REINDELL eine funktionell bedingte PQ-Verlängerung dann anzunehmen, wenn unter Belastung eine völlige Normalisierung der PQ-Zeit einsetzt, ohne daß andere abartige Ekg-Veränderungen auftreten. RISAK sieht in der verlängerten Überleitungszeit einen Zustand der vagotonischen Erschöpfung. Weitaus schwieriger erscheint die Klärung des Einflusses vegetativ-nervöser Reize auf die ST-Strecke. Während früher ST-Senkungen fast stets als Ausdruck einer „Myocardschädigung" oder einer „Coronarinsuffizienz" angesehen wurden, ist man heute vielfach der Ansicht, daß auch vegetativ-nervöse Einflüsse ST-Senkungen bewirken können. So konnten z. B. KLEINSORGE und KLUMBIES durch Schrecksuggestion am Herzgesunden ST-Senkungen auslösen (s. KALIEBE u. a.). Die im Orthostase-Ekg häufig beobachteten ST-Senkungen werden vielerseits als Ausdruck eines im Stehen gesteigerten Sympathicustonus angesehen. Die bereits oben erwähnten Arbeiten von NORDENFELT, STRÖDER, WALSER, KÜHN sowie weitere Arbeiten von LJUNG, SCHENNETTEN, STEINMANN, KAUFMAN und CARNAT beschäftigen sich mit der Frage der Differenzierung funktioneller von organisch krankhaften Einwirkungen gerade in Blickrichtung auf die praktisch äußerst wichtige ST-Senkung. Eine eindeutige Entscheidung ist jedoch auch hier mit Hilfe pharmakodynamischer Testverfahren nicht möglich (ESSEN). CURTIUS faßt die bei seinem vegetativ-endokrinen Syndrom der Frau gefundene Senkung der ST-Strecke bzw. Abflachung der T-Zacke als Ausdruck einer funktionellen Mangeldurchblutung auf. Sie sind seiner Meinung nach nur in einem verschwindend kleinen Prozentsatz durch Tagesschwankungen hervorgerufen. Bei den unter vegetativ-nervösen Einflüssen zu beobachtenden Rhythmusveränderungen spielen beim vegetativ-Labilen außer der respiratorischen Arrhythmie auch andere Reizbildungs- und Überleitungsanomalien, insbesondere wenn sie nach Belastung vollständig reversibel sind, eine Rolle. Dies wird z. B. von SPITZBARTH für die Wenckebachsche Periode angenommen.

Die parasympathicomimetische Wirkung von *Kalium* auf das Herz ist ebenso wie die sympathicomimetische Wirkung des *Calciums* seit KRAUS und ZONDEK bekannt. Insbesondere die Bedeutung des Calciums für das Ekg ist vielfach studiert. So wirkt nach neuesten Untersuchungen von HOFFMEISTER eine Kaliummedikation über längere Zeit gegeben hemmend auf die Reizleitung, Kontraktilität und Erregbarkeit des Herzmuskels (WINKLER, HOFF und SMITH, WIGGERS, MACLEAN, BAY und HASTINGS). Experimentelle und klinische Beobachtungen ergaben Beziehungen zwischen der Höhe der Nachschwankung und Kalium auf der einen, Calcium auf der anderen Seite. Ein erhöhter Serumkaliumspiegel (z. B. bei Nierenschädigung — TARAIL), sowie Kaliumzufuhr (THOMPSON, ENSELBERG, HARRIS und LEWIN, HERMANNS, ALLEN, CAYLEY) bedingen im allgemeinen eine Zunahme bzw. Zuspitzung der T-Zacke. Niedrige Serumkaliumwerte, wie man sie beim Addison, diabetischer Acidose, unstillbarem Erbrechen usw. findet, zeigen meist ein niedriges oder negatives T (CALEY, TARAIL, ALLEN, BELLET, SVENSSON, NADLER, GEAS und STEIGER, BARKER, SHRADER und RONZONI), das auf entsprechende Zufuhr von Kaliumsalzen (KCl) normalisiert wird. Die erwähnten Autoren und noch zahlreiche andere (s. LEPESCHKIN § 386) sprechen im Sinne von KRAUS für ein Parallelgehen von K-Effekt und Parasympathicuseffekt im Sinne einer Zunahme der T-Zacke. Allerdings fanden einzelne Autoren bei erhöhten Serum-Kalium-Konzentrationen zwischen 28 und 44 mg% oft als erstes Zeichen einer K-Wirkung eine deutliche Höhenabnahme bis zur Negativierung des T (CHAMBERLAIN, SCUDDER und ZWEMER). Beim Calcium sind die Beziehungen zur T-Höhe auch nicht einheitlich geklärt.. Beim Menschen und anderen Warmblütern wird nach Calcium die T-Zacke in Ableitung II nach den Ergebnissen der meisten Autoren verkleinert oder sogar negativ (LEPESCHKIN § 389 ff.).

Als eindeutigstes Symptom vegetativer Dystonie im Ekg kann demnach das in seiner Ausprägung variable hochspitze T_{II} angesehen werden. Alle anderen bei vegetativen Dystonien zu beobachtenden Zackenveränderungen sind demgegenüber von geringerer Bedeutung. Nach RISAK gibt eine hohe T-Zacke zumindest einen Hinweis für den Untersucher, sich mit dem vegetativen Nervensystem des Untersuchten näher zu beschäftigen. In der Beurteilung wird sie nach seiner Meinung ihren Träger als Vasoneurotiker erkennen lassen.

Am schwierigsten und oft nahezu unmöglich ist die ST-Senkung zu bewerten, die von vornherein niemals als Ausdruck der vegetativen Dystonie aufgefaßt werden sollte. Vielmehr wird man sich hier erst dann entschließen, funktionelle Einwirkungen als ursächlich anzusehen, wenn nach eingehenden klinischen Untersuchungen unter Hinzuziehung von Belastungsprüfungen, genauer Fahndung nach Fokalinfekten, toxischen Schäden usw. ein organischer Herzschaden unwahrscheinlich ist.

Eigene Untersuchungen.

a) Verhalten der T-Höhe.

Bei dieser Sachlage hat JAINZ an unserer Klinik die Durcharbeitung des hohen T_{II} in Bezug auf ihre biophysiologischen Abhängigkeiten sowie ihre Beeinflußbarkeit durch vegetative Pharmaka vorgenommen und MOELLER sich besonders ihrer klinischen Auswertung gewidmet. Für die Beurteilung ist von grundlegender Wichtigkeit, daß die Benennung: „hohes oder hochspitzes T_{II}" nur nach Messung der Höhe der T-Zacke in mV ausgedrückt in Beziehung zur jeweiligen Eichkurve erfolgen darf. Wir sprechen von einem hochspitzen T_{II}, wenn dieses bei sonst normalem Ekg eine Höhe von 0,5 mV und mehr erreicht, ohne daß eine QRS-Erhöhung über 1,6 mV vorliegt. Das T_{II} zeigt nach den neueren Lehrbüchern beim Normalen an sich schon sehr große Schwankungsbreiten. Diese Verhältnisse gehen aus den Angaben von LEPESCHKIN (1947) und HOLZMANN (1945) hervor. Aus ihnen ersieht man die anzunehmenden Normalwerte. LEPESCHKIN betont, daß ein negatives oder isoelektrisches T_{II} sowohl bei orthostatischer Anaemie bzw. neurozirkulatorischer Asthenie als auch beim hypertrophen Sportherzen vorkommen kann.

Tabelle 38.

	LEPESCHKIN 1600 Normale			HOLZMANN 1000 erwachsene Herzgesunde		
	min.	mittel	max.	min.	mittel	max.
T_I	(+0,1)	+0,25	(+0,65)	+0,10	+0,25	+0,70
T_{II}	(—0,35?)	+0,29	(+1,25)	(—0,15)	+0,31	+1,00
T_{III}	(—0,55?)	+0,05	(+0,65)	—0,40	+0,08	+0,50

Einfluß biophysiologischer Faktoren.

An 100 männlichen und 18 weiblichen poliklinischen Patienten mit hochspitzem T_{II} zeigt sich folgende *Altersverteilung*:

Tabelle 39.

Alter:	10—19	20—29	30—39	40—49	50—59	über 60
Fälle ♂:	23	44	21	4	7	1
Fälle ♀:	4	9	3	1	1	0

Das häufige Auftreten des hochspitzen T_{II} in den jungen Altersklassen unseres Krankengutes (s. Tab. 39) spricht für die Annahme funktioneller Einflüsse. Falls degenerative Veränderungen in nennenswertem Maße die Ursache wären, so müßte eine stärkere Beteiligung der höheren Altersklasse erwartet werden.

Wir haben an unserm poliklinischen Krankengut von Oktober 1948 bis August 1950 unter 6824 Ekg. 205 „hochspitze" T-Zacken gesehen, davon 161 *bei Männern* und 44 *bei Frauen*. In der Zeit vom September 1950 bis September 1952 wurden unter 12.226 Ekg. 118 gesicherte hochspitze T-Zacken gefunden, davon 100 bei Männern und 18 bei Frauen. Es resultiert daraus das eindeutige häufigere Auftreten des hochspitzen T_{II} bei Männern.

Über die Häufigkeit des Auftretens eines hohen T_{II} bei vegetativen Dystonien in ihrer Beziehung zu Alter und Geschlecht orientiert weiter die Zusammenstellung von 54 männlichen und 40 weiblichen Patienten

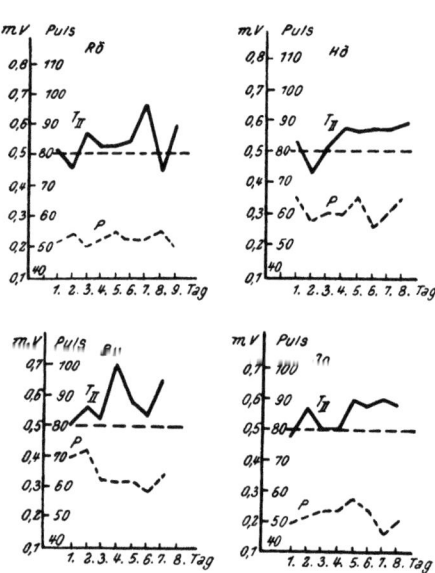

Abb. 60. Tägliche Nüchternschwankungen hochspitzer T_{II}-Zacken.

(Tab. 40). Auch hieraus resultiert ein häufigeres Auftreten des hochspitzen T_{II} bei Männern.

Tabelle 40.

Alter:	10—19	20—29	30—39	40—49	50—59	über 60
Fälle: ♂	8	33	4	5	3	1 = 54
hochspitzes T:	1	10	2	0	1	0 = 14
	___von 45 : 13___			___von 9 : 1___		
Fälle: ♀	11	17	9	2	1	0 = 40
hochspitzes T:	0	3	1	0	0	0 = 4
	___von 37 : 4___			___von 3 : 0___		

Zur Untersuchung der *täglichen Nüchternschwankungen* hielten die Patienten Bettruhe ein. Die Schreibung der Elektrokardiogramme erfolgte stets in dem gleichen Raum bei einer konstanten Temperatur zwischen 19 und

20°. Der Ekg-Aufnahme ging eine Ruhelagerung von jeweils mindestens 15 Minuten voran. Es ergab sich hierbei bereits eine ganz erhebliche Variabilität der T_{II}-Höhe. Elektrokardiogramme, die an einem Tage ein ausgeprägtes vegetatives T_{II} aufwiesen, zeigten manchmal am folgenden Tag völlig unauffällige T-Zacken. In mehreren Fällen, die bei einmaliger oder mehrfacher poliklinischer Untersuchung ausgeprägte hochspitze T_{II}-Zacken aufwiesen und für unsere Versuchsreihe herangezogen werden sollten, verschwanden diese in den ersten Tagen spontan unter den ruhigen Verhältnissen der

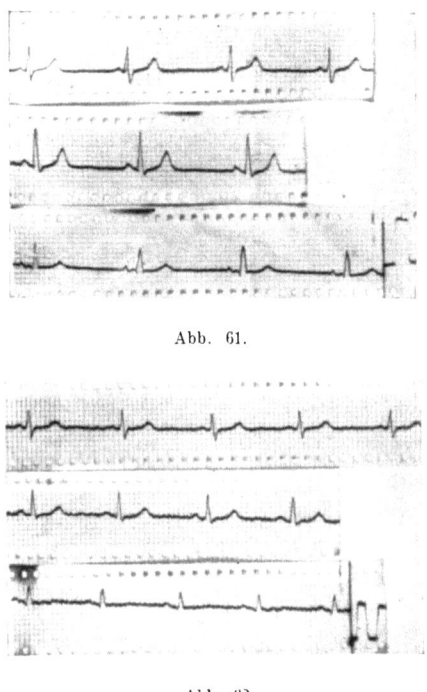

Abb. 61.

Abb. 62.

Abb. 61 und 62. Rückgang eines hoch-spitzen T_{II} nach mehrtägiger stationärer Beobachtung bei Bettruhe.

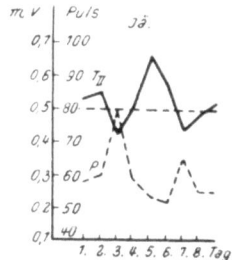

Abb. 63. Abhängigkeit der T_{II}-Höhe von der Pulsfrequenz.

stationären Beobachtung (Abb. 61 u. 62). Schon die Herausnahme aus dem Alltasleben mit all seinen Spannungen genügte, um ausgleichend auf den vegetativen Dystonus einzuwirken.

Die Schwankungsbreite der T_{II}-Höhe betrug im allgemeinen bis zu 0,2 mV; in einzelnen Fällen war sie sogar noch größer (siehe Abb. 60).

Bei gleichzeitiger Beachtung der entsprechenden elektrokardiographisch ausgemessenen Herzfrequenzwerte ergab sich nicht immer ein eindeutiger Zusammenhang zwischen T_{II}-Höhe und Herzfrequenz. In den Fällen jedoch, die überhaupt eine Abhängigkeit der T_{II}-Höhe von der Pulsfrequenz zeigten, ging eine Steigerung der Herzfrequenz mit einer deutlichen Abflachung der Nachschwankung und umgekehrt einher (Abb. 63).

Schon BORGARD teilte mit, daß sich im Laufe eines Tages ein hochpositives T in ein negatives umwandeln kann. Als größte *Tagesschwankung* sahen wir eine Abflachung des T_{II} von 0,67 mV morgens auf 0,3 mV am Mittag (Abb. 64). Untersuchungen der Tagesschwankungen durch FRANKE, VESA u. a. hatten eine maximale Erniedrigung um die Mittagszeit bei größter Höhe des T_{II} morgens oder abends ergeben. Nach Beobachtungen von GEISSLER (1950) bei uns zeigte die überhöhte T_{II}-Zacke dann tageszeitliche Schwankungen, wenn auch der Puls solchen Schwankungen unterlag, und zwar wurde

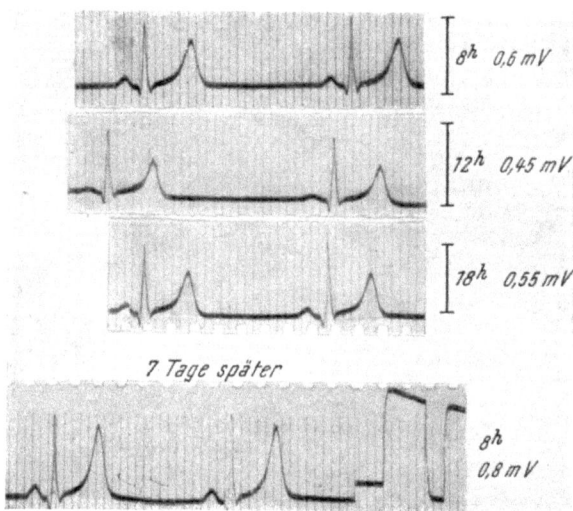

Abb. 64. Unterschiedliche Höhe von T_{II} im Tages-Ekg und bei Kontrolle nach sieben Tagen.

bei niedriger Pulsfrequenz die T-Zacke höher und bei höherer Pulsfrequenz niedriger. Von 48 Patienten verteilten sich die höchsten, bzw. niedrigsten T_{II}-, bzw. Herzfrequenzwerte wie in Tabelle 41 angegeben.

Aus dieser Tabelle ergibt sich eine Beziehung der T-Höhe zur gleichzeitig bestehenden Pulsfrequenz. Höchste T-Zacke und niedrigste Pulsfrequenz des Tages fand sich am häufigsten morgens. Ebenso fielen niedrigste T-Zacke

Tabelle 41.

	höchstes T_{II}	niedrigste Pulsfrequenz
Morgens	22	26
Mittags	10	14
Abends	16	8

	niedrigstes T_{II}	höchste Pulsfrequenz
Morgens	11	9
Mittags	26	20
Abends	11	19

Tabelle 42.

Februar	20	
März	20	52%
April	12	
Mai	10	
Juni	6	23%
Juli	7	
August	9	
September	7	27%
Oktober	11	
November	5	
Dezember	3	16%
Januar	8	

und höchster Pulsfrequenzwert des Tages, am häufigsten mittags, zusammen. Die Untersuchungen der Tagesschwankungen beim gleichen Patienten ergaben, daß die höchsten, bzw. niedrigsten T-Zacken an verschiedenen Tagen nicht zu den gleichen Zeiten lagen.

Die klinische Erfahrung der letzten Jahre hatte zur Zeit der *Frühjahrsmüdigkeit* (hier in den Monaten Februar, März, April) besonders ausgeprägte Symptome vegetativer Dystonie in mancher Hinsicht ergeben. Eine jahreszeitliche Aufschlüsselung von 118 hochspitzen T-Zacken nach obigem Gesichtspunkt ergab im normalen poliklinischen Patientenanfall in dem Vierteljahr von Februar bis April 52% der hohen T-Zacken, in den andern drei Jahresvierteln 16—27% (s. Tab. 42).

Auf die sehr vielseitige Deutung des *Belastungselektrokardiogramms* sei hier nicht eingegangen (s. dazu SCHLOMKA, REINDELL, JANSEN und HAAS, HOLZMANN, LEPESCHKIN, BORGARD). Hier interessiert zunächst nur das Verhalten des hohen T_{II} nach Belastung. MOELLER sah nach 20 Kniebeugen die in Tabelle 43a und b zusammengestellten Ergebnisse.

Tabelle 43 a. 24 ♂ Fälle mit hochspitzem T_{II}.

	Pulsausgangslage		Gesamt
	40—60	60—80	
T-Anstieg	3	3	6
T-Gleichheit	5	1	6
T-Abfall	5	7	12
	13	11	24

Tabelle 43 b. 35 ♂ vegetative Dystoniker mit unterschiedlich hohem T_{II}.

	Pulsausgangslage			Gesamt
	40—60	60—80	80—100	
T-Anstieg	2	2	3	7
T-Gleichheit	4	4	2	10
T-Abfall	5	11	2	18
	11	17	7	35

Daraus läßt sich in etwa ablesen, daß bei niedriger Pulsausgangslage häufiger ein Gleichbleiben oder Abfall der T_{II}-Zacke erfolgte.

Tabelle 44. *Hohes T_{II} und Herzfrequenz.*

Frequenz	Material von 1948 bis Sept. 1950 (Salzburger Referat)		Material von Okt. 1950—Sept. 1952		
	♂	♀	♂	♀	
40— 49	15	1	15	3	
50— 59	51	8	27	3	232
60— 69	45	17	39	8	
70— 79	33	11	15	3	
80— 89	10	5	2	1	
90— 99	4	2	2	0	91
100—109	1	0	0	0	
110—120	2	0	0	0	
	161	44	100	18	

JAINZ sah im Stehen sowie nach Belastung in Bestätigung der Untersuchung von SCHLOMKA, ESCHE und REUTTER bei MARK, KIENLE, REINDELL stets Abnahme der T_{II}-Höhe.

Schon die Tab. 41 auf Seite 150 unter „Tagesschwankungen" hatte auf Beziehungen von *Pulsausgangslage* zur Höhe des T_{II} hingewiesen. Die folgende Tabelle läßt beim hohen T_{II} überwiegend eine relative Bradycardie erkennen.

Tabelle 45. *Verteilung von hohem T_{II}.*

Pulsfrequenz	261 ♂	62 ♀
40— 59	108 (41%)	15 (24%)
60— 79	132 (51%)	39 (63%)
80—120	21 (8%)	8 (13%)

Aus der Tab. 44 ergibt sich, daß 232 Patienten mit hohem T_{II} einen Puls unter 70 (= 72%), 91 Fälle einen Puls von 70—120 aufwiesen. Aus der Tab. 45 ergibt sich, daß sich das hohe T_{II} am häufigsten bei Pulsfrequenzen zwischen 60 und 79 findet, daß es bei Männern etwas häufiger als bei Frauen bei Pulszahlen unter 60 vorhanden ist.

Interessant war in dieser Beziehung die Beobachtung eines Falles von intermittierendem 2 : 1 a. v.-Block. Hierbei trat wechselnd ein hohes T_{II} bei langsamer Kammerschlagfolge und ein niedriges T_{II} nach Sistieren der Überleitungsstörung bei schneller Kammerschlagfolge in Erscheinung (siehe Abb. 65).

Auffällig und im Gegensatz zu den Beobachtungen von GEISSLER über die Abhängigkeit der T_{II}-Höhe von der Pulsfrequenz bei den Tagesschwankun-

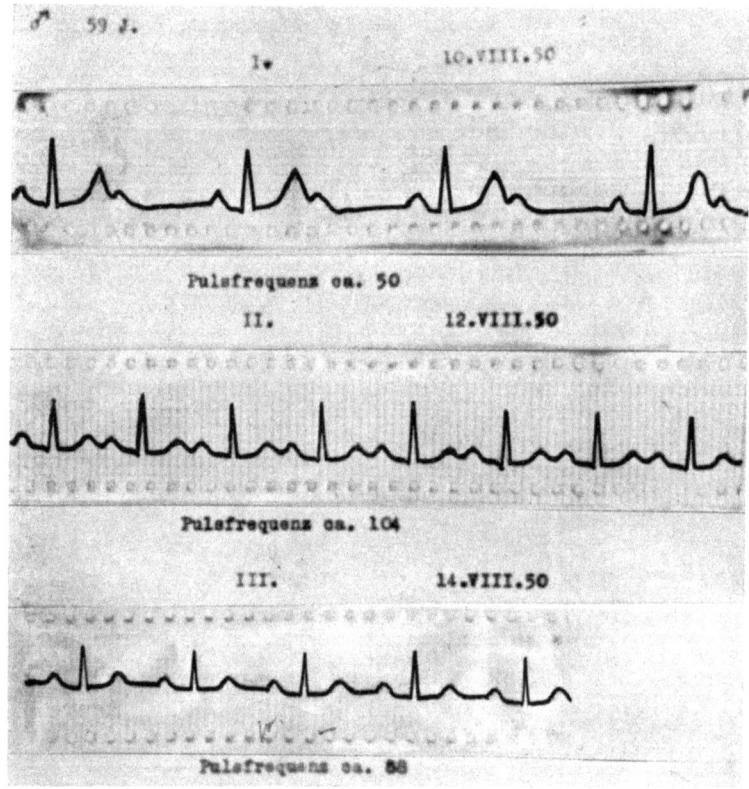

Abb. 65. Wechselnde T_{II}-Höhe bei intermittierendem 2 : 1 a. v.-Block (Näheres siehe Text).

gen schien die Beobachtung von BREHM, daß bei den gleichen Patienten in der schnellen Phase der *respiratorischen Arrhythmie* die T-Zacke deutlich über dem Ausgangswert lag und sich in der langsamen Phase unter den Ausgangswert erniedrigte oder aber in der schnellen Phase die zu erwartende T-Erniedrigung ausblieb. Bei elektrokardiographisch registrierter respiratorischer Arrhythmie fanden MOELLER sowie JAINZ bei 35 Fällen in der stets erfolgenden inspiratorischen Beschleunigungsphase des Pulses 17mal T_{II}-Abflachungen, 11mal gleichbleibendes T_{II} und 7mal wechselnd hohe T-Erhöhungen. Als Beispiel für möglichen Wechsel der Reaktion der T_{II}-Höhe fand MOELLER bei einer Ekg-Aufnahme zunächst im Inspirium Abnahme der T_{II}-Höhe, im nächsten Inspirium Zunahme derselben.

Der Versuch einer Beeinflussung der T_{II}-Höhe durch Eingriffe ins vegetative Nervensystem wurde einmal vom Mineralstoffwechsel her durch Änderung des Kalium-Calcium-Gleichgewichts (JAINZ), weiter mit Hilfe vegetativer Gifte (Atropin, Adrenalin — GEISSLER, JAINZ, MOELLER) und schließlich durch mechanische Reizung des Vagusreflexmechanismus (Bulbus-Druckversuch, Carotissinus-Druckversuch — BREHM, MOELLER) unternommen.

Wegen der Gefahren parenteraler *Kaliumzufuhren* wurden drei Tage lang 3mal 2 g Kaliumcitrat per os verabfolgt. Bei solchen Versuchen müssen die an manchen Tagen stärkeren Spontantagesschwankungen der T_{II}-Höhe berücksichtigt werden. Bei unserer Anordnung wurden Anstiege des Serumkaliums nicht über 28 mg% erreicht und *somit toxische Werte* wie bei an-

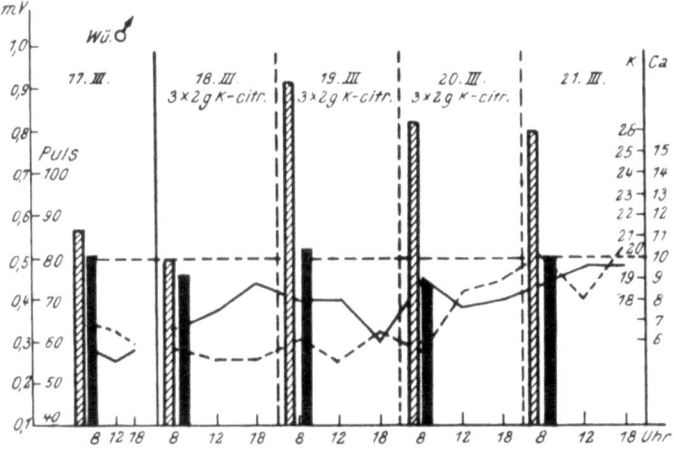

Abb. 66. Anstieg der T_{II}-Höhe nach parenteraler Kaliumzufuhr.

deren Autoren (CHAMBERLAIN, SCUDDER und ZWEMER) vermieden. Bei drei Patienten zeigte sich unter Kaliumcitrat ein wechselnd schneller Anstieg des Serum-Kalium von 19,9 bis 22,2 mg% auf 25,8 bis 28,4 mg%. Der anfangs etwa normale Kalium-Calcium-Quotient stieg in allen drei Fällen an (von 2,03 auf 2,1; von 2,0 auf 2,6; von 2,1 auf 3,1). Das entsprach im Sinne von KRAUS einer Verschiebung nach der parasympathicotonen Seite. Vielleicht besteht hier auch eine Beziehung zum Ausgangswert, indem drei Versuche mit einem überhohen T_{II} von 0,7 mV und mehr zunächst vorübergehend ab-

Tabelle 46. *Serum-Kaliumspiegel und T_{II}-Höhe nach 3 mal 2 g Kaliumcitrat.*

| | Pat. I. | | | Pat. II | | | Pat. III. | | | Pat. IV. | |
K	K/Ca-Quot.	T_{II}	K	K/Ca-Quot.	T_{II}	K	K/Ca-Quot.	T_{II}	K	K/Ca-Quot.	T_{II}
Vortag											
—	—	0,64	21,5	2,1	0,82	21,3	2,08	0,30	23,1	2,1	0,74
Ausgangswert											
22,2	2,1	0,77	21,4	2,01	0,65	19,9	2,08	0,35	—	—	0,69
			1. Tag 3 mal 2 g Kaliumcitrat								
21,6	2,03	0,44	22,4	2,23	0,81	28,4	2,7	0,4	24,8	2,3	0,62
			2. Tag 3 mal 2 g Kaliumcitrat								
22,0	2,1	0,62	26,9	2,56	0,83	26,5	3,08	0,45	26,3	2,3	0,73
			3. Tag 3 mal 2 g Kaliumcitrat								
25,8	2,1	0,72	—	—	—	26,0	2,6	0,46	—	—	—

sanken, um am 3. Tag etwas anzusteigen, während ein Patient mit einer T_{II}-Höhe von 0,3 mV auf 0,46 mV anstieg (s. Tab. 46).

An fünf vegetativen Dystonikern mit hochspitzem T_{II} über 0,45 mV, deren Kalium-Calcium-Quotient zwischen 1,6 und 2,3 lag, wurde unter den sonstigen Ruhenüchternbedingungen vor, während und in kürzeren Abständen nach der intravenösen Injektion von 10 ccm *Calcium-Thiosulfat* (Tecesal) die T_{II}-Höhe untersucht. Bei sämtlichen Patienten kam es zu einer sofort einsetzenden wenige Minuten anhaltenden T_{II}-Abnahme bei gleichzeitig ansteigender Pulsfrequenz. Die maximalen Ausschläge waren stets 5 bis 10 Minuten post injectionem erreicht und im Laufe von weiteren 15 bis 20 Minuten kehrte

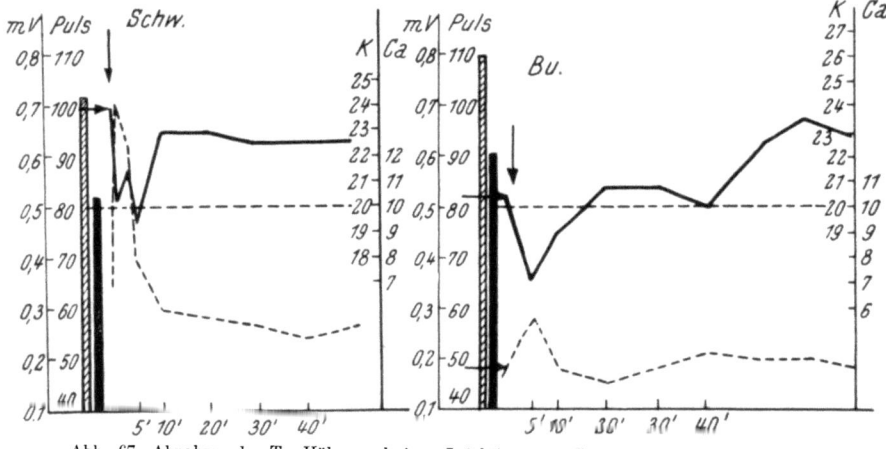

Abb. 67. Abnahme der T_{II}-Höhe nach i. v. Injektion von Calciumthiosulfat (Tecesal).

die T_{II}-Zacke zu ihrer Ausgangshöhe zurück, die in Fällen mit etwas niedrigerer T-Zacke (0,45—0,50 mV) weniger oder stärker überschritten wurde. Auch hier war das Wilder'sche Ausgangswertgesetz angedeutet bestätigt: Je höher der Ausgangswert des T_{II}, umso größer der Calciumeffekt.

Tabelle 47.

Pat.	Ca mg %	K mg %	K-Ca Quot.	Pulsfrequenz	T_{II}		
					Ausgangswert	Sofortreaktion	Endreaktion
1.	10,8	19,0	1,8	56	0,45	0,3	0,5
2.	11,1	19,5	1,7	70	0,48	0,38	0,51
3.	11,5	18,8	1,6	55	0,47	0,3	0,49
4.	10,4	24,5	2,3	65	0,7	0,47	0,63
5.	12,2	25,9	2,1	48	0,52	0,36	0,61

Während im Schrifttum fast einstimmig (LEPESCHKIN § 320) *nach Atropin* unter Pulsfrequenzsteigerung eine Abnahme der T-Höhe berichtet wird, sahen LEITNER und STEINLIN eine Zunahme mit gleichzeitigem Pulsfrequenzabfall dem allgemein erhobenen Befund vorangehen. Dieses Vorstadium der Atropinwirkung fehlte bei i.v.-Gabe.

JAINZ fand hier bei der vegetativen Dystonie nach kleinen subkutanen Atropindosen (bis $^1/_2$ mg) auf Ekg und Pulsfrequenz keine Wirkung. Der Injektion von 1 mg Atropin subkutan folgte im allgemeinen zunächst eine Größenzunahme des T_{II} um etwa 0,1 mV mit dem Höhepunkt nach 10 Mi-

Das Elektrokardiogramm.

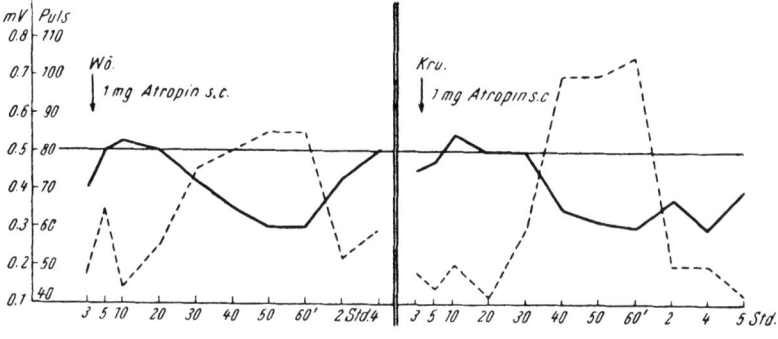

Abb. 68. Atropinwirkung auf T_{II} Höhe und Pulsfrequenz.

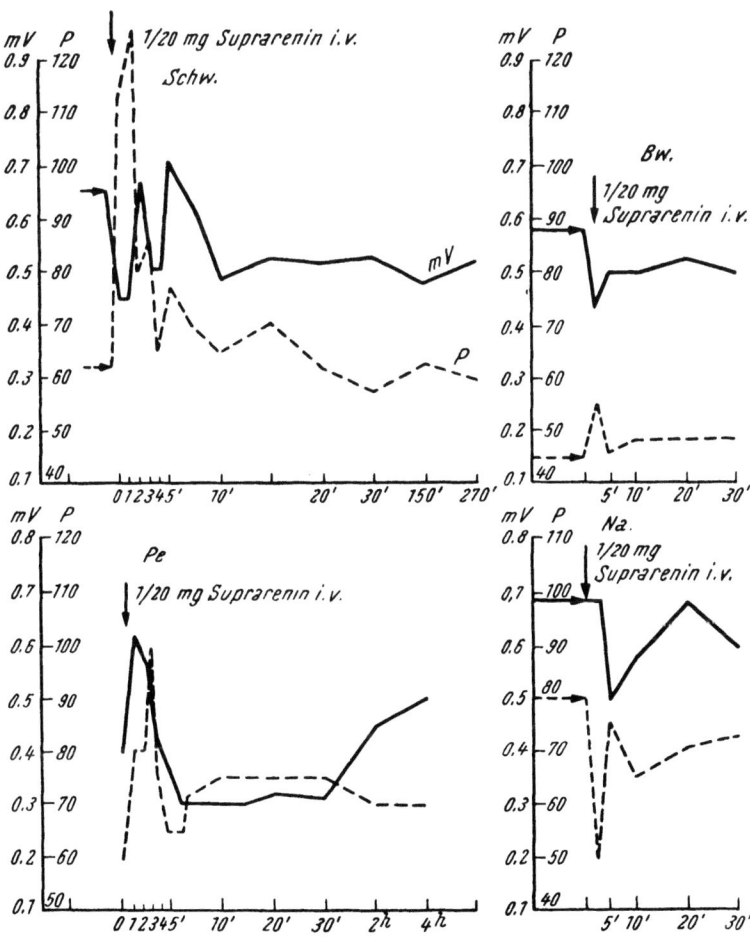

Abb. 69. Wirkung intravenöser Suprarenininjektion auf T_{II}-Höhe und Pulsfrequenz.

nuten ohne eindeutiges Verhalten der Pulsfrequenz. Nach 30 Minunuten war die Ausgangshöhe der Nachschwankung wieder erreicht. Zu dieser Zeit schnellte der Puls in die Höhe, um 50—60 Minuten post injectionem seinen höchsten Wert zu erreichen. Die Höhe von T_{II} zeigte nunmehr eine deutliche Abnahme mit einem Wirkungsmaximum (niedrigster Wert) am Ende der ersten Stunde. 2 Stunden post injectionem waren Pulsfrequenz und T_{II}-Höhe wieder im Bereich ihrer Ausgangswerte (Abb. 68).

Diese Beobachtungen entsprechen Angaben von SCHENNETTEN. In einzelnen Fällen fehlte dieser Atropineffekt in der ersten Stunde. Hier spielen möglicherweise gestörte Resorptionsbedingungen oder ein abartiger Zustand des Erfolgsorgans eine Rolle.

Vom *Adrenalin* ist bekannt, daß es bei einmaliger intravenöser Injektion nach vorübergehender Abflachung der T-Zacke zu deren Anstieg mit gleichzeitiger Bradycardie, nach größeren Mengen Adrenalin zur

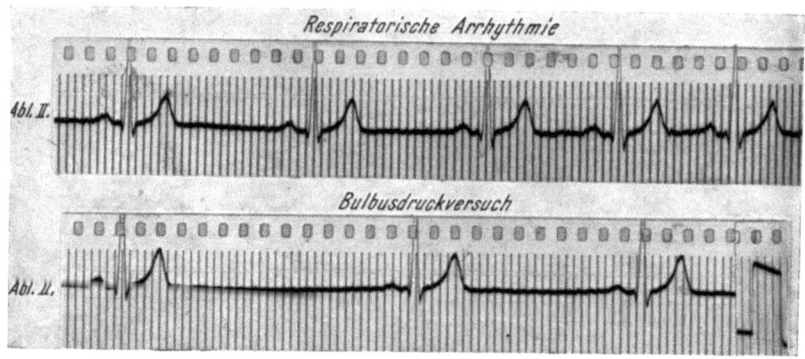

Abb. 70. Einfluß der respiratorischen Arrhythmie auf die Höhe von T_{II}.

Höhenabnahme bis Negativierung der Zacke kommt, die meist als echte Coronarinsuffizienz angesprochen wird (STRAUB, KRAUS, NICOLAI und MEIER, GOPFERT, GROSS und MATTHES, S. LEPESCHKIN § 306 ff. u. a.). JAINZ injizierte 4 vegetativen Dystonikern je $^1/_{20}$ mg Suprarenin langsam i.v. und registrierte vor, während sowie 1, 2, 3, 4, 5, 10, 20 und 30 Minuten p.i. die T_{II}-Veränderungen und Pulsfrequenz. Drei Patienten mit einer Ausgangslage des T_{II} über 0,5 mV reagierten mit sofortiger Abnahme der T-Höhe, der vierte mit Abnahme in der fünften Minute. In allen Fällen lag die Höhe der T_{II}-Zacke nach 30 Minuten mehr oder weniger unter dem Ausgangswert. Aus den Kurven läßt sich die im Schrifttum betonte parasympathische Gegenregulation auch ablesen. Sie verläuft verständlicherweise bei vorübergehend parasympathicotoner Ausgangslage (hohes T_{II} Bradycardie) weniger ausgesprochen. Die Pulsfrequenzreaktion war unterschiedlich (Abb. 69). Beim Adrenaineffekt ist bekanntlich die Entscheidung schwierig, ob direkte vegetative Einwirkungen oder Änderungen des Stoffwechsels letzten Endes die Abnahme der T-Höhe bewirken (SCHAEFER).

Um einen weniger umfassend auf Gesamtstoffwechsel- und Kreislaufgeschehen wirkenden Eingriff, wie ihn z. B. das Adrenalin darstellt, in die Tonuslage des vegetativen Systems zu erreichen, wurde der ASCHNERsche *Bulbusdruckversuch* herangezogen. Für die klinische Beurteilung des Bulbusdruckversuches ist die Ausmessung der einzelnen Herzperioden im Ekg notwendig. MOELLER fand bei 21 Versuchen an vegetativen Dystonikern 19mal die zu erwartende Abnahme der Herzfrequenz mit gleichzeitig erfolgender

Zunahme der T_{II}-Höhe (12), resp. gleichbleibender T_{II}-Höhe (7). In zwei Fällen trat eine Frequenzbeschleunigung ein, einmal mit deutlicher Abnahme der T_{II}-Höhe, einmal bei unverändertem T_{II} (Abb. 70).

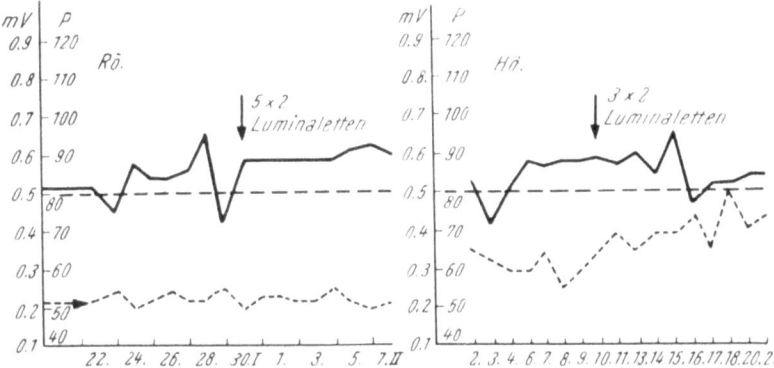

Abb. 71. Abnahme (linke Kurve), bzw. Zunahme (rechte Kurve) der täglichen Nüchternschwankungen von T_{II} unter Stammhirnnarkose.

In unserem Krankengut vegetativer Dystonien haben einzelne Patienten mit einem hohen T_{II} auf den Carotissinusdruckversuch am Druckort I nach HERING nur schwach oder garnicht reagiert.

Bei 6 vegetativen Dystonikern wurde der Effekt von *Stammhirnnarkose* (dreimal 2 Luminaletten täglich) im Anschluß an eine 7tägige medikamentfreie Vorperiode viermal mit einer medikamentfreien Nachperiode untersucht. Es traten dabei zwei Reaktionsformen in Erscheinung. Entweder kam es während der Luminalettengabe zu einer deutlichen Abnahme der täglichen Nüchternschwankungen des T_{II} und der Pulsfrequenz, oder die manchmal bereits durch die mehrtägige Bettruhe eingetretene Beruhigung der täglichen Spontanschwankungen zeigte nach Luminaletten eine oft nur vorübergehende Zu-

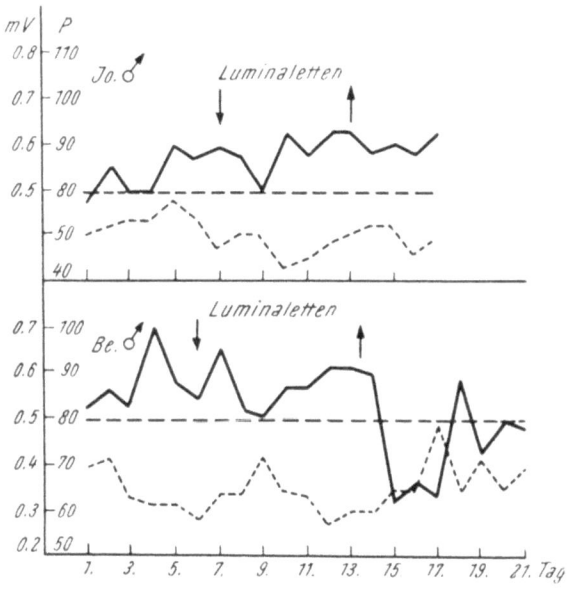

Abb. 72. Nach Luminalettengabe bei sinkender Pulsfrequenz Anstieg, bei steigender Pulsfrequenz Abnahme der T_{II}-Höhe.

nahme dieser Schwankungen mit gleichzeitiger Neigung zu Tachycardie, bzw. Zunahme der Pulsfrequenz (Abb. 71). Fallweise zeigte sich der beruhigende Luminaletteneffekt in einer allgemeinen Zunahme der T_{II}-Höhe bei vorübergehender Pulsverlangsamung (Abb. 72, obere Kurve). In einem anderen Falle trat nach Absetzen der Luminaletten ein drei Tage anhaltendes Absinken der T_{II}-Höhe von 0,6 mV auf 0,35 mV bei vorübergehender Pulsbeschleunigung in Erscheinung (Abb. 72, untere Kurve).

Bei täglicher Gabe von *5 ccm Causat* i.v. fand sich in einem Teil der Fälle eine bis zu fünf Tagen anhaltende Höhenzunahme des T_{II} bei gleichzeitiger Bradycardie, fallweise kein sicherer Effekt.

b) P-Q-Verlängerung.

Bei unseren vegetativen Dystonikern wurden *PQ-Verlängerungen* nur selten beobachtet. Wir faßten sie als Ausdruck funktioneller Störungen mit REINDELL dann auf, wenn bei subjektiven Herzbeschwerden wie Oppressionsgefühl usw. klinisch keinerlei objektive Zeichen eines organischen Herzschadens aufspürbar waren und wenn nach Arbeitsbelastung eine völlige Normalisierung der PQ-Zeit eintrat.

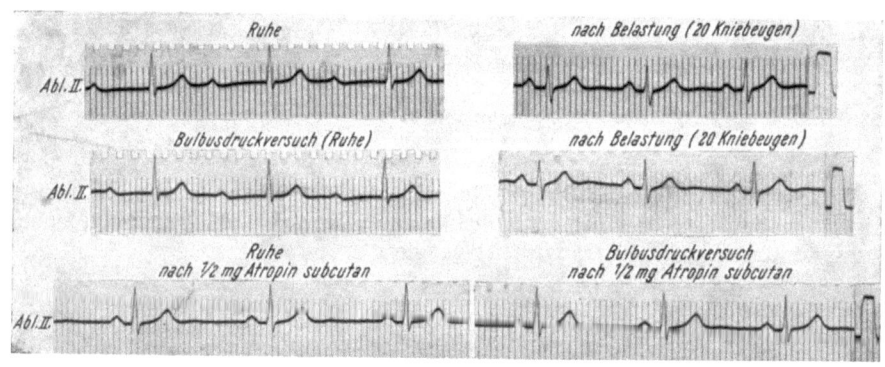

Abb. 73. Beeinflussung einer PQ-Verlängerung durch Belastung, Bulbusdruck und Atropin.

Die Verfolgung der Tagesrhythmik ließ eine gewisse Parallelität zum hohen T_{II} erkennen. Am häufigsten trat die PQ-Verlängerung im Morgen-Ekg auf, um später am Tage gelegentlich ganz zu verschwinden.

Durch Bulbusdruck ließen sich PQ-Verlängerungen auslösen; erfolgte der Bulbusdruckversuch nach Arbeit, so blieb die PQ-Verlängerung aus.

Desgleichen verschwanden PQ-Verlängerungen mehrfach nach einmaliger subkutaner Gabe von $^1/_2$ mg Atropin; durch perorale Atropingaben über mehrere Tage war jedoch eine anhaltende Wirkung nicht zu erzielen. Abb. 73 gibt ein Beispiel einer PQ-Verlängerung bei vegetativer Dystonie. In Ruhe ist PQ = 0,5 Sekunden bei einer Frequenz von 60, nach Belastung = 0,17 Sekunden bei einer Frequenz von 75. Während des Bulbusdruckes wird ein Frequenzabfall auf 60 und erneute PQ-Verlängerung beobachtet. Beim Bulbusdruckversuch nach Belastung beträgt die Frequenz 65 und PQ = 0,17 Sekunden. Nach subkutaner Atropingabe ($^1/_2$ mg) ist im Ruhe-Ekg die PQ-Verlängerung verschwunden und tritt auch während des Bulbusdruckversuches nicht auf (MOELLER).

Das Elektrokardiogramm der vegetativen Dystonie ist demnach bei unserem Krankengut durch die im Tagesablauf stark schwankende T-Höhe mit besonders deutlicher Ausprägung des Anstiegs von T_{II} auf 0,5 mV und mehr bis zum „hochspitzen T_{II}" gekennzeichnet. Auch bei vegetativer Dystonie ohne typisches hochspitzes T_{II} fand sich bei 20 Patienten eine Schwankungsbreite des T_{II} von 0,05 bis 0,25 mV. Weitere funktionell bedingte Veränderungen, wie PQ-Verlängerung, sind — weil selten — von geringerer praktischer Bedeutung.

Seit langem interessiert, wie eingangs gezeigt, die Frage, ob vor allem die Höhe der T-Zacken durch Sympathicus- oder Vaguseinfluß bestimmt wird. Nur das hochspitze T_{II} ist bei Ausschluß des „Erstickungs-T" das gesicherte Zeichen vegetativer Dystonie. Es wurde vorwiegend bei relativ langsamer Schlagfolge beobachtet und deutet also in erster Linie auf einen zur Untersuchungszeit vorherrschenden Parasympathicotonus am Erfolgsorgan Herz. Seine Abflachung unter ausreichend hohen Atropingaben und Calcium-Injektionen sowie seine Reaktion auf Kaliumgaben, seine Erhöhung beim ASCHNERschen Bulbusdruckversuch bestärken diese Auffassung. Eine absolute Abhängigkeit von einer vorwiegend parasympathicoton bedingten Bradycardie ließ sich jedoch nicht erweisen. Die Abhängigkeit der Reaktion auf die verschiedensten Reize von der Ausgangshöhe des T_{II} (im Sinne des WILDERschen Ausgangswertgesetzes), ferner das unterschiedliche Ansprechen auf Luminalettenbehandlung sowie der doch ergotrope Einfluß von Muskelarbeit auf die Reaktionsfähigkeit des hohen T_{II} ergibt für die Klinik:

Das hohe T_{II} ist der sichere Ausdruck der gestörten vegetativen Tonuslage, der vegetativen Dystonie.

7. Periphere Regulationsstörung.

In den vorangegangenen Absätzen wurden vorwiegend den Motor des Kreislaufs, das Herz betreffende Zusammenhänge beschrieben. Von jeher gilt auch der Peripherie des Kreislaufs das gleiche Interesse. Seit HILL im Jahre 1896 in seinen bekannten physiologischen Versuchen an Schlangen und Kaninchen das Bild des sogenannten „gravity shock" mit der Anstauung des Blutes in aufrechter Stellung hauptsächlich im Splanchnicusgebiet und dem langsam versagenden Rückstrom des venösen Blutes zum rechten Herzen und dem endlichen Leerschlagen des Herzens und daraus folgender Hirnanaemie beschrieben hat, sind die Beziehungen von Körperlage und Kreislaufregulation vielseitig studiert worden.

Erörtert man die Bedeutung der Körperlage, so ist wohl zunächst der Hinweis darauf unbedingt angezeigt, daß man heute hier in der Nomenklatur einheitlich vorgehen sollte. Unter *Körperstellung* ist wohl am besten das Lageverhältnis des Körpers als Ganzes zur Umgebung zu verstehen. Als Ausgangsstellung gelte die Horizontale. Aufrechte Stellung mit den Beinen unten bezeichnet man als *Beinstellung*, die vertikale Stellung mit dem Kopfe unten als *Kopfstellung*. Unter *Körperhaltung* hingegen ist das gegenseitige Lageverhältnis der Körperteile zueinander zu verstehen. Eine normale Kopfhaltung ist eine solche, in der die Sagittalachse des Kopfes mit der Sagittalachse des Körpers in die gleiche Ebene fällt. Eine nach unten abweichende Lagerung des Kopfes zur Körperachse wird man als Kopfrückwärtsbeugung, eine Hochlagerung des Kopfes zur Körperachse als Kopfvorwärtsbeugung bezeichnen. Die Aufrechterhaltung der Körperstellung und des Körpergleichgewichts wird bedingt durch eine Reihe von sensiblen Erregungen, welche von verschiedenen Sinnesorganen ausgehen. Dabei spielen reflektorische Vorgänge eine wesentliche Rolle, deren Erfolgsorgan nach der allgemeinen Auffassung das Skelettsystem, in erster Linie aber die Körpermuskulatur darzustellen scheint. Wir müssen dabei einen Unterschied machen zwischen dem Verhalten des Körpers in Ruhe und in Bewegung. Diejenigen Reflexe, welche die

Körperstellung und das Gleichgewicht beim ruhigen Liegen, Sitzen und Stehen in den verschiedensten Stellungen bedingen und erhalten, bezeichnet man mit MAGNUS als statische, die Reflexe, die durch aktive und passive Bewegungen ausgelöst werden, als statokinetische. Unter den statischen Reflexen haben wir dann die Haltungs- und Stehreflexe von den Stellreflexen zu unterscheiden; alles Erkenntnisse, die wir zum Großteil MAGNUS und seiner Schule verdanken.

Nachdem ich mich gemeinsam mit E. KOCH, H. NEUMANN und SEIFFERTH im Tierversuch und am gesunden Menschen viele Jahre experimentell mit den normalen Kreislaufregulationen bei und nach Lagewechsel beschäftigt habe, habe ich die vielseitigen Koeffizienten, die dabei eine Rolle spielen, in dem bereits auf S. 20 erwähnten Referat in der Wiener Biologischen Gesellschaft beleuchtet. Auf dieses Referat (Klinische Wochenschrift 1935) sei zum Verständnis der Klinik der peripheren Regulationsstörungen verwiesen. Schon S. 16 war auf die sich auch aus unseren Untersuchungen ergebende mehrfache Regelung der Kreislaufmechanismen durch die Tonuslage des vegetativen Systems eindringlich hingewiesen. Störungen dieser Regulationen beim Menschen sind nun seit langem in der Klinik bekannt. Bereits 1861 hat NIEMEYER die Äußerung getan: „Es sterben sehr viele blutarme Kranke und Rekonvaleszenten nur aus dem Grunde, weil der Arzt versäumt hat, ihnen den strengen Befehl zu geben, eine horizontale Lage einzunehmen und unter allen Umständen in derselben zu verharren." Heute sind unliebsame Zufälle in dieser Richtung allgemein im Verlauf der Rekonvaleszenz nach Infektionskrankheiten bekannt. Man weiß auch, daß nach langem Krankenlager ohne vorangegangene Infektionskrankheiten der Verlust an Übung vasomotorischer Kompensationen beim ersten Aufstehen eine Rolle spielt. Weiter hat WENCKEBACH die bei hochgradiger Enteroptose oder nach der Geburt auftretenden Ohnmachten mit einer Herabsetzung des Tonus, vor allem im Splanchnicusgebiet, in Zusammenhang gebracht. Bei gewissen Hypophysenkranken soll nach SCHELLONG wegen Ausbleibens der zentralnervösen Impulse beim Stehen die arterielle Verengerung der Splanchnicusgefäße fehlen. Bei Kreislaufkranken oder bei Patienten mit Störungen des Gasaustausches in den Lungen kann in aufrechter Stellung die flächenhafte Cyanose bei zu hochgradiger Verringerung der Blutmenge zur schwersten Form des Versagens des Kreislaufes führen. Völlig analog den erwähnten Versuchen HILL's sieht man am Sportplatz Fälle, die beim aufrechten Stehen nach einem erschöpfenden Lauf beschleunigten, fadenförmigen, fast schwindenden Puls, sinkenden Blutdruck und Kleinerwerden der Blutdruckamplitude aufweisen. Auch wird neuerdings nicht zu Unrecht die orthostatische Albuminurie als Ausdruck einer klinostatischen Vasoneurose der älteren Kinder aufgefaßt. Es handelt sich bei fast allen diesen Zuständen um Blutverschiebungen ins Splanchnicusgebiet, die als Folge eine schlechtere Versorgung der oberen Körperhälfte und eine mehr oder weniger ausgeprägte Gehirnhypaemie bedingen.

Viel ist über den orthostatischen Kreislaufkollaps und damit im Zusammenhang über die periphere Kreislaufregulation überhaupt geschrieben worden. Wir verweisen auf frühere Arbeiten von GOLLWITZER-MEIER, HESS, HERING, DE KLEYN, KISCH, KOCH, LAURELL, MAGNUS, MARK, MATEEFF und PETROFF, REIN, SCHELLONG, WEZLER c. s. u. a.

Besonders in den Nachkriegsjahren mehrte sich in der poliklinischen Sprechstunde die Zuweisung von Patienten mit mehr oder minder ausgeprägter vegetativer Dystonie und peripheren Regulationsstörungen. Die Zahl solcher Kranker wurde noch häufiger, seit wir in besonderer Befragung und

Untersuchung unserer vegetativen Dystoniker auf diese peripheren Regulationsstörungen achteten. Diese Kranken klagen neben ihren anderen vegetativen Störungen bei den verschiedensten Anlässen über Schwindelzustände, so bei Lagewechsel wie Aufrichten aus dem Bücken oder aus der horizontalen Lage. Bei manchen der Patienten setzt dieser Schwindel frühmorgens oder nach längerer Nüchternheit ein. Andere geben ihn nach stärkeren Anstrengungen oder längerem Stehen an, einige sehr charakteristisch bei anstrengenden Arbeiten im Stehen. Der Grad dieser Störungen geht subjektiv mit leichtem Flimmern vor den Augen, mit einem unbestimmten Beklemmungsgefühl auf der Brust, über Schwarzwerden vor den Augen und Übelkeit bis zur Ohnmacht mit einem Hinstürzen der Betroffenen einher oder sie erreichen — wie sie angeben — gerade noch ein Sofa. All diese Beschwerden pflegen nur in aufrechter Körperstellung (Beinstellung) einzutreten. Die genaue klinische Untersuchung dieser Patienten zeigte nur in wenigen Fällen eine Beziehung zu einer organischen Herzerkrankung. Die überwiegende Mehrzahl bot Zeichen einer Dysregulation des peripheren Kreislaufes.

Auch in anderen Gegenden Deutschlands scheint die Zahl solcher Patienten zugenommen zu haben. In den Jahren 1945—1948 habe ich sie gehäuft in der Münsteraner Poliklinik gesehen. Aus dem Taunus berichtet SCHMIDT-VOIGT, aus Freiburg REINDELL, aus Baden-Baden DELIUS, aus Würzburg WOLLHEIM und PARR, aus Frankfurt STRÖDER, WEZLER, aus Elster JORDAN, aus Marburg TRAUTWEIN, aus Sachsen ENGELMANN u. v. a. Eine Objektivierung dieser gehäuften peripheren Regulationsstörung war schon deshalb besonders wichtig, da diese Patienten einerseits oft für herzkrank gehalten werden, zum anderen bei negativem klinischen Befund als Simulanten oder Aggravanten angesehen werden, zumal die Symptome des peripheren Kreislaufversagens nicht bei jeder Gelegenheit und jedem Lagewechsel auftreten.

Seit jeher hat man sich bemüht, aus dem Verhalten der Pulsfrequenz oder des Blutsdrucks in ihrer Beziehung zum Lagewechsel oder nach Arbeit Schlüsse auf die Kreislauffunktion zu ziehen. Während seinerzeit gegen die Verwertung von Puls- und Blutdruckmessungen bedeutende Kliniker ernste Bedenken erhoben (ORTNER 1910, MATTHES, MAGNUS-ALSLEBEN), hat doch die zuerst von HERZFELD und besonders von SCHRUMPF aus der KRAUSschen Klinik veröffentlichte Funktionsprobe unter besonderer Würdigung des diastolischen Blutdruckes die Grundlage zu den heute klinisch zur Verfügung stehenden Methoden geschaffen. SPOHR und LAMPERT fanden dann bei Kombination von Pulszählung und Blutdruckmessung nur mehr halb soviel Fehler als bei Einzelmessungen. Doch auch dabei wurde noch bei etwa ein Viertel der Fälle eine vorhandene Kreislaufstörung übersehen (SCHRUMPF). 1926 ließ LAURELL in einem Aufsatz seine Hauptresultate von KRISTENSON erwähnen, und 1927 beschrieb er mit BJURE das Krankheitsbild der orthostatischen arteriellen Anaemie mit einem im Stehen oft relativ niedrigen systolischen, dagegen relativ hohem diastolischen Druck und also niedrigem Pulsdruck. Im gleichen Jahr veröffentlichte BÜRGER bei gesunden jungen Menschen im Stehen wie im Liegen zahlreiche Beobachtungen von akut nach anstrengender Preßatmung beim Valsalva einsetzenden Kollapserscheinungen. 1928 hatten dann MATEEFF und BOROFF nach Modifizierung der Methode von SCHRUMPF-ADLER im Sinne größeren Arbeitsquantums die Bedeutung des diastolischen Blutdruckes nach Körperarbeit klargestellt. MATEEFF und Mitarbeiter (PETROFF, SCHWARTZ) konnten an Hand von fortlaufenden Puls- und Blutdruckmessungen beim Aufstehen aus liegender Stellung das sich Anbahnen eines Kreislaufkollapses erkennen und durch mechanische Stützung des Kreislaufes in

Form einer Umwicklung der unteren Extremitäten einem Kollaps entgegentreten. In Deutschland hat SCHELLONG 1938 im Anschluß an langjährige Untersuchungen eine dreiteilige Kreislaufregulationsprüfung herausgebracht, von der häufig Teil I als Stehfunktionsprobe und Teil II als Belastungsprobe verwendet wird. Über die Stehfunktionsprobe schreibt SCHELLONG in seinem Buch: „Wir können heute sagen, daß alle Besonderheiten des Blutdruckes und der Pulsfrequenz in aufrechter Stellung ausschließlich durch die Regulation in der Peripherie und durch das Nervensystem bedingt ist." Die Einteilung in hypotone (im Sinne von LAURELL) und hypodyname Formen wird verschieden beurteilt. SCHELLONG selbst macht auf die Möglichkeit einer Kombination jener beiden Regulationsstörungen aufmerksam. Schon nach MATEEFF neigt eine Gruppe von Menschen bei längerem Aufrechtstehen zu allmählicher, jedoch progressiv zunehmender Pulsbeschleunigung, verbunden mit Absinken des Blutdruckes und Verkleinerung der Blutdruckamplitude; bei der anderen Gruppe tritt nach dem Aufrichten im Vergleich zum Liegen ebenfalls Pulsbeschleunigung, Sinken des Blutdruckes und Verkleinerung der Blutdruckamplitude ein. Die Werte halten sich bei längerem Stehen auf konstanter Höhe. Gegen eine Abgrenzung einer sogenannten „hypodynamen Störung" haben sich BOHN, DELIUS, SCHULTE, TÖNNIS, KAPPERT u. a. ausgesprochen. Sowohl DELIUS wie TÖNNIS haben hypotone in sogenannte hypodyname Regulationsstörungen übergehen sehen. KAPPERT sah beide als Grundlage von orthostatischen Kreislaufsymptomen bei der Nebenniereninsuffizienz. Auch die Feststellungen FASSHAUERS und OETTELS, daß der Vasomotorentonus beim Kippversuch spontan erheblichen Größenänderungen unterliegt, sprechen gegen eine strenge Einteilung der Regulationsergebnisse in einzelne Typen. Weder bei Hirnverletzten noch bei raumbeengenden Prozessen haben TÖNNIS, LÖW und BORMANN den sogenannten hypodynamen Typ gesehen. Kreislaufuntersuchungen vor und nach Splanchnicotomie haben TÖNNIS nur einen graduellen Unterschied zwischen hypotoner und hypodynamer Störungsform ergeben. Er teilt in hypotone, tachycarde und gemischte Formen ein, DELIUS und auch SIEDECK in hypotone und hypertone. ESSELIER kennt eine dritte Form (hypodynam nach Latenzzeit). JORDAN grenzt von der hypotonen Regulation eine orthostatische Sofortreaktion und vier weitere Formen ab. Nach SACK kommt die sogenannte hypotone Regulationsstörung bei einem normalen nervösen Regulationsmechanismus vor und berechtigt nicht zur Feststellung einer Störung der nervösen zentralen Regulation. Hingegen zeigten 199 Hirnverletzte im SCHELLONG-Test keine Handhabe für eine hypodyname Fehlsteuerung. Auch H. E. KEHRER fand bei Encephalographie nur „teilweise den von SCHELLONG angegebenen Regulationsstörungen entsprechende Veränderungen". WEINLAND sah bei 238 Kreislauffunktionsproben nach SCHELLONG an 23 herz- und kreislaufgesunden Epileptikern weder intervallär noch zur Anfallszeit eindeutige hypotone oder hypodyname Regulationsstörungen. Bei einem Drittel wurde ein starkes Absinken des diastolischen Druckes gefunden. AUGNER (1932) fand keinen direkten Zusammenhang der Basedowsymptome Schwindel, Schwäche und Flimmern vor den Augen mit der Kreislaufregulation im Sinne hypophysär oder Zwischenhirn-bedingter Entstehung. Kritische Bemerkungen zur SCHELLONGschen Kreislaufregulationsprüfung siehe bei SEMADENI, KAGANAS, JANZEN, BRÜNGER, RÜHL, LÖHLE, REINDELL, BEYER und LANDEN, PARADE, LOMMEL, WEISE, ICKERT. WOLLHEIM beschreibt neuerdings als *eine* Ursache des orthostatischen Syndroms eine primäre Funktionsstörung der subpapillären Plexus an den unteren Extremitäten (siehe Akrocyanose, Seite 69). FASSHAUER und OETTEL sowie

GADERMANN zitieren den „Schellong" bei Besprechung peripherer Regulationsstörungen überhaupt nicht. DIETTRICH spricht von Poikilotension bei vegetativ Labilen, SECKEL bei älteren Kindern von orthostatischer Vasoneurose. ZERWECK nimmt einen konstitutionellen verminderten Sympathicustonus, BENTER eine Sympathikasthenie an. Auch an dem Beispiel des orthostatischen Kollapses zeigt sich wieder die Schwierigkeit, die Richtung des vegetativen Geschehens mit Sicherheit festzulegen. Während man ihn allgemein als eine parasympathicotone Reaktion auffaßt, nehmen SCHENETTEN, KEHLER u. a. einen gegenteiligen Standpunkt ein.

Eigene Untersuchungen
(gemeinsam mit KNAACK).

Methodik.

Zur schnelleren Blutdruckmessung bei der Kreislaufregulationsprüfung verwandten wir wie SCHELLONG die vorgeschriebene Blutdruckmanschette nach Recklinghausen und ein Doppelgebläse. Gemessen wurde immer am linken

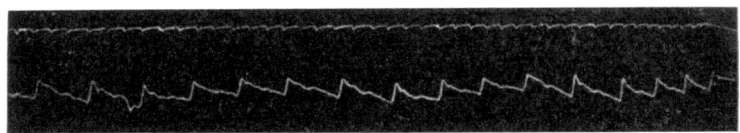

Abb. 74. Sphygmogramm (rechte arteria radialis) von 47jährigem Mann nach Belastung.

entspannt gehaltenen Arm bei sanft aufgesetztem Stethoskop, da sonst ungünstige Füllungsbedingungen, durch Spannungs- und Druckeinwirkungen auf die Gefäße, falsche Blutdruckwerte verursachen. Bisher besteht noch keine Einigkeit über die richtigen Kriterien für den systolischen und diastolischen Blutdruck. Wir lasen den Wert des systolischen Druckes dann ab, wenn bei der KOROTKOFFschen Methode der erste Ton über der Cubitalarterie hörbar wurde; der letzte Ton, der zu auskultieren war, zeigte uns den diastolischen Blutdruck an. Diese Kriterien, die auch KOROTKOFF verwandte, sind nach Ansicht neuerer Autoren als die brauchbarsten anzusehen (T. H. HANSEN, TURNHAGEN, WACHHOLDER u. a.). Wir registrierten, wo es möglich war, ebenfalls den Umchlagpunkt vom lauten zum leisen Ton (dritte zu vierte Phase nach RECKLINGHAUSEN), um die Ergebnisse der beiden Methoden vergleichen zu können.

Die Frage, wann und wielange überhaupt die KOROTKOFFschen Töne zu hören sind, ist noch keineswegs völlig geklärt. Eine eingehende Erörterung dieses Problems findet sich bei von RECKLINGHAUSEN, TURNHAGEN, T. H. HANSEN, HERMANN u. a.

Die Ansicht SCHELLONGS, daß eine Celerität des Pulses ein langes Hörbarbleiben der Töne bewirkt, konnten wir nicht bestätigen. Die Abb. 74 zeigt eine Pulskurve nach Belastung, bei der während des Schreibens ein deutlicher Ton bis 0 hörbar war. Eine besondere Celerität des Pulses ist auf dem Kurvenbild nicht zu erkennen.

Wir haben bei unseren Untersuchungen nur mehr oder weniger ausgesprochen vegetative Dystoniker berücksichtigt, bei denen die anamnestischen Angaben auf periphere Regulationsstörungen hinwiesen. Alle unsere Patienten wurden zunächst einer genauen klinischen Untersuchung unterzogen, um organische Schädigungen, insbesondere des Herzens, auszuschließen. Erst wenn klinisch, röntgenologisch, elektrokardiographisch und mit der üblichen Herzfunktionsprüfung (Belastung mit 20 Kniebeugen) eine Herzbeteiligung bei den geklagten Zuständen ausgeschlossen werden konnte, wurde der Patient in unserer Kreislaufabteilung einer genaueren Untersuchung des peripheren Kreislaufs unterzogen. Durch diese sorgfältige Aussonderung der Fälle konnten wir einen großen Teil der herzbedingten Einflüsse auf den Ablauf der Regulationsprüfung außer acht lassen.

Außer der selbstverständlich genau aufgenommenen *individuellen Anamnese* wurden in der letzten Zeit bei jedem Patienten elf anamnestische Punkte, die auf eine periphere Kreislaufregulationsstörung hinwiesen, besonders berücksichtigt. Wir nennen das „gezielte Anamnese" (s. Ch. FLEMMING). Die einzelnen Punkte sind aus der Tab. 48 zu ersehen.

Tabelle 48. *Anamnestische Angaben bei normalem und pathologischem Ausfall der Stehfunktionsprobe nach Belastung.*

Anamnestische Angaben	normal 143 Pat. %	pathologisch 82 Pat. %
Allgemeine Klagen über Schwindel	83	90
Schwindel bei Lagewechsel	53	61
Schwindel nach Belastung	50	49
Schwindel bei längerem Stehen	42	35
Ohnmacht	25	20
Schwarzwerden vor den Augen	50	44
Beklemmungsgefühl	52	44
Müdigkeit	70	61
Schlappheit	72	70
Kopfschmerzen	66	60
Herzklopfen	78	65

Vorherrschende Symptome sind die Schwindelzustände, die bei den verschiedenen, aus der Tabelle ersichtlichen Gelegenheiten auftreten können, sowie das Schwarzwerden vor den Augen, das als rudimentäre Form des Schwindels aufzufassen ist. Aus der Tabelle geht weiter hervor, daß anamnestische Angaben über Müdigkeit, Schlappheit, Kopfschmerzen und Beklemmungsgefühl gehäuft vorkommen. Nicht eine Einzelbeschwerde, sondern das Zusammentreffen von mehreren bei diesen Zuständen auftretenden Symptomen läßt uns an eine periphere Regulationsstörung denken. Die Gegenüberstellung der anamnestischen Angaben der Patienten mit pathologischer und nicht pathologischer Kreislaufregulationsprüfung ergibt statistisch keine wesentlichen Unterschiede, weil eben der Grad der einzelnen Beschwerden anamnestisch nicht abzuschätzen ist. Deshalb wurde an unserer Klinik zusätzlich die *funktionelle Anamnese* (MARK) eingeführt. Wir fragten die Patienten *während* der Regulationsprüfung, welche Beschwerden jeweils nach der Belastung im Stehen aufgetreten seien. Bei Patienten mit normalem Ausfall der Regulationsprüfung wurden Beschwerden nach der Belastung nur in seltenen Ausnahmefällen angegeben. Bei bestehender peripherer Regulationsstörung ergab die funktionelle Anamnese für Männer in 41%, für Frauen in 35% Auftreten von Schwindel, bzw. Schwarzwerden vor den Augen.

Im folgenden werden nun unsere Ergebnisse vergleichender Untersuchung der peripheren Regulationen vegetativer Dystonien mit verschiedenen Funktionsproben besprochen (s. Tab. 49).

Ergebnisse.

I. Zur Objektivierung von peripheren Regulationsstörungen bedienten wir uns zunächst der *Stehfunktionsprobe*, also des Teil I des SCHELLONG-Testes. Im Schrifttum fand sich kein ausreichender Anhalt über seine Brauchbarkeit. LAURENTIUS, TRAUTWEIN u. a. sprachen sich für ihn aus, andere (REIMER, JORDAN, SEMADENI) modifizierten ihn etwas, BICKENBACH, DELIUS, SCHENETTEN, KIENLE und GADERMANN konnten durch Ausdehnung der Stehprobe von vier Minuten nach SCHELLONG auf 10 bis 30 Minuten mit größerer Wahrscheinlichkeit eine Dyregulation ausschließen, bzw. erkennen. Meine Mitarbeiter MITTELDORF und SCHOLZ konnten 1949 mit der unveränderten Stehfunktionsprobe nach SCHELLONG nur einen verschwindend kleinen Anteil der anamnestisch herausgearbeiteten peripheren Regulationsstörungen (Kollapsneigung) objektivieren. Auch CURTIUS fand bei seinem VES der Frau die SCHELLONGsche Stehprobe negativ. Nachdem sich dann 1950 KNEBEL mit modernen Kreislaufmethoden um die weitere analytische Klärung des Geschehens im Kreislaufkollaps bemüht hatte, haben WEZLER und BREHM ausgedehnte Kreislaufanalysen an gesunden und orthostatisch labilen Versuchspersonen im Stehen und im Liegen durchgeführt. Sie fanden drei typische Verhaltungsweisen: 1. orthostatisch normale, 2. orthostatisch schwache Versuchspersonen und 3. Versuchspersonen mit orthostatischem Kreislaufversagen. Sie schlagen neuestens die Bezeichnungen orthostatisch stabil, labil und insuffizient vor. In ihren Versuchen zeigte sich, daß die subjektiven Beschwerden jedesmal dann auftreten, wenn das Minutenvolumen unter etwa 40% des (Liege-)Ausgangswertes absinkt; weiter zeigte sich, daß auch bei einer Restriktion des Minutenvolumens auf 40% (!) — abgesehen von den ganz extremen Fällen, bei denen sich eine Funktionsprobe sowieso erübrigt — die Kreislauffunktionsprobe von SCHELLONG weder ein sogenanntes „hypotones" noch ein sogenanntes „hypodynames" Verhalten anzeigte, obwohl tatsächlich — wie sich aus dem weiteren Verlauf des Versuches einwandfrei ergab — eine orthostatische Kreislaufschwäche bestand (s. Abb. 75).

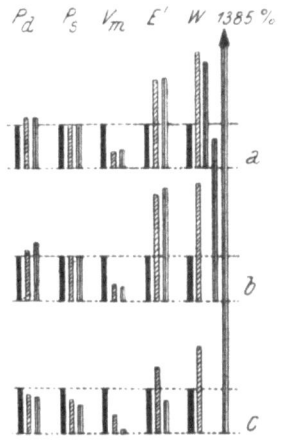

Der diastolische (Pd) und systolische (Ps) Blutdruck, das Minutenvolumen (Vm), der elastische Widerstand (E') und der periphere Widerstand (W).

▮ im Liegen (= 100 Prozent),
▮ sofort nach dem Aufrichten und
▮ nach 40 Minuten Stehen, bzw. im (Prä-)Kollaps.

a = Normale Versuchsperson,
b = Versuchsperson mit orthostatischer Kreislaufschwäche,
c = Versuchsperson mit orthostatischem Kreislaufversagen.

Abb. 75 (nach Brehm und Wezler).

Bei der einfachen Stehfunktionsprobe nach SCHELLONG (Tab. 49, erste Reihe) fanden wir bei 335 Untersuchungen ein diastolisches Absinken verbunden mit einem systolischen Absinken 14mal (4,2%), während ein isoliertes diastolisches Absinken über 20 mm Hg nur in 0,6% der Fälle auftrat. Eine strenge Trennung zwischen „hypotoner und hypodynamer Regulationsstörung" haben wir wie andere (s. Seite 162) nicht erkennen können. Bei einigen Patienten führten wir an verschiedenen Tagen insgesamt bis zu 20 Regulationsprüfungen durch und konnten dabei sehen, daß beide Arten von Regulationsstörungen gelegentlich miteinander abwechselten.

Der durchschnittliche Pulsanstieg von 22 Schlägen nach dem Aufstehen aus liegender Stellung liegt etwas über der Norm. In 259 Fällen von 335 Unter-

Tabelle 49.

Art der Funktionsproben	Gesamtzahl der Fälle	Mittelwert des Ausgangs-RR	Puls		Systolischer Blutdruck			
			Mittlerer Anstieg	Dauer d. Bestehenbleibens d. Tachycardie	Durchschnittsanstieg n. Arbeit bzw. Lagewechsel	Zeitpunkt des Anstiegs	Dauer des Hochbleibens	Durchschnittsabfall n. Arbeit bzw. Lagewechsel
I — I. Teil d. Schellongschen Regulationsprüfung	335	129/76	22,0	bis L. (259)	11,8 (242)	S. (188)	1' bis 4' (145)	13,5 (168)
II — I. Teil d. Schellongschen Regulationsprüfung bei strammem Stehen	65	123/66	19,1	bis E. (58)	12,5 (46)	S. (39)	1' bis 2' (23) bis E. (15)	10,2 (29)
III — Stehfunktionsprobe nach Belastung	406	120/71	70,0	bis L. (327)	38,6 (402)	S. (378)	3' bis L. (314)	26,8 (65)
IV — Stehfunktionsprobe nach Belastung beim strammen Stehen	21	123/72	57,0	bis E. (18)	45,5 (21)	S. (21)	1' bis 5' (16)	22,2 (8)
V — II. Teil d. Schellongschen Regulationsprüfung (Liegeprobe nach Belastung)	256	119/70	66,7	1' bis 6' (166)	53,1 (256)	S. (246)	2' bis 7' (220)	15,2 (34)

Zeichenerklärung: S = sofort; L = bis zum Liegen; E = bis zum Ende der Messung. In Klammern gesetzt die Anzahl der Patienten mit den betreffenden Veränderungen. Bei der Angabe der Zeit und der Dauer ist der Übersichtlichkeit wegen der Zeitraum angegeben, über den sich die meisten Fälle verteilen; in Klammern

suchungen blieb der Puls bis zum Wiederhinlegen über den Ausgangswert erhöht. Der systolische Blutdruck erreichte 188mal von 242 Blutdruckanstiegen sofort nach dem Aufstehen sein Maximum und kehrte meistens in den ersten vier Minuten zum Ruhewert zurück. An 168 Fällen fiel im gleichen Zeitraum nach dem Aufstehen der systolische Blutdruck durchschnittlich um 13,5 mm Hg ab. In 131 Fällen wurde der Ausgangswert des systolischen Blutdruckes bis zum Wiederhinlegen nicht erreicht. Ein ähnliches Verhalten zeigte der diastolische Blutdruck; nach dem Aufstehen 229mal ein diastolischer Anstieg bis zu 20 mm Hg, 35mal über 20 mm Hg, ein diastolischer Abfall des Blutdruckes bis zu 20 mm Hg 63mal. Die Änderung der diastolischen Blutdruckwerte erfolgte — ebenso wie beim systolischen Blutdruck — meistens kurz nach dem Lagewechsel. Die diastolische Blutdruckerhöhung blieb bis zum Wiederhinlegen bestehen, während sich der diastolische Blutdruckabfall meistens schon vorher ausgeglichen hatte. Die einzelnen Spalten des systolischen und diastolischen Druckes in der Tabelle können nicht zur Erkennung einer peripheren Regulationsstörung kombiniert werden.

Tabelle 49.

Systolischer Blutdr.		Diastolischer Blutdruck								Gegenregulation (Wiederanstieg des diastolischen RR über Ausgangswert in mm Hg)
Zeitpunkt des Absinkens	Dauer des Absinkens	Anzahl der Patienten mit RR-Anstieg bis 20 mm Hg	Anzahl der Patienten mit RR-Anstieg über 20 mm Hg	Zeitpunkt des Anstiegs	Dauer des Hochbleibens	Anzahl der Patienten mit RR-Absinken bis 20 mm Hg	Anzahl der Patienten mit RR-Absinken über 20 mm Hg	Zeitpunkt des Absinkens	Dauer des Absinkens	
1' bis 4' (159)	bis L. (131)	229	35	S. bis 2' (217)	bis L. (216)	63	2	S. bis 2' (54)	1' bis 2' (34) bis L. (23)	8.2 (25)
S. bis 2' (21)	bis L. (25)	52	11	S. bis 3' (55)	bis L. (58)	3	0	S. (2)	1' (2)	10,0 (2)
3' bis 5' (54)	bis L. (54)	143	33	S. (109)	bis L. (130)	90	134	S. (201)	1' bis 2' (160)	14,2 (129) 32%
5' bis 6' (6)	4' bis E. (6)	3	3	1' bis 2' (4)	bis E. (6)	9	6	S. (13)	1' bis 2' (12)	11,8 (13)
5' bis 8' (30)	bis E. (21)	62	4	S. bis 1' (54)	1' bis 3' (51)	83	94	S. (128)	1' bis 6' (137)	9,1 (35) 14%

die Zahl der Personen in diesem Zeitraum. Bei der Angabe bis L und E steht in Klammern die Anzahl der Personen, die bis zu diesem Zeitpunkt Veränderungen aufweisen.

II. Da orthostatische Kreislaufkollapszustände oft *beim strammen Stehen* beobachtet werden, haben wir in Anlehnung an BÜRGER u. a. den ersten Teil der SCHELLONGschen Regulationsprüfung dahingehend abgeändert, daß wir den zu Untersuchenden stramm stehen, also intendierte Muskelarbeit leisten ließen. Nach Tab. 49 II bieten die Werte des systolischen Blutdruckes im Vergleich mit I keine wesentlichen Unterschiede. Beim diastolischen Blutdruckverhalten sehen wir jedoch Abweichungen. Beim strammen Stehen tritt prozentual ein häufigeres Ansteigen des diastolischen Blutdruckes auf, während ein Absinken des diastolischen Blutdruckes bei dieser Art des Stehens weniger häufig angetroffen wurde als bei der ungezwungenen Haltung. Im allgemeinen war aber die dem SCHELLONGschen Stehversuch angeglichene Beobachtungszeit von vier Minuten auch bei dieser Methode zum Nachweis eines peripheren Kreislaufversagens zu kurz. Bei einigen wenigen Patienten, bei denen wir die Beobachtung länger durchführten, bahnte sich manchmal nach längerer Zeit ein peripheres Kreislaufversagen an.

III. In Anlehnung an BÜRGER, MATEEFF sowie DELIUS entwickelten wir für unsere Zwecke eine eigene Methode, die **Stehfunktionsprobe nach Belastung**. Hierbei kombinieren sich die Vorteile der Belastung mit den physiologischen Kreislaufbedingungen in aufrechter Körperstellung und es resultiert eine Methode, die in kurzer Zeit mit den überall vorhandenen Mitteln in der Praxis ausführbar ist und brauchbare Ergebnisse liefert. Sie wird im einzelnen wie folgt ausgeführt: Der Patient liegt 10—15 Minuten in einem ruhigen Zimmer, dann werden Puls und Blutdruck im Liegen gemessen, bis eine Konstanz der Ausgangswerte erreicht ist. Danach läuft der Patient zweimal eine Treppe von je 31 Stufen im schnellen Tempo. Die Laufzeit wird in Sekunden notiert. Sofort nach Beendigung des Laufes wird bei lockerem Stehen Blutdruck und Puls gemessen. Meßzeit für den Puls 5 Sekunden, für den Blutdruck nicht über 15 Sekunden. Dann erfolgen weitere Messungen der beiden Kreislaufgrößen in minutlichen Abständen 5 Minuten lang, dabei jedoch Auszählung des Pulses $1/2$ Minute lang. Nach 5 Minuten Stehen legt der Patient sich hin, die Messungen werden bis zum Erreichen der Ausgangswerte fortgesetzt. Es sei vorweg genommen, daß HAASE an unserer Klinik bei Untersuchung von 100 Patienten, die anamnestisch keinen Anhalt für ein peripheres Kreislaufversagen boten, nach der vorgeschriebenen Arbeit des Treppenlaufens in der Regel kein Absinken des diastolischen Blutdruckwertes von über 20 mm Hg feststellen konnte. Nur in vier Fällen trat ein über die Norm starkes Absinken des diastolischen Blutdruckes auf. Die genauere Untersuchung dieser Patienten zeigte, daß es sich um jugendliche, stark vegetativ dystone Patienten mit Nikotinabusus handelte, die in der letzten Zeit für sie ungewöhnlich hohen körperlichen und geistigen Anstrengungen ausgesetzt gewesen waren.

Tabelle 49 III zeigt die Zusammenstellung der Durchschnittswerte, die bei 406 Untersuchungen an unseren vegetativen Dystonien mit der Stehfunktionsprobe nach Belastung gewonnen wurden. 134mal wurde ein diastolisches Absinken des Blutdruckes über 20 mm Hg festgestellt, ein Zeichen dafür, daß nach Belastung die Kreislaufperipherie erheblich erweitert ist und eine Regulation im arteriellen Stromgebiet, die zur Wiederherstellung normaler Kreislaufbedingungen erforderlich ist, noch nicht stattgefunden hat. Infolge des gleichzeitig erhöhten systolischen Blutdruckes besteht ein für die allgemeine Kreislaufleistung ausreichender Mitteldruck. Das Auftreten von Schwindelerscheinungen bei den Patienten mit einem starken diastolischen Absinken in den ersten Minuten nach der Arbeit spricht wohl für eine Minderdurchblutung der Gehirngefäße. Ein über der Norm liegender diastolischer Blutdruckanstieg (Engerstellung der peripheren Kreislaufelemente) wurde 33mal beobachtet. Der maximale systolische Anstieg, sowie der maximale diastolische Anstieg und Abfall erfolgten sofort nach der Arbeit, während der maximale systolische Blutdruckabfall in dem größten Teil der Fälle zwischen der dritten und fünften Minute stattfindet. Es handelt sich hierbei in den meisten Fällen um einen systolischen Abfall unter den Ausgangwert nach vorherigem systolischen Blutdruckanstieg. Die Rückkehr der Blutdruckveränderungen zur Norm findet meist erst im Liegen statt. Die übliche Rückkehr der Kreislaufwerte in den ersten vier Minuten war bei einer großen Anzahl unserer Fälle nicht fstzustellen und auch nicht zu erwarten, da vegetativ Labile nach einer körperlichen Belastung oft lange Zeit von der Norm abweichende Puls- und Blutdruckwerte zeigen können (LAURENTIUS und KLOPFFLEISCH u. a.). Der maximale diastolische Blutdruckabfall ist jedoch meistens schon 1—2 Minuten nach der Arbeit abgeklungen. Zu beachten ist noch, daß bei 129 Patienten als

Ausdruck einer Gegenregulation nach vorherigem Abfall des diastolischen Blutdruckes ein Ansteigen der diastolischen Werte über den Ausgangswert um durchschnittlich 12,4 mm Hg stattfand.

Aus 148 Vergleichsversuchen des SCHELLONGschen Stehversuches und der Stehfunktionsprobe nach Belastung veranschaulichen in Abb. 76 einige Kurven die Verschiedenartigkeit des Ausfalls beider Proben am gleichen Probanden.

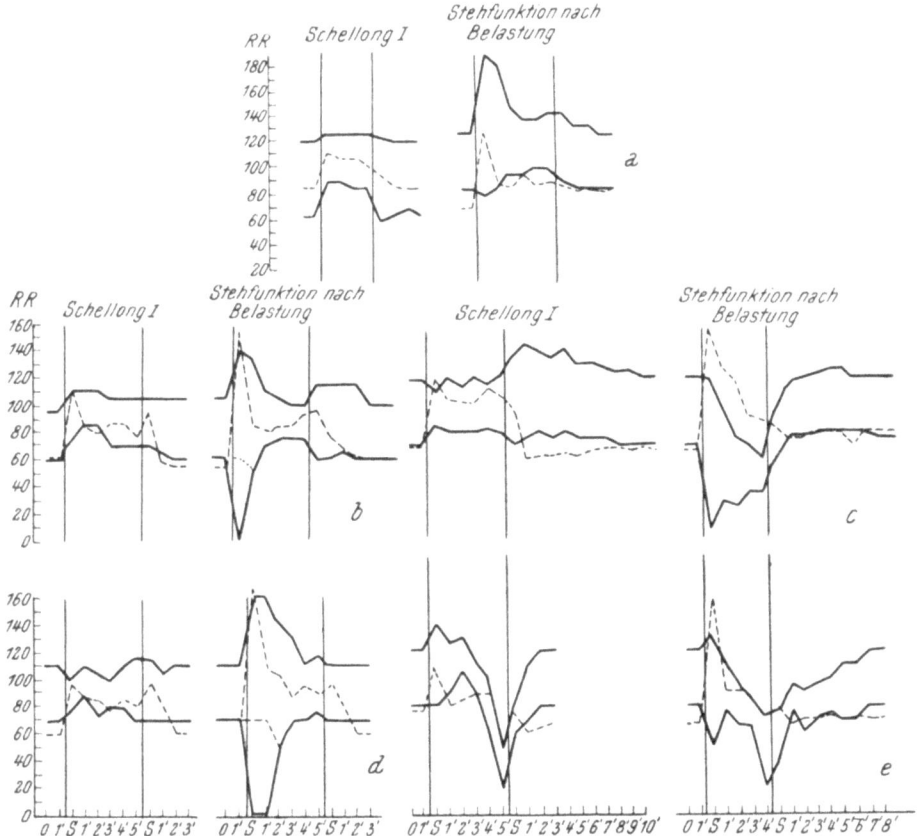

Abb. 76. Verschiedene Verlaufsformen der reinen Stehfunktionsprobe (Schellong I) und der Stehfunktionsprobe nach Belastung.

IV. Auch bei der Stehfunktionsprobe nach Belastung haben wir einige Versuche durchgeführt, bei denen die Patienten nicht locker, sondern *stramm* standen, s. Tab. 49 IV. Beim strammen Stehen nach der Belastung ist der durchschnittliche systolische Blutdruckanstieg früher abgeklungen als bei der normalen Stehfunktionsprobe nach Belastung. Beim strammen Stehen sieht man den diastolischen Bludruck weniger häufig ansteigen und absinken als beim lockeren Stehen.

V. Um uns einen Einblick zu verschaffen, welche Einflüsse die aufrechte Körperstellung auf die Regulationsfaktoren des Kreislaufes nach Belastung haben, führten wir zum Vergleich, *als Liegeprobe nach Belastung,* den zweiten Teil der SCHELLONGschen Regulationsprüfung durch, der uns nach SCHELLONG einen Überblick über die Funktionen des Herzens und des peripheren

Kreislaufes geben soll. Bei der Beurteilung der gefundenen Werte können wir störende Einflüsse von seiten des Herzens weitgehend ausschalten, da es sich bei unserem Krankengut um herzgesunde Patienten handelt. Bei diesen Patienten muß u. E. aber der diastolische Blutdruck auch bei diesem Teil der Funktionsprüfung vornehmlich Aufschluß über das periphere Kreislaufverhalten geben können, so wie MATEEFF es schon hervorhebt. Über die Bedeutung des zweiten Teiles der SCHELLONGschen Regulationsprüfung für den orthostati-

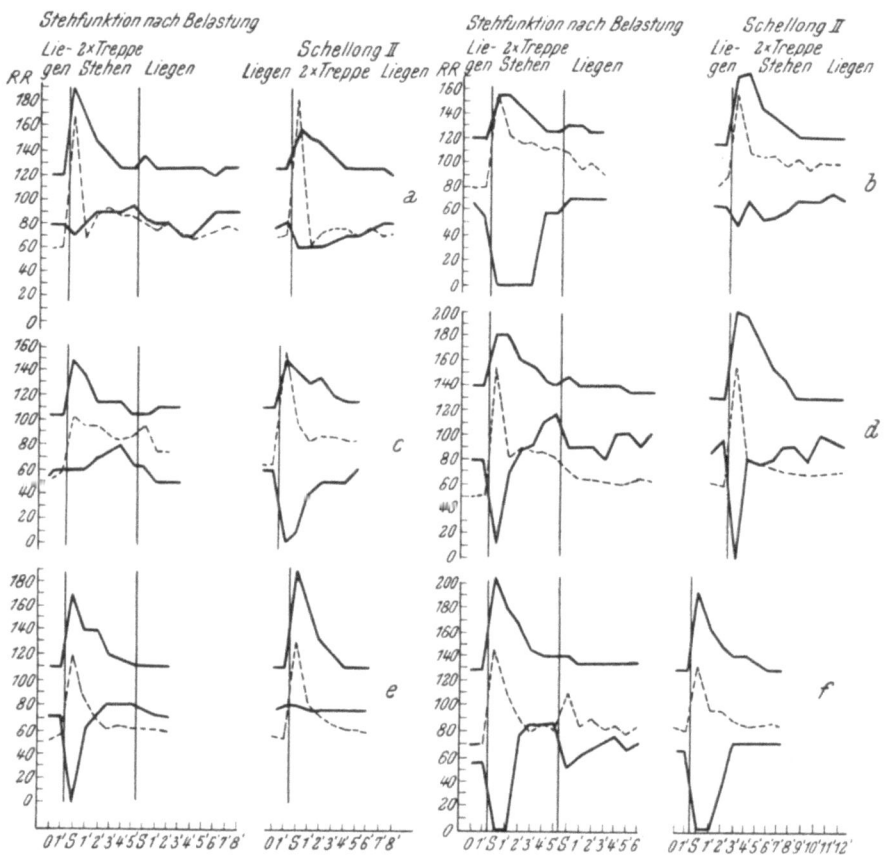

Abb. 77. Vergleich von Stehfunktions- und Liegeprobe nach Belastung am selben Patienten.

schen Kreislaufkollaps wird Frau FLEMMING aus unserer Klinik in Kürze über eigene Untersuchungen ausführlich berichten. Ich kann mich deshalb auf einige grundsätzliche Ergebnisse beschränken. Die Tab. 49 V zeigt die von uns an 256 Personen gefundenen Durchschnittswerte. Wir konnten gleich nach Beendigung der Arbeit 94mal ein diastolisches Absinken des Blutdruckes über 20 mm Hg beobachten. Ein Ansteigen der diastolischen Werte über 20 mm Hg nach Belastung mit entsprechendem Absinken des systolischen Druckes im Sinne einer kräftigen Engerstellung der peripheren arteriellen Strombahn konnten wir nur viermal beobachten, während eine Gegenregulation in Form einer Verengerung nach vorangegangener peripherer arterieller Erweiterung bei dem großen Material auch nur 35mal beobachtet wurde.

Beim *Vergleich der Ergebnisse*, die mit der Stehfunktionsprobe nach Belastung gewonnen wurden, mit den Werten der Liegeprobe nach Belastung ergeben sich einige wesentliche Unterschiede (Tab. 49 III u. V). Der Pulsanstieg nach der Arbeitsbelastung ist bei der Liegeprobe früher abgeklungen als bei der Stehfunktionsprobe. Der durchschnittliche systolische Anstieg ist bei ersterer höher als bei letzterer. Der systolische Abfall ist beim zweiten Teil der SCHELLONGschen Regulationsprüfung geringer und tritt in der Regel früher auf. Einen diastolischen Anstieg konnten wir beim Liegen weniger häufig beobachten als in aufrechter Körperstellung. Ebenso ist dieser diastolische Anstieg im Liegen schneller wieder abgeklungen als im Stehen. Bei der Liegeprobe nach Belastung ist der durchschnittliche systolische Blutdruckanstieg größer als bei der Stehfunktionsprobe nach Belastung. Auf der Abb. 77 d und e sehen wir Beispiele für dieses unterschiedliche Verhalten des systolischen Blutdruckes bei beiden Funktionsproben.

Der diastolische Abfall ist im allgemeinen bei der Stehfunktionsprobe nach Belastung eher abgeklungen als bei der Liegeprobe nach Belastung. Auch das häufigere Auftreten einer überschießenden Gegenregulation bei der Stehfunktionsprobe nach Belastung ist als verstärktes Regulationsbestreben des peripheren Kreislaufes in der aufrechten Körperstellung anzusehen. Bei der Stehfunktionsprobe nach Belastung sind also die regulatorischen Kräfte insbesondere im Hinblick auf die Engerstellung in der Peripherie und damit auch die Regulation des diastolischen Blutdruckes stärker als beim zweiten Teil der SCHELLONGschen Regulationsprobe. Abb. 77 und 78 zeigen einige Beispiele aus 182 Vergleichsversuchen, bei denen wir an einem Patienten nacheinander beide Funktionsproben ausführten. Um den Fehler auszuschalten, daß durch die erste Regulationsprüfung die zweite Funktionsprobe beeinflußt wurde, haben wir grundsätzlich immer bei einer Serie die Reihenfolge der Versuche ausgetauscht. Dabei erfolgte keine nennenswerte Beeinflussung des Zweitversuches, nur die Puls- und Blutdruckausgangswerte ergaben gelegentlich bei unseren vegetativen Dystonien im zweiten Versuch geringe Schwankungen. Diese zeigen uns erklärlicherweise noch deutlicher als die Durchschnittswerte, welche verschiedenen Regulationen wir im Liegen und im Stehen nach Belastung vor uns haben.

Vergleich der Ergebnisse bei den einzelnen Funktionsproben.

In 62 Versuchen führten wir den ersten und zweiten Teil der SCHELLONGschen Kreislaufregulationsprüfung hintereinander aus. Schon hierbei zeigte sich, daß bei Patienten mit Neigung zu orthostatischem Kreislaufkollaps durch körperliche Arbeit (also Teil II) eine periphere Regulationsschwäche besser zum Ausdruck kommt, als in Ruhe (Teil I). Diese Befunde an unserem Krankengut stehen nicht ganz im Einklang mit der SCHELLONGschen Auffassung. Vergleichen wir in Tab. 49 die Häufigkeit des diastolischen Blutdruckanstieges bei der Stehfunktionsprobe nach Belastung (3. Gruppe) mit denselben Werten der SCHELLONGschen Regulationsprüfung (Teil I und II) und zum anderen die Häufigkeit des Auftretens einer Gegenregulation bei den drei genannten Funktionsproben, so ergibt sich auch hieraus die Verschiedenartigkeit des Regulationsablaufes im Liegen und im Stehen.

Tab. 50 zeigt noch einmal die Prozentzahl des diastolischen Absinkens und Anstieges bei den von uns hauptsächlich verwandten Funktionsproben. Der Vorteil der Stehfunktionsprobe nach Belastung gegenüber der einfachen Stehfunktion ist für die Objektivierung der Neigung zu orthostatischen Kreislauf-

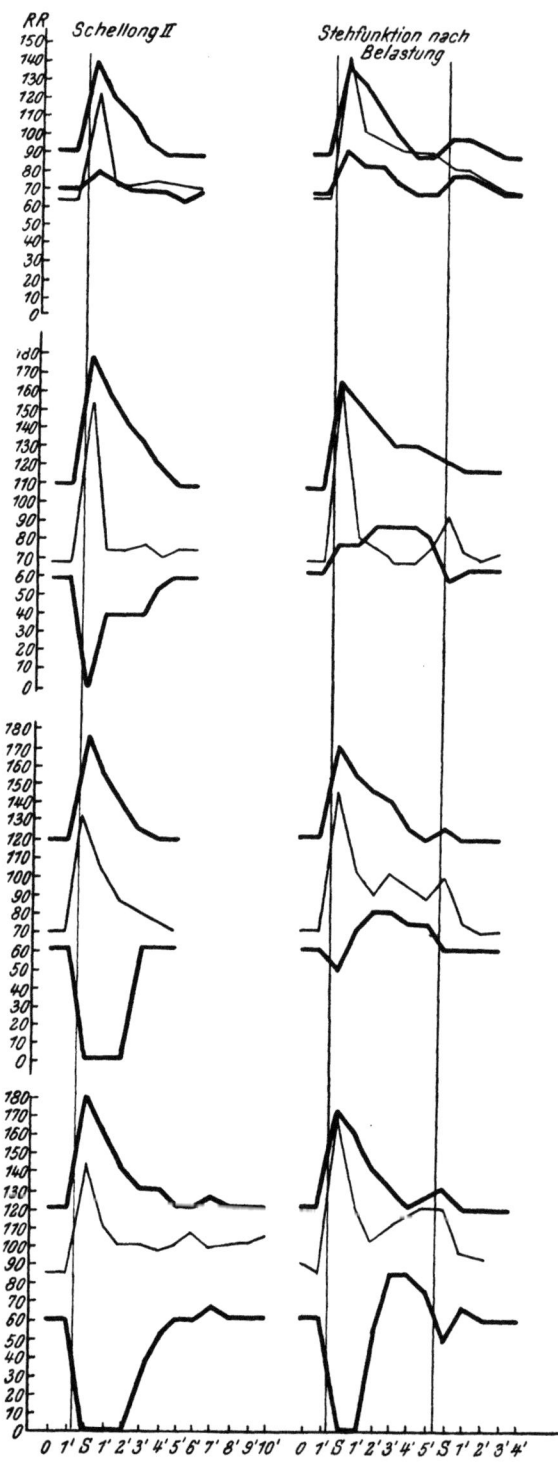

Abb. 78. Vergleich von Liege- und Stehfunktionsprobe nach Belastung am selben Patienten.

kollapszuständen in die Augen springend. *Ein Vergleich der Prozentwerte, die mit dem II. Teil der* SCHELLONG*schen Regulationsprüfung gewonnen wurden, mit den Werten, die wir bei der Stehfunktionsprobe nach Belastung fanden* (s. Tab. 52), *täuscht eine Gleichwertigkeit beider Methoden in bezug auf*

Tabelle 50. *Prozentualer Anteil des diastolischen Absinkens und des diastolischen Anstieges über 20 mm Hg bei den von uns hauptsächlich durchgeführten Kreislaufregulationsprüfungen.*

Funktionsproben	Diastolisches Absinken	Diastolischer Anstieg
	über 20 mm Hg	
I. Teil der Schellongschen Kreislaufregulationsprüfung	0,59%	10,4%
II. Teil der Schellongschen Kreislaufregulationsprüfung	36,7 %	1,3%
Stehfunktion nach Belastung	32,5%	8,1%

das diastolische Absinken vor. Wir haben aber zwei völlig verschiedene Regulationsmechanismen vor uns, wie die Gegenüberstellung der Kurven zeigte. Dabei ist besonders das Ansteigen der diastolischen Blutdruckwerte über die Norm nach anfänglichem diastolischen Blutdruckabsinken bei der Stehfunktionsprobe nach Belastung, welches bei der Liegeprobe nach Belastung im allgemeinen nicht aufzutreten pflegt, als Ausdruck einer peripheren Gegenregulation zu beachten. Die funktionelle Anamnese und die Beobachtung der Patienten während der Prüfung zeigen weiter, daß die schweren peripheren Regulationsstörungen bei den Patienten bestanden, die ein diastolisches Absinken bei der Stehfunktionsprobe nach Belastung aufwiesen.

Einfluß biophysiologischer Faktoren.

In den jüngeren *Altersklassen* der vegetativen Dystonie tritt bei der Stehfunktions- wie Liegeprobe nach Belastung eine periphere Regulationsstörung in Form eines diastolischen Absinkens häufiger auf als in höheren Altersklassen. Von 151 Personen mit einem Alter unter 24 Jahren hatten 72 (48%) einen pathologischen Ausfall der Kreislaufregulationsprüfung, während von 208 Patienten über 25 Jahren nur 36 (19%), bei den über 40jährigen 13% pathologisches Verhalten des diastolischen Blutdruckes zeigten.

Nennenswerte *Geschlechtsunterschiede* ergaben sich bei den Stehfunktionsproben sowie bei der Liegeprobe nicht.

Zur Feststellung der *täglichen Nüchternschwankungen* führten wir bei 33 Patienten an mehreren Tagen die Stehfunktionsprobe nach Belastung durch. Dabei sahen wir vorherbestehende Regulationsstörungen verschwinden und später wieder auftreten und umgekehrt. Auch das Ausmaß einer jeweiligen Regulationsstörung war an verschiedenen Tagen verschieden stark.

Um den Einfluß der *Tagesrhythmik* in Form einer Tagesregulationskurve zu erfassen, haben wir an 41 Patienten morgens, mittags und abends Regulationsprüfungen durchgeführt. Abb. 79 zeigt verschiedene Verlaufsformen der Tagesregulationskurven. Die Regulationsproben ergaben in je 13 Fällen mittags und abends, nur in vier Fällen morgens, die jeweils schlechtesten

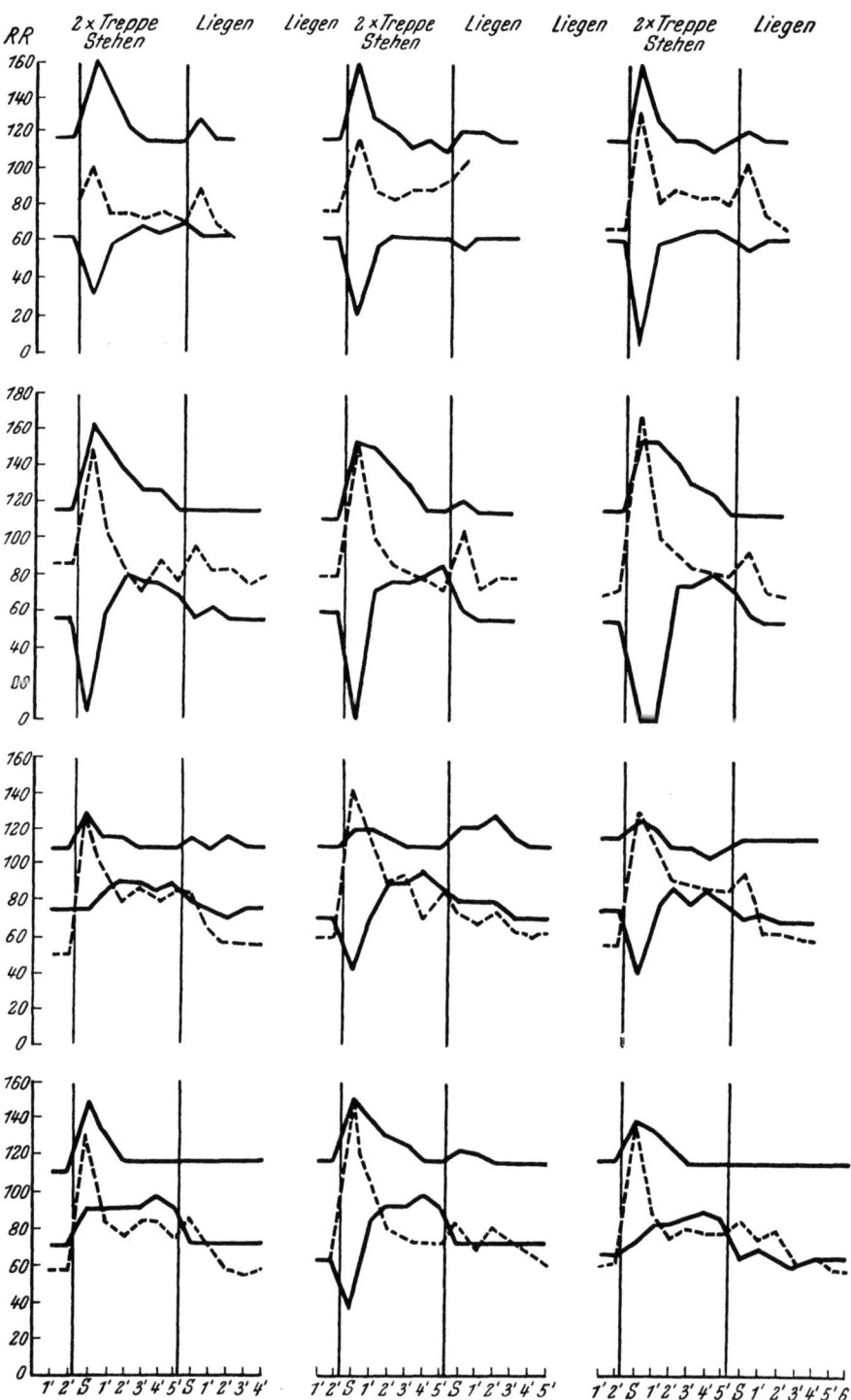

Abb. 79. Tagesschwankungen (morgens, mittags und abends) bei Stehfunktionsprobe nach Belastung.

Resultate. In den übrigen Fällen waren keine größeren Abweichungen zu verzeichnen.

Wir sehen also aus den täglichen und Tagesschwankungen, daß wir mit einer einmaligen Regulationsprüfung nicht immer ein gelegentliches Auftreten von orthostatischen Kreislaufkollapszuständen sicher objektivieren können, sondern daß die Kreislaufregulation anscheinend stark von der jeweiligen vegetativen Ausgangslage abhängig ist.

Auch *jahreszeitliche Schwankungen* scheinen für das Auftreten von Regulationsstörungen von Bedeutung zu sein. Wir sahen bei einer Gruppe von 372 Patienten im „biologischen" Frühjahr eine Häufung der Regulationsstörungen auftreten. Das Ergebnis deckt sich mit der allgemeinen Beobach-

Tabelle 51.

Monat	Anzahl der Patienten		Anzahl der Regulationsstörungen		Prozent	
März	34		16		49,0%	
April	22	76	10	35	45,0%	46%
Mai	20		9		45,0%	
Juni	21		9		43,0%	
Juli	44	109	13	39	30,0%	35%
August	44		17		39,0%	
September	16		5		31,0%	
Oktober	29	65	4	18	14,0%	28%
November	20		9		45,0%	
Dezember	25		8		32,0%	
Januar	49	122	12	34	24,0%	28%
Februar	48		14		29,0%	

tung, daß sich gerade im Frühjahr die Anzahl der Patienten mehrt, die über Müdigkeit, Schwindelgefühl usw. (Frühjahrsmüdigkeit) klagen.

Die von uns durchgeführte Stehfunktionsprobe nach *Belastung* stellt im allgemeinen beim Kreislaufgesunden keineswegs die normale Belastungsgrenze dar. Bei einigen jugendlichen und besonders kräftigen vegetativen Dystonien sahen wir erst nach der doppelten Treppenlaufbelastung eine ihren anamnestischen Beschwerdeangaben entsprechende periphere Regulationsstörung auftreten, ohne daß sich dabei ein Überschreiten der normalen Leistungsgrenze erkennen ließ. Selbstverständlich hängt der Ausfall der Regulationsprüfung auch von dem jeweiligen Tempo ab, mit dem der Treppenlauf getätigt wird. In einigen Fällen haben wir die Stehfunktionsprobe nach Belastung in 10-minütlichen Abständen dreimal hintereinander ausgeführt. Es zeigte sich dabei als Ermüdungserscheinung der regulatorischen Kräfte manchmal eine Zunahme der Regulationsstörung im zweiten und dritten Versuch.

Auf Wechselbeziehungen von *Muskeltonus und Kreislauf* (BUDELMANN) in ihrer Bedeutung für die Aufrechterhaltung der Kreislaufregulation im Stehen machen HENDERSON, LAURENTIUS und KLOPFFLEISCH, LAURELL u. a. aufmerksam. Wir haben im Sinne der alten Versuche von HILL ähnlich MATEEFF, SCHELLONG u. a. durch Umwicklung der Unterschenkel am liegenden Patienten das Absinken des diastolischen Blutdruckes bei der Liegeprobe nach Belastung zu verhindern gesucht. Nach der Belastung waren die Binden stärker angespannt, und die Patienten äußerten noch im Liegen zunehmende Schmerzen in den umwickelten Teilen als Zeichen einer Volumzunahme. Nach anfänglichem diastolischen Absinken fand sich bei einigen Patienten ein nachfolgender diastolischer Blutdruckanstieg über die Norm als Ausdruck einer Gegenregulation, die ein anderes Mal bei nichtumwickelten Unterschenkeln am selben Patienten und unter gleicher Versuchsanordnung nicht nachzuweisen war (s. Abb. 80). Es wird also durch die Umwicklung dem Kreislauf nicht nur mechanische Hilfestellung geleistet, sondern es werden offensichtlich auch *periphere nervale Mechanismen in Gang gesetzt*, die die Auslösung einer kräftigen Gegenregulation bewirken. Wir bekommen also den Stehfunktionsproben ähnliche Kurvenbildungen, wenn wir bei unseren Patienten die Beine mit kräftigen Binden umwickeln und dann die Liegeprobe nach Belastung ausführen.

Eine scharfe Trennung peripher- und zentralbedingter Regulationsstörungen war in unseren Fällen nicht möglich. Vielmehr sind die Reize der zur

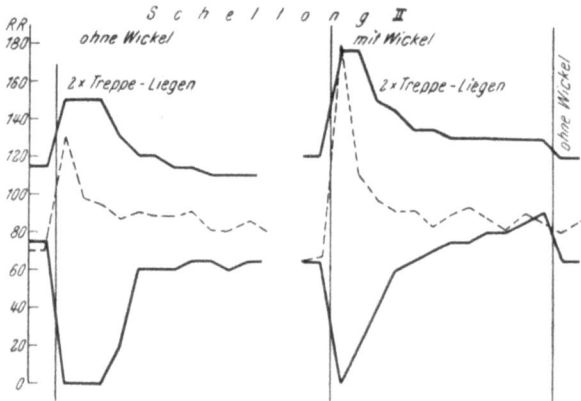

Abb. 80. Liegeprobe nach Belastung vor und nach Umwicklung der Beine.

Peripherie rechnenden Hirngefäßnerven in dem Zusammenspiel von Peripherie und Zentrum von nicht zu unterschätzender Bedeutung (BORNSMEIER, KUHLENDAHL, SIMON u. a. und FREY).

Abhängigkeit vom Ausgangswert.

a) Blutdruck: BALZER und SCHELLONG weisen darauf hin, daß die jugendlichen Hypertoniker besonders zu peripheren Regulationsstörungen neigen. Bei der *Liegeprobe* nach Belastung sah KNAACK, daß 9 von 13 (69%) der jugendlichen Hypertoniker ein pathologisches Absinken des diastolischen Blutdruckes über 20 mm Hg zeigten (s. auch Tab. 52). Die Hypotoniker zeigten nur in 11 von 27 der Fälle (41%) eine gleichsinnige Regulationsstörung. Ein grundsätzlich anderes Verhalten sahen wir jedoch bei der Stehfunktionsprobe nach Belastung. Hierbei trat bei den Hypertonikern nur in 3 von 16 (19%) Fällen eine Regulationsstörung auf, während 10 von 46 (37%) Hypotoniker ein diastolisches Absinken über 20 mm Hg boten. Eine strenge Gesetzmäßigkeit im Sinne WILDERS wurde vermißt. Die nicht im Blutdrucktypen unterteilte Zusammenstellung einer größeren Anzahl von Patienten mit nicht pathologischem, bzw. pathologischem Ausfall der Kreislaufregulationsprüfung zeigt, daß die beiden Gruppen durchschnittlich dieselben Ausgangswerte aufweisen. 286 Patienten mit normalem Ausfall der Funktionsprüfung hatten einen mittleren Ausgangswert des Blutdruckes von 120/71 mm Hg und 65 Pulsschlägen, während bei 143 Patienten mit nachgewiesener Regulationsstörung der durchschnittliche Blutdruck 120/69 mm Hg, der durchschnittliche Puls 67 Schläge betrug.

Tabelle 52. *Stehfunktionsprobe nach Belastung und II. Teil der Schellong'schen Regulationsprüfung, aufgeteilt nach Blutdrucktypen, (Patienten bis 30 Jahre.)*

Blutdruck	Anzahl	systolischer RR		diastolischer RR in mm Hg				% des pathol. Absinkens
		max. Anstieg mm Hg	max. Abfall mm Hg	Anstieg −20	über 20	Abfall −20	über 20	
Stehfunktionsprobe nach Belastung								
Hyperton	16	44,9	17,5 (3)	1	1	6	3	(19%)
Normoton	140	40,5	26,8 (25)	36	13	27	61	(44%)
Hypoton	46	45,3	0	16	2	10	17	(37%)
Zweiter Teil der Schellong'schen Regulationsprüfung.								
Hyperton	13	58,0	10,0 (2)	2	0	2	9	(69%)
Normoton	89	51,9	11,2 (11)	15	2	27	47	(53%)
Hypoton	27	52,7	10,0 (1)	4	1	11	11	(41%)

b) *Pulsfrequenz:* Aus der Tab. 53 ergibt sich für den Anstieg der orthostatischen Tachycardie im Stehversuch kein Unterschied in der Höhe des Anstiegs bei drei verschiedenen Ausgangswertlagen. Das gleiche fand sich für den Pulsanstieg bei der Stehfunktion nach Belastung.

Tabelle 53. *Abhängigkeit der Pulsfrequenz von der Ausgangslage.*

Stehfunktionsprobe (Schellong I)

Ausgangswert	Patientenzahl	Anstieg um Schläge bis 20	21—40	über 40
bis 60	100	34 (34%)	43 (43%)	23 (23%)
61—79	152	56 (37%)	55 (36%)	40 (27%)
80 und mehr	44	16 (37%)	18 (41%)	10 (22%)

Stehfunktion nach Belastung.

Ausgangswert	Patientenzahl	Anstieg um Schläge bis 60	61—80	über 80
bis 60	112	26 (23%)	38 (34%)	48 (43%)
60—79	140	39 (28%)	36 (26%)	65 (46%)
80 und mehr	46	13 (28%)	23 (50%)	10 (22%)

c) *Vegetative Ausgangslage:* Wir müssen uns bemühen, die Patienten *in Zeiten höherer vegetativer Beanspruchung und beim Auftreten von Zeichen erhöhter vegetativer Labilität zu untersuchen.* Wer sich oft mit diesen Patienten beschäftigt hat, weiß, daß gerade in diesen Zeiten auch die orthostatischen Kreislauf-Kollapssymptome gehäuft und stärker aufzutreten pflegen. Als lehrreiches Beispiel sei hier noch die Geschichte eines 20jährigen vegetativen

Dystonikers (Friseur) berichtet. Seine orthostatischen Kreislaufregulationsstörungen hatten sich unter der Behandlung schon gebessert, als er eines Tages bei uns erschien und aufgeregt berichtete, daß er am Vortage einen Kunden beim Rasieren ins Ohr geschnitten habe. Bei auch klinisch wieder ausgeprägterem vegetativen Dystonus zeigte die gleich durchgeführte Stehfunktionsprobe nach Belastung nunmehr wieder eine ausgesprochene Verschlechterung des orthostatischen Regulationsmechanismus.

An 45 Patienten mit Festlegung von vorherrschendem Vagus-, bzw. Sympathikotonus ergab sich keine klare Abhängigkeit des Ausfalls der Stehfunktionsprobe nach Belastung von der jeweiligen speziellen vegetativen Ausgangslage. Doch tritt eine periphere Funktionsstörung seltener bei vorherrschendem Sympathikotonus auf (Tab. 54). Im Sinne einer mehr parasympathikotonen Ausgangslage beim Zustandekommen orthostatischer Kreislaufstörungen

Tabelle 54.

	Von Pat.	Regulationsstörungen	keine Regulationsstörungen
1. vorw. symp. Ausgangslage	10	5	5
2. Mitteltyp	21	16	5
3. vorw. paras. Ausgangslage	14	9	5

spricht vielleicht auch eine kürzliche Beobachtung von HETTASCH. Er fand bei nicht formbeständigen Spitzensportlern einen normalen Ausfall der modifizierten Liegeprobe nach Belastung mit Abnahme der Blutdruckamplitude, dagegen im vollen Training mit seinem vorherrschenden Vagotonus ein Absinken des diastolischen Drucks mit Blutdruckamplitudenzunahme.

Behandlung mit Luminaletten.

Wir haben durch *Stammhirnnarkose* (3 × 2 Luminaletten täglich) Rückgang, ja sogar völliges Verschwinden der vorher bestehenden peripheren Kreislaufregulationsstörung gesehen. Von 33 zum Großteil *ambulant* betreuten Patienten wurden die Regulationsstörungen in 12 Fällen durch die Behandlung mit Luminaletten gebessert. In 7 Fällen trat eine Verschlechterung auf, und in den restlichen 14 Fällen wurden die Regulationsstörungen nicht wesentlich beeinflußt.

Von 22 *stationär* beobachteten vegetativen Dystonikern, bei denen vor und nach Luminaletten die Stehfunktionsprobe nach Belastung im Rahmen der vergleichenden Schaubilder durchgeführt wurde, zeigten unter 13 vegetativen Dystonien mit nachgewiesener peripherer Regulationsstörung 8 nach Luminaletten deutliche Besserung dieser Störung, 5 blieben unbeeinflußt. Von 9 Patienten mit vorher normaler Regulationsprüfung blieben 7 unverändert, 2 zeigten fallweise ein Absacken des diastolischen Druckes. Also insgesamt von 22 Patienten 8 Besserungen und 2 Verschlechterungen der peripheren Kreislaufregulation nach Luminaletten.

Die Abb. 81 zeigt den Einfluß von 3 × 2 Luminaletten auf die Stehfunktion nach Belastung. Die Abbildung veranschaulicht als Beispiel einer Tagesregulationskurve der Stehfunktionsprobe nach Belastung den Behandlungserfolg. Noch häufiger als ein Verschwinden der objektiv nachzuweisenden Regulationsstörung sahen wir eine subjektive Besserung der Beschwerden. Die Patienten gaben an, nach der Behandlung unter der täglichen normalen Belastung, die vorher so störend empfundenen orthostatischen Kreislaufkollapssymptome verloren zu haben.

In vier von sieben Fällen mit tetanoidem Einschlag haben wir nach *Calciumgaben* einen Rückgang der peripheren Kreislaufregulationsstörungen gesehen, in zwei Fällen trat eine Verschlechterung ein. Bei den mehr addisonoiden Typen haben wir mit Vitamin-C-Gaben, bzw. fallweise mit Cortiron und Vitamin C eine Besserung der bestehenden Kreislaufregulationsstörungen erzielen können. Besonders bei der mit Müdigkeit, allgemeiner Schlappheit und

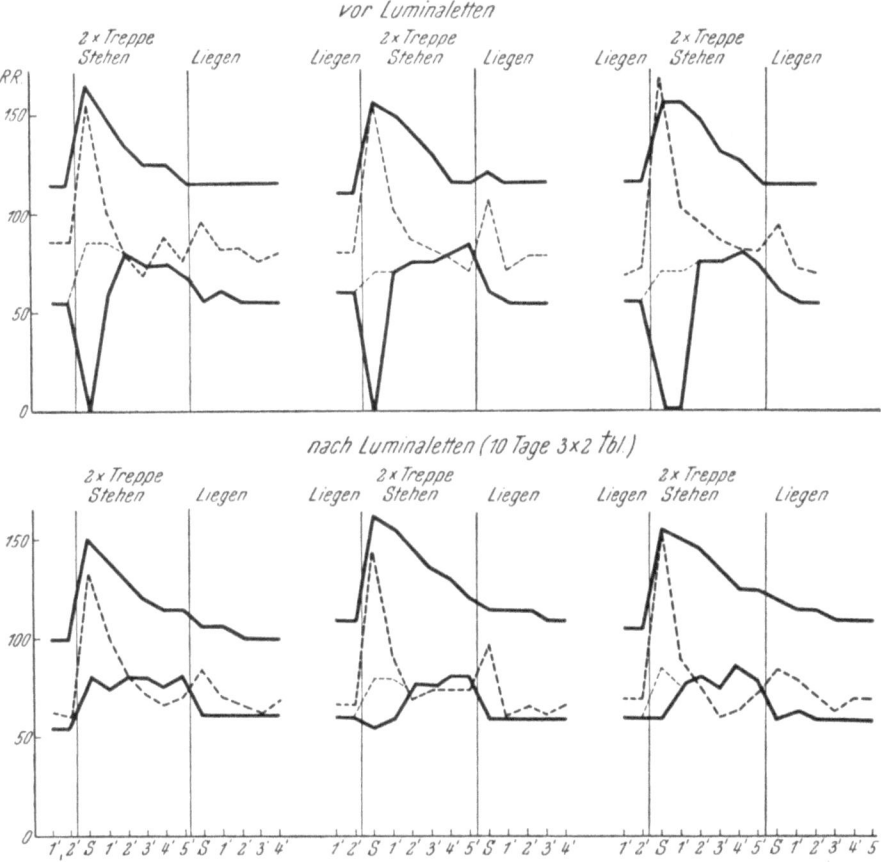

Abb. 81. Stehfunktionsprobe nach Belastung (Tagesregulation) vor und nach Stammhirnnarkose.

Abgeschlagenheit einhergehenden „Frühjahrsmüdigkeit" mancher vegetativer Dystonien haben wir mit Vitamin C subjektiv und objektiv eine Besserung der Kreislaufregulationsstörung und der Leistungsfähigkeit erzielt.

Einflüsse krankhafter Zustände.

Auf die Bedeutung der *Fokalinfektion* unter den auslösenden Ursachen der vegetativen Dystonie ist an anderer Stelle ausreichend eingegangen (MARK). Es ist deshalb von besonderem Interesse, daß BOHN bei bestehender Fokalinfektion fast immer eine Kreislaufregulationsstörung mit Absinken der diastolischen Blutdruckwerte feststellen konnte. RUHLAND und HOTZ konnten orthostatische EKG-Veränderungen durch Impletolinjektion am Fokus beseitigen. Man wird deshab bei peripheren Dysregulationen einer vegetativen

Dystonie bei nachgewiesener Herdinfektion auf jeden Fall an die radikale Sanierung denken, zumal ja durch den streuenden Fokus auch das Herz gefährdet erscheint.

Es ist ferner verschiedentlich auf den Zusammenhang von peripherem Kreislaufversagen und *Eiweißmangelzuständen* hingewiesen worden (BANSI, DELIUS, GILLMANN, GÜLZOW, P. HOLTZ, LANDER, REINDELL u. a.). REINDELL und KLEPZIG fanden bei 75 Unterernährten keine charakteristischen Regulationsstörungen im SCHELLONG-Test.

Bei 35 unserer Patienten mit orthostatischem Kreislaufversagen wurde 17mal ein *Albumin-Globulinquotient* unter 1,5 festgestellt. Ein Zusammenhang zwischen der Erniedrigung des Eiweißquotienten und der Schwere der Kreislaufregulationsstörung konnte nicht ermittelt werden. Bei einer Reihe von vegetativen Dystonikern mit erniedrigtem Eiweißquotienten konnte eine Kreislaufregulationsstörung nicht festgestellt werden. Bei 55 Patienten mit orthostatischem Kreislaufversagen zeigten 10 einen erniedrigten *Gesamteiweißwert*, während bei 26 Patienten mit normalem Ausfall der Regulationsprüfung neunmal ein erniedrigter Gesamtserumeiweißwert erhoben wurde.

In meinem Leipziger Referat wurde besonders auf die Abhängigkeit des Ausfalls der Stehfunktionsprobe nach Belastung von den verschiedenen biophysiologischen Faktoren hingewiesen.

Unter sinngemäßer Berücksichtigung derselben stellt unsere Stehfunktionsprobe nach Belastung für die Beurteilung der peripheren orthostatischen Regulationsstörungen bei vegetativen Dystonien infolge der zusätzlichen Beurteilungsmöglichkeit orthostatischer Gegenregulationen die physiologisch entsprechende Methodik dar.

IV. Magenfunktion.

Die gegebenen Ernährungsschwierigkeiten des letzten Jahrzehnts stellen den Arzt in jeder poliklinischen Sprechstunde vor schwierige diagnostische und therapeutische Aufgaben, wenn — wie so überaus häufig — die Patienten über unklare Magen-Darmbeschwerden (Bauchschmerzen) klagen. Meist wird das Gros dieser Kranken mit solch unbestimmten Beschwerden im Anschluß an die allgemeine Untersuchung, bei der wir recht häufig belegte Zungen, Andeutung BOASscher Druckpunkte und HEADscher Zonen, ja sogar leichte Pupillendifferenzen finden, umgehend lediglich einer Magendurchleuchtung unterzogen. Mit dem eilfertigen Schlagwort „Spasmen", „Magen-Darm ohne Besonderheiten" oder gar „Magenneurose" wird nur erreicht, daß die armen Kranken mit ihren Magenbeschwerden wegen der Rezidivneigung und Erfolglosigkeit nicht sinngemäßer Behandlung von Arzt zu Arzt eilen und allzu leicht zur Crux des Arztes in der Sprechstunde werden.

Zunächst muß man sich bei der Angabe von Bauchschmerzen vor Augen halten, daß nur zu oft leichtere Allgemeinsymptome im Magen-Darmkanal Ausdruck anderer Störungen darstellen. So finden sich abdominelle Zeichen, wie Übelkeit, Appetitverlust mit gelegentlichem Erbrechen, Meteorismen und Gewichtsabnahme bei kardialen Stauungen und solchen im Pfortadersystem, bei verschiedensten Erkrankungen der Nieren- und Harnwege (Uraemie usw.). Bekannt sind die vielfachen Ausstrahlungen von Beschwerden in der Brusthöhle (beim Herzinfarkt oder der Pneumonie) sowie die verschiedenen Begleitperitonismen. Eine besondere Rolle spielen diese Fernwirkungen nun auch bei Hirntumoren, bei Psychoneurosen, bei endokrinen Störungen (z. B. Nebennierenschwäche) und besonders häufig bei schweren vegetativen Dystonien. Die vegetative Dystonie stellt dabei ein großes Kontingent der eben erwähnten unbestimmten und nicht objektivierbaren Magendarmbeschwerden. Die Verfeinerung der röntgenologischen und endoskopischen Untersuchungsmethoden, insbesondere die Gastroskopie, hat die Abgrenzung der recht häufig vorhandenen chronischen Gastroenteritis (STEPP, GUTZEIT, siehe auch die Ausführungen in meinem Seminar Seite 163 ff.) mit ihren zusätzlichen vegetativen Beschwerden ermöglicht. Man hat die im Vordergrund stehenden rein vegetativen Magenstörungen mit normalem röntgenologischem und gastroskopischem Schleimhautbefund als „gastric dystonia" der neurozirkulatorischen Dystonie HOCHREINS gegenüber gestellt (BRUMMER u. a.). Man spricht auch von Gastropathia dyshormonalis (CURTIUS, PARADE u. a.). Wir müssen deshalb die engeren Beziehungen des vegetativen Nervensystems zu den Funktions- und Sekretionsänderungen des Magens mit in die klinische Beurteilung der allgemeinen vegetativen Dystonie einbauen.

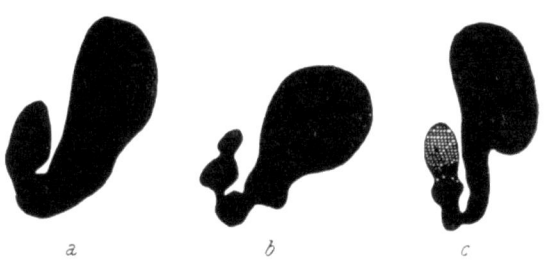

Abb. 82. a—c. Verschiedene Formen des Magens einer dezerebrierten Katze bei Tonusänderung durch verschiedene Nerveneinflüsse nach Klee.
a = Sympathicustonus (nach Kühlung des Vagus); b = Vagus und Sympathicustonus (nach Erwärmung des Vagus); c = Vagustonus (Nervi splanchnici durchschnitten).

Goesta FORSELL hat schon 1913 das Zusammenspiel anatomischer und funktioneller Faktoren für den Funktions- und Formwandel des Magens herausgestellt. In ausgedehnten Nachuntersuchungen wurde die Stierhornform (HOLZKNECHT) und die Angelhakenform RIEDERS mit Übergangsformen zwischen beiden Typen als normal erkannt. SCHLESINGER hat im Gegensatz zu FORSELL die verschiedenen Magenformen auf Tonusunterschiede bezogen. Erst weitere klinische und experimentelle Untersuchungen haben diese Annahme eines Magentonus eindeutig belegt. Dabei wurde vor allem dessen Abhängigkeit vom vegetativen Nervensystem sichergestellt. Wenn auch eine strenge Trennung sympathischer und Vagusfasern vielfach nicht möglich ist (KATSCH, STEPP u. a.), so greifen doch im allgemeinen der Vagus im fördernden und Splanchnicus im hemmenden Sinne in die intramuralen Systeme in der Magenwand regelnd ein. So führt Vaguserregung zu verstärkter Magenperistaltik und Öffnung des Pylorus, dagegen bei starker Reizung zum starken Antrum- und Pylorusspasmus, Splanchnicusreizung zu Magenerschlaffung und Bewegungseinschränkung (KLEE s. Abb. 82). ASSMANN hat deshalb „den unleugbar großen Einfluß des Tonus auf die Gestaltung der Magenform" in seinem Röntgenlehrbuch herausgestellt. Elektrogastrogrammuntersuchungen von MAHLO zeigten beim Fehlen jeglicher Bewegungsabläufe am spastischen Sanduhrmagen erregte Aktionsströme und bei vollständigen Magenatonien keinerlei Aktionsströme.

Schon EPPINGER und HESS stellten bei ihren Vagotoniestudien den Vaguseinfluß auf Magentonus, Peristaltik und Sekretion fest und bezeichnen die Stierhornform, die HOLZKNECHT häufiger bei Jugendlichen als bei Erwachsenen sah, als vagotonische Magenform. IBRAHIM, FALTA und KAHN haben bei der Tetanie als Mitbeteiligung vegetativer Organe spastische Zustände des Magens beschrieben und 10 Jahre später hat DEPISCH bei Tetanie den Gastrospasmus totalis nach G. SCHWANZ, der auch bei Nikotinabsusus beschrieben ist, durch Atropin ebenso schlagartig geheilt wie KLOTZ den spastischen Ileus bei vegetativer Dystonie. Den gleichgerichteten Atropin-Effekt auf die Säuresekretion beim relativen Vagotoniker beschrieb S. WAGNER. Die Kurzwellendurchflutungsversuche des Magens von NEIDHARDT und SCHLINKE ergaben nach 5 Minuten KW bei Zunahme der Saftsekretion Abnahme von Tonus und Peristaltik, nach Halbstundeneinwirkung der KW eine deutliche Herabsetzung der motorischen Magenleistung. Ähnlich dem Atropin-Effekt sind die Ergebnisse der Vagotomie am Menschen (SCHOEN und GRISSWOLD u. a.) und Tier (SHAFER und KITTLE u. a.). DRESEL hat weiter die durch Vagusreizung hervorgerufene stürmische Peristaltik und Antiperistaltik und wie EPPINGER das unabhängige Nebeneinander von tonischer und peristaltischer Funktion am Gastroenteron hervorgehoben.

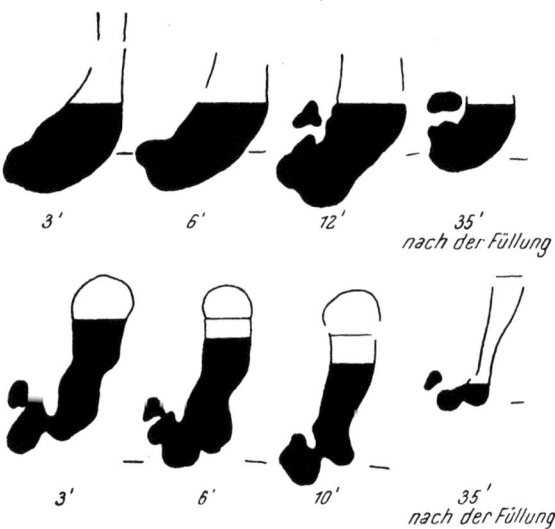

Abb. 83. F. M., 29 J. Magen gesund.
Obere Reihe: Im Stehen gefüllt.
Untere Reihe: Derselbe. Einen Tag später.
Im Liegen gefüllt. Bis 3′ gelegen
(nach Marx).

Um sich beim Menschen vom Einfluß des Vagus auf Tonus und Peristaltik des Magens zu orientieren, hat BIEDL während der Magendurchleuchtung den damals sogenannten Vagusdruckversuch durchgeführt und dabei eine Umänderung der Form aus der Angelhaken- in die Stierhornform und manchmal gleichzeitig damit Auftreten oder Zunahme peristaltischer Wellen gesehen. Erwähnung verdient in diesem Zusammenhang die Feststellung von MARX (1928), daß oft eine Hakenmagenform im Stehen beim Liegen eine Stierhornform annimmt. Man kann hier die horizontale Ruhelage an sich als histotropen Effekt auf die durch den Lagewechsel bedingte Formveränderung ansprechen (s. Abb. 83). Nach WAGNER kennzeichnen ein superacides und vermehrtes Nüchternsekret, eine superacide Kletterkurve mit besonders hohen Werten in der Nachsekretionsphase sowie gesteigerte Magenmotorik und oft verkürzte, gelegentlich verlängerte Entleerungszeit ein Vorherrschen des Parasympathicotonus. Im Gegensatz zu der vagotonen Magenform beschreibt DRESEL beim sogenannten Sympathicotoniker den Magen weit und atonisch mit nur geringen peristaltischen Bewegungen. Doch hat schon LESCHKE als Ausdruck der „Spaltung der vegetativen Labilität in den verschiedenen Innervationsgebieten" auf die nichteinheitliche Natur der Erscheinungen am Magen-Darm-Kanal hingewiesen und bei manchem sympathicotonem B-Typ paradoxerweise ein durchaus überwiegend vagotones Verhalten der Magendarminnervation gesehen. Auch DRESEL hat das Auftreten von Spasmen im Oesophagus und Magen bei krankhaft gesteigerter Erregbarkeit im autonomen System erwähnt. Als sympathicotone Reaktion deutete VON DER

KALL die stärkste Herabsetzung der Acidität des Magensaftes am Ende eines Schwitzbades. Die Ephetoninprobetrunkversuche von WAGNER zeigen die Abhängigkeit des Effektes von der jeweiligen Tonuslage im vegetativen System. Sehr eingehend hat VELDE (1932) die Veränderung des Schleimhautreliefs des Magens im Röntgenbild auf verschiedene vegetative Reize (Pilocarpin, Atropin, Physostigmin, Adrenalin, Histamin u. a.) untersucht und dabei vom Gesichtspunkt der vegetativen Steuerung aus u. a. auf die dabei auftretenden funktionellen Veränderungen aufmerksam gemacht (s. a. CURTIUS).

FEYRTER faßt im Sinne der endokrin-nervösen Enteropathie nach BOHN die idiopathische Enteritis (PORGES) als Störung der geordneten Korrelation zwischen dem endokrinen Helle-Zellenorgan im Darmepithel und dem zugehörigen vegetativ-nervösen Geflecht auf. Die gastropathischen Beschwerden hängen nach CURTIUS ätiologisch eindeutig mit vegetativer Labilität zusammen. WELTZ beschreibt bei der vegetativen Dystonie einen jäh arrhythmischen Tonuswechsel am Magen (s. a. MAHLO). Die fortlaufende Registrierung verschiedener Magenfunktionen am Menschen durch HENNING c.s. unter dem Einfluß sekretions- und motilitätsfördernder Substanzen zeigt nicht einheitliche Reaktionskurven verschiedener vagotroper oder anderer Pharmaka. Endlich konnte MELROSE mittels des Gastrogramms nach Barbituraten keinen direkten Einfluß auf die Magenmotilität beim Menschen, wohl aber einen zentral-beruhigenden auf die Magenmotilität während des Schlafs beobachten.

Aus dieser Zusammenstellung ergibt sich die Beeinflussungsmöglichkeit von Magentonus, Peristaltik und Magensaftsekretion vom vegetativen System her. Hier setzten auch unsere Röntgenuntersuchungen von SCHRÖDER und KNAACK bei der vegetativen Dystonie ein.

Eigene Untersuchungen.

a) Tonus des Magens.

Schon bei den normalen Röntgenuntersuchungen am Magen bei vegetativen Dystonikern waren uns häufig verschiedene wechselnde Magenformen aufgefallen. Wir haben nun angefangen, systematisch dem Tonuswandel bei der vegetativen Dystonie in seiner etwaigen Abhängigkeit von vorherrschendem Parasympathico- oder Sympathicotonus und der Frage, ob sich auffallende Unterschiede der Form ergeben, nachzugehen.

Methodik.

Unsere Patienten erhielten 220 ccm lauwarmen Kontrastbrei von sahneartiger Konsistenz. Nach zwei Breischlucken und nach der ganzen Kontrastbreimenge wurden Magenaufnahmen geschossen, wobei wenn möglich charakteristisch ablaufende peristaltische Wellen mit erfaßt wurden. Analog den von uns festgestellten verschiedenen Reaktionstypen des Herzens (s. S. 139) konnte man auch bei der Magenuntersuchung der vegetativen Dystonie mehrere Reaktionstypen unterscheiden.

Als Reaktionstyp I fanden wir gehäuft einen sehr herabgesetzten Magentonus. Nach den ersten zwei Breischlucken sieht man kaum eine peristaltische Welle ablaufen. Nach Füllung des Magens setzt dann meist nur eine seichte schlaffe peristaltische Welle ein, welche sich jedoch sehr bald verliert, um nach längerem Intervall infolge der Summation von Druckanstieg, Kontakt- und Dehnungsreiz etwas kräftiger zu werden. Bei dieser Reaktionsform I des Magens haben wir häufig den Reaktionstyp II des Herzens, der eine vorwiegend straffe Herzform zeigt (sympathicoton) gesehen.

Dagegen kennzeichnet den Reaktionstyp II des Magens sofort nach den ersten Breischlucken lebhaft einsetzende Peristaltik, welche nach Vollfüllung des Magens unverändert anhält. Der Tonus erscheint hier deutlich erhöht und bewirkt dadurch kräftige peristaltische Wellen mit relativ normaler, z. T. schneller Entleerung des Breies in den Dünndarm. Diese Magenform ist gehäuft kombiniert mit dem Reaktionstyp I der vorwiegend schlaffen Herzform. Der Ablauf der peristaltischen Wellen zeigt bei diesen beiden Reaktionstypen deutliche Zeitunterschiede. In einem Zeitintervall von 1 Minute beobachteten wir beim Typ I 2—4 peristaltische Wellen, während im gleichen Intervall beim Typ II 5—6 Wellen zum Ablauf kamen. Nach zwei

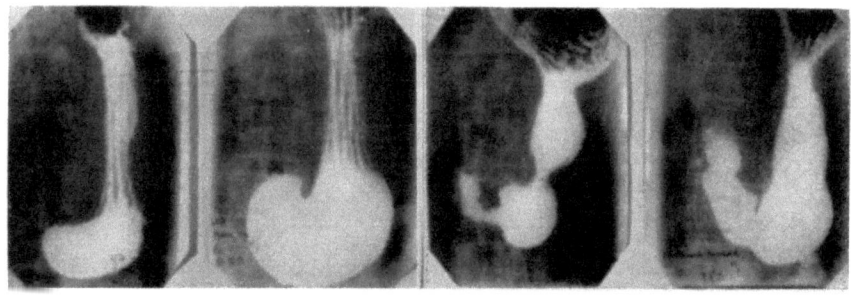

Reaktionstyp I
(schwache Peristaltik bei Patienten mit straffem Herztonus).

Reaktionstyp II
(intensivere Peristaltik bei Patienten mit schlaffem Herztonus).

Abb. 84. Magenfunktion bei vegetativen Dystonikern.

Stunden zeigte sich in der Regel bei beiden Typen völlige Entleerung des Magens. Doch fanden wir häufig beim Typ II die Breispitze bereits im Anfangsteil des Colons oder kurz davor, was beim Typ I zu dieser Zeit nicht beobachtet wurde.

Die Abb. 84 zeigt Idealparadigmata der beiden Magentonusformen inklusive des Peristaltikablaufes bei der vegetativen Dystonie. Zwischen beiden Reaktionstypen des Magens gibt es fließende Übergänge. Sie sind als Ausdruck des allgemeinen vegetativen Dystonus unseres Krankengutes gar nicht selten. Fallweise haben wir nun beim gleichen Patienten neben schlaffem Magentonus auch schlaffen Herzmuskeltonus gesehen. Zur genaueren Differenzierung dieser Verhältnisse laufen weitere Untersuchungen. Jedenfalls zeigen auch diese Beobachtungen die engen Zusammenhänge zwischen Magentonus, Peristaltik und jeweiliger vegetativer Reaktionslage.

b) Säureverhältnisse.

Hierher gehören auch die Beobachtungen über das Verhalten der Schleimhäute vor allem im Magen-Darmtrakt, die bei vegetativen Tonusstörungen gemacht wurden. EPPINGER und HESS fanden häufig bei vagotonischer Disposition Neigung zu Katarrhen der oberen Luftwege, Sialorrhoe und Hyperacidität des Magensaftes, dazu Diarrhoen, wie sie auch in das Bild des Basedow gehören. Einzelne dieser Symptome (so auch die verminderte Empfindlichkeit des Rachens) wurden von vielen anderen Autoren bestätigt (s. a. CURTIUS). v. BERGMANN glaubte die Störung des vegetativen Gleichgewichtes als Hauptursache für die Ulcusgenese heranziehen zu können; spätere Nachuntersuchungen, — wie z. B. von CATSCH und OSTROWSKI — zeigten diesen Zusammenhang auch ziemlich deutlich. Die gleichen Autoren sahen Diarrhoen kombiniert mit anderen vegetativen Zeichen als beweisend für eine Labilität des vegetativen Nervensystems an. WICHMANN schließlich schilderte Magenbeschwerden mit einer hierfür ursächlichen Übersäuerung bei der vegetativen Dystonie als eines ihrer Hauptsymptome. Sicher aber ist, daß neben dieser Erscheinung einer Säureüberproduktion in zumindest gleicher Häufigkeit auch eine Herabsetzung derselben bis zur Achylie im Rahmen vegetativ nervöser Störungen vorkommt, worauf besonders KATSCH hinweist, der sich auf ältere Autoren wie EWALD, EINHORN u. a. berufen kann.

Von 12 ausgeprägten vegetativen Dystonikern von SCHOLZ aus dem Jahre 1948/49 wiesen 2 superacide und 4 subacide bis anacide Werte auf. In 29 eigenen stationär beobachteten Fällen bei fraktionierter Aushebung nach Alkoholprobetrunk fanden sich für freie Salzsäure im Magensaft 13mal Werte über 35, also Hyperacidität, 7mal normale, 6mal subacide und 3mal anacide Werte. Bei den superaciden Kurven war 8mal ein Klettertyp angedeutet. Nach Stammhirnnarkose (Luminaletten) unter vergleichend therapeutischen Verhältnissen zeigte sich bei 12 von diesen Patienten in 6 Fällen ein Rückgang der Hyperacidität und dreimal ein Anstieg der Säurewerte bei vorher anaciden Fällen, dagegen zweimal eine Verschlechterung. Im ganzen sprechen diese Ergebnisse für eine nicht selten normalisierende Wirkung von Luminaletten auf die Salzsäureproduktion bei der vegetativen Dystonie.

Auf die Neigung zu funktionell vegetativen Störungen der Darmentleerung (Diarrhoen, Obstipation), die wir häufig klinisch beobachten, sei nochmal hingewiesen. Eine besondere Neigung der Frauen zu Obstipation im Rahmen vegetativer Dystonien ist auch uns aufgefallen. CURTIUS konnte in seiner neuen Monographie zwischen habitueller Obstipation und Vasolabilität eine völlig gesicherte Korrelation erheben. Die habituelle Obstipation ist eines der drei Kardinalsymptome seines vegetativ-endokrinen Syndroms der Frau (1944).

V. Nierenfunktionsprüfung.

Seit dem klassischen Versuche Claude BERNHARD's wissen wir, daß eine Laesion am Boden des 4. Ventrikels etwas oberhalb des Zuckerstichs zur Polyurie führt. Die Ausscheidung des Wassers kann also auf nervösem Wege ferngesteuert werden. Experimentelle Untersuchungen mit Vagus- bzw. Sympathicusausschaltung von STIERLIN und VERCIOTIS, ECKHARDT, RHODE und ELLINGER, von HAMMESFAHR wie endlich von SCHÖNBAUER und WHITAKER haben die wesentliche Abhängigkeit der Nierenausscheidung vom Verhalten des vegetativen Systems erwiesen. Der Harn wird nach Entnervung der Niere wie nach Ausschaltung des Nervus splanchnicus alkalischer gefunden, d. h. im Sinne HOFFS mehr vagoton. Bei Abwägung etwas widersprechender Befunde im Schrifttum läßt VOLHARD die splanchnici minores die Wasserausscheidung hemmen, den Vagus sie fördern, ohne daß für letztere Funktion der Mechanismus völlig aufgeklärt ist (REIN). Die Beobachtungen BECHTEREWS über den Einfluß der Hirnrinde bzw. der Vorstellungen auf die Harnsekretion, die Erzeugung von Hydraemie und Diurese auf psychischen Wegen (Hypnose) durch MARX, HEILIG und HOFF, die Hemmung der Harnabsonderung durch psychische Erregung (MOLITOR, BROD und

Sirota u. a.) weisen auf eine sekretorische Nierenfunktion. Bykow und Alexejeff-Berkmann gelang jedoch die Ausbildung bedingter Reflexe auch nach Entnervung. Der Weg zur Niere muß demnach sowohl auf nervöser wie auf humoraler Bahn möglich sein. Schon frühzeitig hat die Wiener Schule von H. H. Meyer außer den Zirkulationsverhältnissen und der Blutzusammensetzung eine zentralnervöse Regulation sowie regulierende Hormone für die harmonische Einstellung von Gewebs- und Nierentätigkeit in Erwägung gezogen (E. P. Pick). Doch erwähnen weder Eichholtz noch Lendle bei der Pharmakologie der Niere das vegetative Nervensystem. Hingegen benennt Siebeck 1937 ein einschlägiges Referat: „Die vegetative Regulation des Wasserhaushaltes in Pathologie und Therapie."

Neuerdings hat man den Einfluß des Hypophysen-Zwischenhirns auf die Funktionen des Wasserhaushaltes vielseitig mit der Zwischenhirnkurzwelle untersucht. Horten hat dabei Unterschiede im Ausfall des Wasserversuchs zwischen Gesunden und Hypophysenzwischenhirngestörten gefunden. Drobec fand bei Gesunden eine Abnahme der Vierstundenmenge, bei Zwischenhirnschwächlingen und Postencephalitikern keine Änderung oder sogar Zunahme der Vierstundenmenge. Wawersik spricht bei Unterschreitung des Einfuhrquantums von einer „oligurischen" Tendenz der Reaktionslage, bei seiner Überschreitung von einer „polyurischen" Reaktionslage. Während dieser Autor bei seinem gesunden Vergleichsmaterial wesentlich größere Streuungen im Wasserversuch erhielt, fand er bei Hirntraumatikern die gleichen Verhältnisse wie bei vegetativ-endokrinen Störungsbildern. Nicht im Interesse klarer klinischer Forschung haben Horten, Drobec und Wawersik es für nötig gefunden, den allgemein bekannten Volhard'schen Wasserversuch in der Menge zu modifizieren. Doch soll auch nach den Untersuchungen des Ratschow'schen Mitarbeiters Damm der normale Diureseablauf nach 1500 ccm ein funktionstüchtiges Hypophysenzwischenhirnsystem voraussetzen. Damm fand schon im einfachen Wasserversuch bei „hypophysärdiencephalen" Störungen sowohl Ausscheidungsverzögerung wie auch stark überschießende Diurese in den ersten 4 Stunden. Er nimmt allerdings unverständlicherweise als unteren physiologischen Grenzwert eine Vierstundenportion von 600 ccm an.

Auf zentralbedingte Wasserhaushaltsstörungen haben Heinsen und v. Massenbach sowie Hiller hingewiesen. Verzögerte Ausscheidung oft mit Wasserretention sah Leschke bei Erkrankungen des Zwischenhirns und sympathischen Nervensystems, Pichler beschreibt Nykturie als Folge von Schußverletzung des Zwischenhirns (s. a. Sack). Auch Oberdisse und Rauser erwarten bei Laesionen im Bereich des Stammhirns von der Untersuchung des Wasserhaushaltes für die Erkennung von Regulationsstörungen gute Ergebnisse. Doch fehlt häufig eine offensichtliche Polyurie bzw. Oligurie bei diencephalen Affektionen und erst eine genaue Bilanzaufstellung von Ein- und Ausfuhr läßt die zentrale Wasserausscheidungsstörung erkennen (Bodechtel). Störungen des Wasserhaushaltes beim Commotiosyndrom hat ausführlich Wanke berichtet (s. a. Eiermann aus der Rehn'schen Klinik, Meissner u. a.). Bernsmeier, Kuhlendahl und Simon sahen nach operativen Eingriffen am Gehirn bei Prüfung des Wasserhaushaltes eine Neigung zu Umkehr des Tag-Nachtrhythmus. Auch die starke Diuresehemmung in jedem Stadium des Wasserversuchs nach dem Elektroschock faßt Kreienberg als Folge einer Reizung der zugehörigen vegetativen Steuerungszentren auf.

Schon MUNK erwähnt auffallende, durch Atropin behebbare Wasserstoffwechselstörungen bei nervösen Zuständen besonders „bei vagotonischen Menschen". Und COCCALIS aus der Sauerbruch'schen Klinik hat gezeigt, daß funktionelle Reizzustände des vegetativen Nervensystems durch Hyperfunktion und Störungen im Getriebe der nervösen Steuerung auch bei normaler oder wenig veränderter Blutzusammensetzung zu Eiweiß- und Zuckerausscheidung führen können. Hierher gehören vielleicht auch die im Kriege bei jugendlichen vegetativen Dystonikern vorübergehend gefundenen Hämaturien. JORES konnte in ähnlicher Richtung bei jugendlichen vegetativ übererregbaren Menschen Nykturien wiederholt beobachten. Die Polyurie nach Carotissinusausschaltung, sowie die Abnahme der Harnmenge nach dessen Erregung deuten auf die Beteiligung vegetativer Umschaltungen (JANSEN und SCHMIDT, siehe dazu VERNEY). Die „essentielle Nykturie" von MAINZER gehört wohl auch hierher. Neuerdings haben SIEDECK, MLCZOCH und WENGER in Kreislaufuntersuchungen bei Flüssigkeitsaufnahme vor den zwei Phasen vegetativer Gesamtumschaltung einen kurz andauernden parasympathisch betonten Reaktionsablauf festgestellt. Auch bei der tierexperimentellen Masugi-Nephritis bleibt nach Durchtrennung der Vasomotoren der Niere Anurie bzw. Wasserretention aus (HAMORI und KORANYI). Negative Resultate der Splanchnikektomie bezüglich der Nierenleistung beim Hypertoniker (MAITLAND) bzw. der Entnervung oder Novocainblockade der Nierennerven beim Einnierenhund nach Hypertrophie der restierenden Niere (van SLYKE. RHOADS c. s.) sprechen nicht gegen neurovegetative Zusammenhänge, die neuerdings BRAEUCKER gerade auf Grund von Novocaininfiltration eines „übergeordneten Nierenzentrums" im plexus aorticorenalis annimmt. Jedenfalls erscheint die Erzeugung schwerster degenerativer Zellschäden an den Tubulusepithelien infolge nervaler Impulse (SARRE mit MOENCH) von prinzipieller Wichtigkeit. Übrigens berichten BRANDNER und MÜLLER nach Lendenblockade des plexus renalis (Wischnewski-Effekt) verbesserte Ausscheidung im Volhard. Demgegenüber führen körpereigene cholin- und histaminähnliche kreislaufwirksame Stoffe nach einer meist kurzen Hemmung zur Steigerung der Diurese (JOKA).

Auf Beziehungen zwischen Säure-Basen-Haushalt und Wasserhaushalt und damit auf Zusammenhänge mit dem vegetativen System haben F. HOFF und neuerdings BUNSE und HOLZ, DIENST u. a. hingewiesen. Endlich konnte STRÖDER an Hungergeschädigten eine deutliche Abhängigkeit des Wasserhaushaltes von Wettervorgängen feststellen.

ADLERSBERG und FRIEDMANN fanden beim Gesunden im Wasserversuch (1000 ccm) nach Luminal keine Beeinflussung oder mäßige Hemmung der Diurese. Bei Erkrankungen des Mittelzwischenhirns sahen sie eine paradoxe Beeinflussung der Diurese durch Hirnstammnarkotika. Durch Urethan wies allerdings JANSSEN eine renale Aufhebung der antidiuretischen Wirkung von Hypophysenextrakten experimentell nach.

Eigene Untersuchungen.

Bei diesen vielfachen Zusammenhängen des vegetativen Nervensystems mit der Nierenfunktion haben wir ähnlich den Vorschlägen anderer Autoren die Wasserausscheidung als weitere Funktionsprüfung bei der vegetativen Dystonie herangezogen.

Wir haben uns wie stets an die Volhard'schen Vorschriften für den Wasserversuch gehalten und als Maß einmal die Vierstundenportion sowie die höchstmögliche Halbstundenleistung genommen. Wenn wir auf Grund einer sehr reichen Erfahrung mit dem Volhard unter absoluten Standardbedingungen eine Vierstundenausscheidung zwischen 1350 und 1650 ccm als etwa

Tabelle 55. *Volhardscher Wasserversuch bei vegetativer Dystonie.*

4-Std.-Portion	½-Std. Port.	Tonuslage	4-Std.-Port.	½-Std.-Port.	Tonuslage	4-Std-.Port.	½-Std.-Port.	Tonuslage
über 1650 ccm			1350 — 1650 ccm			unter 1350 ccm		
2290	510	P	1640	530	P	1330	320	
2230	460	(P)	1640	500		1305	310	P
2020	500	M	1620	490	(S)	1260	320	P
2015	665	S	1616	325		1215	340	
1990	510	M	1570	290	M	1210	460	(S)
1980	465	(P)	1560	380	P	1190	310	M
1930	470	(S)	1540	420	P	1180	360	
1925	425	(P)	1540	390	P	1160	330	
1915	495		1510	440		1140	260	
1880	450	M	1495	440	M	1085	340	
1875	420	M	1490	630	(P)	1045	380	
1850	440	P	1490	330	M	1025	430	P
1840	420		1450	310	P	900	320	
1830	450	P	1390	510				
1810	550		1390	290	P			
1720	510							
1670	510							
1670	500	S						
1660	450							

P = vorwiegend Parasympathicotonus,
M = Mitteltyp,
S = vorwiegend Sympathicotonus.

normal ansehen, dann ergab sich unter 47 vegetativen Dystonien 19mal eine überschießende Diurese mit erhöhter Vierstundenportion und Halbstundenleistung und 13mal eine Einschränkung von Vierstundenportion, meist auch

Tabelle 56.

Halbstundenportion ccm	Anzahl der Patienten mit Vierstundenportion von			Gesamtanzahl
	über 1650 ccm	1350—1650 ccm	unter 1350 ccm	
200—299	—	2	1	3
300—399	—	5	10	15
400—499	11	4	2	17
500—599	7	3	0	10
600—699	1	1	—	2

Tabelle 57.

4-St.-Portion ccm	Gesamtzahl	Tonuslage P M S		
über 1650	13	6	4	3
1350—1650	11	7	3	1
unter 1350	5	3	1	1

mit erniedrigter Halbstundenleistung wie aus den Tab. 55 und 56 hervorgeht. Eine Abhängigkeit dieses unterschiedlichen Verhaltens im Wasserversuch bei unseren vegetativen Dystonien vom *Gesamtserumeiweißgehalt* sowie vom Albumin-Globulin-Quotienten ergab sich nicht. Nach *Luminaletten* fand sich

12mal Abnahme und 10mal Zunahme der Vierstundenportion sowie 12mal Abnahme und 9mal Zunahme der Halbstundenleistung.

Versucht man nun die Gruppe der überschießenden und gehemmten Diurese in Beziehung zu dem vegetativen Gesamtzustand unserer im Schaubild erfaßten vegetativen Dystoniker zu setzen, so ergibt sich hier keine eindeutige Beziehung (Tab. 57). Auf Grund der Schrifttumsangaben wäre eine überschießende Diurese als ein parasympathikotones Zeichen, die gehemmte Diurese als sympathikotones anzusehen. Interessant sind in dieser Beziehung die Beobachtungen von Frau Dorscheid, die bei 244 Hypertonikern (vorwiegendem Altershochdruck) in 68% eine überschießende Diurese über 1650 ccm fand. Bei mehr sympathikotonem Ausgangszustand (Hypertonus) würde der Wasserstoß also häufiger parasympathikoton wirken. Darüber laufen weitere Untersuchungen.

VI. Nebennierenfunktion.

Auf die bekannte wichtige Koppelung von vegetativem und endokrinem System habe ich schon auf S. 34 hingewiesen.

Langley hatte 1901 die Übereinstimmung der Wirkung von Nebennierenextrakt und elektrischer Reizung sympathischer Fasern und damit den Zusammenhang zwischen Nebennieren und vegetativem System sichergestellt. 1909 fand Biedl bei Selachiern und Teleostiern, daß nicht die Entfernung des Markes der Nebennieren, sondern der Rinde zum Tode führt. Oswald faßt die Leistung der beiden Nebennierenanteile dahin zusammen, daß das Adrenalin auf Leistung und Stoffverbrauch, die Rindenhormone auf Aufbau und Wiederersatz eingestellt sind. Die besondere Bedeutung der Nebennierenrinde wurde in letzter Zeit vielfach erwiesen. Als Aufgabe der Nebennierenrinde wurde auf Grund ausgedehnter tierexperimenteller Forschung die Aufrechterhaltung der normal zirkulierenden Blutmenge, ferner die Regulierung des Wärmehaushaltes, die führende Rolle im Kochsalz- bzw. Mineralstoffwechsel, die Erhöhung der Resistenz gegen Infekte (Thaddea) sowie die Katalysierung der Phosphorylierungsprozesse vor allem des Laktoflavins zu Laktoflavinphosphorsäure als Baustein des von jeder Zelle benötigten gelben Atmungsfermentes (Verzar) erkannt. In Fortsetzung und Erweiterung der Gedankengänge von Eppinger und Hess stellte 1921 Billigheimer bei „vegetativ Stigmatisierten" nach Adrenalininjektion einen schnelleren hohen Blutdruckanstieg als beim gesunden Menschen und damit klinische Beziehungen zwischen Nebenniere und vegetativem System fest. Auf Grund der weiteren klinischen Forschungen ist. also die Funktion der Nebenniere eng mit den verschiedensten vegetativen Regulationen verknüpft (Jores, Thaddea). Bansi faßt auf Grund ausgedehnter klinischer Beobachtungen die Nebenniere sowie alle innersekretorischen Organe als psychosomatische Schnittpunkte auf. Und Jores läßt das Hypophysenzwischenhirnsystem auch die Fähigkeit der Nebennierenrinde streng überwachen.

Eine erste funktionell pathologische Abgrenzung addisonähnlicher Zustandsbilder als „formes frustes" des Morbus Addison wurde klinisch von Ehrmann und Dinkin (1927) vorgenommen. Sie haben primäre konstitutionell bedingte von sekundären durch Vergiftungen oder Unfälle ausgelösten abgeteilt. Die Patienten bieten klinisch oft das Bild einer allgemeinen lymphatischen Hyperplasie. Sie sind zart, schwach und mager. Die objektiven Zeichen ihrer Erkrankung sind niedriger Blutzucker und Blutdruck, bräunlich pigmentierte Haut, Neigung zu Untertemperatur, langsamer Puls und Adynamie. Häufig wird Klage über verminderte psychische und physische Leistungsfähigkeit geführt. Das ganze Bild ist nervös überlagert. Die Beschwerden lassen einen fließenden Übergang vom Funktionellen zum Organischen erkennen. DIEHL hat dann Addisonismen bei chronischer Gastroenteritis beschrieben. Erneut haben wir vor Jahren als Folge der Gastroenteritis Hinfälligkeit, anhaematogene Schleimhautpigmentierung und Hypotonie, Vitaminstoffwechselstörung und Hemeralopie angegeben (MARK).

Auslösende Ursachen der akuten Nebenniereninsuffizienz sind nach RIML (1937) erschöpfende Muskelarbeit, chemische Einflüsse (toxische Dosen der Pharmaka), Infekte, besonders Diphtherie, thermische Einflüsse (Erfrierung und Verbrennung), mechanische Einflüsse (Wundschock) oder Vergiftungen des Körpers durch Strahlung (Sonne, Radium, Röntgen). CORDOBA (1940) spricht von zentralen und peripheren Formen echter Nebenniereninsuffizienz. Er rechnet eine durch schwere Muskelarbeit bedingte Form zur zentralen und erkennt hypophysäre Unterfunktion und Vitamin-B-Mangel als Ursachen. Auch THADDEA stellt neben den echten durch Zerstörung der Nebennieren bedingten Addison funktionell oder konstitutionell bedingte Formen von Addisonismus. Die Eppinger'sche Klinik faßt die Nebenniereninsuffizienz im Gefolge anderer Krankheitszustände (Infektionskrankheiten, Gastroenteritis usw.) als wahrscheinliche Folge einer Kapillarschädigung auf, die im Sinne EPPINGERS zur serösen Entzündung des parenchymatösen Organs Nebenniere führt.

1947 gibt KAPPERT eine Einteilung der Nebenniereninsuffizienzen in absolute und relative Formen. Zur Symptomatologie der relativen Nebenniereninsuffizienz rechnet er rasche Ermüdbarkeit, allgemeine Schwäche und psychische Leistungsunfähigkeit, ferner eine ausgesprochene „neurovegetative Dystonie mit Schweißausbrüchen und vasomotorischen Phänomenen" (s. auch WEITZ). BANSI bezeichnet das klinische Bild jener überwiegend weiblichen Patienten vom asthenischen Konstitutionstyp mit den Stigmata der psychovegetativen Labilität, die häufig schon zeitlebens in ihrer Leistungsfähigkeit begrenzt, psychisch und physisch wenig „krisenfest", „sensibel" und „nervös" waren und jetzt ja nur kommen, weil sie den Anforderungen des täglichen Lebens nicht mehr gewachsen sind, als „asthenisch-adynames Syndrom". Er hebt als Klagen dieser Patienten „schwere Leistungsinsuffizienz, rasche Erschöpfbarkeit, meistens Appetitlosigkeit mit rapiden Gewichtsstürzen, Kollapsneigung und polymorphen nervösen Sensationen, besonders aber hochgradige Kraftlosigkeit" hervor. Parallel zu diesen Forschungen gehen die 1949 von FRANKL dargelegten Beziehungen zwischen psychischen Störungen und arterieller Hypotonie. Hier half Percorten therapeutisch, so daß FRANKL an relative Nebennierenstörungen dachte. Er prägte den Ausdruck des psychasthenischen Syndroms hierfür und faßte es als psychisches Korrelat der addisonoiden Adynamien auf. Daraus folgernd stellte er neben die seelischen Neurosen die Pseudoneurosen, die leiblich durch Störung des vegetativen Nervensystems oder Endocriniums bedingt sein können. Diese Pseudoneurosen teilt er ein in tetanoide, basedowoide und addisonoide Formen. Ganz allgemein wurden im letzten Jahrzehnt durchaus häufiger als echter Addison atypische inkomplette und abgeschwächte und oft reversible Formen sogenannter Addisonismen gefunden, bei denen entweder die Adynamie oder die charakteristische KH-Stoffwechselstörung und die Pigmentveränderung fehlen (REINWEIN). Auf monosymptomatische Formen unter dem Bild der Magendarmerkrankung, einer Hypotonie oder einer Neurasthenie hat

OSWALD zusammenfassend hingewiesen. Schon 1922 hat J. BAUER Nebennierenschwäche in Form paroxystischer schwerster Adynamieasthenie erwähnt. Außer bei BILLIGHEIMER und OSWALD finden sich in diesem Zusammenhang auch bei KAPPERT mehrmals Hinweise auf vegetative Störungen (bei nicht ausgesprochenem erniedrigten Blutzucker vasomotorische Phänomene, feuchte Haut oder richtige Schweißausbrüche, Zittern und allgemeines Schwächegefühl, Flimmern vor den Augen, Sehstörungen). Psychisch sind die Kranken unruhig mit Angstgefühlen und depressiven Zuständen. KAPPERT ist übrigens der Meinung, daß der Insulinbelastungstest nicht allein für Nebenniereninsuffizienz beweisend sei, da schon mit wechselndem vegetativem Tonus bei einzelnen Individuen die Insulinempfindlichkeit schwanken kann.

Eigene Untersuchungen.

Von den zahlreich angegebenen Nebennierenfunktionsproben, die man übersichtlich und z. T. kritisch beleuchtet in der Monographie von KAPPERT findet, haben auf meine Veranlassung HAFEMEISTER den „Wassertest" und Frau SCHLIECKER den „Arbeitsinsulintest" einer Prüfung unterzogen.

a) Der Robinsonsche Wassertest.

HAFEMEISTER überprüfte an unserem Krankengut die Brauchbarkeit des von den Amerikanern ROBINSON, POWER und KEPLER angegebenen sogenannten Wassertestes. Dieser Test vereinigt eine Prüfung der Wasserausscheidung während der Nacht und am Tag nach einer Wasserbelastung mit einer Prüfung des Harnstoff- und Kochsalzstoffwechsels.

Der Proband darf am Vortag des Versuchstages seine normale Kost einnehmen, jedoch ab 18 Uhr nichts mehr essen oder trinken. Nachdem er um 22,30 Uhr die Blase entleert hat, wird der gesamte Urin zwischen 22,30 Uhr und 7,30 Uhr morgens gesammelt und gemessen. Die Wasserbelastung am Versuchstage wird bei Bettruhe und in nüchternem Zustand vorgenommen. Um 8,30 Uhr entleert der Patient erneut die Blase und trinkt anschließend innerhalb von 45 Minuten Wasser oder dünnen Tee in einer Menge von 20 ccm pro Kilogramm Körpergewicht. Dann werden 4mal in stündlichen Abständen bis 12,30 Uhr die gelieferten Urinportionen gemessen. Dazwischen erfolgt um 11 Uhr eine Blutentnahme zur Bestimmung der Serumharnstoff- und -chloridkonzentration.

Ist die Nachturinmenge kleiner als die größte der einzelnen Stundenportionen am Vormittag, so ist der erste Teil des Testes negativ und es kann eine Nebenniereninsuffizienz ausgeschlossen werden. Im anderen Fall muß der zweite Teil des Testes angeschlossen werden. Hierzu bestimmt man im Nachturin und in dem abgenommenen Blutserum die Harnstoff- und Chloridkonzentration und stellt folgende Formel auf:

$$A = \frac{\text{Harnstoff im Nachturin (mg\%)}}{\text{Harnstoff im Serum (mg\%)}} \times \frac{\text{Cl in Serum (mg\%)}}{\text{Cl im Nachturin (mg\%)}} \times \frac{\text{größte Tagesstundenportion (ccm)}}{\text{Nachturinmenge (ccm)}}$$

Liegt der Wert A unter 25, so liegt eine Nebenniereninsuffizienz vor. Bei Werten über 30 kann nach ROBINSON, POWER und KEPLER dieselbe ausgeschlossen werden. Beweisend für eine Nebenniereninsuffizienz ist demnach nur, wenn bei positivem 1. Teil des Testes auch der 2. Teil positiv ausfällt.

Mit diesem Test wurden 9 vegetative Dystoniker, die anamnestisch und klinisch keinen Anhalt für Nebenniereninsuffizienz boten, 16 Patienten, die anamnestisch oder klinisch den Verdacht auf relative Nebenniereninsuffizienz erweckten und ein klinisch einwandfreier Addison untersucht. Bei allen 9 vegetativen Dystonikern ohne Anhalt für eine relative Nebenniereninsuffizienz fiel der Test negativ aus. Bei den 16 von uns als Verdacht auf relative Nebenniereninsuffizienz angesprochenen Patienten fiel der Test ebenfalls in allen Fällen negativ aus. Bei 12 dieser Patienten wurde gleichzeitig der *Arbeitsinsulintest* durchgeführt. Zum Teil wurden diese Vergleichsuntersuchungen mehrfach in kürzeren oder längeren Abständen wiederholt, z. T. vor und nach 7—10tägiger salzfreier Kost. Von diesen 12 Patienten wiesen 8 einen mehr oder weniger deutlich positiven Arbeitsinsulintest auf, der sich in 2 Fällen nach salzfreier Kost deutlich verschlechterte. Nach Cortironbehandlung konnten wir in allen Fällen neben subjektiv gebessertem Befinden einen deutlich günstigeren Ausfall des Arbeitsinsulintestes bei gleichbleibend negativem Ausfall des Wassertestes verzeichnen. Bei einem später autoptisch bestätigten Addison ergab der Wassertest vor Cortiron-Behandlung einen positiven, nach Behandlung einen negativen Ausfall. Unsere Untersuchungen stehen damit im wesentlichen in Einklang mit den jüngsten Untersuchungsergebnissen von KÜCHMEISTER und GENSLER, die den Wassertest nach ihren Untersuchungen ebenfalls für nicht geeignet halten, die Nebennierenrindenasthenie des Erwachsenen zu objektivieren.

b) Der Arbeitsinsulintest.

1942 führten ALBRICH und BERTSCHINGER an der Wiener Klinik unter EPPINGER folgende Nebennierenfunktionsprüfung durch. Am Anfang stand eine Belastung durch Radfahren. Danach wurden 15 Einheiten Insulin subcutan injiziert. Anschließend bestimmte man in kurzen zeitlichen Abständen Blutdruck und Blutzucker. Gesunde vermochten 30 Minuten zu radeln, Kollapsgefährdete waren nach 20 Minuten, Nebenniereninsuffiziente nach 10 Minuten erschöpft. *Ferner zeigten Gesunde kein Absinken der Blutzucker- und Blutdruckwerte nach Belastung*, während für Nebenniereninsuffiziente der Abfall dieser Werte nach der Arbeitsleistung typisch war. Durch die Behandlung mit Nebennierenextrakten plus Adrenalin erzielte man bei Kollapsgefährdeten normale Versuchsergebnisse.

Dieser Test berücksichtigt die bekannten Beziehungen zwischen Muskelarbeit und der ergotropen Funktion des Adrenalins. Adrenalin regelt die Blutverteilung (REIN u. a.), indem es durch Gefäßerweiterung die Durchblutung im arbeitenden Muskel verbessert. Durch das injizierte Insulin helfen wir dem durch die Muskelarbeit mobilisierten Glykogen zur schnelleren Fixierung in Leber und Muskulatur und regen die Nebennierenfunktion erneut zur Ausschüttung von Adrenalin an. Mit der auf diese Art durchgeführten Prüfung des peripheren Kreislaufs glaubte man in der Eppingerschen Klinik für Nebennierenausfallserscheinungen den hypotonen Symptomenkomplex Friedrich v. MÜLLERS verantwortlich machen zu können. Uns schien dieser Nebennierentest für eine Untersuchung an vegetativen Dystonikern geeignet. Frau SCHLIECKER hat ihn als „Arbeitsinsulintest" etwas abgeändert.

Methodik.

In einem besonderen Versuchsraum wurden zunächst Ruheblutdruck und Nüchternblutzucker bestimmt. Nun leistete der Patient 30 Minuten lang Arbeit am Fahrradergometer, die nach mkg berechnet wurde. Sofort anschließend wurden wiederum Blutdruck und Blutzucker bestimmt und danach eine Einheit Altinsulin pro 4 kg Körpergewicht subcutan injiziert. $^1/_4$ Std., $^1/_2$ Std., 1 St., $1^1/_2$ Std., 2 Std. und $2^1/_2$ Std. nach der Injektion wurden Blutzucker sowie systolischer und diastolischer Blutdruck laufend weiter verfolgt.

Ergebnisse an vegetativen Dystonikern.

Diesem Arbeitsinsulintest wurden zunächst 56 mehr oder weniger ausgeprägte vegetative Dystonien beiderlei Geschlechts meist zwischen 20. und 30. Lebensjahr unterzogen, von denen ein Teil, wie so oft vegetative Dystoniker, über Müdigkeit, Mattigkeit, Leistungsunfähigkeit, Schwindel beim Lagewechsel oder bei längerem Stehen, Hyperhidrosis oder dyseptische Beschwerden klagten. Alle Versuchspersonen waren in der Lage, die körperlichen Anforderungen des Testes zu erfüllen.

Als Ausdruck einer relativ guten Nebennierenfunktion werden beim Arbeitsinsulintest (A.I.T.) die Blutzuckerausgangswerte innerhalb der Versuchszeit bis zu 2½ Stunden nach Insulininjektion wieder erreicht (*Gruppe I*). Dies scheint der normalen Adrenalingegenregulation

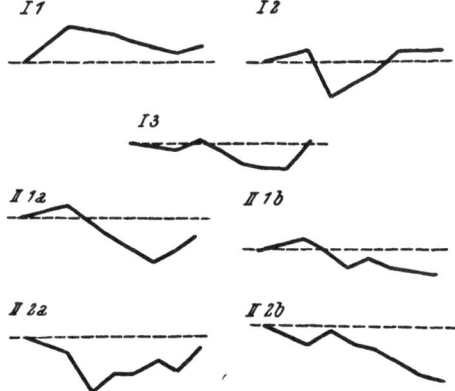

Abb. 85. Blutzuckerbefunde beim Arbeitsinsulintest. *I* = normale Verlaufsformen, *II* = abartige Verlaufsformen.

nach Insulin zu entsprechen. In einem Teil dieser Fälle tritt bei unverändertem Blutdruck ohne nennenswertes Absinken des Blutzuckers nur eine deutliche Arbeitshyperglykämie um über 10 mg% nach Insulin ein. Das entspricht dem Normalverhalten des Testes bei Gesunden nach ALBRICH und BERTSCHINGER. Andere Fälle dieser Gruppe reagieren auf den Arbeitsinsulintest (mit oder ohne Arbeitshyperglykämie) mit einem mäßigen Absinken des Blutzuckers nach Insulin (durchschnittlich um 20% bei einem mittleren Ausgangswert von 90 mg%), wobei sich stets die ausreichende Gegenregulation in der Blutzuckerkurve ablesen läßt.

Es kommen manchmal innerhalb der ersten Stunde nach Insulingabe geringe Anstiege bis zum Ausgangswert vor, die wir nicht als ausreichende Gegenregulation dann ansehen, wenn in der folgenden Zeit der Blutzuckerwert mit nur geringen Gegenregulationsschwankungen absinkt. Bleibt der Blutzuckerwert um mehr als 10 mg% erniedrigt, ist der Ausgangswert nicht erreicht. Solche Fälle sind bereits als geringe Abweichung von der physiologischen Reaktionsform zu bewerten und gehören zur Gruppe II. Diese abartige Reaktion des Arbeitsinsulintestes in Gruppe II äußert sich einmal im Verhalten des Ausmaßes der Gegenregulation, dann dem der Arbeitshyperglykämie und endlich im Ausmaß des Gesamtabsinkens des Blutzuckers, der Insulinhypoglykämie. Typisch ist, daß der Blutzuckerausgangswert nach Insulininjektion bei solchen Fällen nicht wieder erreicht wird, wobei die Gegenregulation entweder fehlt oder nicht ausreichend ist. Weiter läßt sich eine Abgrenzung durch das Auftreten oder Fehlen von Arbeitshyperglykämie durchführen. Es ergab sich, daß die Fälle mit Arbeitshyperglykämie (Gruppe II, 1) zwar mehr als die Fälle der Gruppe I, aber weniger als Fälle ohne Arbeitshyperglykämie (Gruppe II, 2) mit ihrem Blutzucker nach Insulin absanken. Die Beurteilung des Ausfalls des Arbeitsinsulintestes nehmen wir also auf Grund unserer Ergebnisse dieser 56 vegetativen Dystoniker nach folgenden Gesichtspunkten vor (Abb. 85):

Gruppe I: Normalfälle mit Erreichen des Ausgangsblutzuckerwertes.
1. Mit Arbeitshyperglykämie ohne Absinken des Blutzuckers. Hierbei normales Verhalten des diastolischen Arbeitsblutdruckes, in der Hälfte der Fälle geringes diastolisches Absinken nach Insulin.
2. Mit anfänglicher Arbeitshyperglykämie und anschließendem Absinken des Blutzuckers bei ausreichender Gegenregulation. Auch hier normales Verhalten des diastolischen Arbeitsblutdruckes und fallweise geringes diastolisches Druckabsinken nach Insulin.
3. Ohne Arbeitshyperglykämie mit Blutzuckerabsinken und Gegenregulation, geringes Absinken des Blutdruckes nach Arbeit und Insulin (5 bis 10 mm.)

Gruppe II: Abartige Fälle ohne Erreichen des Ausgangsblutzuckerwertes in den letzten $1^1/_2$ Stunden des Arbeitsinsulintestes.
1. Mit Arbeitshyperglykämie und nachfolgendem Absinken des Blutzuckers; a) mit Gegenregulation, b) ohne Gegenregulation. In dieser Untergruppe in der Hälfte der Fälle Absinken des diastolischen Arbeitsblutdruckes und in 11 von 12 Fällen diastolisches Blutdruckabsinken nach Insulin.

Tabelle 58.

Gruppe	Anzahl	Blutzucker			diastolischer Blutdruck (Zahl d. Fälle)							
		Mittlerer Ausgangswert in mg %	Mittleres Absinken in mg %	in % des AW	Sofort nach Arbeitsbelastung				Verhältnis Tiefstwert zum AW			
					+	=	(−)	−	+	=	(−)	−
I 1	14	79 (57—110)	—	—	4	8	1	1	7	5	2	—
2	8	93 (80—115)	23	25	2	3	1	2	2	3	1	2
3	2	108 (104—112)	17	16	—	—	1	1	—	—	1	1
					6	11	3	4	9	8	4	3
II 1a	5	104 (77—118)	33	32	3	1	2	6	—	—	1	11
1b	7	95 (71—112)	30	32								
2a	11	103 (84—125)	41	40	9	4	2	5	1	2	4	13
2b	9	112 (90—126)	38	34								
					12	5	4	11	1	2	5	24

2. Ohne Arbeitshyperglykämie Absinken des Blutzuckers a) mit Gegenregulation, b) ohne Gegenregulation. In dieser Untergruppe in ¼ der Fälle Absinken des diastolischen Arbeitsblutdruckes mehrmals bis 0. In 17 von 20 Fällen diastolisches Blutdruckabsinken nach Insulin. Aus der vorstehenden Tabelle ergeben sich diese Verhältnisse mit gleichzeitiger Berücksichtigung des Verhaltens des diastolischen Druckes gleich nach Arbeitsleistung. Hier lassen sich vorerst für den Blutdruck keine sicheren Abgrenzungen vornehmen, die für die klinische Beurteilung des Arbeitsinsulintestes von Bedeutung wären. Klarer liegen die Verhältnisse, wenn man den Blutdrucktiefstwert während des Arbeitsinsulintestes berücksichtigt. Der Test zeigt eine gewisse, aber keineswegs gesetzmäßige Abhängigkeit von den Ausgangswerten im Sinne des WILDERschen Ausgangswertgesetzes (bei hohen Ausgangswerten öfters stärkeres Absinken als bei niederen). Doch bezieht sich anscheinend diese Abhängigkeit nur auf den Insulineffekt am Blutzucker, nicht auf den Arbeitseffekt. Die Blutzuckerwerte, eingeteilt in Werte über und unter 90 mg% ergeben jedenfalls keine Gesetzmäßigkeit im obigen Sinne.

Bei der vegetativen Dystonie haben wir in 32 von 56 Fällen eine abartige Reaktion des Arbeitsinsulintestes gefunden, die in Richtung eines Dystonus der Nebennierenfunktion deutet.

Funktionelle Nebennierenschwäche bei vegetativer Dystonie.

Die Untersuchung der Nebennierenfunktion auslesefreier vegetativer Dystonien hatte also in einem nicht kleinen Anteil eine Abartigkeit des Arbeitsinsulintestes ergeben. Bei unserem großen klinischen Krankengut ausgeprägter vegetativer Dystonien war eine kleinere Gruppe aufgefallen, bei der sich auf Grund der Anamnese und einer Reihe klinischer Erscheinungen Hinweise auf eine relative Nebennierenschwäche zeigten. Da organische Veränderungen auch auf Grund des gesamten Blutstatus (normale Senkung, normales Haemogramm usw.) ausgeschlossen werden konnten, mußte an eine funktionelle Hypadrenie gedacht werden. (Der Begriff benign hypadrenia stammt von GOLDZIEHER.) Die Beschwerden und Untersuchungsbefunde dieses Personenkreises stimmten im wesentlichen überein. Diese Patienten klagten über allgemeine Muskelschwäche, verminderte körperliche Leistungsfähigkeit, über Schwindelgefühl sowie Appetitstörungen und diffuse Magen-Darmbeschwerden (bitteres Aufstoßen, Supersekretionsbeschwerden, Spasmen, Durchfallneigungen). Nicht selten fanden sich auch seelische Störungen, unter denen Antriebslosigkeit, Energiemangel, Konzentrationsschwäche, depressive Angstzustände, psychische Übererregbarkeit verschiedentlich angegeben wurden. Bei allen bestand die typische vegetative Labilität mit Neigung zu niedrigen Nüchternblutzuckerwerten, zu niedrigen Blutdruckwerten sowie zu orthostatischen Regulationsstörungen und Adynamie.

Zur Objektivierung möglicher Zusammenhänge des vegetativen Dystonus mit der Nebennierenfunktion und zur Klärung der einzuschlagenden therapeutischen Maßnahmen wurden solche Patienten folgendem klinischen Untersuchungsgang unterzogen.

I. Erster Tag. Ab 18 Uhr nichts mehr zu essen und trinken. Wassertest. Zweiter Tag. Nüchtern: 8,00 Uhr Blut: Senkung, Blutstatus, K, Ca, NaCl, Rest-N, Eiweiß, Cholesterin, Takata i. S., Nüchternblutzucker. 8,30 Uhr Fortsetzung des Wassertestes. 11,00 Uhr Serumharnstoff und Serum-NaCl. Ab 12,30 Vollkost. Täglich: NaCl im Harn und Wasserbilanz. Dritter Tag. Nüchtern: Regulationsprüfung, Traubenzuckerbelastung. Vierter Tag. Fraktionierte

Magensaftaushebung. Nach dem Frühstück Adynamieprüfung a) am Fahrradergometer, b) am Dynamometer. Fünfter Tag. Arbeitsinsulintest.

II. Anschließend im allgemeinen 5—10 Tage streng salzfreie Kost, danach Wiederholung der Anordnung des 1.—5. Tages.

III. Bei nun sich ergebendem dringenden Verdacht auf relative Nebennierenschwäche fallweise anschließend Cortironbehandlung und nachher nochmals Kontrolle.

I. Wir hatten bisher Gelegenheit, 16 Männer und 13 Frauen solcher nicht durch andere Krankheitsbilder überdeckter vegetativer Dystonien unter dem Verdacht auf relative Nebennierenschwäche zu verfolgen. Sie gehörten vorwiegend den Altersklassen zwischen 17 und 40 Jahren an, nur zwei Fälle waren über 50.

In der Anamnese dieser Fälle wurden von den gefragten Punkten (Mattigkeit, Ermüdbarkeit, Leistungsunfähigkeit, Appetitlosigkeit, Magenbeschwerden, Gewichtsstürze, Schweißausbruch, Schwindel, Kollapsneigung, psychische Leistungsunfähigkeit) mindestens 3—5 eindeutig geschildert. Hautpigmentierungen fanden sich 13mal notiert, 3mal als negativ verzeichnet. Neigung zu Hypoglykämie war vorwiegend, nur 4mal wurden mittlere Blutzuckerwerte über 100 mg% gesehen. Auch die mittleren Blutdruckwerte lagen besonders unter Berücksichtigung des Lebensalters niedrig. Nicht selten wurden Dauerwerte unter 110 mm Hg systolisch gemessen. Adynamie fand sich am Fahrradergometer, bzw. Dynamometer objektiv in 21 Fällen, 3mal fehlte sie. In fünf Fällen waren die Untersuchungen nicht eindeutig. Gastrointestinale Störungen wurden klinisch 27mal nachgewiesen. 7mal war ein positiver, 12mal ein negativer Chvostek notiert. Der Kalium-Calcium-Quotient lag zwischen 1,5 und 2,4, häufiger unter und um 2,0 als darüber. Von 15 Kaliumwerten lagen 10 über 20 mg% (bis 26,1 mg%). Die Traubenzuckerbelastungskurve war in der Mehrzahl der Fälle normal, 5mal flach, 1mal erhöht. Eine periphere Regulationsstörung durch unsere Stehfunktionsprobe nach Belastung wurde von 20 Fällen 9mal mit diastolischem Absinken objektiviert. Der Wassertest war 13mal negativ, nie positiv ausgefallen. Die Blutsenkung war in 20 Fällen normal, 8mal mäßig beschleunigt, das Haemogramm war 19mal normal, 9 mal bestand geringe Linksverschiebung. Der Arbeitsinsulintest wurde 9mal der Gruppe I, 16mal der Gruppe II zugehörig gefunden.

Faßt man das Gesamtergebnis dieser Untersuchung zusammen, so zeigen die untersuchten vegetativen Dystonien gehäufte Zeichen, die auf eine relative Nebennierenschwäche hindeuten. In zahlreichen Fällen fiel dementsprechend auch der Arbeitsinsulintest abartig aus. Das bekannte klinische Kennzeichen der relativen Nebenneireninsuffizienz, das Fehlen einzelner für den echten Addison typischer Zeichen wurde auch von uns bestätigt. Durch diese Untersuchungen gewinnt der schon in meinem Salzburger Referat gemachte Vorschlag der Abgrenzung vorwiegend addisonoider Typen im Rahmen der vegetativen Dystonie weitere Grundlage. Übrigens werden in Kürze BÜCHSEL, DORSCHEID und MOELLER über ein noch größeres einschlägiges Krankengut berichten.

Als Beitrag zur Frage, in wieweit kochsalzfreie Kost, bzw. Cortirongaben eine larvierte Nebenneireninsuffizienz deutlicher in Erscheinung treten lassen, waren weitere Untersuchungen notwendig.

II. Von elf vegetativen Dystonien aus der Gruppe der relativen Nebennierenschwäche mit begleitenden gastrointestinalen Störungen ergab der Arbeitsinsulintest nach *fünftägiger kochsalzfreier Periode* siebenmal einen überzeugend schlechteren Ausfall, der sich in Abnahme der Gegenregulation und in ausgeprägterer Insulinhypoglykämie dokumentierte mit gleichzeitigem stärkerem Absinken des diastolischen Druckes. Ich bringe aus der SCHLIECKERschen Arbeit einige vergleichende Kurven (Abb. 86).

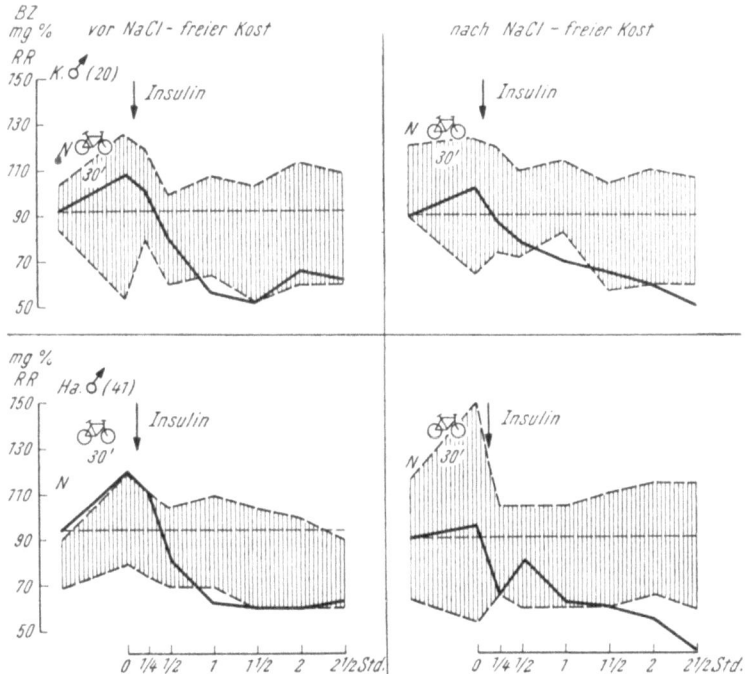

Abb. 86. Einfluß kochsalzfreier Kost auf den Arbeitsinsulintest.

In einer großen Anzahl der Fälle lag das Blutdruckniveau in der kochsalzfreien Periode niedriger als in der Vorperiode. Auch Erniedrigung des Nüchternblutzuckers sowie Zunahme der Adynamie und Verschlechterung der Kreislaufregulationsprüfung wurden fallweise beobachtet. Die Traubenzuckerbelastung zeigte mehrfach eine verstärkte hypoglykämische Nachschwankung (s. KAPPERT). In einer Reihe von Fällen trat eine deutliche Verschlechterung des subjektiven Befindens ein, in anderen fand sich weder eine subjektive noch objektive Beeinflussung durch die kochsalzfreie Periode, obwohl die Kochsalzfreiheit der Kost durch NaCl-Kontrolle im Harn gesichert war.

III. Im Gefolge der *Cortironbehandlung* zeigte sich in der Mehrzahl der Fälle sowohl eine wesentliche Besserung der subjektiven Beschwerden wie auch objektiv ein Rückgang der Hypotonie, der Hypoglykämie, Adynamie sowie Besserung des abartigen Arbeitsinsulintestes, der manchmal normale Verlaufsform annahm oder zumindest eine vorher fehlende Gegenregulation auf die Insulinhypoglykämie erkennen ließ. Sehr deutlich tritt diese Besserung des Arbeitsinsulintestes auch in der Zunahme des diastolischen Druckes nach Arbeit und nach Insulin in Erscheinung. Für sechs Fälle liegen mir bisher eindeutige Unterlagen über subjektive und objektive Besserung vor. Aus der Tab. 59 ersieht man Anstieg des Ruheblutdruckes, Nüchternblutzuckers,

Tabelle 59. *Arbeitsinsulintest (AIT) vor (v) und nach (n) Cortiron.*

Namen der Patienten	Nüchternblutzucker		Ruheblutdruck		Arbeitsinsulintest					
					Ausfall nach Gruppe		diastolischer Blutdruck			
							v		n	
	v	n	v	n	v	n	AW	nach Arbeit	AW	nach Arbeit
I. Schu.	71	94	120/70	110/75	II 2b	II 2a	70	0	75	60
II. Le.	82	84	105/80	120/85	II 2a	I 3	80	55	85	60
III. Oe.	93	128	115/70	110/65	II 2b	II 2a	70	60	65	60
IV. Bü.	89	89	115/70	130/85	II 2b	I 3	70	55	85	65
V. We.	82	85	110/85	110/75	II 2a	I 2	85	65	75	70
VI. Gl.	71	79	95/65	125/75	II 2a	II 1a	65	60	75	60

besseren Ausfall des Arbeitsinsulintestes mit geringerem Absinken des diastolichen Arbeitsblutdruckes. Zwei Beispiele der Arbeitsinsulinteste vor und nach der Cortirontherapie zeigen diese Verhältnisse am klarsten.

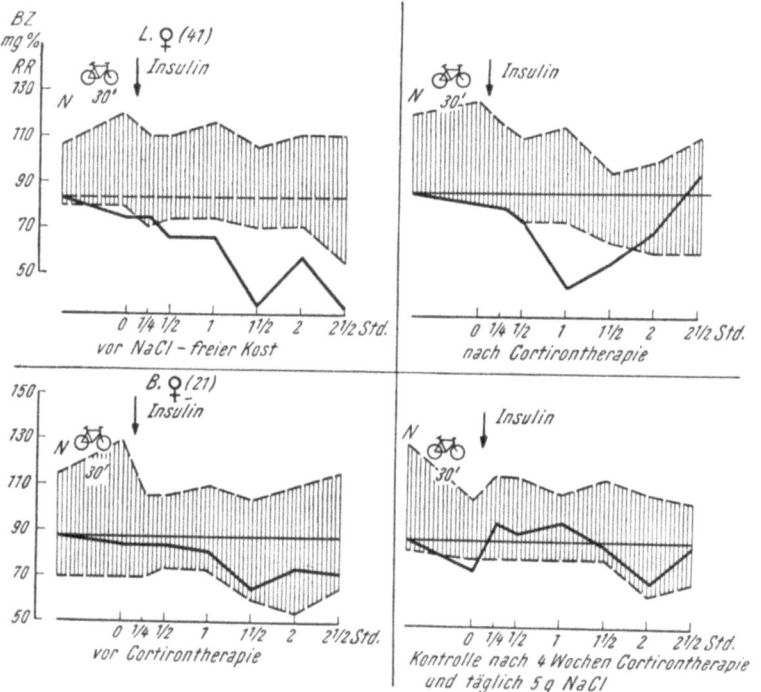

Abb. 87. Beeinflussung des Arbeitsinsulintestes durch Cortirongaben.

Es hat sich also einerseits durch mindestens fünftägigen Kochsalzentzug eine subjektive und objektive Verschlechterung larvierter Nebennierenschwäche bei vegetativen Dystonien, auf der anderen Seite durch Cortironbehandlung eine subjektive und objektive Besserung der Zeichen dieser relativen Nebenniereninsuffizienz gehäuft nachweisen lassen.

Dadurch scheint das Bestehen einer funktionellen Nebenniereninsuffizienz im Rahmen mancher vegetativen Dystonien weiterhin belegt und gesichert.

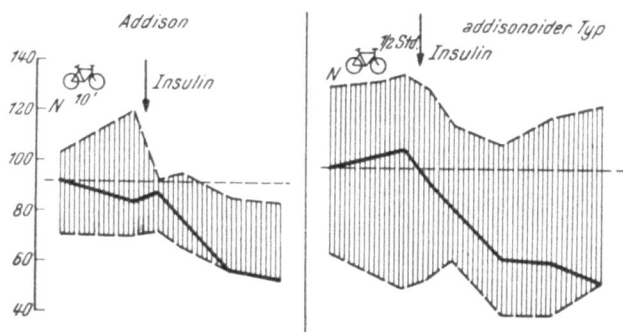

Abb. 88. Arbeitsinsulintest mit Auftreten von hypoglykaemischem Schock.

Der Arbeitsinsulintest wurde bei einigen Patienten mit anamnestischen und klinischen Zeichen von begleitender Nebennierenschwäche auch untersucht. Zwei Fälle ausgeprägter pluriglandulärer Insuffizienz ergaben bei der Erstuntersuchung, ein Fall inkretorisch bedingter Arthritis nach Kochsalzentzug einen abartigen Ausfall. Bei vier echten Addisonfällen mit allen typischen Zeichen dokumentierte sich die Adynamie bereits in der Dauer des Fahrradtretens. Nach wenigen Minuten mußte in drei von vier Fällen der Arbeitsversuch abgebrochen werden. In einem Fall konnte er bis zu zehn Minuten fortgesetzt werden. Hier trat bei fehlender Arbeitshyperglykämie ohne Gegenregulation nach $1^1/_2$ Stunden ein hypoglykämischer Schock ein, der übrigens nach 30 Minuten Fahrradtreten vereinzelt beim addisonoiden Typ der vegetativen Dystonie auch gesehen wurde (Abb. 88). Bei klinisch sicher gestelltem Addison ist demnach der Arbeitsinsulintest nicht brauchbar und ja auch nicht notwendig.

Beeinflussung des Arbeitsinsulintestes durch Stammhirnnarkose.

Der Arbeitsinsulintest wurde an 20 vegetativen Dystonikern in vergleichend therapeutischer Anordnung vor und nach zehntägiger Behandlung mit Luminaletten durchgeführt. Der Kurvenverlauf vor der Behandlung bezüglich Arbeitshyperglykämie und Wiedererreichung des Ausgangsblutzuckers war folgender:

Von 15 Fällen mit Arbeitshyperglykämie lag der Ausgangswert 7mal zwischen 50 und 80, 8mal zwischen 81 und 112 mg% (6mal über 90 mg%). Von 5 Fällen ohne Arbeitshyperglykämie lag der Blutzucker 2mal unter 90 und 3mal über 100 mg%. Also bestand keine Abhängigkeit vom Ausgangswert.

Das Erreichen des Blutzuckerausgangswertes im Arbeitsinsulintest zeigte bei 20 Fällen eine gewisse Abhängigkeit vom Ausgangsblutzuckerwert. Bei 4 Fällen mit Ausgangswert unter 80 (57—77 mg%) wurde der Ausgangswert überschritten. Bei 6 Fällen mit Ausgangswert zwischen 70 und 97 wurde der Ausgangswert erreicht. Bei 10 Fällen mit Ausgangswert zwischen 84 und 112 mg% (7mal über 100 mg%) wurde der Ausgangswert nicht erreicht.

Zur Beurteilung des Luminaletteneffektes wurde das Verhalten des Nüchternblutzuckers, der Arbeitshyperglykämie, der Insulinhypoglykämie, der Gegenregulation, das Erreichen des Ausgangswertes der Blutzuckerkurve und das Verhalten des Blutdrucks herangezogen.

Tabelle 60. *Nüchternblutzucker nach Luminaletten.*

Name	AW vor	angestiegen nach	Name	AW gleichgeblieben	Name	AW vor	abgesunken nach
El.	84	7	Gu.	86	Kr.	103	1
Wa.	87	15	Ki.	96	Du.	112	8
Hu.	72	19	Re.	77	Sch.	112	6
Se.	77	23	Sch.	57	Ma.	110	16
Mi.	80	25			Pa.	112	16
Kl.	68	27			Wo.	106	16
Ku.	84	29			We.	97	20
Ro.	70	48			Ka.	102	43

Bei 8 Fällen war der Nüchternblutzucker nach Luminaletten um 7 bis 48 mg% angestiegen ohne Beziehung zum Ausgangswert. Bei 4 Fällen war der Nüchternblutzucker gleichgeblieben. Bei 8 Fällen war der Blutzucker um 1—43 mg% abgesunken ohne Beziehung zum Ausgangswert. Eine Gesamtabhängigkeit vom Ausgangswert besteht insofern, als bei niederen Werten ein Anstieg, bei höheren ein Absinken gehäuft vorkam.

Tabelle 61. *Insulinhypoglykämie nach Luminaletten.*

Größer						Annähernd gleich bis ± 5 mg%						Geringer					
Name	AW mg%	Absinken um mg%	AW mg%	Absinken um mg%	Differenz	Name	AW mg%	Absinken um mg%	AW mg%	Absinken um mg%	Differenz	Name	AW mg%	Absinken um mg%	AW mg%	Absinken um mg%	Differenz
	v		n				v		n				v		n		
Hü.	72	0	91	31	+31	Du.	112	38	104	40	+2	Pa.	112	20	96	0	−20
Ro.	70	8	118	60	+52	Sch.	112	31	106	36	+5	Ma.	110	28	94	10	−18
Kl.	68	0	97	44	+44	We.	97	6	77	11	+5	Wo.	106	40	90	28	−12
						Ki.	96	12	96	14	+2	Kr.	103	67	102	21	−41
						Ku.	85	34	114	38	+4	Ka.	102	49	59	14	−35
						Se.	77	7	100	12	+5	Wa.	87	31	102	18	−13
						Sch.	57	0	57	3	+3	Gu.	86	24	86	10	−14
												El.	84	48	91	32	−16
												Mi.	80	25	105	15	−10
												Re.	77	22	77	0	−22

Die Arbeitsblutzuckerreaktion war nach Luminaletten in 2 Fällen mit einem Ausgangswert über 100 mg% ausgeprägter (Hyperglykämie). Sie blieb in 12 Fällen unverändert bei einem Ausgangswert zwischen 57 und 112 mg% (6mal unter 90 mg%). Die Arbeitshyperglykämie war 6mal schwächer geworden bei einem Ausgangswert zwischen 68 und 112 mg%.

Von den 20 Fällen fand sich 3mal eine ausgiebige Zunahme der Insulinhypoglykämie um 31—52 mg% mehr als vorher. In allen 3 Fällen lag der

Ausgangswert nach Luminaletten höher. Unveränderte Werte fanden sich nach Luminaletten 7mal. Hier bestand keinerlei Abhängigkeit vom Ausgangswert, vor Luminaletten Ausgangswerte zwischen 57 und 112 mg%, nachher zwischen 57 und 114 mg%. 10mal war die Insulinhypoglykämie nach Luminaletten zum Teil beträchtlich geringer geworden (um 10—41 mg%), und zwar verschieden stark bei gleichem Ausgangswert, so betrug sie: bei 86 mg% vorher 24 mg%, nachher 10 mg%; bei 103 mg% vorher 67 mg%, nachher 21 mg%; bei 102 mg% vorher 77 mg%, nachher 22 mg%. Eine Abhängigkeit der Insulinhypoglykämie nach Luminaletten vom Ausgangswert bestand also nicht.

Der Ausgangswert des Blutzuckers wurde nach Luminaletten 2mal im Verlauf des Testes überschritten (Ausgangswert 57, 112 mg%). Bei dem zweiten Fall war er vorher nicht erreicht worden. In 9 Fällen, von denen er vorher 4mal nicht erreicht war, wurde er erreicht. In 9 Fällen wurde der Ausgangswert nicht wieder erreicht. In 5 dieser Fälle war er auch vor Luminaletten nicht erreicht worden. In 4 Fällen war demnach der Ausgangswert im Gegensatz zu den Testen vorher nicht erreicht.

Die gesamte Gegenregulation der Blutzuckerkurve war nach Luminalettengaben 12mal stärker, 2mal gleich und 6mal geringer (s. Tab. 62).

Tabelle 62.

nach Luminaletten	Arbeitsblutzuckerreaktion	Insulinhypoglykaemie	Erreichen des Ausgangsblutzuckerwertes	Gegenregulation
gebessert	2	10	7	12
gleichgeblieben	13	7	9	2
verschlechtert	5	3	4	6

Die geschilderten Veränderungen im Blutzucker-Kurvenverlauf nach Stammhirnnarkose sind in obiger Tabelle zusammengefaßt.

Bezüglich des Blutdruckes ersieht man aus Tab. 63 bei den einzelnen Größen ein Vorherrschen von Blutdruckanstieg, nur 6mal von 20 Fällen trat ein Absinken ein.

Tabelle 63.

Blutdruck	Ausgangswert	Höchstwert	Tiefstwert	Endwert
höher	4	12	10	11
gleich	10	3	4	7
tiefer	6	6	6	3

Zusammengefaßt wurde der Ausfall des Arbeitsinsulintestes nach Luminaletten gehäuft im Sinne einer Normalisierung der Probe in bezug auf Nüchternblutzucker, Insulinhypoglykämie, Arbeitsreaktion und Gegenregulation und endlich in bezug auf Ausgangs-, Höchst-, Tiefst- und Endwert des systolischen und diastolischen Blutdruckes beeinflußt.

c) Arbeitsblutzuckerkurve und Himsworth-Test.

Im Anschluß an den Arbeitsinsulintest sind wohl Versuche meiner Mitarbeiter über das Blutzuckerverhalten der vegetativen Dystonie einmal nach Arbeitsleistung (MOLDT), zum anderen im Glukose-Insulin-Test nach Himsworth (WESTPHAL) von Interesse

Arbeitsblutzuckerkurve.

Bei 25 Patienten mit mehr oder minder starker vegetativer Dystonie hat MOLDT den Blutzucker über die Dauer von 5 Stunden in ½stündlichen, bzw. stündlichen Abständen nach einer Fahrradergometerleistung von 30 Minuten Dauer beobachtet. Es fanden sich dabei im Gesamtablauf der Einzelkurven 16 Versuche mit vorwiegend negativer Ten-

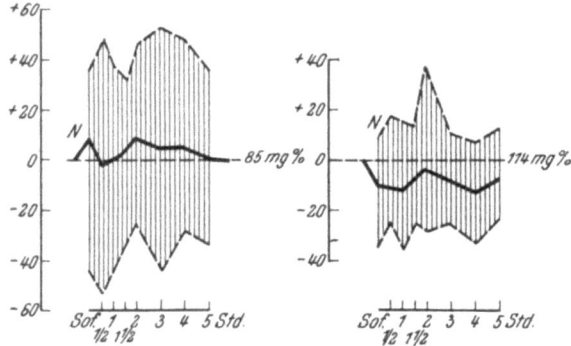

Abb. 89. Streubreite der Mittelwertblutzuckerkurven nach Belastung in Abhängigkeit vom Ausgangswert.

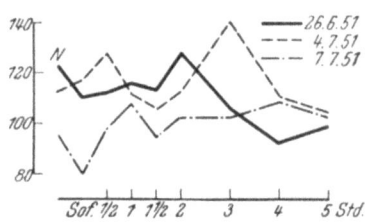

Abb. 90. Individuelle Schwankungsbreite des Blutzuckers nach Arbeit.

denz und 9 Versuche mit vorwiegend positiver Tendenz. Bei Berücksichtigung des WILDERschen Ausgangswertgesetzes ergab die Abgrenzung bei 14 Fällen mit einem niedrigen Ausgangswert unter 100 mg% (Mittelwert 85 mg%) eine steigende Tendenz und eine relativ große Streubreite der Mittelwertskurve.

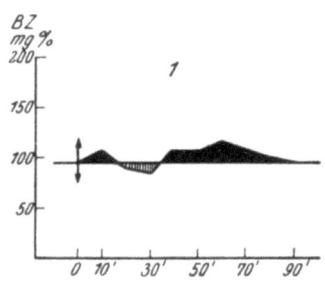

Für die 11 Fälle mit einem mittleren Blutzuckerausgangswert von 114 mg% zeigte sich eine sinkende Tendenz und eine relativ geringe Streubreite der Mittelwertskurve. Bei einer weiblichen vegetativen Dystonie ließ sich bei dreimaliger Untersuchung des Arbeitseffektes im Abstand von je 8 Tagen unter strenger Innehaltung gleicher Versuchsanordnung bei stets gleicher Arbeitsleistung die bekannte intraindividuelle Schwankungsbreite

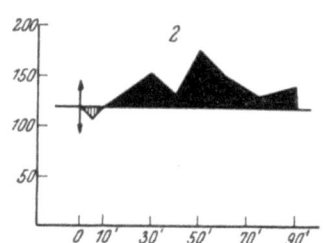

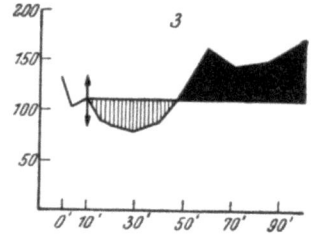

Abb. 91. Verlaufsformen des Insulinglukosetestes (Himsworth) bei vegetativer Dystonie.

des Blutzuckers nach Arbeit zeigen (Abb. 90). Unsere Versuche ergaben bei unseren organisch gesunden vegetativen Dystonien keine typische Verlaufsform der Arbeitsblutzuckerkurve nach der vagotonen, bzw. sympathicotonen Richtung. Die Tonuslage des vegetativen Nervensystems wirkt entscheidend auch bei den Schwankungen der Blutzuckerkurve nach Arbeit mit. Der Ausfall hängt von dem jeweiligen Zustand des vegetativen Systems ab.

Himsworth-Test.

Bezüglich der intravenösen Insulinwirkung bei Insuffizienz des chromaffinen Apparates berichtet neuerdings MEYTHALER eine „enorme Steigerung der Insulinwirkung mit stark vergrößerter Wirkungsfläche beim Morbus Cushing, der SIMMONDschen Kachexie und vor allem beim Morbus Addison".

Der Glukose-Insulintest nach Himsworth wurde von WESTPHAL im Rahmen unserer Untersuchungen über insulinempfindliche und -resistente Diabetes-Typen an 12 vegetativen Dystonien untersucht. Es fanden sich dabei 1. ausgeglichene Kurven mit geringem Anstieg über den Ausgangswert und mäßigem Absinken unter denselben; 2. Kurven mit einem Blutzuckeranstieg von etwas starkem Ausmaß und geringerem Unterschreiten der Kurve und 3. Kurven mit mehr oder weniger hohem Blutzuckeranstieg und stärkerer Blutzuckersenkung. Eine Abhängigkeit vom Ausgangswert ergab sich bei diesen Fällen nicht (Abb. 91).

Tabelle 64.

Gruppe	Blutzucker mg%	Anstieg mg%	Absinken mg%
1	101	11	18
2	112	40	14
3	112	15—55	38

d) Intravenöse Adrenalingaben.

Im Rahmen der Nebennierenfunktionsprüfungen hat EHNERT versucht, mit Hilfe der alten pharmako-dynamischen Funktionsprüfung des vegetativen Nervensystems die vielgestaltigen Formen der modernen vegetativen Dystonie zu ordnen. Gegen die subkutane Injektion kleinster Mengen von Adrenalin, Pilocarpin und Atropin, wie sie seinerzeit EPPINGER und HESS bekanntlich zur Abgrenzung ihrer Vagotonie und Sympathikotonie vorschlugen, ist der entscheidende Einwand die bei der subkutanen Injektion außerordentlich wechselnde Resorptionsgeschwindigkeit. CZEPAI, FORNET und TOTH gingen deshalb (s. a. SANGUINETTI) zur intravenösen Injektion von 0,01 bis 0,04 mg Adrenalin über, maßen bei den jetzt ja gedrängt ablaufenden Blutdruckreaktionen alle 15 Sekunden den Blutdruck und ermittelten so den Gipfelpunkt der Blutdrucksteigerung. Es ergab sich dabei, daß oft die Reaktionsgröße und in einzelnen Fällen sogar die Reaktionsrichtung bei der intravenösen Injektion eine andere war als bei der subkutanen Injektion. Für die einzelnen Dosierungen von 0,01 bis 0,04 mg stellten die genannten Autoren je nach dem Wert der höchsten Blutdrucksteigerung eine Skala der Adrenalinempfindlichkeit auf. Durch diese Gruppeneinteilung sollte ein besserer Einblick in die Reaktionslage des vegetativen Nervensystems erreicht werden. Auch HORNIG, WESTPHAL, SÜMEGI und LIEBMANN, LASCH und MÜLLER-DEHAM, KURAS und viele andere arbeiteten nach diesem Prinzip und zogen zum Teil sehr weitgehende Folgerungen aus diesen intravenösen Adrenalintesten. EHNERT hat stationär beobachtete Patienten mit der sicheren Diagnose einer vegetativen Dystonie Adrenalin in kleinen Dosen intravenös wiederholt injiziert und die folgende Blutdruck- und Pulsreaktion verfolgt. Entsprechend der neuen, insbesondere von HOLTZ, von EULER und deren Schulen begründeten Ansichten über die Natur des Sympathins haben wir in einer zweiten Versuchsreihe auch kleine Mengen Arterenol unter den gleichen Versuchsbedingungen intravenös injiziert.

Methodik.

Die Versuche wurden an drei Tagen jeweils morgens 8 Uhr (nüchtern) und nachmittags 17 Uhr (letzte Mahlzeit zwischen 12 und 13 Uhr) unter konstanten Bedingungen vorgenommen. Mindestens 30 Minuten vor jedem Versuch wurde absolute körperliche Ruhe im ungestörten Untersuchungsraum eingehalten. Vorbereitungen zur Injektion wurden im Nebenraum getroffen. Es wurden 20 γ Adrenalinum hydrochloricum, bzw. 20 γ — in einigen Fällen auch 40 γ — l-Arterenol der Fa. Höchst in 1 ccm Aqua bidestillata schnell in die Cubitalvene injiziert. Die Dosierung wurde mit diesen Mengen so gewählt, daß bei den Versuchspersonen keine wesentlich unangenehmen Sensationen auftraten, fast stets wurde nur leichter Druck auf den Brustkorb mit Anreiz zum stärkeren Durchatmen und etwas Kribbeln in Armen und Beinen angegeben. Wir haben nicht — wie fast alle Voruntersucher — bei der intravenösen Injektion nur die durch $^1/_4$minütliche Blutdruckmessung mit dem Erkameter registrierte Blutdruckreaktion zur Beurteilung herangezogen, sondern haben auch die Pulsfrequenz in ihrem zeitlichen Ablauf festgehalten und auszuwerten versucht. Wegen der schnellen Änderungen der Pulsfrequenz ist die manuelle Zählung des Pulses an der Arteria radialis wertlos. Wir registrierten die Pulsfrequenz mit dem Elektrokardiographen und erhielten so unter Auswertung mehrerer Intervalle auf dem EKG-Streifen den jeweiligen Ausgangswert und weiter in den ersten drei Minuten nach der Injektion $^1/_4$minütlich und in den nächsten drei Minuten $^1/_2$minütlich die relativ genaue Pulsfrequenz.

Ergebnisse.

Es zeigt sich zunächst bei allen Versuchen mit Adrenalin dessen biologische Wirkung auf den Kreislauf im Sinne eines Minutenvolumenhochdruckes mit meist steil ansteigender Pulsbeschleunigung, einer Erhöhung des systolischen und einer mäßigen, aber immer deutlichen Erniedrigung des diastolischen Blutdruckes. Allein der Gipfel der Blutdrucksteigerung, der ja im Verhältnis zum Ausgangswert von den oben genannten Autoren zur Einordnung in die Reaktionstypen verwandt wurde, zeigt innerhalb der sechs bei jeder Versuchsperson vorgenommenen Teste außerordentliche Unterschiede. Einmal ist der zweite oder dritte Morgenwert viel höher als der erste, bei anderen Versuchspersonen ist der erste Morgenwert weit höher; so ist es auch bei den Abendwerten unmöglich, aus den verschiedenen Blutdruckkurven eine für die jeweilige Versuchsperson typische herauszustellen. In einigen Fällen schwankte die Blutdrucksteigerung beim gleichen Patienten zwischen 25 und 60 mm Hg. Die Abbildung 92 zeigt als Beispiel zwei Kurven beim gleichen Patienten, wobei es sich nicht um einen extremen Fall, sondern um die durchschnittlich bei unseren Versuchspersonen auftretenden Differenzen handelt. Wenn auch bei der $^1/_4$minütlichen Registrierung der Pulsfrequenz der Gipfelpunkt der Frequenzsteigerung nicht immer genau erfaßt wird, so geht doch aus unseren Versuchen hervor, daß die hier nach intravenöser Adrenalinbelastung geprüften Kreislaufreaktionen offenbar den täglichen und den Tagesschwankungen so sehr unterliegen, daß aus *einem* Reaktionsablauf keine Schlüsse auf den Zustand des vegetativen Systems gezogen werden können, und daß auch mit Hilfe der sechs jeweils angestellten Versuche wegen der allzu unterschiedlich starken Reaktionsgrößen keine Typendifferenzierung der vegetativen Dystoniker möglich ist. Bei den Blutdruck- und Pulskurven nach intravenöser Injektion von l-Arterenol zeigte sich — entsprechend der biologischen Wirkung des Arterenols im Sinne des Widerstandshochdruckes — keine steile Zunahme der Pulsfrequenz, sondern bei 20 γ l-Arterenol eine mäßige und bei 40 γ eine deutliche Pulsfrequenzabnahme, während der Erhöhung des systolischen Blutdruckes — im Gegensatz zum Adrenalin — auch eine Erhöhung des diastolischen Blutdruckes entsprach. Bei der Betrachtung aller sechs, bei jeder Versuchsperson angestellten Versuche ergibt sich wieder das Bild wie beim Adrenalin: Die Unterschiede der Reaktionsgrößen innerhalb der sechs Kurven sind ebenfalls so groß, daß eine Typendifferenzierung unmöglich erscheint. Die Abbildung 93 gibt zwei Kurven nach Arterenol bei der gleichen Versuchsperson wieder.

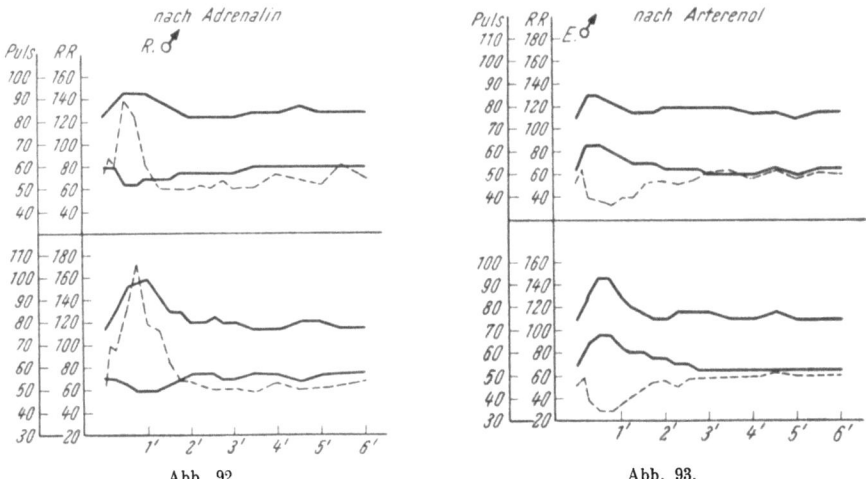

Abb. 92.   Abb. 93.

Die Versuche von EHNERT *lassen also bei unseren Rostocker vegetativen Dystonien weder auf Grund einer einmaligen noch einer mehrfachen intravenösen Adrenalin-, bzw. Arterenolbelastung eine Aussage über den Dauertonus des vegetativen Nervensystems oder gar über eine Typendifferenzierung machen.*

VII. Labyrinthfunktion.

Dank der grundlegenden Arbeiten von BARANY, RAMON Y CAJAL, MAGNUS und DE KLEYN sind wir über die Gleichgewichtsregulation des Menschen weitgehend orientiert. Von den Beziehungen der Labyrinthfunktion zum vegetativen Nervensystem war bereits auf Seite 20 die Rede. Auch beim Menschen sind diese Beziehungen wiederholt aufgewiesen worden. Die vestibuläre Übererregbarkeit (GÜTTICH, WIDMAACK) ist bei „Neurasthenikern" lang bekannt (BAUER). 1935 hat MARK über einen ausgesprochenen vegetativen Dystoniker berichtet, der anfallsweise über die verschiedensten Sensationen (Herzbeschwerden, Schwindelanfälle, Muskelspannungen, eigenartige Verhältnisse in der Sexualsphäre) zu klagen hatte. Es fand sich bei ihm neben einer geringgradigen Grundumsatzsenkung nur eine funktionelle Änderung der Erregbarkeitsverhältnisse beider Labyrinthe. ESCHER hat neuerdings unbestimmte, nicht systematisierte Schwindelerscheinungen meist ohne Hörstörungen bei vegetativer Dystonie häufig beobachtet, deren Abgrenzung von den verschiedenen organischen Labyrinthsyndromen nicht immer einfach war;

FRENZEL weist auf die Erschwerung der Erkennung der vom Vestibularapparat ausgelösten reflektorischen Beziehungen zu vegetativen Funktionen beim Menschen durch den Faktor des Psychischen hin. Zudem stelle die Drehprüfung eine unphysiologische Überbeanspruchung dar, die nach GÜTTICH einer Hör- und Sehprüfung durch Donner und Blitz vergleichbar sei. STREIFF und BIANCHI konnten auf verschiedene Art der Vestibularreizung Steigerung des Netzhautarteriendruckes erzielen. PÜTTMANN weist auf den durch einen Erregungszustand im vestibularen Organ ausgelösten Symptomenkomplex der sogenannten Nausea hin. Er fand bei organisch Nervengesunden keine wesentliche Änderung von Richtung und Ausmaß der Blutdruckschwankung bei Wiederholung des Vestibularreizes gegenüber Kranken mit Hirntumoren. Seine Untersuchungen erbrachten den Nachweis einer weitgehenden Abhängigkeit der Reaktionsweise auf den Vestibularisreiz von der momentanen Erregungsgröße der als Untersuchungsobjekt dienenden vegetativen Funktionen. Bei einem Ausgangsüberwiegen in adrenergischer Richtung erfolgte die Reizbeantwortung von seiten des cholinergischen Systems und umgekehrt. MIES, der mit WELLING auch auf die Bedeutung der Ausgangslage hinweist, meint durch seine eigenen Untersuchungen die „vielfach widersprechenden Ergebnisse anderer Untersuchungen über den Einfluß des Vestibularapparates auf das vegetative Nervensystem endlich einer Klärung zugeführt zu haben". Doch konnte WEZLER durch seinen Mitarbeiter ROSSBERG bei rotatorischer Reizung die Befunde von MIES nicht bestätigen. WEZLER bespricht in seinem Blutdruck-Referat die Bedeutung der Irradiation von Erregungen aus dem Labyrinth in das vegetative Nervensystem bei adaequater und inadaequater Reizung. RIECKER konnte durch Luminal von 0,15 bis 0,45 g bei sogenannten gesunden Versuchspersonen regelmäßig einen richtungswechselnden Lagenystagmus hervorrufen, den er auf Lähmung einer zentralen nystagmushemmenden Funktion zurückführt.

Es war demnach auch für die Klinik der vegetativen Dystonie die Untersuchung der Labyrinthfunktion notwendig. Dieser Aufgabe hat sich mein Mitarbeiter DORSCHEID unterzogen.

Eigene Untersuchungen.

Methodik.

I. Bei der *aktiven Rotation im Stehen ohne Leuchtbrille,* die wir zunächst zur rotatorischen Labyrinthreizung durchführten, als noch kein Drehstuhl vorhanden war, wurde besonders darauf geachtet, daß der Patient sich vor Beginn der Untersuchung an das veränderte Milieu gewöhnte. Der Patient verbrachte mindestens 20 Minuten zusammen mit dem Untersucher in einem sehr ruhigen abgelegenen Versuchsraum, in dem eine jahreszeitlich konstante Temperatur von 19—20° C herrschte. Durch Hinweise auf Art und Ungefährlichkeit des Vorgehens wurde eine psychische Beruhigung des Patienten erreicht. Die Labyrinthreizung erfolgte nüchtern oder mindestens 2½ Stunden nach der letzten Mahlzeit. Vor der Untersuchung wurden Blutdruck und Pulsverhalten solange kontrolliert, bis gleichbleibende Ausgangswerte erreicht waren. Die Rotation erfolgte 10mal durch schnelles Trippeln nach rechts oder links (nicht durch Drehung auf dem Absatz) und wurde dann abgebrochen. Der Nystagmus wurde in der Form des Endstellungsnystagmus bei normaler Kopfhaltung in der der Drehung entgegengesetzten Bulbusstellung in bezug auf Dauer und Schlagzahl bestimmt. Dabei fixierten die Augen den nach dieser Seite gehaltenen Finger des Untersuchers, d. h. bei Rechtsdrehung Endstellungsnystagmus links, bei Linksdrehung umgekehrt. Zweifellos spielen bei dieser Art der Untersuchung störende äußere Einflüsse eine größere Rolle als bei der passiven Drehung, daher sind z. B. die subjektiven Mitempfindungen nach aktiver Drehung stärker als nach passiver. Nicht ausgeschaltet wird beispielsweise auch der optische Nystagmus. Bei der Untersuchung unserer vegetativen Dystoniker mit dieser Methode haben wir jedoch nie Zwischenfälle oder Komplikationen erlebt.

Festgelegt wurde *nach aktiver Rotation:*

1. Nystagmusdauer in Sekunden, gemessen mit der Stoppuhr,

2. die Nystagmusschlagzahl, d. h. die Zahl der raschen Nystagmusschläge bis zum Aufhören. Bei beiden Registrierung der Seitendifferenz zwischen rechts und links in Sekunden.

3. Die subjektiven Empfindungen nach der Rotation, sowie evtl. vorhandene objektive Zeichen, wie Fallneigung, Taumeln usw.

4. Die Veränderung des systolischen und diastolischen Blutdrucks sowie der Pulsfrequenz nach Rotation im Verhältnis zum Ausgangswert.

II. *Die passive Rotation* wurde im gleichen, zusätzlich leicht abgedunkelten Versuchsraum durchgeführt. Die Versuchsperson (Vp) befand sich mindestens 20 Minuten vorher zur Gewöhnung in diesem Raum. Verwandt wurde ein Drehstuhl mit Rückenlehne. Grundsätzlich wurde die FRENZELsche Leuchtbrille eine Viertelstunde vor Beginn der Rotation angelegt (Abb. 94). Bekanntlich wird damit ein optischer Nystagmus durch Fixation bei der Drehung ausgeschlossen. Die Augen der Vp werden durch die 3-Volt-Glühbirne geblendet, durch die Konvexlinse von 20 Dptr. ist ein Erkennen von Gegenständen über 30 cm Entfernung unmöglich, dagegen kann durch diese Linse das Auge vergrößert gut beobachtet und jede Bulbusbewegung verfolgt werden. Durch die verstellbare Schulterstütze des Drehstuhles wurde die Haltung der Vp so reguliert, daß bei aufrechtem Oberkörper der Blick frei geradeaus gerichtet war (MARX, GERHARD).

Die passive Labyrinthreizung erfolgte durch zehnmalige Rotation auf dem Drehstuhl, die letzten sieben Umdrehungen wurden in je zwei Sekunden durchgeführt. Diese Geschwindigkeit entspricht der Winkelbeschleunigung der BARANYSCHEN Originalmethode (1906), d. h. 180° pro Sekunde. Die erste Rotation wurde durch vorsichtiges „Andrehen" nach den Prinzipien von FISCHER und WODAK begonnen, die Geschwindigkeit dann auf das erforderliche Maß gesteigert, da VEITS beim BARANYSCHEN Drehversuch gelegentlich eine Interferenz der phasischen Schwankungen der Drehungsempfindung beobachtet hatte, die einerseits durch den raschen Beginn der Rotation, andererseits durch den Anhaltereiz bedingt ist. Auch ohne Verwendung eines elektrischen Drehstuhls gelang es so, eine reine Enderregung zu erzielen, da durch die minimale Anfangsbeschleunigung eine Initialerregung kaum auftreten konnte, bzw. am Ende der Rotation bereits vollständig abgeklungen war. Die ersten drei Umdrehungen wurden so praktisch in 15 Sekunden beendigt, nach Abschluß der zehnten Umdrehung wurde der Drehstuhl plötzlich angehalten und fest gestellt, um ein störendes Nachpendeln oder eine unbeabsichtigte Weiterdrehung zu vermeiden. Zur besseren Handhabung war an der Rückenlehne des Drehstuhls ein breiter Bügel angebracht (s. Abb. 94). Vergleichsweise seien im folgenden die im Schrifttum veröffentlichten Durchschnittswerte der Nystagmusdauer nach rotatorischer Labyrinthreizung angegeben:

MARX warnt vor zu strenger Festlegung einer Sekundenzahl als Norm der Nystagmusdauer. Er nimmt einen pathologischen Ausfall im allgemeinen an, wenn die Dauer des stärkeren Nystagmus im allgemeinen etwa das Doppelte der Dauer des schwächeren beträgt, oder wenn eine Nystagmusdauer unter zehn Sekunden registriert wird. Als Mittelwert wird nach MARX im allgemeinen eine Nystagmusdauer von etwa 30 Sekunden angegeben. GRAHE, FRENZEL und MONRAD-KROHN fanden durchschnittlich 20—30 Sekunden, RUTTIN 15—25, MALAN 15—30 Sekunden (alle ohne Leuchtbrille), FRENZEL mit Leuchtbrille 30—45 Sekunden im Durchschnitt. Nach FRENZEL zeigt sich die Übererregbarkeit hauptsächlich in der abnormen Stärke des Nystagmus. Bedeutungsvoller als die meßbare Nystagmusdauer seien Frequenz und Größe des Ausschlages. Beim Vergleich beider Seiten bestehen oft beim Normalen auch Unterschiede (BAUER). Grenzwerte lassen sich hier nicht sicher angeben.

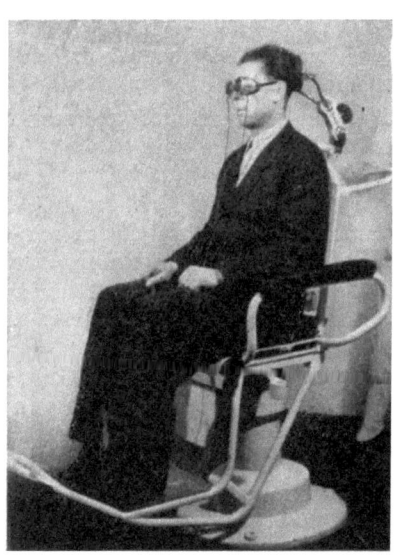

Abb. 94. Passiver Labyrinthversuch mit Drehstuhl und Leuchtbrille.

Bei den von uns untersuchten vegetativen Dystonikern bestand kein Spontannystagmus. In allen Fällen handelte es sich nach Rotation um einen Horizontalnystagmus. Auch vor der passiven Rotation wurden Ruheausgangswerte von systolischem und diastolischem Blutdruck und Puls bestimmt. In einer besonderen Untersuchungsserie wurden in derselben Form auch Ekg-Untersuchungen durchgeführt. Der Siemens-Einköffer-Apparat wurde zu diesem Zweck auf der sehr breiten Fußstütze haltbar befestigt, sodaß auf diese Weise einmal eine Ruheuntersuchung vor der Rotation, zum anderen die Ekg-Schreibung sofort nach der Rotation ohne Platzwechsel des Patienten unter den völlig gleichen Bedingungen durchgeführt werden konnte, nachdem die gesamte Apparatur die Drehung mitgemacht hatte.

III. Der von UNTERBERGER angegebene *Tretversuch* hat sich zur Feststellung bereits kleiner Unterschiede in der Labyrintherregbarkeit beider Seiten auch bei uns gut bewährt. Er wurde mit FRENZELscher Leuchtbrille bei vollständig verdunkeltem Untersuchungsraum durchgeführt. Die Versuchsperson erhielt den Auftrag, in mäßiger Geschwindigkeit auf der Stelle zu treten. Auf die Vermeidung des Stampfens wurde dabei Wert gelegt. Eine etwaige Seitenabweichung wurde registriert, z. B. Abweichungen nach vorne, Linksabweichung um 45^0 oder 90^0 nach 50- oder 60mal Treten. Trat nach 60mal Treten keine Abweichung ein, so wurde der Versuch als negativ abgebrochen. Bei nur mäßigen Links- oder Rechtsabweichungen wurde fallweise das Treten soweit fortgeführt, bis 45^0 oder 90^0 Abweichung erreicht war und dann dazu die Verlängerung beschrieben, z. B. Abweichung um 45^0 nach 80mal Treten. Auch andere Erscheinungen wie Taumeln, Zittern, Unruhe usw. wurden registriert.

Von 19 vegetativen Dystonien zeigten zwölf Abweichungen bis zu 90^0, sieben reagierten demnach normal.

Ergebnisse.

I. Nach *aktiver Rotation* zeigte der Nystagmus bei 38 vegetativen Dystonikern sowohl nach Rechts- wie Linksdrehung eine durchschnittliche Nystagmusdauer von 22,5 Sekunden mit einem Minimum von 7 Sekunden und Maximum von 44 Sekunden. Dabei lagen 8 Fälle unter und 9 über der Norm von 15—30 Sekunden. Die Seitendifferenz betrug im Mittel 7,4 Sekunden mit Schwankungsbreite von 0—24 Sekunden und einem geringen Seitenüberwiegen nach Rechtsrotation. Bei 22 vegetativen Dystonikern lag die Nystagmusschlagzahl bei einem Durchschnittswert von 27 Schlägen (Schwankung 8—63), in der Mehrzahl der Fälle (von 22 Patienten rechts 19, links 17) zwischen 10 und 50. Die Seitendifferenz betrug 8,6 Schläge mit einer Schwankungsbreite von 1—30 Schlägen, ebenfalls mit geringem Seitenüberwiegen nach Rechtsrotation. Der Nystagmus war elfmal feinschlägig, achtmal mittelschlägig, zweimal grobschlägig ohne wesentliche Seitenunterschiede.

Von 18 Patienten lag der *mittlere Pulsausgangswert* im Stehen um 81. Nach der Rotation kam es überwiegend zu einer Pulsbeschleunigung (maximal um + 48 Schläge sowohl nach Links- als auch nach Rechtsdrehung). Nach Linksdrehung sank die Pulsfrequenz nur einmal um zwölf Schläge ab, nach Rechtsdrehung erfolgte zweimal kein Anstieg. Der Puls kehrte innerhalb einer Spanne von 1—5 Minuten zum Ausgangswert zurück. Der *mittlere Ausgangsblutdruck* betrug bei diesen Patienten 122/82 mm Hg. Der mittlere Sofortanstieg betrug systolisch + 21, diastolisch + 6 mm Hg. Hierbei zeigte sich gelegentlich unterschiedliche Reaktion auf Rechts- und Linksdrehung ohne sichere Abhängigkeit vom Ausgangswert. Im allgemeinen trat ein Anstieg ein, und zwar für den systolischen Blutdruck 16mal bei Rechtsdrehung und 11mal bei Linksdrehung. Der Anstieg des diastolischen Blutdruckes wurde überwiegend bei Ausgangswerten unter 80 mm Hg, Gleichbleiben und Absinken dagegen ausschließlich bei Ausgangswerten über 80 mm Hg beobachtet. Absinken des systolischen Druckes erfolgte nur einmal um 15, des diastolischen einmal um 10 bei Rechtsdrehung, viermal bei Linksdrehung (maximal um 30 mmHg).

Von 23 vegetativen Dystonien gaben 10 Patienten keine Veränderungen des subjektiven Befindens nach Rotation an. Über Brechreiz und Übelkeit klagten drei, über Drehschwindel, Drehgefühl, Taumeln, bzw. Kollapsneigung die übrigen.

II. Nach *passiver Rotation* dauerte der Nystagmus bei 25 vegetativen Dystonien nach Rechts- wie Linksdrehung durchschnittlich 27,7 Sekunden, mit einem Minimum von 5 Sekunden und einem Maximum von 70 Sekunden. Das Gros lag zwischen 20 und 40 Sekunden, also unter den Normalwerten FRENZELS (sogar 12 Werte zwischen 20 und 30 Sekunden). Die Seitendifferenz betrug im Mittel 5,3 Sekunden mit Schwankungsbreite von 0—15 Sekunden ohne Seitenüberwiegen. Bei 23 vegetativen Dystonien betrug die Nystagmusschlagzahl in der Mehrzahl 10—50 Schläge (von 23 Patienten rechts 18, links 22) mit einem Durchschnittswert von 33 Schlägen (Schwankung 4—120) mit größerer Variation bei Rechtsrotation und einer mittleren Seitendifferenz von 10,6 Schlägen mit einer Schwankungsbreite von 2—30 Schlägen ohne Seitenüberwiegen. Der Nystagmus war achtmal feinschlägig, elfmal mittelschlägig, sechsmal grobschlägig mit vereinzelten Seitenunterschieden.

Bei zwölf männlichen vegetativen Dystonien lag der *Pulsausgangswert im Sitzen* auf dem Drehstuhl um 74. Dabei kam es häufiger nach Links- als nach Rechtsrotation zu einem Anstieg, wenige Male zum Absinken. Der mittlere

Anstieg betrug + 6,5 Schläge (— 16 bis + 24). Der mittlere *Ausgangsblutdruck* lag bei 133/73 mm Hg. Der mittlere Sofortanstieg betrug systolisch + 14, diastolisch + 6 mm Hg. Auch hierbei zeigte sich gelegentlich unterschiedliche Reaktion auf Links- und Rechtsdrehung ohne sichere Abhängigkeit vom Ausgangswert.

Also fand sich weder bei aktiver noch passiver Rotation eine Beziehung zwischen Verhalten von Nystagmus und Kreislauf. Von 23 vegetativen Dystonien gaben zwölf keine Veränderungen des subjektiven Befindens an. Über Brechreiz und Übelkeit klagten zwei, über Drehschwindel und Drehgefühl die übrigen.

Tabelle 65. *Blutzucker in mg%*

Name	vor Rotation	nach Rotation	Differenz
B.	112	93	— 19
M.	88	95	+ 7
G.	146	149	+ 3
N.	70	80	+ 10
R.	54	68	+ 14

Bei 14 vegetativen Dystonikern wurde der *Einfluß der passiven Rotation auf das Elektrokardiogramm* geprüft. Abgesehen von den schon erwähnten Pulsfrequenzänderungen fanden sich dabei sonst keine Ekg-Veränderungen nach Rotation, auch nicht bei Berücksichtigung der absoluten und relativen QT-Dauer.

Bei fünf Patienten mit vegetativer Dystonie ergaben *Blutzuckerdoppelbestimmungen* (nach HAGEDORN-JENSEN) morgens nüchtern und nach passiver Linksrotation viermal Anstieg, einmal Abfall.

Bei dem letzten Patienten (Tab. 65) wurde diese Untersuchung mehrfach wiederholt. Es fand sich dreimal Abfall, zweimal Anstieg. Dieses Ergebnis entspricht ungefähr den Befunden von ROESSEL und POTTHAST.

Tabelle 66. *Kreislaufverhalten nach aktiver (18 Pat.) und passiver (12 Pat.) Rotation.*

Puls und Blutdruck	mittlerer Ausgangswert		mittlerer Anstieg	
	aktiv	passiv	aktiv	passiv
Puls pro Min.	81	74	21,4	6,5
RR mm Hg systol.	122	133	21	14
diastol.	82	73	6	6

Bei 24 vegetativen Dystonikern wurde in etwa $^1/_2$stündlichem Abstand am gleichen Tage zunächst die passive, danach die aktive Rotation durchgeführt. Die *Nystagmusdauer* war in zwei Dritteln der Untersuchungen bei passiver Rotation länger als bei aktiver, und zwar durchschnittlich 12,2 Sekunden (2—50 Sekunden). Nach Rechtsdrehung war dies 14mal, nach Linksdrehung 18mal der Fall. In zwei Fällen war die Nystagmusdauer bei Rechtsdrehung nach aktiver und passiver Rotation gleich, in zwei weiteren Fällen nach Linksdrehung. In den übrigen Fällen dauerte der Nystagmus nach aktiver Rotation durchschnittlich um 9,3 Sekunden (2—18 Sekunden) länger. Die Seitendifferenzen waren in Übereinstimmung mit den bereits angeführten Zahlen nach passiver Rotation geringer. Seitendifferenzen von mehr als der Hälfte des höheren Wertes kamen bei vier Patienten vor, bei ihnen ergab passive Rotation geringere Differenzen.

Die *Nystagmusschlagzahl* war in der Hälfte der Fälle bei passiver Rotation größer als bei aktiver, und zwar durchschnittlich um 21 Schläge (5 bis 94). Bei Rechtsdrehung war dies 11mal, bei Linksdrehung 13mal der Fall. In zwei Fällen bestand gleiche Schlagzahl nach aktiver und passiver Rotation bei Rechtsdrehung, in zwei Fällen bei Linksrotation. In den übrigen Fällen war die Schlagzahl bei aktiver Rotation durchschnittlich um 14 Schläge (2—45) größer als bei der passiven. Die Seitendifferenzen waren nach aktiver Rotation geringer.

Die aus den in Abschnitt I und II angeführten Werten zusammengestellte Tabelle zeigt nach passiver Rotation deutlich geringere Kreislaufreaktion als nach aktiver (Tab. 66).

22 vegetative Dystoniker wurden im Anschluß an die aktive und passive Rotation nach ihren *subjektiven Beschwerden gefragt*. In 8 Fällen wurde die aktive und passive Rotation nach beiden Seiten gut vertragen. Unterschiedliche Beschwerden bei Rechts- oder Linksrotation gaben 6 Patienten nach passiver, 3 nach aktiver Rotation an. 4 Patienten hatten nach passiver Rotation keine Beschwerden, jedoch Drehschwindel, Taumeln oder Übelkeit nach aktiver Rotation (rechts wie links). 5 Patienten berichteten über Verstärkung ihrer Beschwerden bei aktiver Rotation gegenüber geringeren bei der passiven Drehung (seitengleiches Verhalten).

Von 25 vegetativen Dystonikern, die sowohl aktiv wie passiv rotatorisch untersucht wurden, berichteten in der Anamnese mehr als die Hälfte (15 Patienten) über Schwindelerscheinungen. Die Intensität soll nach den Angaben 4mal stark, 10mal mittel und 2mal nur mäßig gewesen sein. In der Mehrzahl dieser Fälle (12 Patienten) traten postrotatorisch entsprechende Beschwerden auf. 7 von 11 Patienten, die anamnestisch über keinen Schwindel berichteten, gaben auch nach Rotation keine subjektiven Beschwerden an. Es fand sich also eine gewisse Übereinstimmung zwischen der klinischen Anamnese und den subjektiven postrotatorischen Beschwerden.

Der Vergleich der aktiven mit der passiven Rotation zeigt bei der bekannten großen Schwankungsbreite labyrinthärer Reaktionen keine grundlegenden Unterschiede, so daß *für die praktisch klinische Funktionsprüfung des Labyrinths bei der vegetativen Dystonie die aktive Rotation im allgemeinen zur Orientierung ausreichen wird*. Bezüglich des postrotatorischen Nystagmus wird man sich allerdings dabei auf Sekundenwerte über 30 nicht voll verlassen können. Denn hierbei ergab sich keine brauchbare Übereinstimmung gegenüber unseren passiven Rotationsversuchen.

Einfluß biophysiologischer Faktoren.

In drei Fällen wurde täglich morgens nüchtern die aktive und passive Rotation vorgenommen und dabei gewisse Schwankungen der Nystagmusschlagzahl (ausgezogene Linie) und Nystagmusdauer (gestrichelte Linie) besonders ausgeprägt bei aktiver Rotation festgestellt. Bei der passiven Rotation gegenüber der aktiven erschien die Kurve der *täglichen Nüchternschwankungen* ausgeglichener. Weiteren Studiums wert erscheint uns die allmählich ansteigende Kurve in Abb. 95 bis 97 bei täglich wiederholter Untersuchung, die in Abb. 97 Werte bis über 100 Sek. bei passiver Rotation aufwies. Vollständige Parallelität des Kurvenverlaufes fand sich weder in Bezug auf Rechts- und Linksdrehung, noch in Bezug auf Dauer und Schlagzahl des Nystagmus.

In allen drei Fällen erschien der Kurvenverlauf nach 3- bis 5mal 2 Luminaletten täglich ausgeglichener, und zwar wiederum deutlicher bei passiver Rotation.

Zur Feststellung der *Tagesschwankungen* wurde bei einem 21jährigen vegetativen Dystoniker 2stündlich im Laufe eines Tages die passive Rotation

Tabelle 67.

Uhrzeit	Nystagmus						Änderung der Leukozytenzahl nach 10 x Linksrotation
	Dauer in Sekunden			Schlagzahl			
	10 x re.	10 x li.	Diff.	10 x re.	10 x li.	Diff.	
8 nüchtern	65	70	5	112	107	5	+ 1000
10 p. c.	75	80	5	115	125	10	+ 400
12 p. c.	80	75	5	112	110	2	+ 250
14 p. c.	60	65	5	100	100	0	+ 500
16 p. c.	62	65	3	105	100	5	− 50
18 p. c.	58	56	2	97	105	8	− 100
Nystagmus fein- bis mittelschlägig							Doppelbestimmung vor und nach Rotation

mit Nystagmuskontrolle vorgenommen; vorher und nachher wurden je 2mal Leukozyten gezählt. Das Ergebnis zeigt die Tab. 67. Ob die Abnahme der Nystagmusdauer zum Abend hin Folge einer echten Tagesrhythmik oder

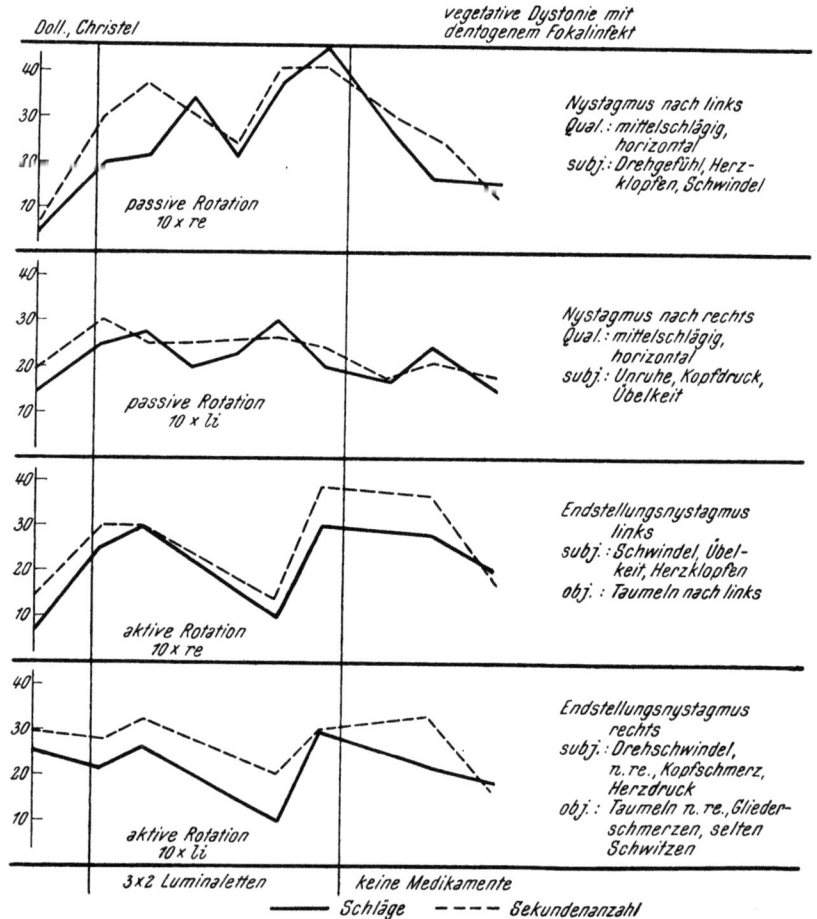

Abb. 95.

Folge von Gewöhnung — wie man es aus dem Verhalten der Leukozytenzahl ablesen könnte — ist, soll vorerst nicht entschieden werden.

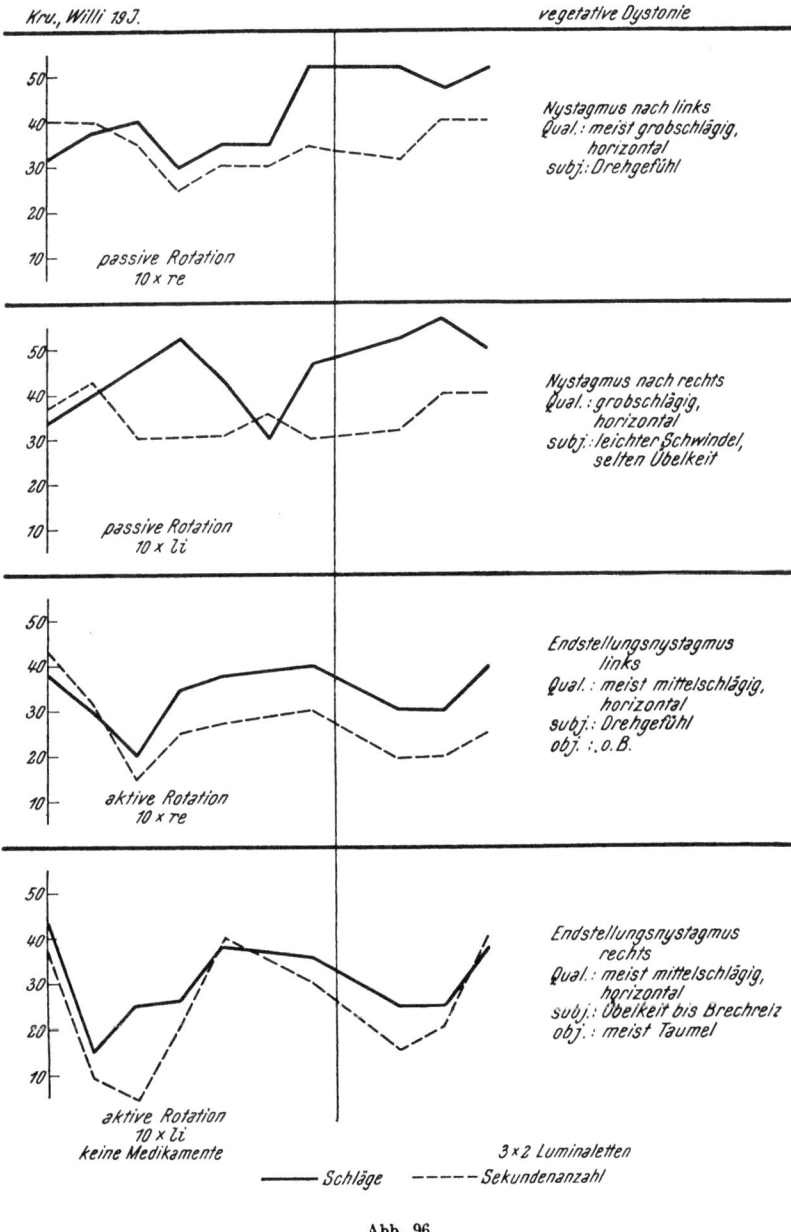

Abb. 96.

Stammhirnnarkose.

Aktive Rotation vor und nach Stammhirnnarkose wurde bei 18 vegetativen Dystonikern durchgeführt. Bezüglich der *Nystagmusdauer* trat bei Rechtsdrehung 9mal Verlängerung, 2mal Gleichbleiben, 7mal Verkürzung auf, bei

214 Labyrinthfunktion.

Linksdrehung 8mal Verlängerung, 9mal Verkürzung und 1mal Gleichbleiben. Im Durchschnitt hatten diese 18 Patienten vor Behandlung eine Nystagmusdauer von 25,5 Sekunden (Schwankungsbreite 10—50), nach Behandlung 27,8 Sekunden (Schwankungsbreite 10—55). Die Seitendifferenzen waren nach Behandlung 13mal verringert, 2mal gleichgeblieben und 3mal angestiegen. Sie betrugen im Mittel vorher 8,5 Sekunden, nach Behandlung 5,4 Sekunden.

Die Nystagmusschlagzahl wurde in dieser Gruppe 5mal bestimmt. Bei Rechtsdrehung trat 1 mal Abnahme um 2 Schläge, 4mal Zunahme, bei

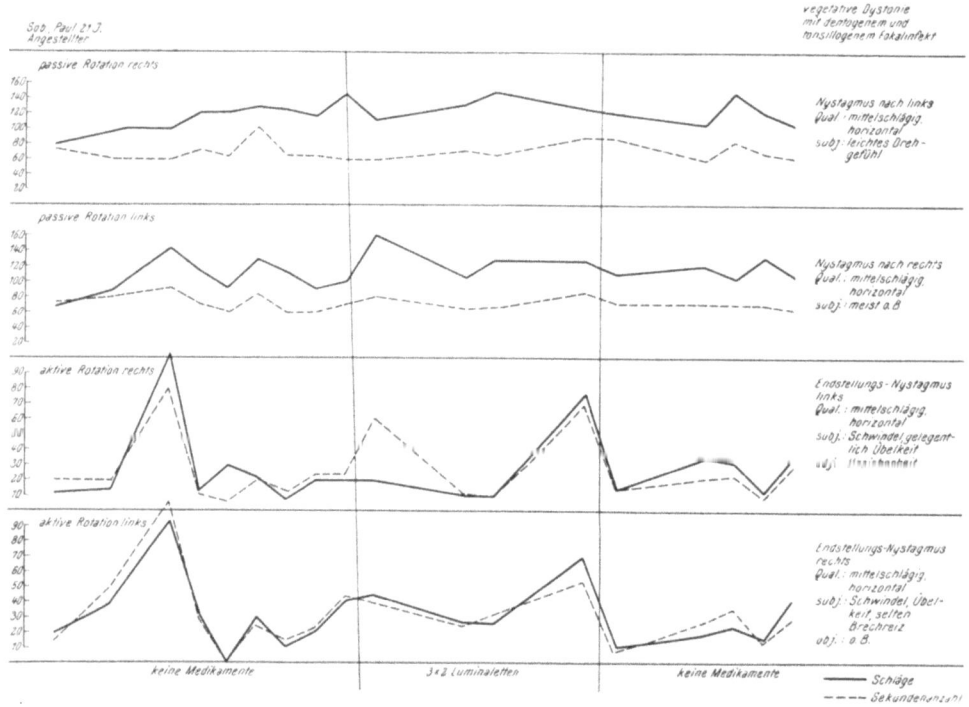

Abb. 97.
Abb. 95—97. Tägliche Nüchternschwankungen der Nystagmuswerte und Stammhirnnarkose bei drei vegetativen Dystonien.

Linksdrehung 1mal Abnahme um 23 Schläge, 4mal Zunahme auf. Im Durchschnitt hatten diese Patienten vor Behandlung eine Schlagzahl von 38,8, nachher von 49,1. Die Schlagzahlseitendifferenzen waren nach Behandlung 2mal verringert, 2mal erhöht und 1mal gleichgeblieben, im Mittel betrugen sie vor Stammhirnnarkose 15 Schläge, danach 10,6. Also ergab die Nystagmusschlagzahl keine eindeutigen Veränderungen, obwohl die mittlere Gesamtschlagzahl höher lag als vorher.

Die *Pulsausgangsfrequenz* war nach Luminaletten nicht nennenswert abgesunken. Auch nach Behandlung kam es meist sofort zu einem postrotatorischen Anstieg, und zwar nach Rechtsdrehung in sämtlichen 18 Fällen, maximal um 44 Schläge, nach Linksdrehung 16mal, maximal um 40 Schläge. Nach Linksrotation kam es 2mal zum Absinken. Auch der *Blutdruckausgangswert* war im Durchschnitt praktisch unverändert. Nach aktiver Rotation war im allgemeinen ein deutlicher Blutdruckanstieg systolisch und diastolisch zu beobachten. Der mittlere Sofortanstieg nach Luminaletten betrug systolisch

+ 22,5 mm, diastolisch + 5 mm Hg gegenüber systolisch + 21 mm und diastolisch + 6 mm Hg im Durchschnitt vor Behandlung. Die postrotatorische Blutdruckreaktion war systolisch nach Luminalettenbehandlung einheitlich bei Rechts- und Linksrotation: 17mal war ein Anstieg (bis maximal + 40), einmal ein Absinken um 10 mm Hg nachweisbar (gegenüber 16mal Anstieg vor Luminaletten). Der diastolische Blutdruck stieg nach Rechtsrotation 11mal an (bis + 35 mm Hg), 3mal sank er bis 15 mm Hg ab, 4 mal blieb er gleich, nach Linksrotation erfolgte 8mal Anstieg (maximal + 25 mm Hg), 6mal Absinken (bis — 25 mm Hg), 4mal Gleichbleiben. Gegenüber dem Blutdruckverhalten vor Luminalettengabe war also auch kein wesentlicher Unterschied zu verzeichnen.

5 Patienten wurden sowohl vor der Luminalettenbehandlung als auch nachher über ihre *subjektiven postrotatorischen Beschwerden* befragt. 3 hatten vor- *und* nachher keine Beschwerden, 2 Patienten mit Drehschwindel und Taumelneigung vor der Behandlung gaben nach Luminalettenbehandlung keine Beschwerden mehr an.

Passive Rotation vor und nach Stammhirnnarkose wurde bei 5 vegetativen Dystonikern durchgeführt. Bei Rechtsdrehung trat 4mal Verlängerung, 1mal Verkürzung um 10 Sek. ein, bei Linksdrehung 3mal Verlängerung, 2mal Verkürzung der *Nystagmusdauer*. Im Durchschnitt hatten die Patienten zwischen Rechts- und Linksdrehung ohne Unterschied vor der Behandlung eine Nystagmusdauer von 27,8 Sek. (20—36), nach Behandlung 29,8 Sek. (20—40). Die Seitendifferenzen waren nach Luminaletten 3mal verringert, 1mal vergrößert, 1mal gleichgeblieben. Sie betrugen im Durchschnitt 6 Sek. (0—10) vor und 4 Sek. (1—7) nach Stammhirnnarkose. Bei Rechtsdrehung trat 1mal Abnahme der *Nystagmusschlagzahl* um einen Schlag, 4mal Zunahme, bei Linksdrehung 1mal Abnahme um 5 Schläge, 1mal Gleichbleiben und 3mal Zunahme auf. Im Durchschnitt hatten die Patienten vor Behandlung eine Schlagzahl von 34 (18—35), danach von 43,2 (35—60). Die Schlagzahlseitendifferenzen waren nach Behandlung sämtlich verringert, und zwar im Mittel um 5,2 Schläge. *Puls und Blutdruck* wurden in dieser Versuchsreihe nur bei einem Patienten bestimmt. Es fand sich vor Luminaletten ein diastolisches Blutdruckabsinken nach Rechtsdrehung, nachher jedoch gleichmäßiger Blutdruckanstieg nach Rotation. Die *subjektiven Beschwerden* waren in dieser Gruppe bei einem Patienten nach Behandlung verschwunden, in einem anderen Fall gebessert. Die 3 übrigen hatten vor und nach Behandlung keine postrotatorischen Beschwerden geäußert.

Unter Stammhirnnarkose fand sich zusammengefaßt gehäuft eine Verringerung der Seitendifferenzen der postrotatorischen Nystagmusdauer und -schlagzahl sowie Verringerung der postrotatorischen Beschwerden.

Der Einfluß von *Causat* auf den Effekt aktiver und passiver Rotation scheint nach den bisherigen Versuchen DORSCHEIDS in derselben Richtung zu liegen wie der der Stammhirnnarkose.

Auf Grund unserer Ergebnisse verschiedener Labyrinthprüfungen kann man vielleicht versuchen, für das im Rahmen einer allgemeinen vegetativen Dystonie nicht seltene Auftreten von Schwindelsymptomen mit z. T. erheblichen Seitenunterschieden des Nystagmus, Seitenabweichungen beim Unterbergerschen Tretversuch sowie ausgeprägten täglichen und Tagesschwankungen des Nystagmus den Begriff „vegetatives Labyrinthsyndrom" weiter herauszuarbeiten (s. a. DORSCHEID).

VIII. Blutbild.

Man kann heute auf Grund der neueren hämatologischen Erkenntnisse für das klinische Urteil wesentlich mehr aus dem Blut herauslesen, als es in der Praxis getan wird. Für die Beurteilung des weißen Blutbildes ist sowohl sein morphologisches, wie sein funktionelles Verhalten von wichtiger Bedeutung. Seit NASSE 1850 und bald darauf MOLESCHOTT Schwankungen der Leukozytenzahl beschrieben haben, sind die „physiologischen" (REINERT, s. a. HEILMEYER, SCHULTEN u. a.) und „Spontanschwankungen" (KOBRYNER, ELLERMANN und ERLANDSEN, WALTERSHÖFER, s. a. HOFF) der Leukozytenzahl, sowie deren Abhängigkeit von der Konstitution (KAHLER, BAUER, HAUN u. a.), vom Schlaf- und Wachzustand, von der Arbeitsfähigkeit, Nahrungs- und Flüssigkeitsaufnahme, von klimatischen Einflüssen, von Menstruation und Schwangerschaft, von Strahlenwirkungen und anderen Faktoren vielfältig und verschieden gedeutet untersucht worden. Sichergestellt erscheint ein regelmäßiger Rhythmus der Leukozytenzahl in der Peripherie mit einem Minimum in den Vormittagsstunden und einem Anstieg in den Abendstunden. Dieser Rhythmus scheint weitgehendst von anderen Faktoren unabhängig (JORES). Die durchschnittliche 24stündige Schwankungsbreite der Leukozytenzahl beträgt zwischen 1600 und 1900 Zellen im Kubikmillimeter (WARD, JORES, GÖBEL und FISCHER). Die Schwankungen zwischen Höchst- und Tiefstwert von ZIRN und BAUERMEISTER scheinen bei pathologischen Fällen allerdings höher (3200). Eine Altersabhängigkeit der Leukozytenzahl besteht nicht (HEILMEYER). Jahreszeitliche Schwankungen haben DE RUDDER, ROMEKE und TONACK u. a. berichtet.

Seit den grundlegenden Arbeiten von E. F. MÜLLER wurde auf den Antagonismus der Blutverteilung in Haut- und Splanchnicusgefäßen viel Gewicht gelegt (splanchnico-peripheres Gleichgewicht), wenn auch hier einige gegenteilige Befunde vorliegen (s. WILDER). Sehr interessant und nachprüfenswert sind die neuesten Angaben von REGELSBERGER jr., daß die Leukozytenzahl beim gesunden und normalen Menschen trotz völliger Ruhelage innerhalb von Minuten ganz erheblichen Schwankungen unterworfen ist, und daß man durch gleichzeitige Verwertung des Elektrodermatogramms einen Einblick in die Kurzrhythmik auch der Leukozytenregulation erhalten könne.

Bei der sogenannten Affektleukozytose scheint es sich nicht um eine Produktions-, sondern um eine Verteilungsleukozytose zu handeln (KLEINSORGE). Der gleiche Autor hat auch deren wichtige Abhängigkeit vom Wilderschen Ausgangswertgesetz hervorgehoben. Neuere tierexperimentelle Untersuchungen von WIDMANN aus der Tübinger Klinik bestätigen nur für die Regulation der Granulozytopoese, nicht aber für die Lymphozyten und damit auch nicht für die Gesamtleukozytenregulation das Wilder'sche Gesetz. Hierher gehört auch der Begriff „reaktive Verschiebung des weißen Blutbildes", der systematisch erstmals von ROESLER untersucht wurde. ROESLER versteht darunter „kurzdauernde, im wesentlichen innerhalb einer Stunde ablaufende Schwankungen im Differentialblutbild als Antwort auf einen Reiz". Das weiße Blutbild antwortet auf bestimmte Reize mit sowohl für den gesetzten Reiz wie für die Reaktionslage des Systems charakteristischen Ausgleichsschwankungen, die sich grundsätzlich von den in größeren Zeiträumen ablaufenden Blutbildreaktionen unterscheiden sollen. Die Frage der Verdauungsleukozytose, die von einigen Autoren ganz abgelehnt wird (SCHULTEN, GYLLENSWÄRD, FLEISCHHACKER u. a.) beantwortet HEILMEYER vermittelnd in dem Sinne: „Die Nahrungsaufnahme hat einen Einfluß auf die Leukozytenzahl, der sich aber nicht gesetzmäßig im Sinne einer Verdauungsleukozytose festlegen läßt. Gesicherter liegen die Verhältnisse für die Verdauungsleukozytose nach eiweißreicher Nahrung." In eigenen Untersuchungen hat sich 1932 ergeben, daß beim normalen Menschen nach 250 g Fleisch oder Milz eine ausgesprochene, sowohl absolute wie relative vorwiegend neutrophile Verdauungsleukozytose einsetzt, die meist innerhalb von 8 Stunden ihr Maximum erreicht. Sie zeigte einen Anstieg, der nach Fleisch zwischen 27 und 72% (im Mittel 48%) nach der gleichen Menge Milz zwischen 40 und 102% (im Mittel 69%) lag. Im Gefolge größerer Fleisch- oder Milzgaben wurden fall-

Tabelle 68.

		Gesamtzahl der Leukozyten	Prozentuale Verteilung					
			Basophile	Eosinophile	Neutrophile		Lymphozyten	Monozyten
					Stabkernige	Segmentkernige		
Mittelwerte	bisher geltend	6000	1	3	4	63	23	6
	1948 gefunden	5500	0,5	4,5	4,5	50,5	35	5
Grenzwerte bisher geltend	vor 1914 gefunden	5000 bis 8000	0—1	2—4	3—5	58—67	21—25	4—8
	Spätere Erweiterung durch Schilling					51—67	21—35	
	1948 gefunden	3500 bis 7500		1—13	1—12	34—66,5	21—46	1—10

weise für einige Tage Änderungen im Ablauf der „Verdauungsleukozytose" gesehen. Seit der Diskussion über die sogenannte hämoklasische Krise WIDALS sind Vermehrung und Verminderung der weißen Blutzellen nach Nahrungsaufnahme zu beurteilen. GLASER spricht von einer „alimentären Leukozytose", der eine „digestive Leukopenie" folgt. Neuerdings hat WACHHOLDER wichtige aufklärende Untersuchungen über die physiologischen Mechanismen der Verdauungsleukozytose veröffentlicht. Im letzten Jahrzehnt ist das Problem der Mangelernährung in seinen Beziehungen zur Blutbildung und Blutverteilung vielfältig studiert worden (HEILMEYER, BERNING, KOCH, JANSEN, FALKENHAUSEN und GAYDA u. v. a.). Das weiße Blutbild zeigte an der MATTHES'schen Klinik Veränderungen (für die Hungerkrankheit nicht typischer) quantitativer und qualitativer Art. Meist wurde Leukozytose mit relativer und absoluter Lymphozytose auf Kosten einer relativen Abnahme der myeloischen Zellen gesehen (LINKE-KREIKER-LEBOK). SIEBERT c. s. sah in Berlin in einem Drittel der Fälle Leukopenien unter 4000 und in einem Drittel Lymphozytosen bis zu 55%. Für die Rostocker Verhältnisse haben WACHHOLDER und BECKMANN Angaben über das „heutige normale Blutbild" gemacht (s. Tab. 68).

Bei Besprechung der Regulationsvorgänge der Zytogenese weisen Schoen und Tischendorf die wechselvollen Schwankungen auf, denen Blutbildung und Blutbild unterworfen sind und betonen das Fehlen scharfer Grenzen zwischen physiologischen Reaktionen und krankhaften Vorgängen. Abgesehen von der zentralen neurohumoralen Regelung, von der gleich die Rede sein wird, ist in erster Linie der periphere Bedarf an Leukozyten für die regulierende Knochenmarktätigkeit maßgebend (Fleischhacker). Widmann und Sauter heben die Bedeutung der Nebennieren für die Intaktheit der korrelativen Regulationen hervor. Die laufende Blutprobe, die vom Castle-Prinzip, vom Antiperniciosastoff, von Eisenhaushalt und innersekretorischen Drüsen beeinflußt wird, ist nach Beer die Voraussetzung für alle erwähnten regulatorisch ausgelösten reaktiven Leistungen. Mit Recht weist Hoff eindringlich auf die für das Blutbild wichtige Bedeutung von Hormonen, Toxinen, Infektionserregern sowie die Beschaffenheit und Leistungsfähigkeit der blutbildenden Organe und der Stärke des Unterganges von Blutzellen hin.

Aus dem einzelnen Blutdifferenzbild (Haemogramm Schillings) kann man viel über die Reaktionslage des Untersuchten im jeweiligen Augenblick der Blutentnahme aussagen. Man „hört manchmal das Gras wachsen", wenn man im Rahmen des klinischen Gesamtbildes das Haemogramm richtig auszuwerten versteht. Die dauernde Veränderung dieser Haemogramme während eines biologischen oder krankhaften Vorganges gibt tiefere Einblicke in das biologische Geschehen. Die biologische Leukozytenkurve, also die tägliche oder auch stündliche Aneinanderreihung zahlreicher Haemogramme stellt nach Schilling erkennbare Störungen eines biologischen Gleichgewichts funktionell miteinander verknüpfter Pendelschwingungen um eine normale Grundlage dar. Eigene eingehende Untersuchungen gemeinsam mit Knops, König, Kötter, Türk u. a. in den letzten 10 Jahren haben die biologische Leukozytenkurve in der Klinik als wertvolle mitorientierende Methode besonders auch als Maß des Therapieerfolges z. B. bei der Lungenentzündung erwiesen. Natürlich soll sie dabei kein Ersatz der dynamischen Kurven aus absoluten Zahlen im Sinne Naegelis (U. Strasser) sein. Die wichtige Bedeutung des Säurebasenhaushaltes für die Leukozytenregulation ist seit den bekannten Arbeiten von Hoff und seiner Schule klargestellt. Auch nach Schilling besteht ein vorzüglicher Parallelismus der KV- und Neutrophilenkurve mit der Acidosekurve. Pfanner berichtet über Vermeidung oder Abschwächung sowohl des Röntgenkaters, wie auch der Föhnkrankheit durch eine basenreiche Kost (zit. Wigand).

Naegeli hat 1911 in einem Vortrag die diagnostische Bedeutung des Blutbefundes hauptsächlich auf die akuten Erkrankungen und die Blutkrankheiten beschränkt und ihr für die Neuropsychiatrie eine Begrenzung zugesprochen. Nach heutiger Ansicht unterliegen neben den vielseitigen, zum Teil erwähnten Einflüssen auf blutbildende Organe und periphere Blutverteilung die Gleichmäßigkeit des normalen Blutbildes sowie die Gesetzmäßigkeiten der physiologischen und pathologischen Blutbildschwankungen einer sinnvollen Zusammenordnung durch das Zentralnervensystem (Heilmeyer). Nach neuesten Versuchen von Wachholder und Beckmann kommt es auf plötzliche Reaktionsverschiebungen im Säurebasenhaushalt, einerlei nach welcher Seite, primär zu einer relativen und auch absoluten Lymphozytose und Neutropenie mit anschließendem Rückschlag und meist noch mehreren periodischen Nachschwankungen. Rosenow konnte durch Einstich in die Gegend des Striatum übergeordnete Blutzentren annäherungsweise lokalisieren. Bei Luftfüllung der Hirnventrikel, bei Blutungen in den Ventrikel, bei Erkrankungen des dritten Ventrikels und seiner Wandungen sowie bei epileptischen Anfällen verschiedener Genese fand sich Vermehrung der Leukozyten mit Linksverschiebung und Abnahme der Lymphozyten und Eosinophilen. HOFF faßt diese ganzen Befunde als eine Störung der zentralnervös von vegetativen Zentren im Zwischenhirn gesteuerten Zusammensetzung des weißen Blutbildes auf. Auch DENECKE nimmt auf Grund klinischer Fälle und der Diathermiebehandlung des Schädels in der unteren Partie der Stammganglien, im Hypothalamus, in der Nähe der Substantia nigra oder in ihr selbst ein hypothetisches haemopoetisches Zentrum im Gehirn an. Neuerdings fand WESPI-WALDVOGEL unter W. R. HESS nach herdförmiger Elektrokoagulation bestimmter Hypothalamusgebiete der Katze fast gesetzmäßig eine hohe Leukozytose bei gleichzeitiger Tendenz zu starken Leukozytenschwankungen. Nach WESPI-WALDVOGEL muß der Hypothalamus die gesuchte Blutregulierungsstelle darstellen. Jedenfalls führen vom vegetativen Zentralgebiet Verbindungen zu den blutbildenden Organen, andere direkt zu Organen, welche humorale Wirkstoffe abgeben, die erst wieder auf die blutbildenden Organe wirken (Parabioseversuch von BEER). Die gesamte Granulozytenbewegung ist also eng mit dem Funktionieren des ganzen vegetativen Nervensystems vom Diencephalon über Blutbildungsstätten (Knochenmark, Milz) und den beteiligten inneren Organen verbunden. Für das Knochenmark hat 1850 LUSCHKA Sympathikusversorgung, für die Milz 1863 SCHWEIGER, SEIDELS und 1875 OEKEN vegetative Fasern erstmalig nachgewiesen. Jedenfalls wachen neurohormonale feinste Regulationsmechanismen darüber, daß einmal nur reife Zellen die Schranke Blutbildungsstätte—Peripherie passieren, zum anderen darüber, daß das im peripheren Blut bzw. in den Organen benötigte Quantum heranreift (STRASSER). Auf Störungen im vegetativen Nervensystem (Labilität) werden zahlreiche Reaktionen des weißen Blutbildes immer wieder zurückgeführt. So sah MARK die neutrophile Verdauungsleukozytose nach Milzzufuhr bei Schilddrüsenkranken und vegetativ Stigmatisierten abgeschwächt, ja fehlen. STRASSER faßte die Leukopenie gleich der Leukozytose nach Nahrungsaufnahme als Symptom einer vegetativen Labilität auf. DE RUDDER, DÜLL u. a. vertreten die Vorstellung, daß die biotrop wirksamen Wetterfaktoren am vegetativen System des Menschen im Sinne einer vegetativen Belastung angreifen, und neuerdings gibt WIGAND an, Luftdruckabfall wirke sympathicoton, Luftdruckanstieg parasymthicoton. Nach HOFF läßt sich das Problem der Abhängigkeit des Blutbildes vom vegetativen Nervensystem nicht einfach auf eine Abhängigkeit von der vasomotorisch bedingten Gefäßweite zurückführen. Damit sind wir bei der viel erörterten Bedeutung des Vagotonus und Sympathikotonus angelangt.

Nach ROHR ruft Sympathikusreizung Blutleukozytose (und Linksverschiebung), beschleunigte Zellreifung (Markrechtsverschiebung), Abnahme des Zellmarkes und entsprechende Zunahme des Fettmarkes hervor (zit. nach HITTMAIR). Andererseits scheint nach der Zusammenfassung von WILDER eine durch Sympathikusreizung bedingte Milzkontraktion mit Ausschwemmung von Erythrozyten und Lymphozyten einher zu gehen. ZIH bezieht die bei Neuropathen unter dem Einfluß der Angst vor der Blutentnahme und des Schmerzes beim Gestochenwerden gefundenen zu hohen Werte von Hb. und Erythrozyten auf plötzliche Entleerung der Blutdepots, vor allem der Milz. HOFF berichtete bei sympathikotonen Zuständen ähnliche Änderungen des Säurebasengleichgewichtes in acidotischer Richtung wie beim Fieber und in anfallsfreien Perioden der Tetanie. SWARCMANN fand bei regionärer Sympathikusblockade Abhängigkeit vom Ausgangswert, bei normaler

Leukozahl Leukozyten- und Neutrophilenanstieg, bei Hyperleukozytose Leukozytenabfall. Nicht ganz mit diesen Feststellungen im Einklang stehen die Erfahrungen von LERICHE und FONTAINE beim Menschen (nach perihumeraler Sympathektomie Verminderung, bei Exstirpation des Halsganglion oder unteren Halssympathikus Vermehrung der weißen und roten Blutzellen). Bei tierexperimenteller Lähmung des Sympathikus durch Hydergin erfolgt im peripheren Blutbild eine Zunahme der Leukozyten durch Markhyperplasie ohne Veränderung des Differenzialblutbildes bei auffälliger Megakaryozytenvermehrung im Knochenmark und Vergrößerung der mesenchymalen Uferzellen in der Milz (KWERCH und LEIBETSEDER 1950). Bei Vagusreizung hatten die meisten früheren Autoren (Lit. s. WILDER) in den peripheren Gefäßen Leukopenie, Eosinophilie, Erythro- und Thrombopenie mit umgekehrtem Verhalten in den Mesenterialgefäßen angegeben. Nach EPPINGER kann sich Eosinophilie auf dem Boden der Vagotonie und als häufige Begleiterscheinung vagotoner Reize entwickeln (s. a. DRESEL). ROHR fand bei Parasympathikusreizung Blutleukopenie (Granulozytopenie, relative Lymphozytose), Reifungshemmung (Marklinksverschiebung mit gesteigerter Karyokinese) und Vermehrung des Zellmarks bei Abnahme des Fettmarks. HOFF faßt seine Ergebnisse zu einem „vagotonischen Blutbild" zusammen: „Bei parasympathikotonischen Zuständen finden sich ähnliche Blutbildveränderungen wie bei Änderungen des Säurebasenhaushaltes in alkalotischer Richtung, bei Fieberabfall und bei Anfallsperioden der Tetanie". Eine Lähmung des Vagus durch Atropin bringt außer einer geringen Leukozytenzu- und Erythrozytenabnahme keine wesentlichen Änderungen des Differentialblutbildes sowie keine ungewöhnlichen Befunde im Milz- und Knochenmark. An sich hat bereits 1913 FALTA in seiner Monographie auf den Zusammenhang von sympathikotoner Erregung mit Leukozytose, Neutrophilie und Abfall der Eosinophilen, von Vaguserregung mit Lymphozytose und Eosinophilie hingewiesen. HEILMEYER bestätigt neuerdings diese Zusammenordnung bei vielen klinischen Beobachtungen. Auch SCHILLING führt Eosinophilie bei vegetativer Stigmatisierung mit Vagotonie und „teilweise bei Vagusreizung" auf. SIEBERT notiert bei vegetativer Labilität häufig Eosinophilie und Lymphozytose. Das gleiche Blutbild findet WITTENBRINCK beim Ulcus simplex ventriculi s. duodeni. Bei vegetativ stigmatisierten Personen berichtet auch SCHILLING beim Ohrstich, ja sogar schon bei der Vorstellung desselben Leukozytenschwankungen im Sinne einer Verteilungsleukozytose. Bei stark vegetativ Labilen mit orthostatischen Regulationsstörungen beschreibt STRÖDER deutlichere kurzdauernde Anstiege und Verschiebungen von Leukozytenwerten und Blutdifferentialbild als beim Normalen.

In der Nachkriegszeit scheint das Blutdifferenzbild eine strengere Trennung zwischen Vagotonen und Sympathikotonen nicht anzuzeigen. MARK konnte ein für Vago- bzw. Sympathikotonie typisches Blutdifferenzbild bei der vegetativen Dystonie nicht finden. Doch ergab ihm die biologische Leukozytenkurve neben zahlreichen Mischfällen zeitweise Vorherrschen von Sympathiko- bzw. Parasympathikotonus nach dem Haemogramm. VOITS Untersuchungen an 20 Patienten mit Lymphozytose ergaben keine sonstigen „einigermaßen eindeutig gleichgerichteten Regulationen des vegetativen Nervensystems als Folgeerscheinung psychischer oder äußerer Faktoren." Regulationen und Gegenregulationen im Bereich des autonomen Systems beherrschten das klinische Bild. Auch HITTMAIR bringt unter Bezug auf die Versuche von KWERCH und LEIBETSEDER das Fehlen eines strikten Antagonismus zwischen Parasympathikus und Sympathikus zum Ausdruck und weist darauf hin, daß beide isoliert oder auch gleichsinnig, wenn auch verschieden stark, auf vegetative Pharmaka reagieren können. WACHHOLDER und BECKMANN fassen in einer eben erschienenen Abhandlung ihre mehrjährigen Nachkriegsversuche wie folgt zusammen: „Bei direkter *elektrischer Reizung des Vagus und des Halssympathikus im Tierversuch*, bei reflektorischer vegetativ nervöser Erregung am Menschen (Bulbusdruck nach ASCHNER, Abkühlung des Gesichts nach EBBECKE) sowie auch bei plötzlicher Verschiebung des Säurebasengleichgewichtes beim Menschen und beim Tier erfolgt die Reaktion im *weißen Blutbild in der Form eines mehrfachen Hin- und Herschwankens*. Dieses beginnt so gut wie stets mit einer relativen und meist auch absoluten Lymphozytose und Neutropenie, gefolgt nach wenigen Minuten von einem Rückschlag zur Ruhelage oder einem Umschlag ins Gegenteil. Das kann sich mehrfach wiederholen, worauf sich bei genügend starker Reizung noch eine länger dauernde neutrophile Spätreaktion anschließt. Da die gleiche Blutbildreaktion eintritt, einerlei ob der Vagus oder Sympathikus gereizt wird und einerlei, ob eine Verschiebung nach der basischen oder sauren Seite vorgenommen wird, ist es nicht möglich, aus dem Verhalten des weißen Blutbildes auf das Bestehen eines parasympathischen oder sympathischen Zustandes oder auf das Bestehen einer alkalotischen oder acidotischen Stoffwechsellage zu schließen." Das gilt zunächst nur für die Rostocker Nachkriegsverhältnisse.

Eigene Untersuchungen.

1. Blutsenkung.

Im Blutstatus ist uns bei den jüngeren männlichen vegetativen Dystonien die häufige Verlangsamung der Blutsenkung nach WESTERGREN gegenüber einer beim weiblichen Geschlecht vorherrschenden Beschleunigung aufgefallen. Ähnliche Beobachtungen (s. Tab. 69) wurden 1948 für die Verhältnisse bei der reinen Fokalinfektion (chronische Tonsillitis) mitgeteilt, deren enge Beziehungen zur vegetativen Dystonie von uns aufgewiesen wurden. Fassen wir die Verlangsamung der Senkung ganz grob als gewissen Ausdruck gesteigerter Abwehrkraft auf, so ergab sich für die chronische Tonsillitis der Männer mehr eine Verschiebung der Blutsenkung zur Verlangsamung, bei den Frauen zur Beschleunigung. Die Erstwerte der Blutsenkung von 166 vegetativen Dystonien sind in Tab. 70 belegt.

Tabelle 69.

Blutsenkung:	verlangsamt	normal	beschleunigt
80 männl. Pat.	30 (38%)	25 (31%)	25 (31%)
61 weibl. Pat.	4 (7%)	30 (49%)	27 (44%)

Tabelle 70.

Patienten	langsam	normal	beschleunigt
95 ♂	55	23	17
71 ♀	6	23	42
166	61	46	59

Tabelle 71.

| Ausgangswert | Pat. | Nach Luminaletten | | |
		Langsam	normal	beschleunigt
Langsam	6	4 ♂	2 ♂	0
Normal	10	3 ♂ 1 ♀	2 ♂ 3 ♀	1 ♂
Beschleunigt	8	1 ♀	1 ♀	2 ♂ 4 ♀
	24	9	8	7

Aus ihr geht *einmal die Tatsache gehäufter Verlangsamung bei Männern und gehäufter Beschleunigung bei Frauen* aus zwei verschiedenen Gruppen vegetativer Dystonie hervor.

Bei 24 stationär mit Stammhirnnarkose (3 × 2 Luminaletten 1 Woche lang) behandelten vegetativen Dystonien ist die Senkung 11mal abgesunken, 6mal gleichgeblieben und 7mal angestiegen (Tab. 71). Es zeigte sich im ganzen eine Tendenz zur Verlangsamung der Blutsenkung nach Luminaletten, die jedoch zum Teil auch auf die gleichzeitige Bettruhe zu beziehen ist.

2. Leukozyten.

An Hand des Haemogramms, insbesondere auch in Form der biologischen Leukozytenkurve nach SCHILLING beobachteten wir die starken Schwankungen der verschiedenen Systeme, über die nun im einzelnen berichtet wird. Für die verwandten biologischen Leukozytenkurven wurden je Haemogramm 200 Zellen ausdifferenziert. Für die Ausarbeitung sei meinen Mitarbeitern E. WACHHOLDER, EHNERT und KOCH gedankt.

Tabelle 72. *Haemogrammerstwerte von 167 vegetativen Dystonien.*

	%	♂	♀	zusammen	%
Eosinophile	0— 2	55	43	98	58
	3— 4	19	10	29	19
	5—16	22	18	40	24
Stabkernige	0— 5	61	38	99	59
	6—20	35	33	68	41
Neutrophile	—60	44	29	73	44
	61—70	38	36	74	44
	71—85	14	6	20	12
Lymphocyten	—20	13	3	16	10
	21—35	61	56	117	70
	36—55	22	12	34	20
Gesamt:		96	71	167	

Zur klaren Beurteilung für die Haemogrammerstwerte bei vegetativer Dystonie galten: für Eosinophilie mehr als 4%, für Linksverschiebung mehr als 5% Stabkernige, für Neutrophilie mehr als 60, für Lymphozytose mehr als 35, für Eosinopenie weniger als 3, für Lymphopenie weniger als 25, für Neutropenie weniger als 60. Die Einteilung der letzten drei Werte erfolgte deshalb nicht nach strenger haematologischer Nomenklatur, um den Versuch einer Gesamtdifferenzierung des Haemogramms im Sinne der üblichen Einteilung (Vagotonie — Eosinophilie und Lymphozytose bei Neutropenie, Sympathikotonie — Neutrophilie bei Eosinopenie und Lymphopenie) durchzuführen. Die Tab. 72 zeigt einen Prozentsatz von 24% für Eosinophilien, von 41% für vermehrte Stabkernige, von 12% für Neutrophilien (über 70%) und von 20% für Lymphocyten (über 35%). Bei einer Zugrundelegung von Neutrophilie über 60, Lymphopenie unter 27% und Eosinopenie unter 3% ergaben sich von 167 vegetativen Dystonien 29mal (17%) ein sog. sympathikotones und 15mal (9%) ein sog. vagotones Blutdifferenzbild, d. h. 74% lagen im Bereich der Norm.

Aus dem Haemogrammerstwert allein kann also bei der vegetativen Dystonie eine Trennung in Vagotonie und Sympathikotonie nicht durchgeführt werden.

In der Tab. 73a sind *die täglichen Nüchternschwankungen* der Neutrophilen, Lymphozyten und Eosinophilen angegeben, wobei in der jeweils ersten Rubrik der Mittelwert aus den angegebenen verschiedenen Tageswerten und in der zweiten Rubrik jeweils die Schwankungsbreite in der gleichen Zeitperiode notiert ist. Für die Neutrophilen und Lymphozyten ließ sich keine Beziehung zwischen Mittelwerthöhe und Schwankungsbreite finden, bei den

Tabelle 73 a. *Tägliche Nüchternschwankungen.*

Name:	Tage	Eosinophile M.	S.	Lympocyten M.	S.	Neutrophile M.	S.
Sch.	7	0,88	1,0	27	12	69	13
Jä.	7	1,5	2,5	22	5	71	11
Ho.	8	2,0	3,0	32	18	58	19
Schw.	6	2,6	3,0	39	17	51	16
De.	2	2,7	1,5	42	5	51	6
Gu.	5	3,5	4,0	28	18	63	24
Kl.	6	3,6	2,5	25	6	62	15
Br.	6	3,8	2,5	46	27	43	27
Sc.	8	4,3	5,0	27	15	64	17
Pa.	3	4,7	2,5	30	20	56	26
Ni.	5	4,8	0,5	37	6	50	6
Kr.	6	5,1	5,0	30	7	57	10
Wo.	5	5,1	3,5	35	12	55	19
Be.	10	5,2	6,0	34	15	55	13
El.	6	5,5	3,5	35	14	53	17
Kü.	6	5,8	6,0	38	15	49	12
Be.	10	7,5	5,0	31	9	55	14
Du.	4	8,1	8,0	34	8	51	13
Rö.	8	8,3	5,5	34	15	47	19

M. = Mittelwerte der jeweiligen Beobachtungsperiode in Prozent.
S. = Differenz zwischen Minimal- und Maximalwert in Prozent.

Eosinophilen zeigen die Werte über 4% eine durchschnittlich größere Schwankungsbreite. Aus der Tab. 73 b lassen sich Minimal- und Maximalschwankungen sowie die mittlere Schwankungsbreite (S) ablesen.

Tabelle 73 b.

	Minimal- und Maximalschwankg. %	S %
Eosinophile	0,5— 8,0	3,7
Lymphozyten	5 —27	12,8
Neutrophile	6 —27	15,6

Zur Festlegung der *Tagesschwankungen* wurde an 8 Versuchstagen bei 5 Patienten die Gesamtleukozytenzahl, an 11 Versuchstagen bei 6 Patienten das Haemogramm früh, mittags und abends verfolgt. Aus der Tab. 74 ergibt sich für die Gesamtleukozyten 4mal das Maximum (+) morgens, dreimal mittags und einmal abends, also sehr wechselnde Tagesschwankungen. Aus der Tab. 75 ersieht man, daß von 11 Tagesreihen das Eosinophilienmaximum am häufigsten morgens, bei den Lymphozyten und Neutrophilen am häufigsten abends ge-

Tabelle 74.

Name:	Dat.	Leukozyten früh	mittag	abend
Bu.	1951 24. 1.	(+)	+	—
	25. 1.	(+)	+	(+)
	27. 1.	+	—	(+)
	28. 1.	(+)	+	nicht best.
Rö.	5. 2.	+	nicht best.	(+)
Pa.	23. 2.	+	—	(+)
Scha.	15. 2.	(+)	—	+
La.	23. 2.	+	(+)	—

+ höchster, (+) mittlerer, — niedrigster Tageswert.

legen ist. Auch hier lassen sich beim gleichen Patienten an verschiedenen Tagen große Schwankungen der Verteilung von Minimum und Maximum ablesen.

Zur Beurteilung des *Einflusses der Stammhirnnarkose* auf das Blutdifferenzbild stehen 28 Anfangs- und Endwerte einer vergleichend thera-

Tabelle 75.

Name:	Eosinophile			Lymphocyten			Neutrophile		
	früh	mittg.	abd.	früh	mittg.	abd.	früh	mittg.	abd.
Bu.	+	−	(+)	(+)	(+)	+	−	(+)	+
	+	−	(+)	−	+	(+)	−	+	(+)
	+	(+)	−	−	(+)	+	+	(+)	−
	−	(+)	+	(+)	−	+	(+)	−	+
Rö.	+	(+)	−	−	+	(+)	+	−	+
Pa.	+	−	(+)	(+)	−	+	−	+	(+)
Kl.	+	−	(+)	+	−	(+)	−	+	(+)
Scha.	(+)	−	(+)	(+)	+	−	(+)	−	+
	(+)	−	(+)	+	(+)	−	−	(+)	+
	+	(+)	(+)	+	−	(+)	−	+	(+)
La.	−	(+)	+	−	(+)	+	+	(+)	−

peutischen Reihe (Gruppe I) sowie 19 biologische Leukozytenkurven vor und während Luminalettengabe (Gruppe II) zur Verfügung.

Gruppe I: Aus der der Tab. 72 auf Seite 222 entsprechenden Zusammenstellung ergibt sich für die Eosinophilen eine gewisse Abhängigkeit vom Ausgangswert. Eine solche ist für die Lymphozyten und Neutrophilen angedeutet. In der nach Luminaletten absinkenden Neutrophilenkurve finden sich gehäuft Linksverschiebungen. Betrachten wir den Einfluß der Luminalettenbehandlung vom Standpunkt der Einteilung in sogenanntes vagotones, sympathikotones und normales Blutbild (s. S. 219) an den Anfangs- und Endwerten, so ergibt die Übersicht eine gewisse Verschiebung von der sympathikotonen Seite über die normale nach der parasympathikotonen. Dabei trat eindeutig ein unabhängiges Verhalten der eosinophilen Zellen vom lymphozytären und neutrophilen Anteil des Blutbildes in Erscheinung.

Tabelle 76.

Leukozyten	an- gestiegen	gleich- geblieben	ab- gesunken
1. Eosinophile			
0— 4%	12	4	1
5—11%	2	2	7
2. Lymphocyten			
—35%	14	0	8
36% u. mehr	1	1	4
3. Neutrophile			
—60%	6	1	6
61% u. mehr	3	2	10
	(1 LV)	(1 LV)	(5 LV)

LV = Linksverschiebung.

Gruppe II: Aus den meist je 7-Tagesperioden vor und während der Luminalettengabe wurden zunächst die Mittelwerte in Prozenten sowie die Differenz der Minimal- und Maximalwerte einer Periode für die Eosinophilen, Lymphozyten und Neutrophilen verglichen. Für die Eosinophilen ergibt sich eine gewisse Abhängigkeit der Reaktion auf Luminaletten von der Höhe des Ausgangswertes. Von 11 Fällen unter 5% ist keiner abgesunken, von 8 Fällen über 5% sind 5 abgesunken. Die Schwankungsbreite hat in 12 von

19 Fällen zu- und 6mal abgenommen. Für die Lymphozyten ist die Abhängigkeit vom Ausgangswert in etwa angedeutet. Bei Werten bis 35% häufiger Anstieg, bei Werten über 35% gehäuftes Absinken. Auch die Schwankungsbreite nahm bei letzteren häufiger ab. Die Neutrophilen zeigten am wenigsten Veränderungen. Ihre Ab- und Zunahme betrug nur in 5 Fällen mehr als 4% ohne Abhängigkeit vom Ausgangswert. Die mittlere Schwankungsbreite blieb auch unverändert.

Tabelle 77.

Luminaletten	sympathikoton	normal	parasympathikoton
vor	6	15	6
nach	1	15	11

Einen wesentlich klareren Einblick als aus den bisher besprochenen Zahlenwerten erhält man durch *Beurteilung der gezeichneten biologischen Leukozytenkurven*, die wir für unsere Zwecke vereinfacht haben. Zur Festlegung der Ausgangslage und bei vergleichend therapeutischen, meist 7tägigen Untersuchungen auch zur Erkenntnis des Einflusses der Bettruhe der Vorperiode teilt man zunächst die Gesamtkurven in ruhige und absinkende

Tabelle 78. *Verlauf von Puls und biologischer Leukozytenkurve bei Bettruhe.*

	ansteigend	ausgeglichen	absinkend	schwankend unruhig	gesamt
Gesamtleukocyten	0	1	3	1	5
Neutrophile	1	6	5	7	19
Lymphocyten	6	5	2	6	19
Eosinophile	3	1	5	10	19
Puls	0	6	2	4	12

auf der einen Seite, die wir auch als ausgeglichen kennzeichnen, auf der anderen Seite in leicht schwankende und schwankende Kurven mit mehr oder minder ausgeprägten Kurvenzacken. Von unseren eindeutig beurteilbaren Gesamtkurven waren 4 ruhig, 2 absinkend, 8 schwankend und 3 leicht schwankend, also 6:11 in den zwei Gruppen.

Tabelle 79. *Verlauf von Puls- und biologischer Leukozytenkurve nach Stammhirnnarkose.*

	ansteigend	ausgeglichen	absinkend	schwankend unruhig	gesamt
Gesamtleukocyten	—	1	—	2	3
Neutrophile	6	4	7	1	18
Lymphocyten	8	3	5	2	18
Eosinophile	11	3	4	—	18
Puls	1	6	1	2	10

Aus der Tab. 79 geht für die Verteilung der einzelnen Werte hervor, daß die eosinophilen Zellen ihren eigenen Weg zu gehen scheinen, Neutrophile und Lymphozyten eine gewisse Gegensinnigkeit zeigen, ein Antagonismus der myeloischen und lymphatischen Reihe, auf den schon EHRLICH aufmerksam machte.

Nach Luminalettenbehandlung ergab sich folgender Kurvenverlauf: Von 11 schwankenden bzw. leicht schwankenden Kurven blieben 3 unbeeinflußt, einmal trat Verschlechterung auf, siebenmal Besserung in Form eines ausgeglicheneren Kurvenverlaufs (s. Vergleich Tab. 78 und 79). Von 6 ruhigen bzw. absinkenden Kurven zeigte sich einmal während der Beobachtung blei-

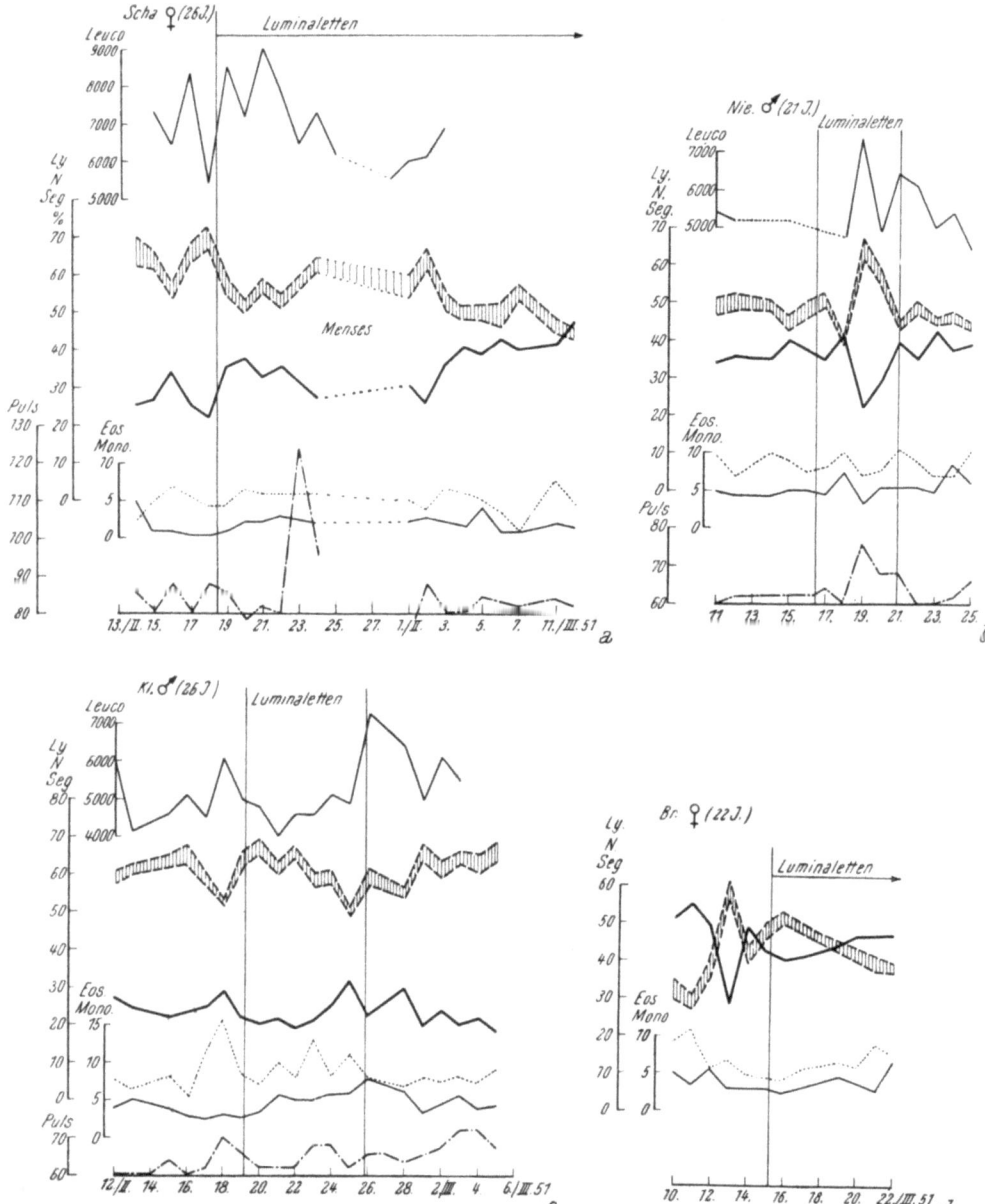

Abb. 98 a—d. Stammhirnnarkose und weißes Blutbild.

bende, viermal vorübergehende Verschlechterung. Insgesamt blieben 4 Fälle unbeeinflußt, zweimal trat Verschlechterung im Sinne der Unausgeglichenheit der Kurven, viermal vorübergehende Unausgeglichenheit ein. Der Verlauf der Kurven zeigte gewisses Parallelgehen mit dem Pulsverhalten.

In 4 Fällen wurde im vergleichend therapeutischen Turnus die Wirkung intravenöser Verabreichung von täglich 5 cm³ Causat (s. b. Therapie) auf das Blutdifferenzbild und zweimal auf den Verlauf der biologischen Leukozytenkurve untersucht (Tab. 80). Alle 4 Causatfälle führten zur Normalisierung des Blutbildes bezügl. Neutrophiler, Lymphozyten und Eosinophiler. In beiden biologischen Leukozytenkurven kam es im Verlauf der Causatgaben zu einem Anstieg der Gesamtleukozyten um etwa 3000, zu einem Absinken der Lymphozyten auf Normalwerte, zu einem leichten Anstieg der Neutrophilen sowie der Eosinophilen. In beiden Fällen trat am 10. bzw. 13. Tag eine Monozytenvermehrung auf 10% ein (Abb. 99).

Tabelle 80. *Haemogramme vor und am Ende der Causatbehandlung.*

Fall	vor	nach
6	1,9/—,—,20,43/24,3	—,2/—,—,5,67/20,6
10	1,—/—,—,1,55/40,3	—,2/—,—,2,61/32,2
16	—,3/—,—,2,63/27,5	1,3/—,—,3,61/25,7
25	—,2/—,—,6,32/51,9	—,2/—,—,10,50/32,6

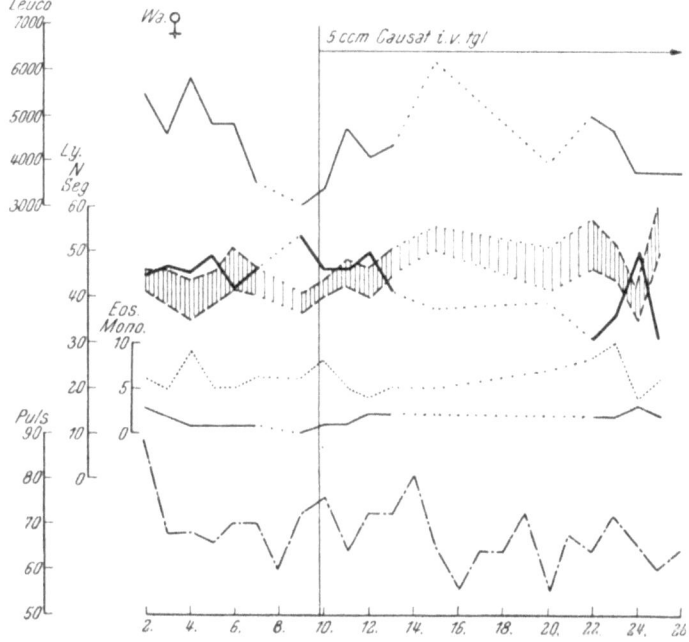

Abb. 99. Causat und weißes Blutbild.

Unsere Untersuchungen konnten für das Rostocker Krankengut kein für Vago- bzw. Sympathikotonie typisches Blutdifferenzbild bei der vegetativen Dystonie finden.

Wir befinden uns damit im Einklang mit den unabhängig von uns in Rostock durchgeführten Untersuchungen WACHHOLDERS. Aus der Art des Verlaufes der biologischen Leukozytenkurven läßt sich in etwa über den vegetativen Ausgangszustand eine Aussage machen. Es lassen sich dabei ruhige ausgeglichene Kurven von unruhigen schwankenden Kurven abgrenzen. Unter dem Einfluß einer ein- bis zweiwöchigen Luminalettenbehandlung tritt gehäuft eine Rückkehr von Eosinopenien mit Lymphopenien und Neutrophilien und andererseits fallweise von Eosinophilien und Lymphozytosen zur normalen Verteilung im Blutdifferenzbild ein. Bei vorher ausgeglichenen biologischen Kurven tritt nicht selten eine vorübergehende Unruhe mit Zackenbildung nach Beginn der Luminalettengaben ein, die mit anderen gleichzeitig beobachteten vegetativen Störungen am Puls und im Allgemeinbefinden zusammenfällt. Doch wird auch in solchen Fällen bei Fortführung der Luminalettengabe nach wenigen Tagen Beruhigung der Kurven erzielt.

3. Leukozytenbewegung und vegetative Dystonie.

Bereits seit der Mitte des vorigen Jahrhunderts werden Beobachtungen über die Bewegungen von lebenden weißen Blutzellen angestellt (JONES, DAVAINE, RINDFLEISCH, v. RECKLINGHAUSEN, MAX SCHULTZE und LAVDOWSKY). Als dann aber Paul EHRLICH am Ende des Jahrhunderts die Färbung abgetöteter Leukozyten mit Anilinfarben einführte, wendete sich das allgemeine Interesse diesem einfachen erfolgversprechenden Verfahren zu, welches auf anatomisch morphologischen Untersuchungen des Blutes basiert und die Grundlage für den außerordentlich großen Aufschwung der morphologischen Blutforschung darstellt. Trotz der sehr großen Bedeutung des gefärbten Blutausstriches hat es immer wieder Forscher gegeben, die sich der ungefärbten lebenden Blutzelle zuwendeten. Die amöboiden Bewegungen der Leukozyten als Lebenserscheinungen deutend, ging man an die Prüfung der Funktionstüchtigkeit der Leukozyten, bzw. die Erforschung ihrer Lebensweise. So haben 1908 BRUGSCH und SCHILLING mit der Dunkelfeldmikroskopie auf Grund von Versuchen bei Temperaturen zwischen 37 und 40° unter Verwendung von Deckglaspräparaten den Zelleib in verschiedene Schichten eingeteilt und die verschiedenen Kernformen, die amöboide Beweglichkeit und die Körnchenbrandung beschrieben. Gegenüber dieser morphologischen Betrachtungsweise haben andere Autoren an Hand von quantitativen Messungen der Phagocytosefähigkeit der Leukozyten (WRIGHT, HAMBURGER, v. PHILIPSBORN), der Auswanderungsfähigkeit der Leukozyten aus dem Blutgerinnsel, bzw. ihrer Klebrigkeit (WRIGHT, BOND, v. PHILIPSBORN), sowie der amöboiden Beweglichkeit der Leukozyten im Deckglaspräparat die Funktionstüchtigkeit der Leukozyten unter den verschiedensten Bedingungen bestimmt. Zur Beurteilung der Vitalität der Leukozyten ist die Messung im Deckglaspräparat die schonendste Methode. MACCUTCHEON, LEWIS und WEBSTER sowie v. PHILIPSBORN fanden übereinstimmend, daß die Temperatur die Leukozytenwanderung und Beweglichkeit im Sinne der VAN T'HOFFschen RGT-Regel innerhalb eines bestimmten mittleren Temperaturbereichs bei einer Temperaturerhöhung des umgebenden Milieus um 10° etwa um das Doppelte beschleunigt. HAMBURGER, SCHADE und MAYR konnten bei Zugabe kleinster Säuremengen eine Quellung des Zellkörpers sowie eine Zunahme der Beweglichkeit, bei kleinsten Alkalimengen das Gegenteil beobachten. HAMBURGER sah weiterhin die amöboide Beweglichkeit der Leukozyten durch Zusatz von Calcium sowohl in vivo wie in vitro gesteigert (s. dagegen SIESS). Mit einer eleganten Methode locken neuestens ALLGÖWER und SÜLLMANN die Leukozyten durch das γ-Globulin im Leukozytenfilm chemotaktisch an und bestimmen die Wanderungsgeschwindigkeit phasenkontrastmikroskopisch mit Hilfe von Zeitrafferfilmen. Es spielt also auch das γ-Globulin bei der Leukozytenbewegung eine Rolle. Die ersten Aufzeichnungen über Geschwindigkeitsmessungen der Leukozytenbewegung bei gesunden Menschen finden wir bei COMMANDON (1919—1920), wenige Jahre später bei MACCUTCHEON. Schließlich hat v. PHILIPSBORN nach weitgehender Ausschaltung äußerer Einflüsse im Deckglaspräparat die Abhängigkeit der

Geschwindigkeit und des übrigen Verhaltens der Leukozyten vom Gesundheitszustand der Versuchsperson aufgewiesen. So schreibt er: „Vollkommen gesund und kräftig ist ein Mensch nur, wenn die neutrophilen Leukozyten vollständig normal sind, d. h. sich in einem *mittleren Erregungszustand* befinden, normale Widerstandsfähigkeit haben und normale Gestalt und Struktur aufweisen. Bei kranken Menschen können die Leukozyten entweder gelähmt oder übermäßig erregt sein." Damit bringt er unbewußt schon den Begriff der vegetativen Funktion in die Debatte. Während für das Blutbild in den letzten 20 Jahren sowohl eine zentralnervöse Regulation als auch feste Beziehungen zum vegetativen Nervensystem aufgezeigt sind, wurde im allgemeinen bisher nicht direkt nachgeprüft, ob auch die Leukozytenbewegung durch zentralnervöse Regulationen und Veränderungen im vegetativen Nervensystem beeinflußt werden. LUDANY, BERTA und GRÖRY berichten bei Verschiebung des vegetativen Tonus über starke Veränderung des Opsonintifers im Serum. Tierexperimentell zeigte Sympathikotonie Zunahme, Vagotonie Verminderung der phagozytosefördernden Fähigkeit des Serums. Halsmarkdurchschneidung und Blockade der Zwischenhirnzentren unterdrückten den normalen Phagozytoseeffekt nach Pyriferinjektion (BENETATO, OPRISIU und BOCIU). D. E. ALPERN c. s. wiesen im Blut von Patienten mit einer Erkrankung des vegetativen Nervensystems nach Eseringabe Acetylcholin, bei Gesunden keines nach. An Hand ihrer Versuche kommen sie zu dem Schluß, daß unter physiologischen Bedingungen der Sympathikusstoff im Blut bleibt, während der Vagusstoff am Ort seiner Bildung durch die Cholinesterase zerstört wird. Bei Erkrankung des vegetativen Nervensystems sollen beide Stoffe im Gewebe, Blut und Liquor auftreten können. Auch SCHÜMMELFEDER fand im Blut von gesunden Menschen kein Acetylcholin, aber nach isolierter Reizung cholinergischer Nerven freies Acetylcholin im Blut. Es ist demnach durchaus die Annahme einer Beeinflussung der Leukozytenbewegung durch jeweils im Blut vorhandene Mengen an Sympathikus-, bzw. Vagusstoff berechtigt. Sicherlich spielen außerdem der mehrfach erwähnte Ionenantagonismus von Kalium und Calcium, die H-Ionenkonzentration sowie hormonale und thermische Reize dabei eine Rolle.

Das Phasenkontrastverfahren, welches von dem holländischen Physiker ZERNIKE ausgearbeitet und von der Fa. Zeiß, Jena, für die Praxis entwickelt worden ist, gibt uns die Möglichkeit, an weitgehend ungeschädigten ungefärbten lebenden Zellen morphologische Einzelheiten von Kern und Protoplasma, sowie amöboide Beweglichkeit und Fortbewegung der Zellen zu studieren. Schweizer Autoren (MOESCHLIN, LÜDIN), in Deutschland vor allem FRANKE, haben auf die Vorteile des Phasenkontrastverfahrens für die Beobachtung lebender Zellen in Bild und Film hingewiesen.

Durch die Phasenkontrastmikroskopie scheint sich uns ein neuer Weg zur Erforschung neurohumoraler Regulationen zu eröffnen. Es war das Verhalten des lebenden Leukozyten bei der vegetativen Dystonie einer entsprechenden Untersuchung zu unterwerfen. Dieser Aufgabe hat sich zunächst meine Doktorandin Frau FÜHRUS in vorbildlicher Weise unterzogen. In einer zweiten Untersuchungsserie ist dann SEITZ der Frage der Einwirkung von Adrenalin und Acetylcholin nachgegangen.

Eigene Untersuchungen.

Nach der von v. PHILIPSBORN angegebenen und von MOESCHLIN neuerdings für das Phasenkontrastverfahren verwendeten Methode der Beobachtung des zellulären lebenden Blutbildes im Deckglaspräparat wurde von Frau FÜHRUS

230   Blutbild.

ein modifiziertes Verfahren der Messung der Leistungen des einzelnen Leukozyten ausgearbeitet.

Methodik.

Man sticht mit einer Impffeder in das Ohrläppchen der Versuchsperson, tupft die ersten zwei bis drei Blutstropfen vorsichtig fort und fängt auf der Mitte eines gänzlich fettfreien Deckglases einen kleinen Blutstropfen auf, legt

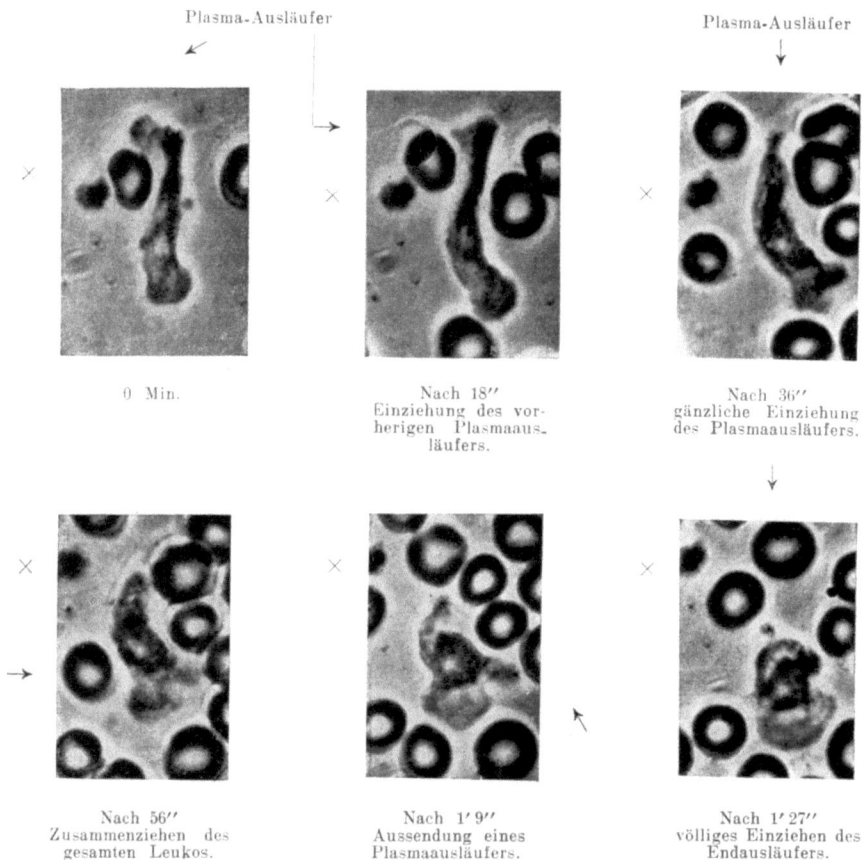

Abb. 100. Laufende Formveränderung und Wanderung des Leukozyten. × gilt als Fixpunkt.

das Deckglas auf einen Objektträger und drückt mit einem Glasstäbchen vorsichtig an. Der Tropfen darf nur gerade so groß sein, daß er sich in kapillarer Schicht gleichmäßig ausbreitet, ohne die Ränder des Deckglases zu berühren. Genauere Details siehe FÜHRUS. Die Untersuchungen wurden zunächst bei einer konstanten Raumtemperatur von 19—20° vorgenommen, wobei auch die Temperatur am Mikroskop sich als konstant erwies. Sie wurden zunächst 10 Minuten, später grundsätzlich $1/_2$ Stunde nach Gewinnung der Präparate vorgenommen (s. dazu FÜHRUS). Für die Spezialfragen wurden Formveränderung (F) und Wanderungsgeschwindigkeit (W) und fallweise die Granulakinetik studiert. Zur Bestimmung der Geschwindigkeit der *Formveränderung (F)* wurde mit der Stoppuhr die Dauer von jeweils sechs hintereinander folgenden Formveränderungen gemessen und der Mittelwert errechnet.

Es wurde die Zeit in Sekunden angegeben, die der Leukozyt benötigt, um wieder eine neue Form anzunehmen. Nach einiger Einarbeitung kann man feststellen, daß diese Formveränderungen nicht gleichmäßig fließend sind, sondern in gewissen Abständen mehr oder weniger schnell erfolgen, wie es an Hand des photographischen Beispiels ersichtlich ist (Abb. 100). Zur Festlegung der *Wanderungsgeschwindigkeit* (W) wurden im Gesichtsfeld die Bewegungen von und zu der linken Seite hin und nach unten, bzw. von unten her nach oben mit Hilfe eines Okularmikrometers gemessen, und zwar in dem Zeitraum, in dem die sechs Formveränderungen stattfanden. Als Maß der Wanderungsgeschwindigkeit galt die Okularmikrometereinheit (= Strich) pro Minute, 1 Strich = 1,1 μ (Abb. 101). Diese in unserer Klinik ausgearbeitete Methode läßt eine relativ sichere Beurteilung der einzelnen Leukozytenleistungen zu. Damit erübrigt sich das Nachzeichnen des Wanderungsweges eines

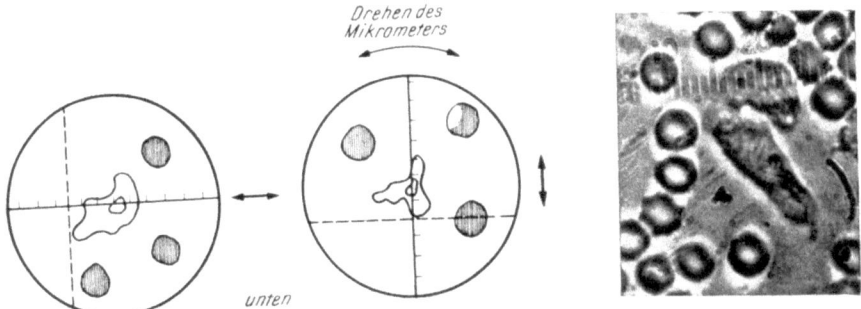

Abb. 101. Messung der Wanderungsgeschwindigkeit.

Leukozyten, wie es von PHILIPSBORN angibt und auch das gesonderte Ausmessen auf dem Papier. Auf der anderen Seite hat unsere Methode gegenüber der ALLGÖWERschen den Vorteil, daß die Leukozyten im gleichen Milieu, d. h. im Deckglaspräparate bleiben, während im anderen Fall erst eine Anreicherung der Leukozyten erforderlich ist.

Um möglichst gleiche Versuchsbedingungen zu erhalten, wurden die vegetativen Dystonien stationär bei Bettruhe und fallweise KROGHscher Standardkost beobachtet. Die Entnahme der Erstuntersuchung (Ausgangswert AW) erfolgte jeweils, nachdem der Patient mindestens $1/2$ Stunde völlig ruhig gelegen hatte. In einer Versuchsserie (FÜHRUS) wurde das Leukozytenverhalten (zwölf Fälle) jeweils über drei Wochen morgens, mittags und abends bei Zimmertemperatur von 20^0, in einer späteren (SEITZ) jeweils vor den Spezialuntersuchungen (18 Fälle) der Morgennüchternwert um 7,30 Uhr bei einer Temperatur von etwa 36^0 am Mikroskop (Heiztisch) untersucht.

I. Versuchsserie (FÜHRUS).

Bei der *Erstuntersuchung* bewegte sich die Formveränderung zwischen 20,4 Sekunden und 58,5 Sekunden, wobei nur zwei von zwölf Werten unter 30 Sekunden lagen. Die Wanderungsgeschwindigkeit betrug zwischen 6,9 und 24,7 Okularmikrometereinheiten pro Minute. Bei Werten von F unter 40 Sekunden lag der W-Wert im Mittel bei 7,7 (6,8—9,1), bei F-Werten über 40 Sekunden bei 5,6 (3,5—7,0) Strich pro Minute. Die Kurven der Leukozytenbewegung zeigten unter 230 Werten in 77% ein gleichsinniges Verhalten von Formveränderung und Wanderung, in 23% ein ungleiches Verhalten. Es ließ sich kein gleichsinniges Verhalten von Leukozytenbewegung und Puls erkennen.

Einfluß biophysiologischer Faktoren.

Die Schwankungsbreite der täglichen Nüchternwerte der Formveränderung nahm mit zunehmendem *Alter* ab. *Frauen* zeigten in dem kleinen vorliegenden Material eine größere Schwankungsbreite für Formveränderung und Wanderung.

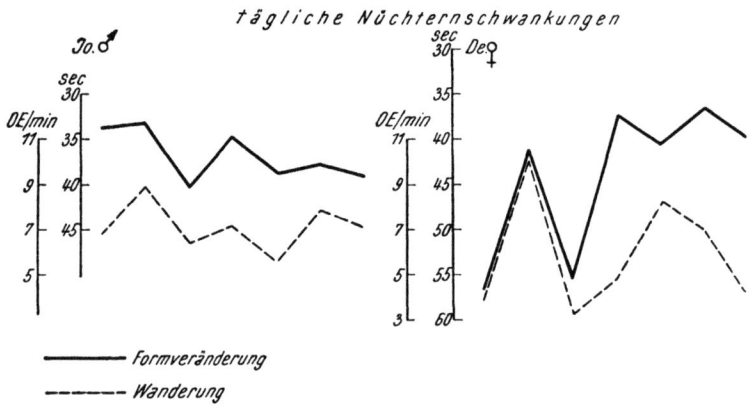

Abb. 102.

Nach dem Kurvenverlauf der *täglichen Nüchternschwankungen* kann man die zwölf Patienten in zwei Gruppen einteilen. Die Leukozytenkurven von sieben Patienten zeigen einen ruhigen Verlauf nud liegen innerhalb einer Schwankungsbreite zwischen den einzelnen Nüchternwerten von F bis zu 13 Sekunden und W bis 5,7 O.E./Minute. Fünf Kurven dagegen zeigen einen unruhigen Verlauf und haben eine Schwankungsbreite bis zu 21,5 Sekunden und 6,8 O.E./Minute (s. Abb. 102). Dabei sind bei schneller Formveränderung die Schwankungen geringer als bei langsamer (Tab. 81).

Tabelle 81.

F	Schwankungsbreite Mittel
20,0—29,9″	11,6 (2)
30,0—39,9″	13,2 (3)
40,0—49,9″	14,3 (5)
50,0—59,9″	17,8 (2)

Tabelle 82.

Patienten mit *ruhigem* Verlauf der Tagesschwankung und großer Schwankungsbreite		Patienten mit *unruhigem* Verlauf der Tagesschwankung u. geringerer Schwankungsbreite	
Pat.	Puls	Pat.	Puls
Lu.	68	Jä.	70
Be.	65	De.	72
Wr.	63	Ka.	89
Di.	50	Wo.	72
Sch.	68	De.	82
Al.	65		
Jo.	54		

Interessant ist es, daß durchaus eine Übereinstimmung zwischen der Schwankungsbreite der täglichen Nüchternschwankungen der Leukozytenbewegungen und dem klinischen Bild der beobachteten Patienten zu bestehen schien, und zwar insofern, als bei den Patienten mit dem ruhigen Verlauf ihrer Kurve und der geringen Schwankungsbreite auch langsamere Pulswerte gemessen wurden und bei den übrigen Patienten mit dem unruhigen Verlauf und der großen Schwankungsbreite z. T. eine ausgesprochene Tachycardie bestand.

Auch bezüglich der *Tagesschwankungen* kann man zwei Gruppen aufstellen (sieben Patienten mit ruhigen Kurven und kleiner Schwankungsbreite oder Formveränderung bis zu 18,6 Sekunden und fünf Patienten mit unruhigen Kurven und großer Schwankungsbreiten bis zu 30 Sekunden) (Abb. 103). Drei Patienten mit geringer Schwankungsbreite ihrer Formveränderungen zeigen eine große Schwankungsbreite der Wanderungsgeschwindigkeit.

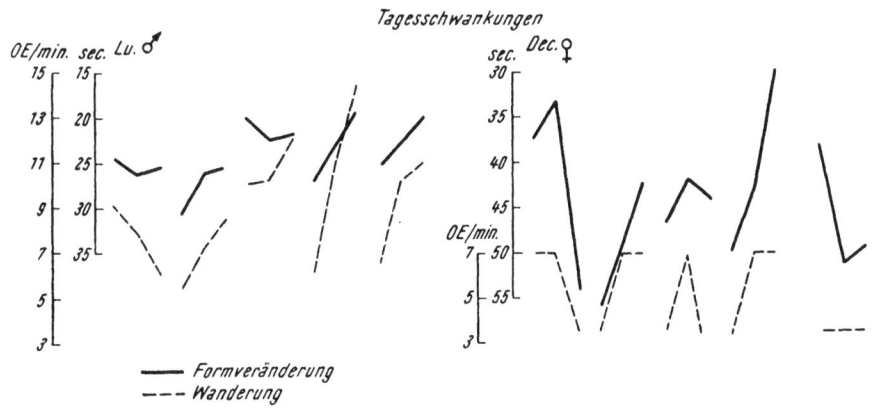

Abb. 103.

Beim Vergleich mit den Pulswerten sehen wir hier eine gewisse Übereinstimmung. Von sieben Patienten mit ruhigen Kurven und kleiner Schwankungsbreite weisen sechs auch langsamere Pulswerte auf und von den fünf Patienten mit unruhigen Kurven und großer Schwankungsbreite zeigen vier schnelle Pulswerte. Ein ausgeprägter Tagesrhythmus der Leukozytenbewegung läßt sich nicht erkennen. Auch im Verlauf der Tagesschwankungen war eine gewisse Abhängigkeit von der Ausgangslage festzustellen. Bei langsamen Morgenwerten sieht man eine Bewegungszunahme im Verlauf des Tages und umgekehrt.

Einfluß von körperlicher Arbeit.

Am 4., 5. und 6. Beobachtungstage führten die Patienten 20 Kniebeugen aus. Gleich im Anschluß daran wurde Blut abgenommen und die Leukozytenbewegungen gemessen. Bei fünf Patienten wurden die Leukozytenbewegungen stets vor und nach Arbeit gemessen, sodaß man eine eindeutige Vergleichsmöglichkeit hat, bei den übrigen sieben Patienten wurden die Mittagswerte zum Vergleich herangezogen. Bei der Gruppe mit fünf Patienten ergaben sich folgende Resultate: 13mal schnellere Formveränderungen nach Bewegung, 2mal langsamere Formveränderungen nach Bewegung, 11mal schnellere Wanderungsgeschwindigkeit nach Bewegung, 4mal langsamere Wanderungsgeschwindigkeit nach Bewegung. Für die Gruppe mit sieben Patienten, bei der die einfachere Methode angewandt wurde, zeigten sich folgende Resultate: 17mal schnellere, 4mal langsamere Formveränderungen, 7mal schnellere Wanderungsgeschwindigkeit, 12mal gleiche Werte für Wanderungsgeschwindigkeit, 2mal langsamere Wanderungsgeschwindigkeit nach Bewegung. Demnach zusammengefaßt:

30mal schnellere Formveränderungen nach Bewegung = (83%)
6mal langsamere Formveränderungen nach Bewegung = (17%)
18mal schnellere Wanderungsgeschwindigkeit nach Bewegung = (75%)
6mal langsamere Wanderungsgeschwindigkeit nach Bewegung = (25%)

Wir sehen also nach körperlicher Bewegung eine deutliche Zunahme der Bewegungsgeschwindigkeit der Leukozyten (Abb. 104). Es ist wohl anzunehmen, daß diese Bewegungszunahme der Leukozyten nach Arbeit wie auch andere Lebensfunktionen durch neurohumorale Regulationen vorwiegend vegetativ gesteuert wird.

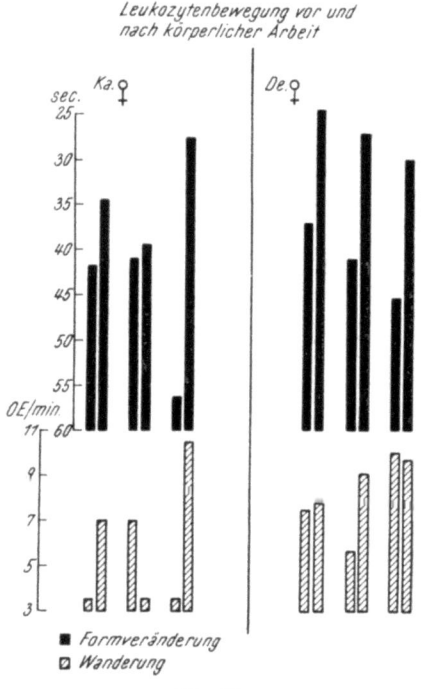

Abb. 104.

Die Arbeitsversuche lassen mehrfach deutlich eine *Abhängigkeit der Werte von der Ausgangslage* erkennen. So sahen wir bei einer langsamen Leukozytenbewegung vor der körperlichen Arbeit eine Zunahme der Bewegung und bei einer schnellen Leukozytenbewegung vor der körperlichen Arbeit sehr häufig eine Abnahme der Geschwindigkeit nach der Arbeit. In fast allen Fällen, in denen wir eine Verlangsamung der Bewegung nach der Arbeit sahen, zeigten sich sehr schnelle Ausgangswerte.

Abhängigkeit von Stammhirnnarkose.

In vergleichend therapeutischer Anordnung mit einwöchiger Vor-, Hauptund Nachperiode fanden wir nach Stammhirnnarkose bei acht Fällen eine deutliche Abnahme der Wanderungsgeschwindigkeit und langsamere Formveränderungen (Abb. 105). Bei zwei Fällen nahm nur eine der beiden Größen an Intensität ab, die andere Größe erfuhr eine Beschleunigung. Bei den restlichen zwei Fällen sahen wir eine Zunahme der Wanderungsgeschwindigkeit sowie eine schnellere Formveränderung. Auf der graphischen Darstellung der täglichen Nüchternschwankungen während der gesamten drei Beobachtungswochen erkennt man bei sieben Fällen eine deutliche Verlangsamung und Beruhigung der Werte während der Luminalettenmedikation, bei dem 8., 9. und 10. Fall sieht man eine z. T. nur kurze, z. T. verspätet einsetzende Beruhigung und Verlangsamung der Werte. Der elfte Patient zeigte keine Beruhigung und beim zwölften Patienten beobachteten wir während der Luminalettengabe sogar eine Zunahme der Schwankungen und deutlich schnellere Leukozytenbewegungen. In fast allen Fällen sahen wir eine gute Übereinstimmung der Leukozytenbewegungen mit dem klinischen Erscheinungsbild (Abb. 106).

Die gesteigerte Formveränderung nach *körperlicher Belastung* trat während Luminalettengaben wenig oder garnicht in Erscheinung (s. Abb. 107).

Fassen wir die Untersuchungen von Frau FÜHRUS zusammen, so sehen wir, daß die Bewegung der einzelnen Leukozyten von verschiedenen äußeren Reizen abhängig ist, wobei die Reaktion auf diese Reize Abhängigkeiten vom

Leukozytenbewegung und vegetative Dystonie. 235

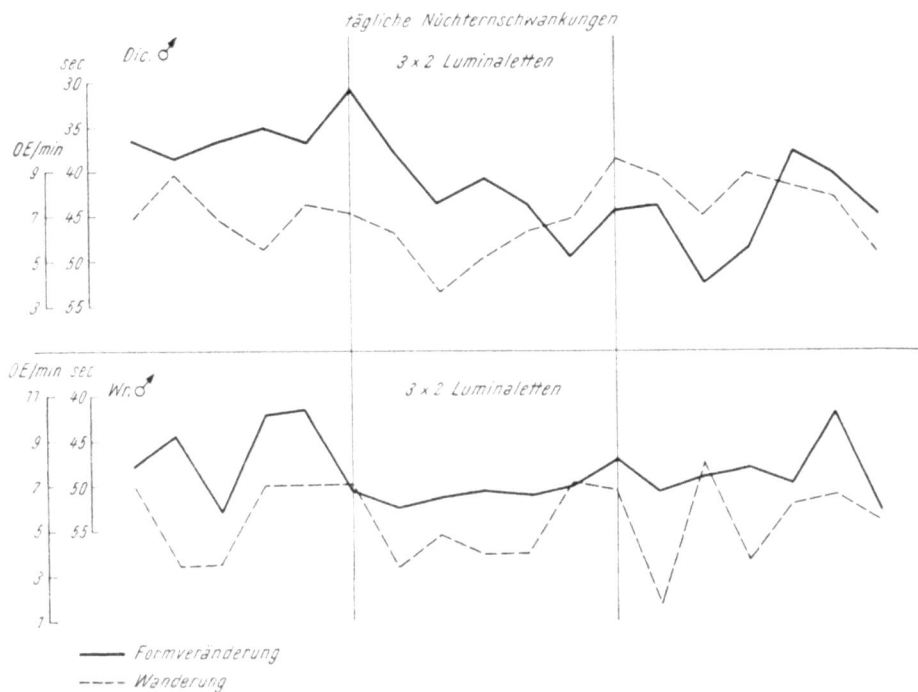

Abb. 105.

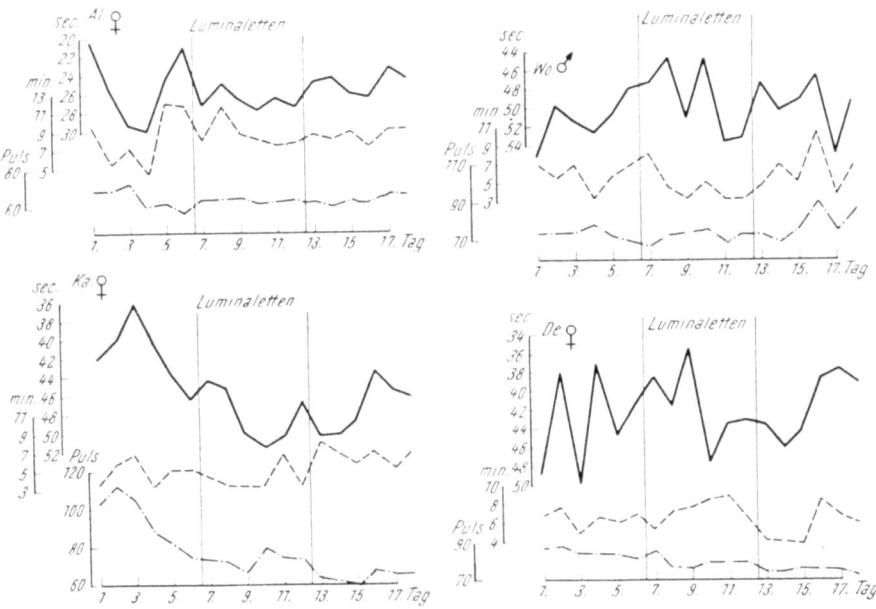

Abb. 106. Einfluß der Stammhirnnarkose auf Leukozytenbewegung und Pulszahl (—.—.—).

Ausgangszustand (WILDER) aufweist. Besonders wichtig erscheint uns das Verhalten der weißen Blutzellen im Anschluß an körperliche Belastung, die auf einen ergotropen Reiz gehäuft mit einer deutlichen Beschleunigung ihrer Formveränderung und meist auch der Wanderung reagieren. Von gleichem Interesse ist die Tatsache, daß durch Stammhirnnarkose vorwiegend eine Verlangsamung der Bewegung eintritt und daß die gefundene ergotrope Reaktion nach Arbeit wegbleibt. Das deutet darauf hin, daß *vegetative Einflüsse auf die Leukozyten sich auf humoralem Wege auszuwirken scheinen*. Bei dieser Sachlage haben wir die direkte Wirkung der Einverleibung von Überträgerstoffen des vegetativen Systems (Acetylcholin und Adrenalin) durch SEITZ untersuchen lassen.

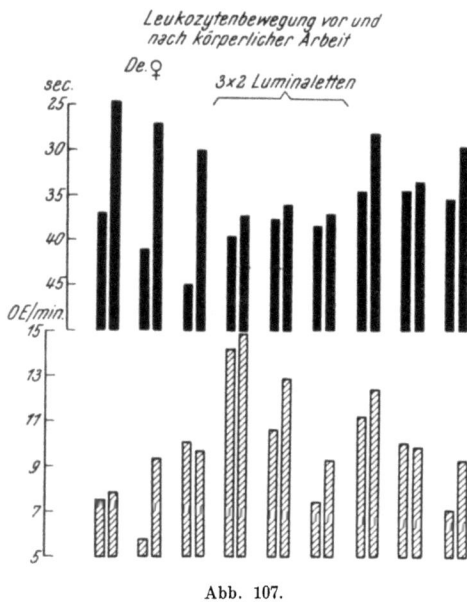

Abb. 107.

II. Versuchsserie (SEITZ).

Für die Untersuchungen mit diesen sehr empfindlichen Substanzen wurde durch einen Mikroskopheiztisch wenigstens eine Temperatur von 36° am Mikroskop ermöglicht. Um Vergleichsbedingungen zu schaffen, wurden in jeweils zehn Untersuchungen nach halbstündiger Ruhelage in einer ersten Versuchsreihe die Morgennüchternwerte um 7,30 Uhr mit anschließender Ohrblutentnahme ohne sonstigen Eingriff, in einer zweiten im Anschluß an Nüchternwert und Venenpunktion und in einer dritten im Anschluß an Nüchternwert und intravenöse Adrenalininjektion (30 γ) und dann mit Blutentnahme nach 1, 2 und 3 Minuten die Leukozytenbewegungen untersucht. In einer letzten Versuchsreihe wurde in fünf Fällen der Effekt intravenöser Acetylcholingaben (0,0125 mg Roche) in gleicher Weise verfolgt. In allen vier Versuchsreihen wurden die Einzelversuche an drei (vereinzelt an zwei) aufeinanderfolgenden Tagen wiederholt.

Die Mehrzahl der *Erstuntersuchungen* (18 Fälle) zeigte für die Formveränderung (F) Werte von 4,7 bis 8,0 Sekunden. Die höheren Werte (zwölf Fälle) lagen zwischen 8,1 und 14,2 Sekunden. Dabei zeigte das Gros (23) Wanderungsgeschwindigkeiten (W) zwischen 20 und 30 Okulareinheiten pro Minute. Acht Werte lagen darunter und drei darüber. Für die täglichen Nüchternschwankungen von F ergab sich eine Abhängigkeit (wie auf Seite 233), für W keine Abhängigkeit vom Ausgangswert. Zwischen F und W bestand bei 300 Untersuchungen in 57% Parallelität, d. h. gehäufte Formveränderung bei beschleunigter Wanderung. Der Rest zeigte ungleiches Ver-

Tabelle 83.

F in Sek.	Tägliche Nüchternschwankung	Gesamt-Schwankungsbreite
4,0— 5,9	0,3	1,1
6,0— 7,9	1,4	2,6
8,0— 9,9	1,65	2,4
10,0—11,9	2,7	4,0
12,0—14,2	2,7	5,7

halten. Bezüglich des Alters weisen die bisherigen Beobachtungen eher in Richtung einer Verlangsamung der Formveränderung und Wanderungsgeschwindigkeit bei zunehmendem Alter hin.

Bei zehn *Leerversuchen* wies die Mehrzahl der untersuchten Patienten allgemein schnelle Bewegungen der Leukozyten auf mit einer Formveränderung unter 6,0 Sekunden und dementsprechend mit geringen täglichen Nüchternschwankungen und Minutenschwankungen. Drei Patienten zeigten Werte über 6,0 Sekunden und demnach dem Ausgangswertgesetz entsprechend stärkere Schwankungen.

Bei der *Venenpunktion* fanden sich auch wieder zwei Reaktionstypen, die im allgemeinen durch eine unterschiedliche Ausgangslage charakterisiert waren. Die Patienten mit einer beschleunigten Formveränderung (im allgemeinen Werte um 7 Sekunden) zeigten nach Venenpunktion keine nennenswerten Schwankungen. Patienten mit deutlich langsamerer Ausgangslage der Formveränderungsgeschwindigkeit, die schon größere Nüchternschwankungen aufwiesen, zeigten auch stärkere Neigung zu Beschleunigung der Formveränderungen nach der Venenpunktion (Abb. 108). In aufeinanderfolgenden Leer- und Venenpunktionsversuchen am gleichen Patienten ergaben sich bei vier Patienten mit vorher beschleunigter Formveränderung die gleichen Verhältnisse.

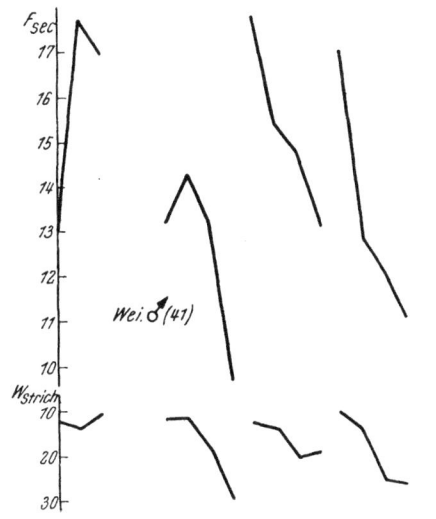

Abb. 108. Venenpunktionsversuche.

Bei allen fünf Versuchspersonen mit einer gleichmäßigen Ausgangslage von F zwischen 5,6 und 8,7 Sekunden fand sich unter wiederholten *Acetylcholingaben* (0,0125 mg i. v.) eine geringe Beschleunigung, die aber nicht aus dem Rahmen der geringen Veränderungen der Leerversuche herausfielen. In einem Selbstversuch konnte SEITZ erweisen, daß diese geringe Beschleunigung der Formveränderung unabhängig von der Höhe der Dosis und der subjektiven Empfindungen war (Abb. 109).

Die intravenösen *Adrenalingaben* (30 γ) zeigten am ersten Tage bei Ausgangswerten mit schneller Formveränderung unter 9,5 Sekunden nahezu keine Reaktion, bei der Mehrzahl der Fälle mit langsamer Formveränderung folgte der Adrenalininjektion eine deutliche Formveränderungsbeschleunigung. Es fiel auf, daß am zweiten und dritten Tage ein Fehlen der Formveränderungsbeschleunigung nicht beobachtet wurde.

Vergleicht man die Mittelwerte der vier verschiedenen Versuchsreihen, so ersieht man aus der Tabelle, daß schon der Reiz der Venenpunktion gegenüber den Leerversuchen eine gewisse Beschleunigung der Formveränderungsgeschwindigkeit zur Folge hat. Doch erscheint in den Mittelwerten der Effekt der Adrenalininjektion intensiver als der Venenpunktionsreiz. Demgegenüber

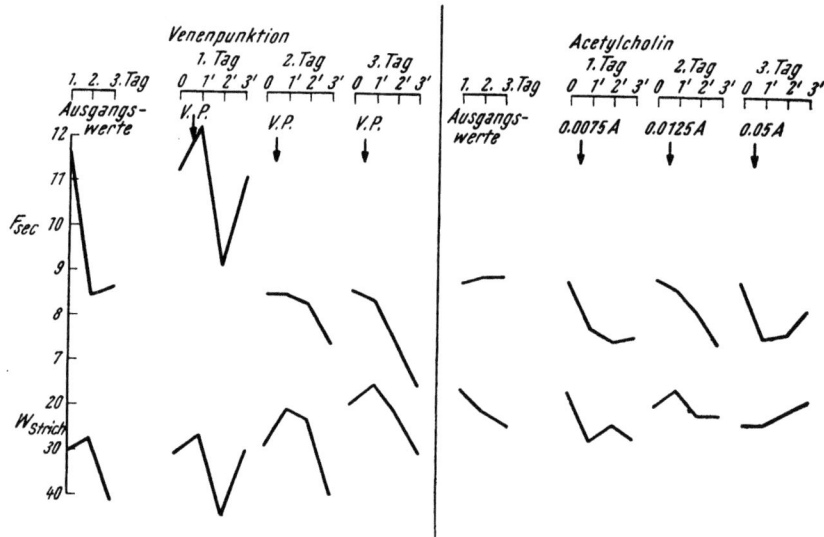

Abb. 109. Vergleich von Venenpunktion mit steigenden Acetylcholingaben.

liegen die Mittelwerte der Acetylcholinversuche im Schwankungsbereich der Leerversuche (Tab. 84). In Tabelle 84 bedeuten die Zahlen die Mittelwertsabweichungen der einzelnen Minutenwerte vom jeweiligen Ausgangswert an

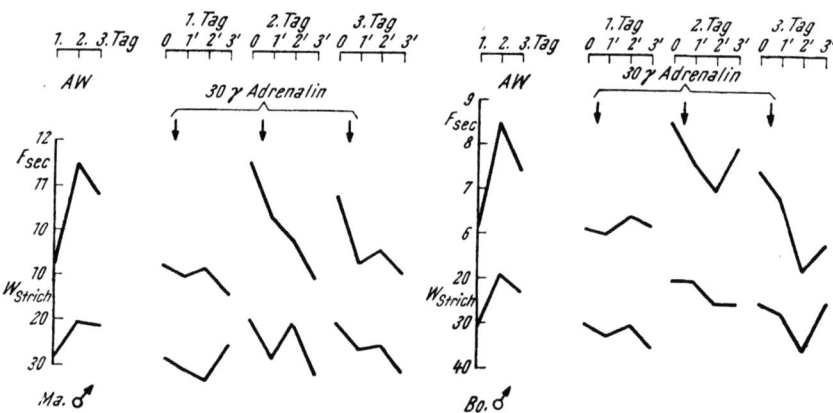

Abb. 110. Wiederholte Adrenalinversuche (Effekt am zweiten Tag).

den verschiedenen Tagen. Dabei ist + bei Formveränderungen (F) eine Verlängerung der Zeit in Sekunden, während + bei der Wanderung (W) das Zurücklegen einer geringeren Strecke bedeutet. (Strich pro Minute im Okularmikrometer). Bei den Minuswerten gilt sinngemäß das Umgekehrte. Das Ergebnis der Tab. 84 hat SEITZ durch eine weitere Versuchsreihe

Leukozytenbewegung und vegetative Dystonie.

Tabelle 84.

Fälle	Versuchsart	1. Tag								2. Tag								1. Tag							
		F				W				F				W				F				W			
		Ausg.-wert	1'	2'	3'	Ausg.-wert	1'	2'	3'	Ausg.-wert	1'	2'	3'	Ausg.-wert	1'	2'	3'	Ausg.-wert	1'	2'	3'	Ausg.-wert	1'	2'	3'
10	Leer	6,3	−0,2	−0,5	−0,4	25,8	0	−4,8	−4,0	6,1	−0,3	−0,4	−0,6	26,0	−0,5	+0,5	−4,2		−0,2	−0,2	−0,2	25,2	−0,3	−0,9	−3,9
5	Acetylchol.	6,8	−0,5	−0,7	−0,8	19,6	−4,2	−5,6	−8,0	6,7	−0,3	−0,6	−0,5	23,6	−3,6	−7,2	−6,0		−0,2	−0,1	−0,6	26,6	+0,2	+0,8	+4,2
10	Venenpunkt.	8,9	−0,3	−0,7	−1,0	25,1	−0,8	−4,5	−7,3	9,9	−0,5	−0,9	−0,8	21,9	−2,7	−2,3	−5,8		−0,7	−1,0	−0,6	24,4	−2,0	−6,2	−7,8
10	Adrenalin	9,7	−1,1	−0,9	−0,9	23,1	−3,4	−5,6	−5,0	10,2	−1,4	−1,1	−1,2	21,5	−1,4	−2,8	−3,9		−1,2	−1,7	−1,8	22,9	−4,2	−3,0	−4,7

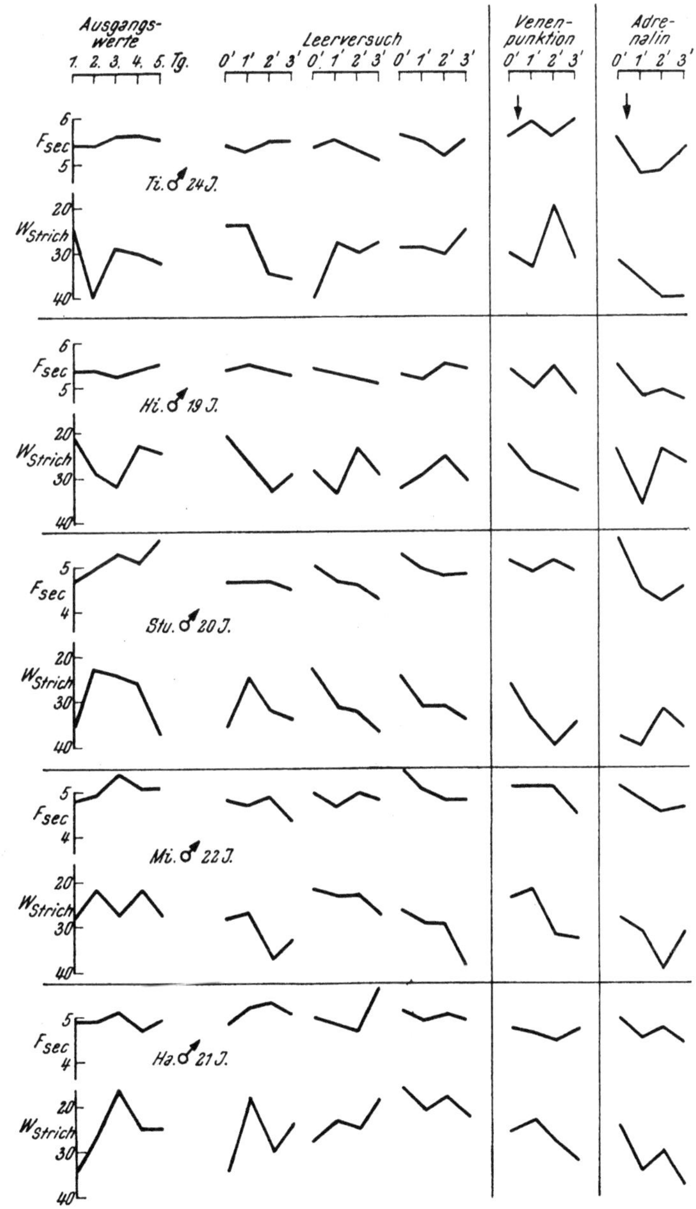

Abb. 111. Vergleich von Leerversuch, Venenpunktion und Adrenalininjektion bei fünf vegetativen Dystonikern.

an fünf vegetativen Dystonikern bestätigt. Nach dreitägigem Leerversuch wurde an zwei weiteren Versuchstagen ein Venenpunktions- und ein Adrenalinversuch am gleichen Patienten vorgenommen (Abb. 111). Daraus läßt sich eindeutig eine auch bei schnellem Ausgangswert der Formveränderungsgeschwindigkeit in Erscheinung tretende *Beschleunigung der Bewegung unter Adrenalineinfluß* ersehen. Diese Versuche deuten zusammen mit den Veränderungen nach Venenpunktion auf die schon bekannte Tatsache hin, daß der psychische und Schmerzreiz von Venenpunktionen allein einen Eingriff in das vegetative Geschehen darstellt. In diesem Sinne bringe ich zwei Versuche der Adrenalinreihe, die am ersten Versuchstag knapp vor der Injektion eine ausgeprägte beschleunigte Leukozytenbewegung ohne jede Reaktion auf Adrenalin zeigten, die aber bereits am zweiten Tag die eben besprochene normale Adrenalinreaktion aufwiesen (Abb. 110).

Die Ergebnisse der Untersuchungen der Leukozytenbewegung im Deckglaspräparat mit dem Phasenkontrastmikroskop bei vegetativer Dystonie (FÜHRUS und SEITZ) zeigen Einflüsse verschiedener vegetativer Eingriffe (Arbeit, Venenpunktion, Adrenalin und Stammhirnnarkose), die nicht auf rein nervalem Wege erklärt werden können und damit weitere Unterlagen für neurohumorale Regulationsmechanismen im vegetativen Nervensystem geben. Hier ist ein neuer, sehr subtiler Weg zur Untersuchung dieser wichtigen Frage aufgewiesen, der unter gebesserten Versuchsbedingungen einer eingehenden weiteren Bearbeitung und Sicherung bedarf.

IX. Stoffwechsel.

1. Wärmeregulation.

Auf Fragen der Wärmeregulation und ihrer Bedeutung für vegetative Dysregulationen wurde verschiedentlich hingewiesen. v. LAUDA hebt „außer den Vasolabilen eine besondere Gruppe ‚vegetativer Stigmatisierter' als *konstitutionelle Subfebrilität* hervor, bei welcher das Temperaturzentrum im Rahmen der Labilität der vegetativen Dystonie etwas höher eingestellt ist." Auch er weist auf die bekannte Tatsache hin, daß es unter gleichartigen vegetativ Nervösen Untertemperaturen gibt. Bei der reinen vegetativen Dystonie haben wir dauernde Temperatursteigerungen ohne andere klinische Ursachen nicht gesehen. Bei 100 Fällen wurden 43mal vereinzelte Abendtemperaturen über 37°, bei 5 Patienten über 37,5° gemessen. Fallweise haben auch wir eine Neigung zu leichten Untertemperaturen beobachtet, und zwar zeigten 30 der genannten 100 Patienten niedrigste Morgentemperaturen unter 36°, während abends 4mal 36° unterschritten wurde. 15mal der Wert bei 36° lag. Die intraindividuelle Schwankungsbreite der 100 vegetativen Dystonien betrug zwischen 0,4 und 1,8°, wobei die Werte am häufigsten zwischen 0,8 und 1,2° (63%) lagen, der Rest sich zu etwa gleichen Teilen nach oben und unten verteilte. Geringe schubweise auftretende subfebrile Temperaturen haben sich in unserem einschlägigen Krankengut fast immer als fokalbedingt erwiesen und sind nach radikaler Sanierung geschwunden.

Diese Beziehung zwischen Sanierungserfolg und subfebrilen Temperaturen hat im Zeitalter des gehäuften Fokalinfektes, dessen Studium auch ich selbst an einem großen klinischen Material in Münster und später nachgegangen bin, zu einer Überbewertung der Diagnose Fokalinfekt gegenüber der gleichzeitig bestehenden vegetativen Dystonie geführt. Man braucht bei solcher Fehlwertung dann nicht erstaunt zu sein, daß fallweise die Beschwerden der vegetativen Dystoniker nach der Sanierung nicht geschwunden sind.

Über vereinzelte Fälle mit länger anhaltender Hyperthermieneigung und dauernden nicht kardial bedingten Tachycardien, bei denen es sich vielleicht um ganz seltene echte Diencephalosen gehandelt hat, werde ich nach ausreichend langer Beobachtungszeit später gegebenenfalls berichten.

2. Das Verhalten des respiratorischen Stoffwechsels (Grundumsatz).

Der Kraft- und Stoffwechsel des gesunden Menschen wird in sehr vielseitigen Regulationen sowohl durch das Nervensystem als auch durch das zum Teil untergeordnete Endocrinium gesteuert. Jedes atmende Körpergewebe unterliegt durch seine Gefäßversorgung hormonalen, durch seine Nervenversorgung nervösen Einflüssen (GRAFE). Das grundsätzliche biologische Bestreben aller Lebensvorgänge zur Ausbalancierung dokumentiert sich beim Stoffwechsel des Erwachsenen (BANSI) besonders in dem labilen Gleichgewicht von Assimilation und Dissimilation. Auf das bekannte Zusammenspiel von Stoffwechsel und Kreislauf wirken Muskelarbeit, Umgebungstemperatur, Ernährung, Stimmung, Erlebnisse jeder Art u. v. a. ordnend. Die Veränderung der Reaktionsbereitschaft der peripheren Gefäße auf reflektorische, zentralnervöse und hormonale Einwirkungen des Gewebsstoffwechsels, die Wirkung der Kohlensäurespannung im Blut auf die medullären Zentren und die Sensibilisierung derselben durch O_2-Mangel charakterisieren die Beeinflussung des Gesamtkreislaufs durch den Stoffwechsel (s. auch REIN). Der Kreislauf ist, wie das GRAFE ausdrückt, bei den differenzierteren Organismen der Diener des Stoffwechsels. Das Verhalten der verschiedenen Kreislauffaktoren nach reichlicher Nahrungsaufnahme zeigt den weitgehenden Parallelismus zwischen Sauerstoffaufnahme und Minutenvolumen, aber auch Beziehungen zur allgemeinen vegetativen Steuerung. WEZLER c. s. konnten durch Feststellung der durchschnittlichen kleinsten Ruhewerte des O_2-Verbrauchs, des Minutenvolumens, der Herzleistung und der arteriovenösen Differenz noch tiefere Einblicke in die vegetative Struktur des Individuums als durch die alleinige Kreislaufanalyse eröffnen. Die praktische Wichtigkeit der Untersuchung des respiratorischen Gaswechsels beim Menschen war die logische Folge der klassischen Untersuchungen von ATWATER und BENEDICT, DURIG, GRAFE, KROGH und LINDHARDT, LOEWY, MAGNUS-LEWY, PETTENKOFER und VOIT, TIGERSTEDT, ZUNTZ u. v. a. Unter den Klinikern hat wohl v. NOORDEN als erster auf die Bedeutung des Gaswechsels für die praktische Medizin hingewiesen.

Der Grundumsatz ist ein klinisch feststehender Begriff. BENEDICT versteht darunter den Mindestumsatz, den der Körper unter Grundumsatzbedingungen, d. h. nüchtern, bei körperlicher und psychischer Ruhe zur Aufrechterhaltung seiner physiologischen Funktionen braucht. Man spricht auch von Nüchternruheumsatz. KNIPPING definiert den Grundumsatz als das Energiequantum, welches erforderlich ist, das Leben des untätigen, seelisch und körperlich vollkommen entspannten nüchternen Organismus zu garantieren. Der Betrag des Grundumsatzes wird von WINKLER gewissermaßen „als eine Bilanzsumme errechnet aus dem Anfang und Ende einer ungeheuren Kette von Reaktionen". Nach ROSSIER befinden sich die Patienten bei der Nüchternruheumsatzbestimmung selten in einem thermischen Gleichgewicht, wodurch er die oft „von einem Labor zum anderen stark abweichenden Resultate" erklärt. Der Grundumsatz gilt seit den klassischen Untersuchungen als eine individuelle Konstante. Das trifft auch entgegen einigen modernen Äußerungen (ROSSIER, BOENHEIM) noch voll und ganz zu, wenn man, wie das in den dreißiger Jahren verschiedentlich immer wieder betont worden ist, Nüchternruheumsatzbedingungen mit einer eiweißarmen Vorperiode einhält (s. MARK, Ergebnisse S. 190, Abs. 2 und 3). Natürlich ist auch der Basalstoffwechsel, wie ihn die Angelsachsen nennen, gleich allen biologischen Vorgängen eine in gewissen Grenzen variable Größe. Die normale interindividuelle Schwankungsbreite um den Idealwert $\pm 0\%$ wird sehr verschieden angegeben ($\pm 5\%$ KESTNER, KNIPPING (1926), FRANCK, SCHILL und DOLESCHALL; $\pm 8\%$ MARK (1932); $\pm 10\%$ GRAFE, UMBER, GRAWITZ, KESTNER, LOEWY (1927), ROSENBLUM (1928), DE QUERVAIN; $\pm 12\%$ BÖGER und VOIT, LUBLIN; $\pm 15\%$ BARACH und DRAPER, KNIPPING, HANSSEN, GROSSE-BROCKHOFF, LOEWY, THADDEA; $\pm 20\%$ JORES, BORNSTEIN, JENKIN). Ferner werden Schwankungen von -5 bis $+15\%$ (BOENHEIM). -5 bis $+25\%$ (LANDEN), -20 bis $+25\%$ (DOPSCH) angegeben. Auf Grund von 3000 eigenen Grundumsatzbestimmungen an der GRAFEschen Klinik 1927 bis 1930 mit der KROGHschen Methodik (Apparatur von Castagna, Wien) wurde für eindeutig Gesunde ein Wert von $\pm 8\%$ gefunden. Mit der KNIPPINGschen Apparatur liegen unsere Werte der letzten vier Jahre *im allgemeinen* auch zwischen $\pm 8\%$. BOOTHBY c. s. haben für den gesunden Menschen eine Gruppierung der Grundumsatzwerte um den Mittelwert in Form einer GAUSSschen Verteilungskurve gezeigt. Nach ihm besteht bei über 20jährigen Männern eine interindividuelle Abweichung von $\sigma \pm 6{,}7\%$, bei gleichalten Frauen von $\sigma \pm 6{,}9\%$. Die meisten Autoren erkennen die Konstanz des Grundumsatzes an und finden nur geringe intraindividuelle Schwankungen (SPECK, ZUNTZ, JOHANNSEN, LOEWY, BENEDICT und CARPENTER, MARK, GIGON, Magnus LÈVY, TIGÈRSTEDT, BORNSTEIN, DU BOIS, PALMER-MEANS-GAMBLE, LUSK, FRANK, BOOTHBY, PFLÜGER, WACHHOLDER, BERNHARDT, LAUTER, OLNJANSKAJÀ [1950] u.v.a.). Man kann in der Tat bei sehr sorgfältiger Arbeitsweise bei Gesunden, die ihren Ernährungszustand und ihr Gewicht in gleicher Höhe halten, über Monate ja über Jahre konstante Umsatzzahlen erhalten (s. a. LOMMEL). KNIPPING fand bei 85% gesunder Personen Abweichungen vom Sollumsatz von weniger als 7%. Gegen die Konstanz des Grundumsatzes sprechen sich im letzten Jahrzehnt einige Autoren aus (ROSSIER, auf Grund von Erfahrungen bei der Fettleibigkeit, BOENHEIM ohne beweisende Belege). Sehr ausgeprägte Schwankungen an drei „zwar eiweißarmen", aber sonst über viele Wochen recht hochwertig ernährten Gesunden veröffentlicht LANDEN 1950, deren Wiedergabe ich für instruktiv halte (Abb. 112).

Schon BOOTHBYS Stoffwechseluntersuchungen bei „Nervösen" hatten zwar eine nur geringe Erhöhung des Mittelwertes von 2%, aber eine deutliche Verbreiterung der Streuung gezeigt. GREMELS schreibt: „Die Lehre von der Konstanz des Grundumsatzes hat axiomatischen Charakter."

Die Bestimmung des *respiratorischen Quotienten* (RQ) gibt unter Umständen eine Vorstellung über die Art der jeweils im Körper verbrannten Stoffe. Doch kann der RQ beim Speichervorgang durch die Umbildung von KH in Fett, sowie beim plötzlichen Freiwerden von Säuren im Organismus auch ohne oxydative Aufspaltungen ansteigen. Überdies haben KROGH und LINDHARDT bei respiratorischen Quotienten um 0,8 und 0,9 unter Standardbedingungen ein Minimum des Kalorienumsatzes gefunden. JAHN und STURM fanden zwischen Grundumsatz und respiratorischem Quotienten eine durchschnittliche Abhängigkeit. Bei hohem Grundumsatz war im allgemeinen das CO_2-Bindungsvermögen geringer als bei niedrigem. Der RQ des Ruhenüchternversuches steht nach JAHN in enger Beziehung zur Einstellung des vegetativen Systems.

Bei Stoffwechselversuchen interessiert neben der gemessenen O_2- und CO_2-Menge das den *Atemtyp* charakterisierende Kurvenbild. Beim normalen ausgeglichenen Patienten sind Atemfrequenz, Amplitude und Exspirationsgrundlinie regelmäßig. Bei vegetativ und psychisch Labilen sind die Atemkurven ungleichmäßig, wellenförmig, zum Teil hyperventiliert und von tiefen Atemzügen (Seufzeratmung) unterbrochen (CATES, KAHLER u. a.).

Sehr wichtig erscheinen neueste Untersuchungen von JARLOV und JARLOV über den „skin metabolism". Er wurde beim gleichen Menschen „remarkably constant" und bei verschiedenen Individuen verschieden gefunden. Zwischen Haut- und Standardstoffwechsel wurde ein gewisser Parallelismus festgestellt. Bestimmung der O_2-Spannung nach CAMPBELL u. a. unter der Haut mittels subkutan eingespritzter Luft zeigte bei Pseudo-Basedow-Patienten erhöhte Schwankungen gegenüber Normalwerten beim Basedow (DEL BAERE). Nur in 19 von 98 Fällen fanden LASZLO und SCHÜRMEYER eine Übereinstimmung zwischen Grundumsatz und Wasserdampfabgabe innerhalb einer Abweichung von 10%.

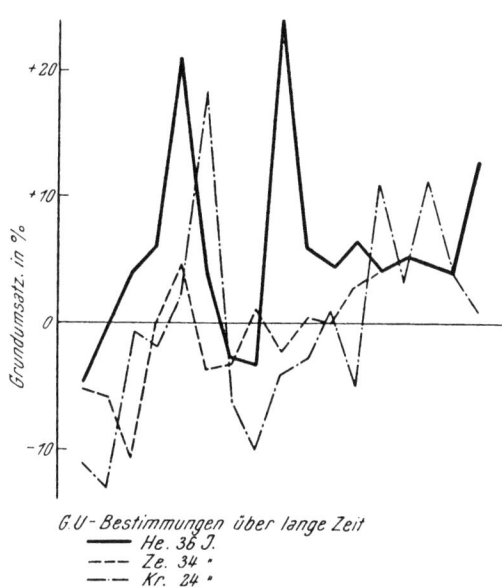

Abb. 112. Grundumsatzschwankungen nach Landen.

Zahlreiche *biophysiologische Faktoren* beeinflussen auch den Basalstoffwechsel. Die Höhe der Umwelttemperatur wirkt anscheinend auf den Gesamtumsatz des Körpers. Der Grundumsatz dient größtenteils der Aufrechterhaltung der Körpertemperatur (s. a. REIN). Dank den Wärmeregulationsmechanismen bewegen sich beim Menschen Umgebungstemperatur und Umsatz entgegengesetzt. Betreffs der Tagesschwankungen der Körpertemperatur sagt RICHET: (La chaleur animale Paris 1889): „C'est en quelque sorte, une oscillation régulière qui dépend d'autre chose, parait-il, que de l'exercice, d'autre chose que de l'alimentation, d'autre chose encore que de la temperature exterieure . . . Il me parait vraisemblable, que cette oscillation quotidienne dépend principalement de l'activité du system nerveux . . . C'est le systèm nerveux qui détermine la temperature normale: 37⁰ le matin, 37,5⁰ a cinq heures du soir, 36⁰ pendant la nuit. Ce rythme est presque indépendant des contractions musculaires; il dépend de la régulation par le systèm nerveux, qui règle les échanges. productions et pertes de chaleur." Über die Tagesschwankungen des Stoffwechsels und der Körpertemperatur im nüchternen Zustand in vollständiger Muskelruhe berichtet 1898 JOHANNSON ausführlich.

BORNSTEIN, VÖLKER sowie GREMELS zeigten periodische ortszeitlich fixierte Umsatzschwankungen mit einem Minimum von Puls, Temperatur, O_2-Verbrauch, CO_2-Produktion, Ventilation, Wasser- und N-Ausscheidungskurven in der Zeit von 24 bis 6 Uhr und einem Maximum von 12 bis 15 Uhr. Diese *tageszeitlichen Schwankungen* wurden auch in Nüchternversuchen beobachtet. Schlaf hat darauf keinen Einfluß (VÖLKER, REIN, GRIFFITH c. s.). Unabhängig von Temperatur und äußeren Lebensbedingungen zeigt der Stoffwechsel gewisse *jahreszeitliche Schwankungen*. Die tiefsten Werte liegen nach HITCHCOOK und WARDWELL, GUSTAFSON und BENEDICT, RIML und WOLFF im Winter und Frühling, die höchsten im Sommer und Herbst. GRAFE und KNIPPING geben ein Minimum im Sommer, GRIFFITH c. s. im Frühherbst und Frühling, PALMER c. s. ein Maximum im Winter an. KESTNER leugnet die Jahresschwankungen ganz. Sowohl die jahres- wie tageszeitlichen Unterschiede sind bei vegetativ Labilen besonders stark. Sie sind auch von der *Ernährung* abhängig. Nach WACHHOLDER sollen Sommerminimum und Wintermaximum bei Unterernährten fehlen.

Über die Beziehungen zwischen Grundumsatz und Pulsfrequenz sind die Meinungen geteilt. BENEDICT, MURLINS und GREERS, BLUNT und DYE sowie JACOBI und REUTER lehnen sie ab. EXNER gibt in seiner Monographie strenge Relationen für das Verhältnis Grundumsatz und Pulsfrequenz an. WACHHOLDER und FRANZ sehen gleichsinnige Schwankungen der beiden Größen als Zeichen vegetativ nervöser Vorgänge an.

Auf den Einfluß des *Alters* haben neuerdings MARK, BÜRGER und GRIMM hingewiesen. Schon TIGERSTEDT und MAGNUS-LEVY fanden bei Kindern und Jugendlichen einen verhältnismäßig hohen Gaswechsel. BERNHARD fand jenseits der 60er Jahre niedrige spezifisch dynamische Wirkung und KESTNER im hohen Alter Absinken des Grundumsatzes. BÜRGER hat in seinem Buch die Untersuchungen der verschiedenen Altersstufen von BOOTHBY, BERKSON und DUNN in übersichtlicher Kurve zusammengestellt. Daraus ergab sich ein Absinken der Wärmebildung pro Quadratmeter und Stunde von etwa 50 Cal im Kindesalter auf 33 Cal im siebenten Lebensjahrzehnt. Nach neuesten Beobachtungen von GRIMM an einem mitteldeutschen Material zeigten die jüngsten Patienten einen hohen, die ältesten einen besonders niedrigen respiratorischen Quotienten. Die Wärmebildung lag auch in der BÜRGERschen Kurve bei Männern regelmäßig höher als bei Frauen. Gewisse *geschlechtsbedingte* Unterschiede sind bekannt. Bei Frauen liegt der Grundumsatz etwa 6—10% niedriger als bei Männern. BÜRGER weist darauf hin, daß sowohl die Unterschiede bei Männern und Frauen als auch das Absinken mit zunehmendem Alter gegen feste kausale Verknüpfungen zwischen Oberfläche und Wärmebildung sprechen. Die intraindividuelle Schwankungsbreite ist bei Frauen, die interindividuelle bei Männern größer (BOOTHBY c. s., BENEDICT und TALBOT, GRIFFITH c. s.). Bei Unterernährung senken Frauen den Stoffwechsel mehr und halten dadurch das Gewicht besser als Männer (KALLER und RELLER, HEILMEYER und FREY). Außer den intra- und interindividuellen Schwankungen sowie den Verschiedenheiten der Biorheuse (BÜRGER) sind Abweichungen des Gaswechsels von der Norm unter geänderten Ernährungsbedingungen von Bedeutung. Hier spielt für den Grundumsatz in erster Linie bekanntlich der Eiweißstoffwechsel eine Rolle (LAVOISIER, PFLÜGER, RUBNER, BERNSTEIN und FALTA, KROGH und LINDHARDT, ELEK und KISS, FULL und HERBST, WISHART).

Genauere eigene Untersuchungen der Wirkung verschiedener tierischer Eiweißnahrungsmittel haben nun ergeben, daß die Organherkunft des tierischen Eiweißes für den Ausfall der Wärmemehrung und der etwaigen spezifisch dynamischen Wirkung und darüber hinaus für die allgemeine Auswirkung der Nahrungszufuhr im Organismus eine wichtige, bisher vernachlässigte Rolle spielt. Neu konnte damals ferner die Tatsache aufgewiesen werden, daß durch perorale Aufnahme einzelner, viel Eiweiß enthaltender Nahrungsmittel wie Leber und Milz eine länger anhaltende Senkung der Oxydationen eintrat, eine bisher in der Biologie der Eiweißnahrungsstoffe und Nährstoffe im allgemeinen nur als vorübergehend beschriebene Erscheinung. Interessant war auch die Beobachtung, daß in bezug auf die bisher sogenannte

Tabelle 85.

Gruppe	Ernährungs-Kalorien	Grundumsatz		Blutdr. systol. mm Hg		Pulsfrequenz		Hämoglobin in % n. Sahli		Blutzucker mg %		
		Kalorien	% des Solls	von bis	Mittel	von bis	Mittel	von bis	Mittel	von bis	Mittel	Mittlere Schwankungen
I	1900	1545	− 7,9	89—109	99	46—64	54	75—95	85	66—107	91	19
II	2400	1782	+ 4,3	96—113	104	54—64	60	86—103	92	78—101	92	13
III	2900	1827	+ 9,4	98—135	111	54—76	62	94—108	100	85—111	95	10

spezifisch-dynamische Eiweißwirkung nach Aufnahme ziemlich großer Fleischmengen am Vortage für einige Tage Änderungen im Ablauf der Oxydationen eintreten.

Auf die Frage des Einflusses von Unterernährung sei hier nicht im speziellen eingegangen. Darüber liegen ausreichende Angaben aus der Nachkriegszeit vor. Aus einer zusammenfassenden Darstellung unseres Energiebedarfes und seiner Einschränkbarkeit durch WACHHOLDER demonstriert die beigegebene Tab. 85 den Einfluß verschieden hoher Kalorienzahl auf Gaswechsel, Blutkreislauf und Blutzusammensetzung.

So finden sich also zusammengefaßt wesentliche Ernährungseinflüsse, die die Beurteilung des Ruhenüchternumsatzes zu berücksichtigen haben. Jedenfalls akzentuiert die Nahrungszufuhr die tagesperiodische Rhythmik, aber nach GREMELS bestimmt sie sie nicht. Nach ACHELIS schrieb SANTORIO SANTORO um 1600, daß ihn ein freudiger Affekt leichter und eine bedrückende Trauer schwerer gemacht habe. Damit kommt schon der wichtige Einfluß der Psyche auf den Stoffwechsel zum Ausdruck, der ja unter den Grundumsatzbedingungen ausreichend erwähnt wurde. GRAFE c. s., LEVIN-EGOLINSKI sowie GOLDWYN haben über Stoffwechselsenkung durch Ruhehypnose berichtet. SEGAL, BINSWANGER und STROUSE fanden bei Normalen keinen Einfluß psychischer Erregungen auf den Grundumsatz, wohl aber bei unbehandelten Hyperthyreosen. In letzter Zeit hat von EIFF bei 16 gesunden Studenten den Grundumsatz 63mal ohne (Mittelwert ± 2,66%) und 100mal in Hypnose (Mittelwert —3,3%) bestimmt. Er schließt aus seinen Versuchen: „psychische Reaktionslagen können sich schon normal und besonders in bestimmten außergewöhnlichen seelischen Situationen bei deutlicher Bevorzugung des weiblichen Geschlechtes auf den Stoffwechsel auswirken". Fest steht, daß psychische und vegetative Einflüsse sehr stark den Ablauf der Atmungskurve im Gaswechselversuch beeinträchtigen. Für die Beurteilung der Grundumsatzwerte spielen auch toxische Momente eine Rolle. Insbesondere konnte SCHLUMM bei 31 Zigarettenrauchern mit und ohne typischen Beschwerden 24mal eine Grundumsatzsteigerung um durchschnittlich 19,9% bei erniedrigtem RQ feststellen. Einige Tage nach Aussetzen des Rauchens kehrte der Grundumsatz fast regelmäßig unter Ansteigen des RQ zur Norm zurück.

Mit dem Effekt von Nikotin auf den Grundumsatz sind wir wieder beim *vegetativen Nervensystem* angelangt. Schon an mehreren Stellen wurde auf besondere Verlaufsformen des Grundumsatzes bei vegetativer Labilität hingewiesen. Es ist eine altbekannte Tatsache, daß der Stoffwechsel durch das Vegetativum reguliert wird (s. JAHN, MARK u. v. a.). Die vegetativ nervöse und hormonale Stoffwechselsteuerung durch Überträgerstoffe und Hormonzufuhr am STARLINGschen Herzlungenpräparat belegt GREMELS in einer überzeugenden Abbildung. GREMELS faßt diese vegetativ hormonale Beeinflussung des Stoffwechsels zusammen. Das vagische oder cholinergische System bewirkt eine Herabsetzung, das sympathische oder adrenergische System eine Steigerung des O_2-Verbrauches. Diese sympathikotone Verbrennungssteigerung erfährt ihre Ergänzung durch die Brennstoffbereitstellung in Gestalt der Hyperglykämie, die aus der Glykogenspaltung (Glykogenolyse) durch das hormonale Adrenalin bewirkt wird. WEZLER, THAUER und GREVEN haben, wie erwähnt, den Stoffwechsel zur Feststellung der vegetativen Struktur des Individuums herangezogen. GREMELS bringt die Schlafvagotonie mit dem nächtlichen Grundumsatz-Minimum in Zusammenhang. BIRKMEYER und WINKLER stellen bei ihren Patienten kurzfristige Schwankungen durch Sympathikuserregung fest.

Die Grundumsatzwerte bei der vegetativen Dystonie wurden von den meisten Autoren (GRAWITZ, V. BERGMANN, BERNHARDT und OEHME) in den Jahren 1927—1933 innerhalb des Normbereichs angegeben. Die Schwankungsbreiten reichen dabei von —5 bis +25% (LANGE), von —9 bis +16%' WETZLER c. s.). BERNHARDT stellt besonders große Schwankungen fest. Mit KAHLER stimme ich voll überein, wenn er schreibt: „Wer wiederholte Grundumsatzbestimmungen bei vegetativ Labilen oder gar vegetativen Neurosen macht, weiß, daß bei diesen Personen meist die erste Untersuchung wesentlich höhere Werte ergibt als die nur wenige Tage später durchgeführte Untersuchung." Die unruhig geatmeten oder hyperventilierten Kurven vegetativer Dystonien wurden schon erwähnt. KAHLER findet 1949 unter 15 vegetativen Dystonien mit Pulsen über 80 siebenmal Grundumsatzwerte über +10% (zweimal über +20%) und achtmal innerhalb ±8%. Besonders interessiert der Einfluß der vegetativ wirksamen Pharmaka auf den Stoffwechsel. Sympathikuswirkstoff, Sympathikomimetika, Sympathikusreizung und Vagusausschaltung erhöhen, Vagusreizung senkt den Grundumsatz (STEFANESCU, BIRKMAYER und WINKLER, EDERER und WALLERSTEIN, HEILMEYER, ROTHSCHILD, FREUND und GRAFE, ERICHSON, GREMELS und ZIENITZ). Die Wirkung der Beruhigungsmittel, insbesondere der Barbiturate, wird verschieden beurteilt. Doch ist eine auffällige Stoffwechselsenkung erhöhter Werte nach Luminal sichergestellt (EICHHOLTZ, ANDERSON, MEI YO CHEN, LEAK, LAMI und SANTIN). Nach BERNHARDT u. a. tritt bei vegetativ Labilen eine geringe Umsatzsenkung ein. Erregung durch Barbiturate in bestimmter Dosierung beschreiben HAAS und ZIPF. Dabei muß an eine excitatorische Wirkung vor der narkotischen gedacht werden. Hier sind die Fälle von Grundumsatzsteigerung im Sinne einer Normalisierung durch Sedativa anzuführen, die FROHWEIN und HARRER angeben, sowie die Besserung mancher wohl stark psychogen bedingter Myxödemfälle, über die CURSCHMANN berichtet hat.

Eigene Untersuchungen.

Bei den demnach bekannten und gesicherten Beziehungen der vegetativen Dystonie zum Gaswechsel sei nun auf unsere eigenen Beobachtungen eingegangen.

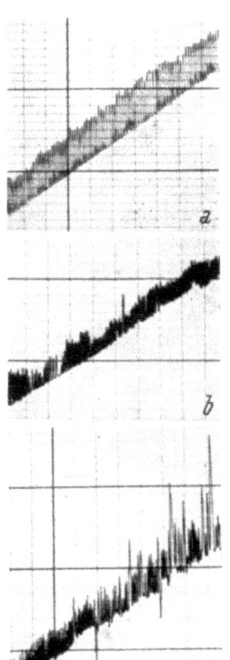

Für die klinische Beurteilung des G.U. bei der vegetativen Dystonie spielt nicht allein die Höhe des berechneten G.U., sondern ebenso die Art der Atmungskurve eine Rolle. Wir haben bei unseren Untersuchungen die in Abb. 104 gebrachten Grundtypen bei vegetativer Dystonie unterschieden: a) den normalen, b) den unregelmäßigen, c) den ataktischen Atmungstyp. Schon die Betrachtung der Atemkurven des gleichen Patienten an verschiedenen Tagen läßt vegetative Dystoniker mit einer geringen Schwankungsbreite der in Zentimeter an der

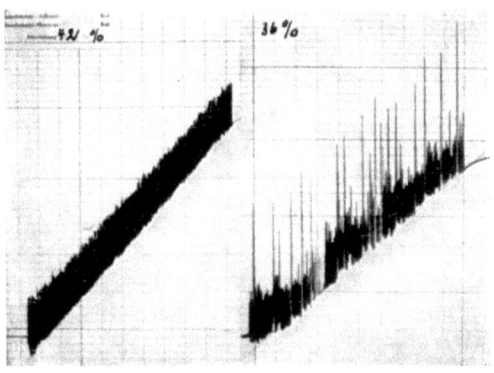

Abb. 113. Atmungstypen bei vegetativer Dystonie.

Abb. 114. Grundumsatzkurven mit etwa gleichmäßiger Umsatzsteigerung. Links: Hyperthyreose, rechts vegetative Dystonie.

Atmungskurve festgelegten Atmungstiefe (12 Patienten zwischen 0.9 und 2.5 cm) und solche mit einer größeren (8 Patienten zwischen 2.6 und 3.5 cm) erkennen. Die Atmungskurve erlaubt in vielen Fällen die Differenzierung zwischen Hyperthyreose und vegetativem Dystonus. Bei den Hyperthyreosen ist auch uns der meist regelmäßige Atemkurvenverlauf aufgefallen. Die Abb. 114 zeigt diesen Unterschied bei etwa gleich großer Umsatzsteigerung.

Von insgesamt 69 Grundumsatzkurven bei vegetativen Dystonikern mußten 10 wegen ausgesprochen ataktischer Atmung bzw. deutlicher Hyperventilation (8 davon mit einem Grundumsatz über $+20\%$) aussortiert werden.

Zur Beurteilung der *Erstwerte* des Grundumsatzes wurde bei 31 vegetativen Dystonikern ohne besondere Standardkost morgens nüchtern der Gaswechsel untersucht, nachdem sie die Nacht vorher bereits im Gaswechselraum genächtigt hatten und somit mit der Umgebung vertraut waren. 28 weitere vegetative Dystoniker wurden auf ihren Erstwert nach einer mindestens 2—3tägigen vorangehenden Krogh-Standarddiät (kein tierisches Eiweiß, ins-

Tabelle 86 a.

Grundumsatz %	Kroghkost ♂ ♀		Vollkost ♂ ♀		Insgesamt ♂ ♀	
+ 21 bis + 30	1 1	(9)	5 5	(20)	6 6	(29)
+ 11 bis + 20	3 4		4 6		7 10	
± 0 bis + 10	7 5	(18)	3 3	(11)	10 8	(29)
− 1 bis − 10	4 2		1 4		5 6	
− 11 bis − 20	— 1	(1)	— —		1 0	(2)

besondere kein Fleisch und keine Eier) in gleicher Weise untersucht. Alle Bestimmungen wurden mit dem Knipping'schen Apparat nach vorheriger Gewöhnung an die Mundstückatmung durchgeführt. Zur Beurteilung der täglichen Schwankungsbreite und des Einflusses von Stammhirnnarkose hat Fräulein Schomacker an 20 Patienten eine vergleichend therapeutische Untersuchung mit einer Vorperiode, Luminalettenperiode und Nachperiode von je einer Woche durchgeführt.

Tabelle 86 b.

Pat.	Kroghkost	Anzahl	Vollkost	Anzahl
♂	+ 5,7	15	+ 15,0	12
♀	+ 6,2	13	+ 9,8	19

Tabelle 87.

Grundumsatz %	Pulsfrequenz ♂		♀	
+ 21 bis 30	75	(4)	79	(3)
+ 11 bis 20	78	(4)	75	(6)
± 0 bis 10	61	(9)	72	(8)
− 1 bis 11	59	(4)	73	(3)
− 11 bis 21	—		74	(1)

Aus der Tab. 86 a ersieht man die Gesamtverteilung. Von 28 Kroghfällen lagen 9, von 31 Vollkostfällen 20 über + 10%. Die Tab. 86 b zeigt die Höhe des GU-Mittelwertes und spricht ebenfalls für die bekannte *Notwendigkeit der Einhaltung einer eiweißarmen Vorperiode.*

Bei Ordnung der Grundumsatzhöhe unserer Fälle in Beziehung zur Pulsfrequenz ergibt sich aus den Mittelwerten bei Männern deutlicher als bei Frauen ein gewisser Parallelismus der beiden Werte und zwar bei Abnahme des Grundumsatzes Abnahme der Pulsfrequenz.

Bedeutung biophysiologischer Faktoren.

Aus der Zusammenstellung der *Altersklassen* ergibt sich für die 14- bis 40jährigen Krogh-Fälle ein nur geringes Schwanken um den Gesamtmittelwert von + 5,7 bis 6,2%. Eine eindeutige Abhängigkeit unserer vegetativen Dystonien vom Alter läßt sich nicht ablesen.

Bezüglich des *Geschlechtes* lagen in der Grundumsatzhöhe keine nennenswerten Unterschiede vor.

Zur Beurteilung *täglicher Nüchternschwankungen* standen 20 über eine Woche meist täglich untersuchte vegetative Dystonien mit dauernder Kroghscher Standardkost zur Verfügung. Aus der Tab. 89 ergibt sich der Grundumsatz-Durchschnittswert der 7tägigen Vorperiode und die jeweilige Schwankungsbreite bei den einzelnen vegetativen Dystonien. Sie betrug 7mal bis zu

Tabelle 88.

Altersklassen	Kroghkost (28)	Vollkost (31)
14—20	+ 3,2 (5)	+ 3,8 (5)
21—25	+ 8,4 (13)	+ 13,1 (14)
26—30	+ 5,2 (5)	+ 10,1 (8)
31—35	+ 0,5 (2)	+ 18,7 (4)
36—40	+ 6,3 (3)	—

10%, 9mal 11—20% und 4mal 21—30%. Das bedeutet, daß bei vegetativen Dystonien auch unter Grundumsatzbedingungen in über der Hälfte der Fälle tägliche Schwankungen über 10% vorkommen. Unter dem Einfluß der Bett-

Tabelle 89.

Name	Grundumsatz-durchschnittswert %	Grenze Untere %	Grenze Obere %	Schwankungsbreite %	Anfangswert %	Endwert %	Differenz %	respiratorischer Quotient niedrigster	höchster	Schwankung
♀ Al.	— 13,3	— 25	— 7	18	— 12	— 18	— 6	0,78	0,86	0,08
♀ Sä.	— 8,5	— 17	+ 12	29	+ 12	— 12	— 24	0,71	1,0	0,29
♀ Ku.	— 6,0	— 10	— 2	8	— 2	— 8	— 6	0,78	1,0	0,22
♀ De.	— 3,5	— 6	± 0	6	— 5	— 4	+ 1	0,79	0,95	0,16
♂ Jo.	— 2,8	— 14	+ 14	28	— 3	— 4	— 1	0,64	0,83	0,19
♂ Bo.	— 2,3	— 5	± 0	5	— 3	± 0	+ 3	0,81	0,95	0,14
♂ Se.	— 0,9	— 7	+ 8	15	+ 8	+ 2	— 6	0,75	0,96	0,21
♀ Sch.	± 0	± 0	± 0	0	± 0	± 0	0	0,98	1,08	0,10
♀ De.	+ 1,9	— 5	+ 7	12	+ 2	+ 7	+ 5	0,71	0,91	0,20
♂ Ha.	+ 2,0	— 1	+ 8	9	+ 8	— 1	— 9	0,88	0,94	0,06
♀ Scho	+ 2,0	— 3	+ 6	9	+ 6	+ 4	— 2	0,79	0,93	0,14
♂ Pa.	+ 2,6	— 3	+ 9	12	+ 2	+ 1	— 1	0,79	0,88	0,09
♂ Br.	+ 2,6	— 4	+ 11	15	+ 2	± 0	— 2	0,76	1,04	0,28
♂ Wo.	+ 3,6	— 6	+ 13	19	+ 13	— 6	— 19	0,71	1,04	0,33
♀ Wö.	+ 5,1	— 3	+ 20	23	+ 20	± 0	— 20	0,65	0,95	0,30
♂ Lu.	+ 5,4	— 2	+ 14	16	+ 7	+ 3	— 4	0,73	0,93	0,2
♂ Th.	+ 6,3	— 10	+ 15	25	— 10	+ 15	+ 25	0,72	0,86	0,14
♀ Bo.	+ 10,4	+ 8	+ 12	4	+ 8	+ 12	+ 4	0,79	0,87	0,08
♀ We.	+ 13,0	+ 7	+ 19	12	+ 13	+ 14	+ 1	0,8	0,94	0,14
♂ Cha.	+ 20,1	+ 10	+ 26	16	+ 26	+ 23	— 3	0,79	0,95	0,16

ruhe und wohl auch der weiter dauernden Krogh'schen Standardkost kam es in 13 Fällen zu einer Abnahme des Ausgangswertes, die 10mal weniger und 3mal mehr als 10% betrug. In 5 von 7 Fällen fand sich ein Anstieg von nur 5% und weniger. Nur einmal stieg der Grundumsatz um 25% an. Ein Fall blieb unverändert. Der respiratorische Quotient zeigte im gleichen Zeitraum auch mehr minder große Schwankungen. Bei 20 Fällen lag das *RQ-Minimum* 2mal unter 0,7, 15mal zwischen 0,7 und 0,8, nur 3mal darüber und das Maximum des RQ lag bei 5 Fällen zwischen 0,81 und 0,9 und in 12 Fällen zwischen 0,91 und 1,0, dreimal über 1,0. Sichere Beziehungen zwischen Grundumsatz und RQ ließen sich dabei nicht ablesen. Beim RQ herrschte Schwankungsneigung nach oben und unten gegenüber dem Ausgangswert vor.

Einfluß von Stammhirnnarkose.
(3 × 2 Luminaletten tägl.)

Zur Beurteilung der 20 vergleichend therapeutischen Versuchsreihen hat Fräulein SCHOMACKER den Grundumsatzdurchschnitt, die Schwankungsbreite zwischen höchstem und tiefstem Wert der einzelnen Perioden, die größte Differenz sowie die durchschnittlichen Schwankungen der Grundumsatzwerte von Tag zu Tag herangezogen. Außerdem wurde die Bedeutung von Ausgangslage und insbesondere der Soforteffekt der Luminalettengabe auf den Ausgangswert untersucht. Von 20 Patienten fand sich während der Luminalettenperiode ein Absinken der Grundumsatzdurchschnittswerte in 14 Fällen (Gruppe I) um einen Mittelwert von 3,5% (0,2—11,8%); 6 Fälle zeigten bei Luminaletten einen Anstieg dieser Werte (Gruppe II). Bei Gruppe I wurden vergleichende Versuche über spezifische Wärmewirkung nach Fleischeiweiß in 5 Fällen angestellt, bei denen daher eine Nachperiode fehlt. Von den 15 übrigen Fällen zeigten 9 in der Nachperiode tiefere Grundumsatzdurchschnittswerte als in der Luminalettenperiode. In 10 Fällen lag der Grundumsatzdurchschnitt der Nachperiode tiefer als der Vorperiodenwert. In der Nachperiode zeigten 5 Fälle Erhöhung der GU-Durchschnittswerte gegenüber der Vorperiode, .6 Fälle Erhöhung gegenüber der Luminalettenperiode. Der Mittelwert des Grundumsatzes und der Pulsfrequenz aller Patienten sinkt bei Luminaletten ab und sinkt in der Nachperiode weiter. Bei den Frauen erscheint der Luminaletteneffekt auf Grundumsatz und Pulsfrequenz etwas deutlicher.

11 von 20 Fällen zeigten in der Luminalettenperiode eine Verkleinerung, 4 Fälle eine vorübergehende Vergrößerung der Schwankungsbreite, die in der Nachperiode 2mal auf und 2mal unter den Ausgangswert wieder absanken. Der Durchschnitt der Schwankungen von Tag zu Tag wurde während Luminaletten in 11 von 20 Fällen herabgesetzt. 6 Fälle zeigten bei und nach Luminaletten eine dauernde, 3 eine vorübergehende Erhöhung.

Abhängigkeit von der Ausgangslage.

Aus der Tabelle 90 ist keine Beziehung zwischen Atemgröße des Gesamt-Luminaletten-Effektes und der Ausgangslage (Grundumsatzdurchschnitt der Vorperiode) zu ersehen. 14 Fälle zeigten in der Luminalettenperiode eine Senkung.

Im Sinne des Wilder'schen Ausgangswertgesetzes sprechen folgende Ergebnisse der *Sofortreaktion nach Luminaletten* (Tab. 91): Bei Grundumsatz-Ausgangswerten über 0% tritt durch Luminaletten ein Gleichbleiben oder meist eine Senkung ein, bei Ausgangswerten unter 0% bewirken Luminaletten eine Steigerung (nur in einem Fall Senkung um 1%). Im ganzen zeigten 10 Fälle Senkung des Grundumsatzes durch Luminaletten, 5 Fälle zeigten eine Steigerung. Das Ausmaß der Änderung beträgt bei 13 Fällen bis zu 5%, bei 3 Fällen 6—10%, bei 1 Fall 11—20%, bei 1 Fall 21—25%.

Tabelle 90.

GU — Durchschnitt vor Lum. %	bei Lum. %	Unterschied %	
+ 20,1	+ 14,7	= 5,4	(—)
+ 13,0	+ 12,8	= 0,2	(—)
+ 10,4	+ 8,3	= 2,1	(—)
+ 6,3	+ 13,4	= 7,1	(+)
+ 5,4	+ 6,8	= 1,4	(+)
+ 5,1	+ 0,9	= 4,2	(—)
+ 3,6	+ 3,3	= 0,3	(—)
+ 2,6	+ 7,2	= 4,6	(+)
+ 2,6	— 0,7	= 3,3	(—)
+ 2,0	— 0,7	= 2,7	(—)
+ 2,0	— 4,2	= 6,2	(—)
+ 1,0	— 10,8	= 11,8	(—)
+ 0,0	+ 1,9	= 1,9	(+)
— 0,9	— 2,6	= 1,7	(—)
— 2,3	— 1,4	= 0,9	(+)
— 2,8	+ 2,2	= 5,0	(+)
— 3,5	— 5,7	= 2,2	(—)
— 6,0	— 8,9	= 2,9	(—)
— 8,5	— 9,3	= 0,8	(—)
— 13,3	— 18,8	= 5,5	(—)

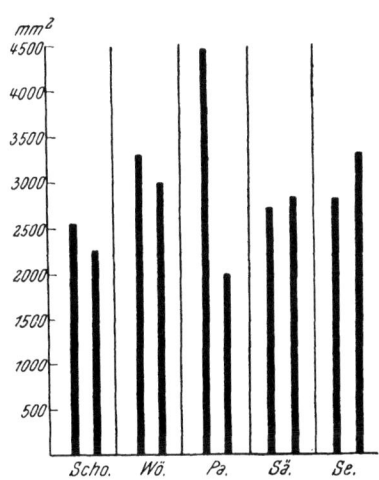

Abb. 115. Spezifisch-dynamische Fleischwirkung vor und während Stammhirnnarkose. (Planquadratwerte).

Die schon in der Vorperiode bestehende Neigung des respiratorischen Quotienten zu stärkeren Schwankungen wurde weniger eindeutig als die Grundumsatzwerte in der Luminaletten-Periode beeinflußt. Es fand sich 10mal

Tabelle 91.

Letzter GU-Wert vor Lum. %	Erster GU-Wert bei Lum. %	Unterschied %		Letzter GU-Wert vor Lum. %	Erster GU-Wert bei Lum. %	Unterschied %	
+ 23	+ 16	= 7	(—)	± 0	± 0	= 0	(=)
+ 15	+ 13	= 2	(—)	± 0	— 1	= 1	(—)
+ 14	+ 12	= 2	(—)	± 0	— 5	= 5	(—)
+ 12	+ 11	= 1	(—)	— 1	+ 3	= 4	(+)
+ 7	— 9	= 16	(—)	— 4	— 1	= 3	(+)
+ 4	— 3	= 7	(—)	— 4	+ 20	= 24	(+)
+ 3	+ 3	= 0	(=)	— 6	— 5	= 1	(+)
+ 1	— 5	= 6	(—)	— 12	— 9	= 3	(+)
± 0	± 0	= 0	(=)	— 18	— 19	= 1	(—)

eine Zunahme, 1mal Gleichbleiben und 9mal eine Abnahme der Schwankungsbreite. Vielleicht war das Ausmaß der Zunahmen geringer als das der Abnahme (im Mittel 0,06 gegen 0,1). Die niedrigsten RQ-Werte waren allerdings 12mal höher und 8mal tiefer gelegen. Die Ergebnisse der vergleichend therapeutischen Untersuchungen werden nun an einer Reihe typischer Abläufe in Kurvenform wiedergegeben (Abb. 116).

Sehr instruktiv ist auch ergänzend das Verhalten der Atmungskurven vor, während und nach der Luminalettengabe. Die Abb. 117 zeigt die ver-

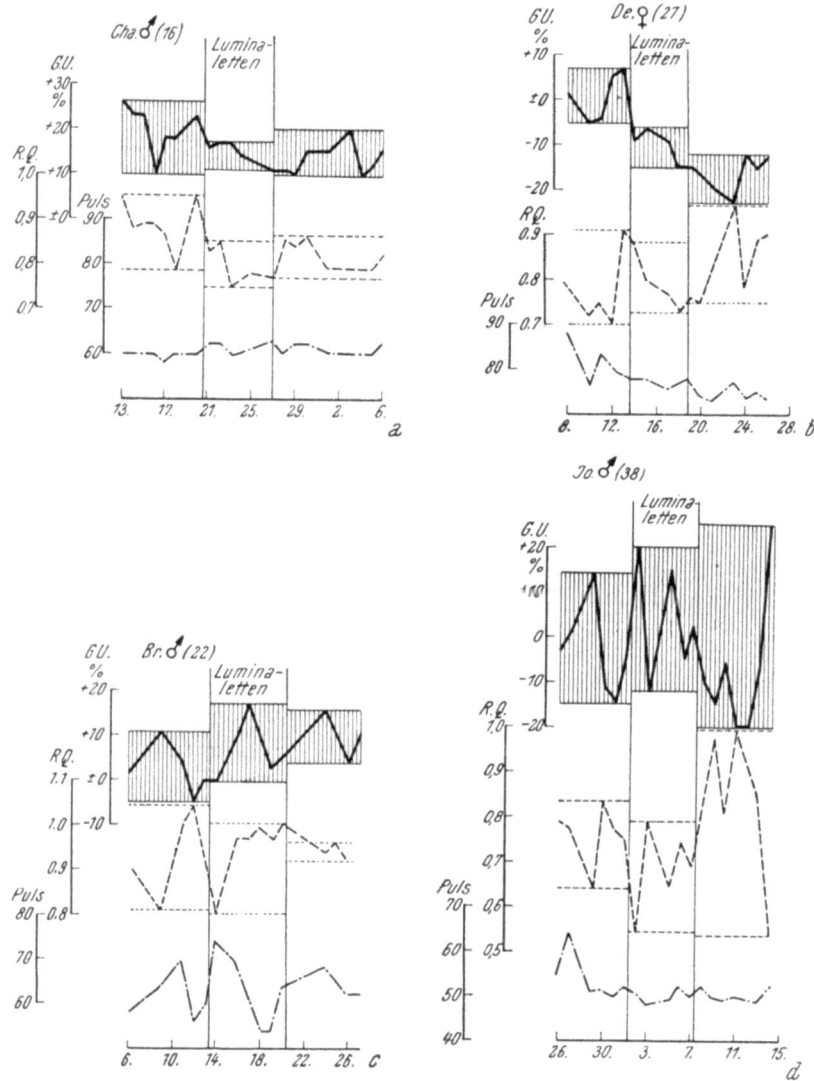

Abb. 116. Einfluß von Stammhirnnarkose auf Grundumsatz, respiratorischen Quotienten und Pulsfrequenz.

schiedenen Möglichkeiten des Einflusses von Luminaletten auf verschiedene vegetative Dystonien. Fall 1 anhaltende Beruhigung während und nach Luminaletten, Fall 2 vorübergehende Normalisierung einer unregelmäßigen Atmungskurve, Fall 3 Verschlechterung einer regelmäßigen Atmungskurve während Luminalettengabe mit Wiederregularisierung nach Absetzen, Fall 4 zunehmende Verschlechterung einer regelmäßigen Ausgangskurve während und nach Luminaletten.

Zum Abschluß bringt die graphische Darstellung das Ergebnis der Untersuchungen SCHOMACKER's (Abb. 115) über die Wärmevermehrung nach Fleischeiweiß. Die Säulen repräsentieren den Planimeterwert der sogenannten spezifisch-dynamischen Wärmemehrung. Er zeigt dreimal Absinken, in einem Fall Gleichbleiben, einmal Anstieg (s. S. 251).

Nach den Untersuchungen SCHOMACKERS kann sich demnach bei vegetativer Dystonie *der sofortige und gesamte Luminaletteneffekt auf den Grundumsatz in Richtung einer Normalisierung des Stoffwechsels auswirken.*

Fall 1. Fall 2. Fall 3. Fall 4.

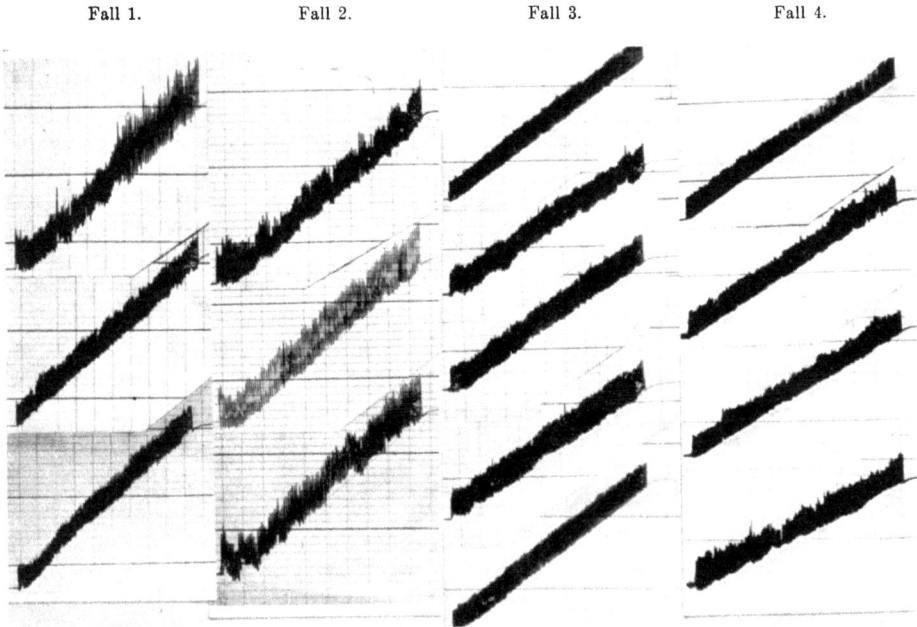

Abb. 117. Verschiedene Beeinflussung der Atemkurve bei vegetativer Dystonie durch Stammhirnnarkose.

3. Blutzuckerregulation.

Seit Claude BERNARD 1877 seinen Zuckerstich mit Auftreten von Hyperglykämie und Glykosurie veröffentlicht hat, sind die Beziehungen des Kohlehydratstoffwechsels zum vegetativen Nervensystem vielfach und vielseitig studiert worden. Schon EPPINGER und HESS haben 1910 über erheblich gesteigerte KH-Toleranz bei Vagotonikern berichtet, die 250 bis 300 g Dextrose ohne Glykosurie vertrugen (s. a. DRESEL, ZIEGLER). LESCHKE betont, daß nach Belastung mit Glukose die Sympathikuserregung eine steilere, die Parasympathikuserregung eine flachere Blutzuckerkurve bedingt. In diesem Sinne spricht vielleicht auch, daß nach Sympathektomie die Adrenalinhyperglykämie flacher verläuft (LESCHKE und FINKELSTEIN 1931) und der stärkere Anstieg der alimentären Hyperglykämie nach Vagotomie (MORACCI 1934, BUTTAFARRI 1936). LONG zitiert 1940 in einer Übersicht über die zentralnervöse Regulation des KH-Stoffwechsels durch Leber und Pankreas — ohne sie abzulehnen — die sehr ansprechende Hypothese von ZUNZ und BARRE (1928) über die Blutzuckerregulation durch das vegetative Nervensystem. „Die jeweilige Blutzuckerhöhe bestimmt beim Durchgang durch die sensitiven hypothalamischen Zentren die Aktivität der mit dem KH-Stoffwechsel verknüpften Drüsen." In diesem Zusammenhang sei eine eigene Beobachtung aus dem Durigschen Institut (1925) wiedergegeben. „Hunde, die durch Eingießen von Rohrzuckerlösung hyperglykämisch gemacht werden, gehen in der Periode der ausgesprochenen Hyperglykämie angebotenem Zucker mit Abscheu aus dem Wege. Wird dagegen gleichzeitig mit der Einfuhr von Substanzen, die die Blutzuckersteigerung verhindern, dieselbe Zuckermenge gegeben, so frißt der Hund, trotzdem er reichlich Zucker noch in seinen Eingeweiden hat, mit großem Appetit ein Stück Zucker nach dem andern. Es ist dies ein drastischer Beweis dafür, daß der Appetit in diesem Falle mit dem Füllungszustand des Magens nichts zu tun hat, sondern daß er offenbar durch die Blutzusammensetzung, insbesondere durch den Blutzuckerspiegel des Blutes auf humoralem Wege beeinflußt sein muß" (MARK und WAGNER). Auch nach den bekannten Untersuchungen von GRAFE und MEYTHALER 1927—1931 ist der Blutzucker selbst das adäquate Hormon für die Insulinproduktion (s. auch neuerdings MOHNIKE 1952).

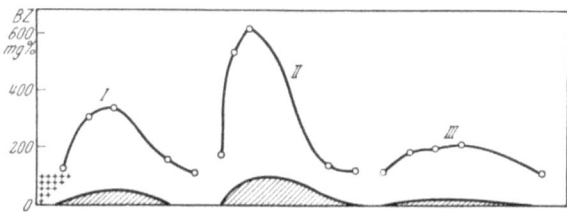

Abb. 118. Verlauf der alimentären Hyperglykämie bei Belastung mit 100 g Zucker bei demselben Tier. *I* = Normal; *II* = nach Hyperthyreoidisation; *III* = nach Thyreoektomie.
(Mark, Pflügers Archiv **211**, 1926, 547.)

JAHN hat beim Studium der Zufuhr chemischer Substanzen, z. B. von Dextrose, den Begriff der vegetativen Reaktionen in ihrer Bedeutung für den Stoffwechsel näher umrissen.

W. R. HESS lehnt auf Grund seiner erwähnten Versuche (s. S. 22 ff.) ein Zuckerstoffwechselzentrum ab, spricht von dynamogenen bzw. trophotropendophylaktischen Zonen im Hypothalamus und deren Fernwirkung im vegetativen System. Auch FULTON hält die Unterlagen für die KH-Stoffwechselstörungen im Zusammenhang mit Hypothalamuslaesionen nicht für ausreichend.

Nach BÜRGER wirkt das wahrscheinlich im Pankreas gebildete Glukagon auf den KH-Stoffwechsel im Sinne einer beschleunigten Mobilisation der Zuckervorräte in der Leber ein. MEYTHALER macht 1949 die Notfallsfunktion des sympathicoadrenalen Systems (CANNON) mit dadurch vermehrter Adrenalinausschüttung für die Gegenregulation bei steil abfallendem Blutzucker verantwortlich. Auch VOGEL nimmt ein Eingreifen des vegetativen Nervensystems in den KH-Stoffwechsel über die entsprechenden Nebennieren- und Pankreashormone an. Sicherlich läuft auch der bekannte Einfluß der Schilddrüsenwirkung auf die alimentäre Hyperglykämie (Abb. 118) über das vegetative System ab. Auch die von MARK und Mitarbeitern aufgewiesenen Zusammenhänge zwischen Milzfunktion und KH-Stoffwechsel hängen mit dem Vegetativum zusammen. Nach den vorliegenden Angaben der Literatur handelt es sich hinsichtlich der vegetativ-nervösen Regulation des KH-Stoffwechsels darum, daß z. B. ein Ausschlag zur vorwiegend vagotonischen Reaktionslage zu einer sympathico-adrenergischen Gegenregulation führt und umgekehrt. Dadurch wird die Konstanz des Blutzuckers gewährleistet und ist der Ablauf der Blutzuckerregulation normal.

Zunächst sollen nun die bekannten biophysiologischen Faktoren besprochen werden, die das Verhalten des Blutzuckers beeinflussen. Aus der Tab. 92 ist zu erkennen, daß für den *Nüchternblutzucker* bei verschiedenen

Untersuchungen schon seit je große Schwankungen (bei einem Viertel der Autoren bis zu 40 mg%) gefunden wurden. Es fällt aber doch in den Nachkriegsjahren eine gewisse Zunahme der Schwankungsbreite auf. Auch BÜRGER sah neuerdings häufiger als er früher geglaubt hatte nach etwa 18stündigem Nüchternbleiben den Blutzucker auf niedrige Werte unter 65 mg% absinken. An Stoffwechselgesunden fanden SCHÖNE und ZIMMER während der *Blutzucker-Tageskurve* u. a. Minimalwerte von 32 mg% mit einem Mittelwert von 49 mg% ohne Auftreten hypoglykämischer Symptome. Im Verlauf von 24-Stunden-Kurven fanden SWEENY, JACOBI und BAUMANN

Tabelle 92. *Nüchternblutzucker* (NBZ).

Autor	Blutzucker mg%			Jahr	Pat.
	Max.	Min.	Streuung		
Liefmann/Stern	100	60	40	1906	—
Rolly/Oppermann	88	62	26	1913	—
Allen	105	60	45	1913	—
Strouse	104	64	40	1920	5
Abderhalden	100	90	10	1923	—
Ryser	92	83	9	1923	—
v. Noorden	90	80	10	1923	—
Staub	113	75	38	1923	—
Stuber	100	70	30	1926	—
Lichtwitz	110	70	40	1926	—
Grafe	100	90	10	1928	—
Butz	108	73	35	1931	88
Glanberg	95	70	25	1931	50
Schöne u. Zimmer	69	89	20	1935	—
Graul	115	85	30	1938	—
Kohl u. Damann	108	85	23	1940	—
Warembourg	—	—	25	1940	41
Rein	110	100	10	1940/48	—
Lenhartz	120	80	40	1941	—
Falta	115	85	30	1944	—
Sturm	100	70	30	1944	—
Sturm u. Wawersik	105	55	50	1949	—
Boller	120	70	50	1950	—
Grosse-Brockhoff	120	90	30	1950	—
Lauda	120	85	35	1951	—
Polonovski	130	80	50	1951	—

sowie JORES Schwankungen um 37 mg% und morgens zwischen 2^{00} und 4^{00} Blutzucker-Maxima. DÜLLMANN (1940) beobachtete während der Tagesblutzuckerkurve Schwankungen von 100—120, selten bis 140 mg%. Bei den Untersuchungen von JORES an 10 Patienten schwankte der Blutzucker von 75—112 mg%, GÖBEL und FISCHER sahen an 10 normalen Patienten in 24 Stunden eine Schwankungsbreite von 32—47 mg%, bei Kranken mit vegetativen Regulationsstörungen z. T. in Verbindung mit organischen Krankheiten waren sie größer (10—72 mg%).

Von besonderer Bedeutung erschienen uns die Blutzuckerbeziehungen zur Ausgangslage. WILDER fand bei hohem Blutzuckerausgangswert nur geringen Anstieg und umgekehrt. BÜRGER sah nach Arbeit bei hoher Blutzuckerausgangslage regelmäßig ein Absinken des BZ. STURM und WAWERSIK (1949) weisen auf die Bedeutung des Wilder'schen Gesetzes hin, glauben aber, paradoxe Kurvenverläufe hiermit nicht erklären zu können. Aus meiner

Klinik haben wir bereits verschiedentlich auf diese Beziehungen aufmerksam gemacht (BREHM und BÜCHSEL für die Kurzwellendurchflutung, MOLDT für die Arbeitsblutzuckerkurve, SCHLIECKER beim Arbeitsinsulintest und KAEDING für die Gewebszuckerversuche). MOHNIKE versucht das Wilder'sche Ausgangswertgesetz als Ausgangsrichtungsgesetz ins Dynamische zu übertragen. Die Reaktion des BZ. auf exogene Reize (z. B. Dextrosezufuhr) erfolgt entgegengesetzt der vorher bestehenden steigenden oder fallenden Tendenz des BZ.

Im einschlägigen Schrifttum bestehen einheitliche Angaben in Bezug auf Ansteigen des NBZ. und auch auf langsameren Anstieg und Abfall der alimentären Hyperglykämie mit zunehmendem *Lebensalter* (LÖFFLER, BUTZ, BÜRGER, SMITH und SCHOCK, LASCH und MÜLLER-DEHAM). Diese Tatsache erklärt man durch verminderte KH-Toleranz und Abnahme des Vagotonus im Alter. SCHLOMKA und FRENTZEN sahen in Analogie hierzu im Alter eine Abnahme der Spontanschwankungen der Nüchternvormittagsblutzuckerkurve entsprechend der Abnahme der vegetativen Rhythmik.

Eindeutige *Geschlechtseinflüsse* scheinen sich nicht zu ergeben. Im Sinne *konstitutioneller* Unterschiede des BZ. beschreibt HIRSCH beim Pykniker hohen BZ-Anstieg und längeres Verweilen des BZ auf der Maximalhöhe und Nichterreichen des Ausgangswertes nach 90 Minuten. Beim leptosomen Typ findet er umgekehrtes Verhalten, während der athletische Typ hohen Anstieg und raschen Abfall zeigt. Nach SCHÖNE und ZIMMER bieten die Leptosomen die geringsten Blutzuckerschwankungen.

Auch die Beziehung *Blutzucker und Arbeit* ist vielfach untersucht (LICHTWITZ, LILLIE, BÜRGER, BRÖSAMEN und STERKEL, STAUB, DÖRLE, MOLDT u. a.). Auf vegetative Einflüsse weist auch die Beeinflussung des BZ durch *meteorologische und klimatische Faktoren* hin. MORPURGO fand in der Ebene (*Turin*) nach 150 g Glukose eine Glukosurie, die in 2000 m nach 200 g Glukose fehlte. MARK fand in exakten Stoffwechselversuchen an Hunden unter sonst gleichen Versuchsbedingungen bei Zufuhr gleich großer Zuckermengen in mittlerer Höhenlage (1000 m) eine Abnahme, ja ein Verschwinden der Glykosurie trotz gering höherer alimentärer Hyperglykämie gegenüber der Ebene. Die alimentäre Schilddrüsenhyperglykämie fehlte in der Höhenlage von 1000 m vollständig (s. Abb. 119). Auch Luftverdünnungsversuche zeigten eine Änderung des KH-Stoffwechsels (ALTMANN, HEIMANN, ANTHONY und ATMER). HILLER beschreibt an Föhntagen nach Insulinbelastung ein sehr starkes Absinken des BZ.

Unter den *Nahrungseinflüssen* auf den BZ interessieren zunächst die Traubenzuckerbelastungen. Als Traubenzuckerstandard-Test hat MARK (1947) und später auch FRANKE (1951) die Belastung mit 100 g Glukose in 300 ccm Wasser beibehalten. Systematische Untersuchungen von KOHL und DAHMANN aus der Bürger'schen Klinik (1940) zeigten schon, daß es eine absolute Norm für den Verlauf einer Dextrosebelastung nur bei Berücksichtigung des Alters in etwa gibt. Aus den bereits erwähnten Untersuchungen von APPEL geht hervor, daß heute einmalig durchgeführte Traubenzuckerbelastungen nahezu wertlos sind. Er fordert 3—4malige Wiederholung. Über ein großes Material von verschiedenartigen Traubenzuckerbelastungen berichten BLOTHNER, MOSENTHAL und BECKWITZ. Die Wiederholung der Belastungen an mehreren aufeinanderfolgenden Tagen zeigte eine Abflachung der Kurven, bei Erwachsenen höheren Kurvenverlauf als bei Kindern. MARTIN und SCICLOUNOFF führten den flacheren Verlauf einer Belastungskurve auch auf neurovegetative Störungen zurück. DEPISCH fand bei vegetativ Labilen nach Belastung

Maximalwerte von 220 mg%. Auch STADLER sieht abhängig von der verschiedenen vegetativen Lage des einzelnen verschieden hohe BZ-Anstiege nach Traubenzucker. Im direkten Gegensatz zu den Versuchen KLEMPERERS aus dem vorigen Jahrhundert sahen DEPISCH und HASENÖHRL sowie BAUR nach KH-reicher Vorperiode eine Abnahme der alimentären Hyperglykämie mit gesteigerter hypoglykämischer Nachphase. WACHHOLDER und FRANZ sahen bei schlechtem Ernährungszustand einen raschen Abfall der alimentären Hyperglykämie nach 100 g Dextrose. Daraus erklärt sich, daß bei schlecht ernährten Personen auch nach KH-reicher Mahlzeit das Hungergefühl rasch wieder auftritt. Reichliche Fettzulage verhindert den raschen BZ-Abfall. Einige Jahre später konnte WACHHOLDER zeigen, daß nach einer Kost von 1900 Kalorien der BZ nach Belastung ebenfalls wieder rascher absinkt und sich dieses Phänomen durch Nahrungszulage verhindern läßt. Fortfall der Zulage führt wieder zu raschem BZ-Abfall (s. Tab. 85 a. S. 245). Nach gemischter Kost sahen BOLLER und UIBERRACK eine Abflachung der alimentären Hyperglykämie gegenüber einer Standardkost mit 20 WBE. Beim Tier fand HRUBETZ nach 19monatiger Mischfütterung mit Rohrzuckerzusatz wochenlang vorübergehende BZ-Erhöhung. Nach fettreicher Vorkost fand MACCLELLAN höhere BZ-Anstiege als nach KH-reicher Kost. JAHN beschreibt als

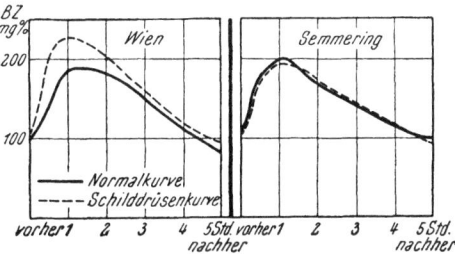

Abb. 119.

Ausdruck der durch den Nahrungsreiz veränderten vegetativen Tonuslage nach Fleischgabe BZ-Anstiege parallel mit lang anhaltendem Blutmilchsäureanstieg. Auch BOGDANOVA fand bei überwiegender Fleischzufuhr erhöhte alimentäre Hyperglykämie. Bei vagotonen Patienten berichtet dagegen DE CANDIS nach vorhergehender Fleischzufuhr über flache Zuckerkurven. HENGST, VOGEL, RIESE und STICHTERNATH untersuchten auf Veranlassung von MARK den Einfluß der Walmilz und der Leber auf den BZ des Gesunden und des Diabetikers und fanden durchwegs nach Milz eine BZ-Senkung, bei Nichtdiabetikern auch bei Lebergaben. Untersuchungen von YALCIN zeigten endlich nach Belastung mit 50 g Glukose im Blutbild parallel mit der Hyperglykämie eine Eosinophilie (sympathisch-hyperglykämische Phase) mit einer anschließenden vagotonen Phase mit Lymphocytose und Neigung zu Hypoglykämie. PFEIFFER, SCHÖFFLING und WESCHENHEIN konnten in Analogie hierzu nach subkutaner Insulinbelastung an Nichtdiabetikern eine Verminderung der absoluten Eosinophilenzahl ermitteln. Nach MEYTHALER und KLEINEIDAM geht der Blutzuckerabfall nach Insulin in kleinen Zacken vor sich und diesen Zacken folgt immer eine Erhöhung der Pulsfrequenz als Ausdruck der gegenregulatorischen Adrenalinausschüttung. KEZDI und H. STEIGERWALD untersuchten die BZ-Kurve nach i.v. Insulinbelastung (1 E pro 6,5 kg KG) vor und nach Carotissinusblockade und fanden bei Verschiebung der vegetativen Ausgangslage zur Sympathikotonusseite paradoxe Kurven. Beim Menschen wirkt Adrenalin immer hyperglykämisierend (KYLIN, LESCHKE, LANDAU u. a., SILA, MEYER und SYNCK, HETENY, HARTMANN, SACK und BERNSMEIER). Auch Sympathin steigert den BZ (BODO und BENAGLIA). Die Blutzuckerwirksamkeit des Arterenols ist, gemessen am Kaninchenblutzucker, wesentlich geringer als die des Adrenalins (H. J.

Schümann). Sack und Bernsmeier konnten eine BZ-Steigerung durch Arterenol überhaupt nicht nachweisen.

Das ausgesprochene *Stammhirnnarcoticum* Luminal und seine Abkömmlinge können in geeigneter Dosierung eine BZ-Senkung bzw. Regulierung herbeiführen (Lermann, Höninghaus, Campbell und Morgan, Horn, de Biasio, Grosse-Brockhoff und Meyer). Hyperglykämisierende Wirkung des Luminals konnte nur nach *letalen* Luminal- bzw. Amytaldosen beobachtet werden (Tanaka, Allers und Brill). Bei *Hirnstammdiathermie* fand Kushima am Normalen geringe Senkung des BZ und der alimentären Hyperglykämie. Nach Schliephake führt Hypophysendurchflutung mit Kurzwellen beim Normalen in 90% der Fälle zum BZ-Anstieg. Vegetative Dystoniker lassen diesen Anstieg vermissen. Oberbauchdurchflutungen bewirken kurzen vorübergehenden BZ-Anstieg. Nach ihm führt Durchflutung von Drüsen mit ergotroper Tätigkeit zu einer Hyperglykämie, solcher mit trophotroper Tätigkeit zur Hypoglykämie. Horten konnte weder vor noch nach Hypophysendurchflutungen eindeutige Ergebnisse erzielen. 1951 prüften an unserer Klinik Brehm und Büchsel das Verhalten des BZ bei Kurzwellendurchflutung der Hypophysen, des Ganglion stellatum und des lumbalen Grenzstranges bei vegetativen Dystonikern. Bei Stellatumdurchflutung fanden sie je nach Ausgangslage BZ-Steigerung oder -Senkung. Hypophysen- und lumbale Grenzstrangdurchflutung waren ohne Einfluß auf den BZ. Schneider und Dürre fanden auch bei Röntgenbestrahlung der Cervical- Lumbal- und Sacralganglien keinen Einfluß auf den BZ.

Eigene Untersuchungen.

Kaeding hat auf meine Veranlassung seine eigenen und die übrigen bei uns durchgeführten Untersuchungen über das Verhalten des Blutzuckers bei der vegetativen Dystonie zusammengestellt.

Der Blutzucker wurde nach Hagedorn-Jensen bestimmt. Die Blutentnahme erfolgte für den Nüchternblutzucker zwischen 7.30 und 8.00, bei den länger dauernden Versuchen stets um 8 Uhr. Die Nüchternvormittagsblutzuckerkurven wurden von 8 bis 14 Uhr am liegenden Patienten gewonnen. Die Traubenzuckerbelastung erfolgte mit 100 g Traubenzucker (Dextropur) in 300 ccm Flüssigkeit. Wiederholte Traubenzuckerbelastungen mit je 100 g Dextropur wurden an 3, bzw. 4 aufeinanderfolgenden Tagen durchgeführt. Traubenzuckerbelastungen mit steigender KH-Menge (100, 200, 300 g) wurden in einer Versuchsreihe (10 Patienten) an drei aufeinanderfolgenden Tagen, in einer

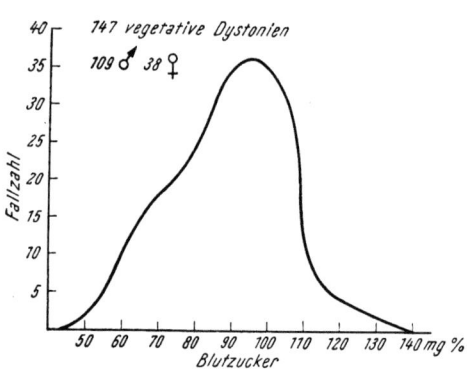

Abb. 120. Verteilungskurve der Nüchternblutzuckerwerte.

2. Versuchsreihe (5 Patienten) mit je einem Tag Zwischenraum durchgeführt. Zur Geschmacksverbesserung wurden dem Traubenzucker auf je 100 g in 300 ccm Kaffee-Ersatz ½ Teelöffel Zitronensäure zugesetzt. 4 Patienten gelang es nicht, 300 g Traubenzucker einzunehmen, da Übelkeit und Erbrechen eintraten. Gleichzeitig wurde vor Beginn des Versuchs, 1½ Stunde nach

Beginn desselben und nach Beendigung der Harn qualitativ und quantitativ auf Zucker untersucht.

Ergebnisse.

An einem Gesamtmaterial von 147 vegetativen Dystonien (109 Männer und 38 Frauen) lag die Streubreite des *Nüchternblutzuckers* aller Patienten zwischen 52 und 140 mg% um einen Mittelwert von 91—92 mg%. Sie beträgt also 88 mg% (Abb. 120). Die Verteilung folgt nicht der GAUSS'schen Normalkurve.

Einfluß biophysiologischer Faktoren.

Innerhalb der einzelnen *Altersklassen* zeigen sich ebenfalls große Schwankungen, am größten in der Altersklasse von 21—30 Jahren. An dem Patienten

Tabelle 93. *Streubreite des NBZ nach Altersklassen.*

Alter	Anzahl	Mittelwert	Max. Wert	Min.	Streubreite
14—20	31	87	117	59	12,7
21—30	63	86	140	52	17,6
31—40	35	96	124	58	13,2
41—50	16	89	123	61	16,2
51—65	6	81	106	56	15,2

mit NBZ von 140 mg% konnte ein Diabetes mellitus ausgeschlossen werden. Männliche und weibliche Patienten zeigen in der Streubreite des NBZ keine wesentlichen Unterschiede.

In 23 von 33 Fällen lagen die *täglichen Nüchternschwankungen* (3 bis 6 Tage verfolgt) zwischen 20 und 60 mg%, bei den übrigen 10 zwischen 4 und 19 mg% (Tab. 94).

Die einzelnen Mittelwerte von 16 *Nüchternvormittagsblutzuckerkurven* schwanken nur unwesentlich um den Ausgangswert. Bei hoher Ausgangslage (über 90 mg%) sinkt nach 6stündigem Hunger der BZ im Mittel um 14%, bei niedriger (unter 90 mg%) steigt er im Mittel um 26%. Dabei zeigen die Einzelkurven größere Spontanschwankungen als bei fallender Tendenz (Abb. 121).

Traubenzuckerbelastung.

Abb. 122 zeigt die *Erstbelastungen* von 73 Patienten. Der mittlere Ausgangswert beträgt 90 mg%. Es fällt der verhältnismäßig geringe BZ-Anstieg und die sehr große Streubreite deutlich auf. Ein sicherer Geschlechtsunterschied fand

Tabelle 94. *Tägliche Nüchternschwankungen.*

A. Große Schwankungen über 20 mg%.

Name	Max.	Min.	Schwankungsbreite
1. Pu.	82	57	25 mg%
2. Be.	89	60	29 mg%
3. Wr.	94	55	39 mg%
4. Wo.	97	70	27 mg%
5. Mo.	95	72	23 mg%
6. Do.	100	76	24 mg%
7. Na.	100	61	39 mg%
8. Bo.	101	61	40 mg%
9. Kr.	103	72	31 mg%
10. Mi.	103	78	25 mg%
11. Kä.	104	76	28 mg%
12. Br.	104	84	20 mg%
13. Ch.	105	80	25 mg%
14. We.	106	86	20 mg%
15. Ha.	109	76	33 mg%
16. Kü.	109	86	23 mg%
17. Ih.	114	81	33 mg%
18. Vo.	117	86	31 mg%
19. Bo.	118	73	45 mg%
20. Bö.	119	59	60 mg%
21. Hö.	121	64	57 mg%
22. Kl.	127	79	48 mg%
23. Wa.	130	79	51 mg%
	82—130	55—86	20—60 mg%

B. Schwankungen unter 20 mg%.

Name	Max.	Min.	Schwankungsbreite
24. Kö.	89	74	15 mg%
25. Ni.	90	76	14 mg%
26. Le.	91	87	4 mg%
27. Lü.	91	83	8 mg%
28. Kr.	102	96	6 mg%
29. St.	104	86	18 mg%
30. Ul.	113	103	10 mg%
31. Se.	118	100	18 mg%
32. La.	121	105	17 mg%
33. Ka.	122	103	19 mg%
	89—122	74—103	4—19 mg%

sich nicht. Bei Unterteilung nach hohem und niedrigem *Ausgangswert* sieht man bei hoher Ausgangslage einen relativ und absolut geringeren Blutzuckeranstieg auf allerdings höhere Maximalwerte nach Traubenzuckerbelastung und eine ausgeprägtere hypoglykämische Nachschwankung, während bei niedriger Ausgangslage die alimentäre Hyperglykämie wesentlich später den Ausgangswert erreicht und die hypoglykämische Nachschwankung

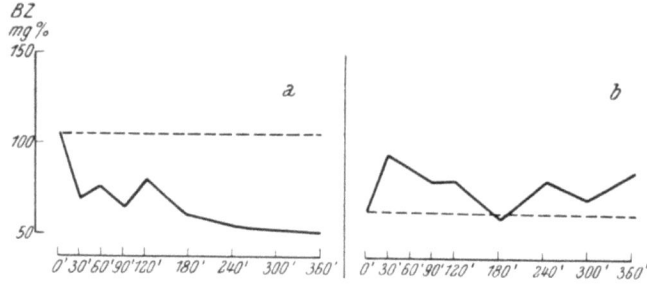

Abb. 121. Nüchternvormittagsblutzuckerkurven.
a = Hoher Ausgangswert; b = niedriger Ausgangswert.

absolut und relativ geringer verläuft. Dabei fehlte bei 6 Patienten mit dem niedrigsten Blutzucker und einem auch sonst etwas abartigen Verlauf die hypoglykämische Nachphase ganz.

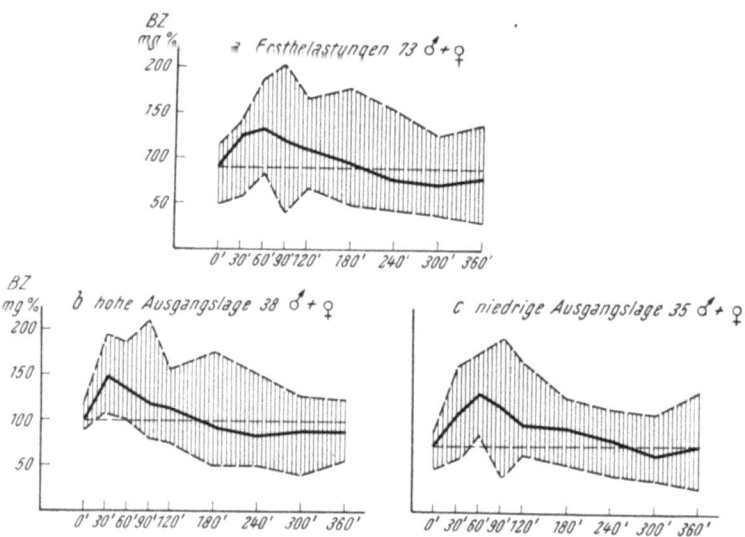

Abb. 122. Erstbelastung mit 100 g Dextrose (Mittelwertskurven mit Streubereich).

Bei *wiederholter Traubenzuckerbelastung* mit je 100 g Traubenzucker sahen wir in Übereinstimmung mit APPEL (s. a. KOHL und DAHMANN) an 10 Patienten einen stark wechselnden Kurvenverlauf. Durchweg wurde am 2. Untersuchungstag sowohl absolut als auch relativ der höchste BZ-Anstieg erzielt (Abb. 123).

Traubenzuckerbelastungen mit steigender KH-Dosierung wurden an 15 männlichen Pat. mit klinisch vorwiegend vagotoner Reaktionslage durchgeführt. Abb. 124 bringt die entsprechenden Mittelwertkurven. 6 Fälle zeigten bei täglich um 100 g auf 300 g steigender K-H-Gabe einen zunehmend höheren Blutzuckeranstieg. Vereinzelt lag das Blutzuckermaximum bei Belastung mit 200 g; 5 Fälle zeigen bei 200 g einen niedrigeren Anstieg als bei 100 und 300 g. Der absolute BZ-Anstieg war ebenfalls nicht ein-

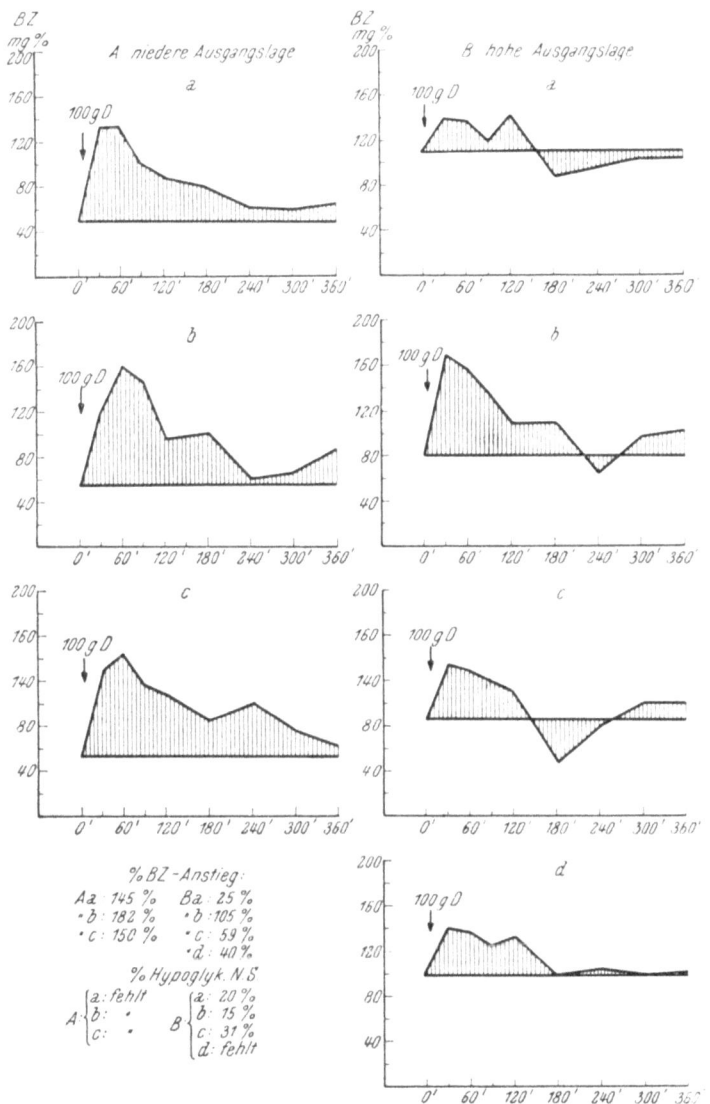

Abb. 123. Wiederholte Belastungen mit 100 g Dextrose.

heitlich, in einigen Fällen lag das Maximum bei 100 g, in anderen bei 200 und wieder in anderen bei 300 g Dextrose. Am Planimeterwert ist zu erkennen, daß die alimentäre Hyperglykämie mit steigender KH-Dosierung länger andauert (Zunahme des Planimeterwertes). Dies kommt auch in der Mittelwertkurve deutlich zum Ausdruck. Harnzucker konnte vor Beginn der Untersuchungen niemals festgestellt werden. Nur in einem Fall kam es parallel mit der steigenden KH-Dosierung zu einer zunehmenden leichten Glykosurie (3,2 g bei 300 g KH). Ein anderer Fall zeigte bei 300 g Traubenzucker am Ende des Versuches eine geringe, nicht polarisierbare Spur Harnzucker. In diesen beiden Fällen trat nach Dextrosegabe eine langanhaltende alimentäre Hyperglykämie mit Werten um 160 mg% auf, der Ausgangswert war nach 6 Stunden nicht bzw. gerade erreicht.

Nach unseren Versuchen erscheint es gleichgültig, ob wiederholte KH-Belastungen an aufeinanderfolgenden Tagen oder weiter auseinander gezogen durchgeführt werden.

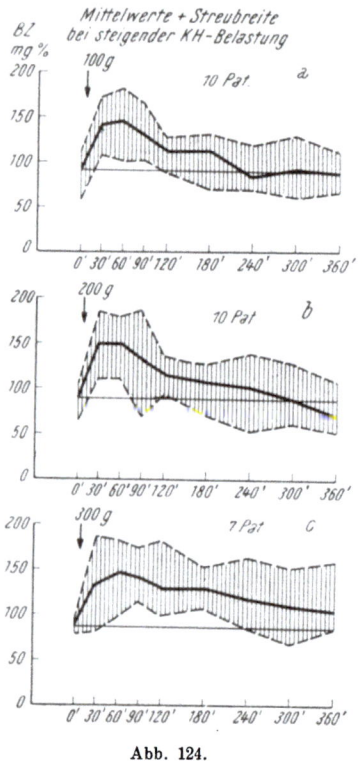

Abb. 124.

Außerdem *ergibt sich daraus für die untersuchten männlichen vegetativen Dystonien eine gesteigerte Kohlehydrattoleranz,* wie sie EPPINGER und HESS für ihre „Vagotonie" beschrieben haben.

Der Nüchternblutzucker liegt nach *Stammhirnnarkose* (Luminaletten) im Mittel um 5 mg% tiefer. An den Gesamtvergleichskurven (Abb. 125) fällt deutlich eine Abnahme der Streubreite und eine nur geringe Veränderung der Mittelwertskurve nach Luminaletten auf. Aus den Kurven 125 c—f ersieht man wieder eine Abhängigkeit vom Ausgangswert. Bei hohem Ausgangswert sinkt der NBZ (125 c u. d), der BZ-Anstieg nach Belastung nimmt zu, der BZ-Abfall geht träger vor sich und die hypoglykämische Nachschwankung nimmt ab. Umgekehrtes Verhalten zeigen Patienten mit niedrigem Ausgangswert (Abb. 125 e u. f).

Somit lassen diese Kurven erkennen, daß Luminalettengabe einen normalisierenden Einfluß auf die Blutzuckerregulation der vegetativen Dystonie ausüben kann. Nur 3 von insgesamt 25 Fällen zeigten eine unbeeinflußte Kurve, alle anderen entsprachen der obigen Gesetzmäßigkeit.

Der Einfluß von *Causat* auf die alimentäre Hyperglykämie konnte in 5 Fällen von vegetativer Dystonie vor und nach Behandlung geprüft werden (Abb. 126 a u. b). Der BZ-Ausgangswert war vor und nach Causat gleich. Vorher war im Verlauf der alimentären Hypoglykämiekurve der Ausgangswert nach 3½, nachher nach 6 Stunden erreicht. Dabei lag das Blutzuckermaximum absolut und relativ höher als vor Causat. Dieses Verhalten läßt an die Möglichkeit einer hemmenden Wirkung des Causat auf die endogene Insulinausschüttung denken. So wäre dann *eine* Erklärung für die langsamere Rückkehr des Blutzuckers zur Norm gegeben.

Ein Überblick über die vorliegenden Blutzuckerstudien läßt die Vermutung aufkommen, daß wir hinsichtlich des KH-Stoffwechsels eine vorwiegend sympathicotone und eine vorwiegend parasympathicotone Ausgangslage unterscheiden können. Die Gruppe der mehr *sympathicotonen* Ausgangslage zeigt zur Zeit der jeweiligen Untersuchungen höheren NBZ, der Blutzuckerschwelle naheliegende Maximalwerte bei Traubenzuckerbelastung, Rückkehr der Kurve in 2—3 Stunden zur Norm und deutliche hypoglykämische Nachschwankung. Der rasche BZ-Abfall könnte durch vermehrt einsetzende

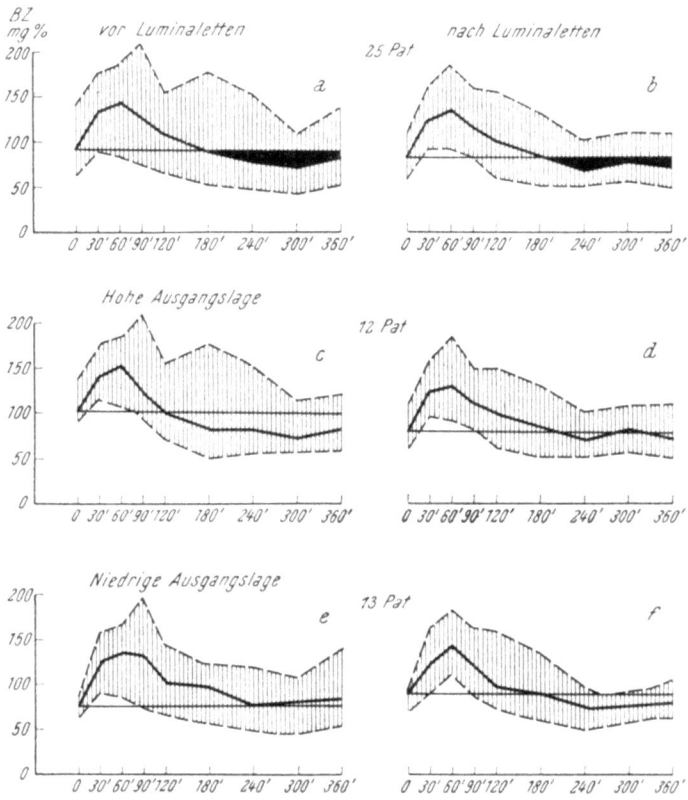

Abb. 125. Einfluß der Stammhirnnarkose auf die alimentäre Hyperglykämie.

Eigeninsulinproduktion erklärt werden, da der höhere BZ-Maximalwert ja einen größeren Reiz auf das Inselzellsystem ausübt (GRAFE und MEYTHALER, MARK, ZUNZ und BARRE). Die Gruppe der mehr *parasympathicotonen* Aus-

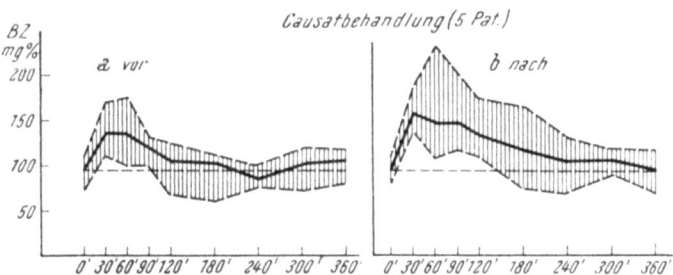

Abb. 126. Einfluß von Causat auf die alimentäre Hyperglykämie.

gangslage zeigt am jeweiligen Untersuchungstag niedrigen NBZ und niedrige BZ-Maximalwerte nach Belastung, welche weit unter der BZ-Schwelle liegen, obwohl der absolute BZ-Anstieg in dieser Gruppe stärker ist. Durch den nur geringen Reiz auf das Inselorgan läßt sich dann auch der verzögerte Abfall der BZ-Kurve erklären.

Bei der ersten Gruppe besteht voraussichtlich eine gewisse Glykogenarmut der Leber, welche im Sinne eines vorherrschenden Sympathicotonus gedeutet werden könnte. Die verstärkt einsetzende endogene Insulinproduktion bewirkt dann einen verhältnismäßig raschen Aufbau zu Leberglykogen, ausgedrückt in der bei diesen Patienten vorliegenden stärkeren hypoglykämischen Nachschwankung. Die glykogenarme Leber hat das Bestreben, den exogen zugeführten Zucker möglichst rasch zu fixieren (vgl. auch MEYTHALER, STAUB).

Die Beurteilung des Nüchternblutzuckers und der Traubenzuckerbelastungskurven stellt demnach auch ein brauchbares, jedoch nicht immer leicht deutbares Symptom für die Klinik der vegetativen Dystonie dar.

4. Bedeutung des Mineralstoffwechsels.
a) Kalium-Calciumgleichgewicht.

Seit — wiederum — Claude BERNARD den Begriff des „milieu interieur" geschaffen hat und Sidney RINGER am Universitätscollege London in den klassischen Versuchen die „vital balance" zwischen Na-, K- und Ca-Salzen in den die Gewebszellen umspülenden Körpersäften demonstriert hat, hat das klinische Interesse für die Elektrolytverteilung im Körper ständig zugenommen. Es waren die bekannten Versuche von LOEB sowie von HOWELL und ZWARDEMARKER, die auf Zusammenhänge zwischen vegetativem Nervensystem und Elektrolytverteilung hinwiesen. Anfang der 20er Jahre haben dann KRAUS und ZONDEK in die Klinik des vegetativen Systems den Antagonismus Kalium-Calcium eingebaut. Ein absolutes oder relatives Kaliumübergewicht entspricht nach ihnen einer Parasympathicusreizung, ein Calciumübergewicht einem erhöhten Sympathicotonus. Kalium und Calcium faßt KRAUS als Taktgeber im vitalen Lenkungsvermögen und ZONDEK als Pole auf, zwischen denen das Leben hin und her pendelt. Wichtige Beziehungen von Kalium und Calcium zum Leberstoffwechsel hat BECKMANN und zur Nierenfunktion MARK im Tierexperiment nachgewiesen. TEUSCH hat versucht, die Ionenverhältnisse des Blutes und das durch sie bedingte Potentialgefälle als unsichtbaren Anteil des vegetativen Nervensystems dem sichtbaren Vagus und Sympathicus als gleichwertig an die Seite zu stellen. Im ganzen gesehen sind Kalium und Calcium ein Bestandteil im gesamten Ionengefüge, das durch den GYÖRGY-FREUDENBERG'schen Quotienten auf eine mathematische Formel gebracht ist. Der Gehalt des menschlichen Serums an Calcium beträgt normalerweise 9,8—11,3 mg% mit einem *Mittelwert von 10,5 mg%*, an Kalium zwischen 17,6 und 21,8 mg% mit einem *Mittelwert von 19,7 mg%*. (BILLIGHEIMER, BLIXENKRONE-MÖLLER, MAC CALLUM, DÉNIS und HOBSÉN, FÜNFGELD, GAUTIER, GRAUL und RAUSCH, HOLTZ, HETENYI, JANSEN, JANSEN und LOÉW, JESSERER, KLOTZ, KRUSIONO, KRAMER und TISDALL, KYLIN, LEICHER, LUBOWSKI, MELLINGHOFF, NELKEN und STEINITZ, NOGUCHI, PETOW, PINKUSSEN, SALVESEN, SCHÄFER, SIEBERT, SPIRO, THOMASSON, VOLHARD und SUTER, ZONDEK). Das entspricht einem *K/Ca-Quotienten von 2,0* (KYLIN, JORES, VOLHARD, FÜNFGELD, HOLTZ, JESSERER, WICHMANN u. a.).

Größere inter- und intraindividuelle Schwankungen dieser Werte traten nach den Angaben älterer Autoren (KYLIN, SPIRO, FITZKE, FÜNFGELD u. a.) nicht auf. In neueren Untersuchungen hat nun DROESE bei Kindern und Erwachsenen für das Kalium verhältnismäßig große Streuungen und beim Calcium keine bemerkenswerten individuellen Schwankungen festgestellt. Auf Grund seiner Untersuchungen befinden sich Säuglinge verglichen mit Erwachsenen in einem Vagotonus. DROESE lehnt allerdings die Bedeutung des Kalium-Calcium-Quotienten für die Beurteilung der vegetativen Reaktionslage bei Kindern ab. Doch fallen an seinen Werten die abartig hohen Calciumwerte und damit die niedrigen normalen Kalium-Calcium-Quotienten auf, und seine Tagesmittelkurven nach Vitamin B 1 können auch im Sinne einer geringen Tonuszunahme des Parasympathicus ausgelegt werden. In Übereinstimmung mit der auch in anderer Hinsicht ausgeprägten allgemeinen Labilität des vegetativen Nervensystems im letzten Jahrzehnt weisen BUCK, GRONEMEYER und HANSEN in nach 1945 erschienenen Arbeiten auf zum Teil erhebliche Schwankungen im Kalium-Calcium-Spiegel schon innerhalb eines Tages hin. BUCK konnte außerdem zeigen, daß die Tagesrhythmik des Kalium-Calcium-Quotienten der Rhythmik anderer biologischer Faktoren entspricht; in den Nachmittags- und Abendstunden läßt sich ein Minimum, in den Nachtstunden ein Maximum nachweisen. Die stärksten Schwankungen zeigt in den von BUCK ermittelten Tageskurven das Kalium. Das Calcium erscheint weniger labil. Aber trotz dieser physiologischen Schwankungen bleibt der Kalium-Calcium-Quotient ein gewisser Indikator für die jeweils vorherrschende vegetative Reaktionslage: mehr vagotone Zustände lassen sich durch sein Ansteigen über 2,0 von mehr sympathicotonen durch ein Absinken unter 2,0 trennen.

Der Mechanismus bzw. die Ursachen der Änderung im Ionengefüge bei vegetativen Regulationsstörungen sind noch umstritten. Nach den Tierversuchen ALPERN's spielen sie bei der humoralen Autoregulation der Funktion des vegetativen Nervensystems eine wichtige Rolle. Nach Acetylcholininjektion entsprechend der Vagusreizung sah ALPERN einen Kaliumanstieg im Blut und Liquor. Er zeigte weiter, daß Kalium die Bildung von Acetylcholin anregt und daß der Kaliumanstieg wieder die Cholinesterase hemmt, wodurch der Calciumspiegel seinerseits ansteigt.

Eigene Untersuchungen.

ANDERS hat nun auf meine Veranlassung die hier in den letzten Jahren besonders hervortretende Labilität des vegetativen Nervensystems in Ruhe, vor und nach Belastung durch körperliche Arbeit und endlich vergleichend nach

Tabelle 95.

	Mittelwert ♂	Schwankungsbreite ♂	Mittelwert ♀	Schwankungsbreite ♀	Mittelwert ♂ und ♀	Schwankungsbreite ♂ und ♀
Kalium mg%	19,9	15,9—26,0	19,5	14,7—27,1	19,8	14,7—27,1
Calcium mg%	10,6	8,5—13,3	10,4	7,8—13,7	10,7	7,8—13,7
K/Ca-Quotient	1,8	1,2— 2,6	1,9	1.5— 2,5	1,8	1,2— 2,6

Stammhirnnarkose anhand des Kalium-Calciumgleichgewichts an 50 ausgeprägten vegetativen Dystonien untersucht. Zur einmaligen Untersuchung wurden außerdem weitere 92 stationär beobachtete vegetative Dystonien herangezogen.

Die von uns gefundenen *Nüchternmittelwerte des Gesamtmaterials* betragen bei der vegetativen Dystonie **10,7 mg/%** mit einer Schwankung von 7,8 bis

13,7 mg% für das Calcium. Dabei lag das Gros (112 von 142 Fällen) zwischen 9,6 und 11,5 mg%. Für das Kalium beträgt der Mittelwert **19,8 mg/%** mit einer Schwankung von 14,7 bis 27,1 mg%. Dabei zeigten die Frauen für Kalium und Calcium eine größere Schwankungsbreite. Ferner lagen rund 72 Calciumwerte von 142 unter dem normalen Mittelwert von 10,5 mg% und um 66 Kaliumwerte über dem Normalwert von 19,7 mg%.

Die gefundenen Kalium-Calciumwerte zeigen also eine auffallend große Schwankungsbreite über beide Seiten der Norm hinaus. Diese Labilität ist aber nicht nur eine interindividuelle, sondern sie läßt sich auch an verschiedenen Tagen am gleichen Patienten ablesen.

Zur Prüfung des *Einflusses von Arbeit* ließ ANDERS die Patienten wie bei der Stehfunktionsprobe nach Belastung morgens nüchtern eine Treppe mit 66 Stufen laufen und bestimmte zunächst die Kalium-Calciumwerte vor und sofort nach Belastung; in einer weiteren Versuchsreihe erfolgte die Blutentnahme erst nach Rückkehr von Blutdruck und Puls zur Norm, also etwa 8 Minuten nach Belastung. Sofort nach Belastung stieg Kalium relativ stärker als Calcium im Serum an mit deutlicher Abhängigkeit vom Ausgangswert. Das führte zu einer Abnahme des Kalium-Calciumquotienten. Auch nach Rückkehr von Puls und Blutdruck zur Norm war der Kalium-Calcium-Quotient noch erniedrigt. Durch einen gegenregulatorischen Anstieg des Kaliums war jedoch bereits eine Tendenz zum Anstieg des Quotienten erkennbar.

Tabelle 96.

Schwankungen im Kalium-Calciumhaushalt bei einem Patienten an 5 verschiedenen Tagen bei Bettruhe.

Datum	Ca	K	K/Ca-Quot.
12. 3.	9,8 mg%	19,1 mg%	1,95
13. 3.	9,6 mg%	18,2 mg%	1,90
14. 3.	9,3 mg%	—	—
17. 3.	10,0 mg%	18,4 mg%	1,84
22. 3.	10,7 mg%	18,0 mg%	1,68

Als Folge des Einflusses der *Stammhirnnarkose* (tägliche Gaben von dreimal 2 Luminaletten) ließ sich in Übereinstimmung mit der subjektiven Besserung der untersuchten Patienten die Neigung zur Normalisierung zu hoher und zu niedriger Kalium-Calciumwerte ersehen. Wieder trat die Abhängigkeit vom Ausgangswert angedeutet in Erscheinung (s. ANDERS).

In 20 weiteren vergleichend therapeutischen Untersuchungen ergab sich im Verhalten des Kalium-Calciumqutotienten nach Luminaletten eine deutliche Abhängigkeit vom Ausgangswert. Von 12 Patienten mit einem Quotienten unter 2,0 stieg derselbe zehnmal an, von 8 Patienten mit einem höheren Quotienten sank er sechsmal ab.

Bei vergleichender Prüfung der Arbeitsbelastung nach der Luminalettenbehandlung zeigte sich durch die zentrale Dämpfung die vagotone Gegenregulation deutlich abgeschwächt, so daß der bei unbehandelten Fällen stärkere Kaliumanstieg etwa 8 Minuten nach Belastung bei gleichzeitig niedrigerem Calziumanstieg nicht in Erscheinung trat. Dabei blieb eine Abhängigkeit vom Ausgangswert erhalten.

Schon ANDERS fand bei 9 männlichen vegetativen Dystonien mit einer hohen T_{II}-Zacke im Elektrokardiogramm einen mittleren Kalium-Calcium-Quotienten von 2,11, also eine geringe Verschiebung nach der parasympathikotonen Seite. Von 12 ausgeprägten vegetativen Dystonien mit einem T_{II} von über 0,4 mV fand JAINZ viermal den Kalium-Calzium-Quotienten unter 2,0, achtmal war er erhöht.

Nach den Untersuchungen von ANDERS *läßt sich in der Klinik in gewisser Beziehung fallweise aus dem Verhalten des Kalium-Calzium-Quotienten ein Hinweis auf die vegetative Reaktionslage gewinnen.*

b) Der Eisenstoffwechsel.

„Die Verhältnisse des Eisenstoffwechsels sind viel verwickelter als diejenigen des Stoffwechsels anderer Mineralbestandteile" schreibt auf Grund seiner Tierversuche 1928 M. B. SCHMIDT in seiner bekannten Monographie. Inzwischen ist durch die verbesserte Methodik der Serumeisenbestimmung (HEILMEYER und PLÖTNER u. a.) ein erweiterter Einblick in die Klinik möglich geworden. Bezüglich der Beziehung des Eisenstoffwechsels zur Blutbildung sei auf die einschlägigen Handbucharbeiten verwiesen. Schon die Feststellung spontaner Schwankungen des Serumeisenspiegels in kleinen Zeiträumen von Stunden bis Tagen um nicht mehr als rund ± 30% von ANTON bei HEILMEYER (1937) gaben die Berechtigung, von einer regulatorischen Einstellung auf einen bestimmten Wert, also von einem physiologischen Eisenspiegel zu sprechen. Der normale Eisenspiegel beträgt *bei der Frau* 80—100 γ% (HEMMELER), 64—128 γ% (HEILMEYER), 94 γ% (BRAUNSTEINER c. s.), 123 γ% (VAHLQUIST), 118 γ% (SKOUGE), *beim Manne* 100—130 γ% (HEMMELER), 81—157 γ% (HEILMEYER und PLÖTNER), 142 γ% (VAHLQUIST), 104 γ% (SKOUGE), 117 γ% (BRAUNSTEINER c. s.). Übrigens werden Werte von über 200 γ% von VAHLQUIST als physiologische Hypersideraemie bezeichnet. Die Spontanschwankungen des Serumeisens zwischen Morgen- und Abendwerten und ihre Beeinflussung durch Hunger, Ernährung usw. wurden seither vielfach untersucht (HEILMEYER, MOORE u. a.). Auf gewisse Abhängigkeit des Eisenstoffwechsels vom *Alter* hatte schon M. B. SCHMIDT hingewiesen. Eine deutliche Geschlechtsabhängigkeit ist aus den eben angeführten Zahlen ersichtlich. Bald wurde die Bedeutung des vegetativen Systems für die Regulierung des Eisenstoffwechsels erkannt. HEILMEYER und PLÖTNER haben schon 1937 den Einfluß vegetativer Gifte untersucht. Nach HEMMELER (1944) sprachen die Tag-Nachtschwankungen des Serumeisens unter dem wechselnden Einfluß von Vagus und Sympathikus sowie auch Schwankungen im Verlauf von Dysfunktionen im neurovegetativen System für eine neurohormonale Regulation des Eisenstoffwechsels. THEDERING hat nun auf Grund von 58 Tageskurven (eigene und des Schrifttums) drei vom WILDER'schen Ausgangswertgesetz abhängige Kurventypen unterschieden (Abb. 127). 1. Solche mit hohem Ausgangswert und tiefem nächtlichen Absinken, 2. solche mit tiefem Ausgangswert und nachfolgendem nächtlichen Ansteigen und 3. solche mit einem mittleren Ausgangswert, die keine wesentliche Änderung zeigten. Er nimmt eine Substratsteuerung und -gegensteuerung an, da sich eine „Systemumsteuerung" auf Grund der gleichzeitig unternommenen Untersuchungen von Puls, Blutdruck, Blutzucker und Temperatur nicht nachweisen läßt. Das WILDER'sche Ausgangswertgesetz findet nach seinen Untersuchungen auch für die Eisenbelastungskurven Anwendung. Bei niedrigem Ausgangswert höherer Serumeisenanstieg nach Eisenbelastung und bei hohem Ausgangswert vice versa. Auch HAMILTON c. s. haben „diurnal variation" des Plasmaeisenspiegels bestätigt. Nach SCHARFER und BOENICKE sollen niedrige Eisenwerte am Abend durch Sympathikuseinfluß hervorgerufen sein. Diese Autoren ziehen eine gewisse Korrelation ihrer Serumeisen-, Blutzucker-, Leukozyten- und Reticulocytenbestimmungen sowie die Ergebnisse von Halsmarkdurchschneidung beim Tier als Beweis für eine zentrale Regulation heran und weisen auf die Bedeutung des RES (Blockadeversuche mit Elektrokollargol) hin. Auf Grund von Versuchen über die Wirkungen von Zwischenhirnreizen [Lumbalpunktion, Encephalogramm (s. auch SCHAEFER c. s.), Elektroschock] sucht neuestens HEMMELER seine Hypothese eines diencephalen Zentrums für den Eisenstoffwechsel zu stützen. Nach BÖNI und JUNG enthalten die Fermente der Zellatmung, „die mit der O_2-Ausnützung in den einzelnen Geweben, aber auch mit der histo- und ergotropen Reaktionslage im Zusammenhang stehen, Eisen und Kupfer, die beide das vegetative Geschehen beeinflussen." Endlich haben SCHAEFER und BOENICKE sowie vor allem BRAUNSTEINER, GIESINGER und PAKESCH auf die Mitbeteiligung der Nebennieren bei der

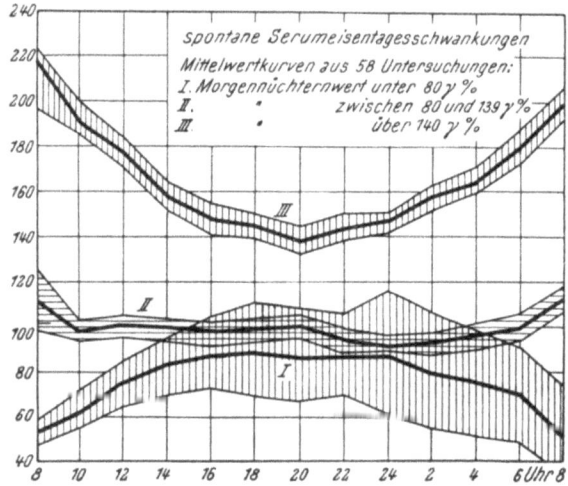

Abb. 127. Serumeisentagsschwankung und Ausgangswert (nach Thedering).

vegetativen Regulation des Eisenstoffwechsels hingewiesen. Neuestens berichtet HEMMELER über gewisse Gesetzmäßigkeiten bei Serumeisenbestimmungen morgens und abends an Hunderten von „vegetativen Neurosen" und sucht nach Vago- und Sympathikotonikern zu differenzieren. Bei reinen Vagotonikern findet er morgens und abends hohe, bei ausgeprägten Sympathikotonikern tiefe Serumeisenwerte, bei Amphotonikern morgens anormal hohe und abends relativ geringe Eisenwerte, bei Atonien des neurovegetativen Systems meist eine äußerst geringe Tagesrhythmik.

Sicher sind für die obgenannten Serumeisenschwankungen auch die Plasmaproteine von nicht unerheblicher Bedeutung, sind doch Albumin-Globulinverschiebungen im Tagesablauf schon seit längerer Zeit bekannt (JORES). Besondere Studien galten dem Eisenbindungsvermögen. Die endgültige Aufklärung dieser Beziehungen wird auch hier die Bedeutung des vegetativen Nervensystems erkennen lassen (s. dazu VAHLQUIST, THEDERING, HOLMBERG und LAURELL, SCHADE und CAROLINE, SURGENOR, KOECHLIN und STRONG, CARTWRIGHT, BLACK und WINTROBE, LAUFBERGER, KUHN, GRANICK und MICHAELIS, BRAUNSTEINER, GIESINGER und PAKÉSCH).

Eigene Untersuchungen.

Methodik: HEIDEL hat an 14 meist ausgeprägteren vegetativen Dystonien im Alter zwischen 18 und 25 Jahren Untersuchungen über einen Zeitraum von

24 Stunden mit 4 stündlichen Blutentnahmen durchgeführt, wobei darauf geachtet wurde, daß die Mahlzeiten erst nach den Entnahmen eingenommen wurden. Das Serumeisen wurde nach der Methode von HEILMEYER und PLÖTNER mit einigen Modifikationen nach VAHLQUIST bestimmt. Zur Bestimmung des Eisenbindungsvermögens wird die von SURGENOR, KOECHLIN und STRONG angegebene Methode angewendet.

Die Untersuchungen von HEIDEL ergaben häufig für die *Serumeisentageskurve* vegetativer Dystonien ein mehr oder weniger ausgeprägtes Absinken in den Abendstunden zwischen 16 und 24 Uhr mit einem manchmal nachfol-

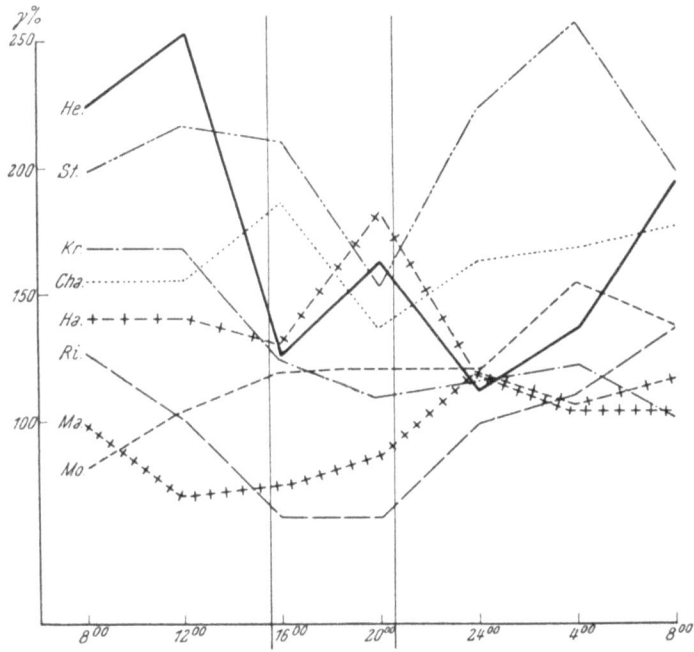

Abb. 128. Serumeisentageskurven bei vegetativer Dystonie.

genden Wiederanstieg gegen Morgen. Wir haben nun versucht, den Verlauf unserer Kurven mit den Angaben von HEMMELER in Einklang zu bringen. Es ist uns das für das Rostocker Krankengut nicht gelungen.

Von drei Fällen mit Ausgangswerten über 160 γ% fand sich dreimal ein Absinken in den Abendstunden zwischen 16 und 24 Uhr und zweimal anschließend ein Wiederanstieg. Von sechs Fällen mit einem Ausgangswert zwischen 100 und 160 γ% sahen wir viermal ein Absinken in den Abendstunden und davon in drei Fällen anschließenden Wiederanstieg in den Morgenstunden. In zwei Fällen fehlte jegliches Absinken, die Kurven zeigten in den Abendstunden einen deutlichen Anstieg. Von fünf Fällen mit einem Ausgangswert unter 100 γ% ergab sich zweimal ein Absinken in den Abendstunden mit anschließendem Wiederanstieg und dreimal ein sehr ausgeprägter Anstieg in den Abendstunden. Also insgesamt von 14 Fällen neunmal Absinken in mindest einer der Abendstundenuntersuchungen, davon siebenmal Wiederanstieg in den Morgenstunden und fünfmal Anstieg der Tageskurve ohne jegliches Absinken. Eine Übereinstimmung des Kurvenverlaufes, bzw. der Ausgangswerte mit den klinischen Befunden (Pulsfrequenz, bzw. Grundumsatz) wurde nicht erhoben.

Demnach haben wir also bei unseren vegetativen Dystonien nur in der Hälfte der Fälle die vom Normalen bekannte vegetative Steuerung der Serumeisentageskurve mit dem Absinken in den Abend- und dem Wiederanstieg in den Morgenstunden gefunden. Auch war der Verlauf der Kurven durch ausgeprägte Schwankungen gekennzeichnet. Eine gesicherte Abhängigkeit des Tagesspiegels vom Ausgangswert war nicht nachweisbar. Sie war nur angedeutet in dem Sinne, daß bei höheren Ausgangswerten häufiger ein Absinken der Kurve in den Abendstunden, bei niedrigen häufiger ein Anstieg derselben auftrat. Einen Einblick in diese Untersuchungen ergibt Abb. 128, bei der übersichtshalber die ersten acht Kurvenverläufe dargestellt sind. Ähnliche Untersuchungen über das Eisenbindungsvermögen, das Gesamteiweiß und die Eiweißfraktionen im Tageablauf sind im Gange.

Nach dem Verlauf der Serumeisentageskurve läßt sich eine Abgrenzung vegetativer Regulationsstörungen nach Vago- und Sympathikotonie nicht durchführen. Die normale Tagesrhythmik ist bei vegetativer Dystonie mehr oder weniger stark ausgeprägt.

X. Kurzer Überblick über die gesamte Symptomatik.
(Schaubild der vegetativen Dystonie).

Zur zusammenfassenden Beurteilung der Symptomatik haben wir, wie schon erwähnt, das jeweilige Schaubild der vegetativen Dystonie konstruiert. Wir haben uns dabei von dem Gedanken leiten lassen, von möglichst vielen Seiten her den Tonuszustand des vegetativen Nervensystems in Ruhe sowie in Tätigkeit zu erfassen und dabei mit möglichst einfachen klinischen Methoden auszukommen. Das Schaubild ist dabei gleichzeitig so angeordnet, daß

1. die allgemeine klinische Symptomatik,
2. das Kreislaufverhalten,
3. die Funktionsprüfungen und
4. die Blutverhältnisse

zusammengehörig dargestellt sind und das Schaubild auch gut zu vergleichend therapeutischer Arbeit verwandt werden konnte.

Bei Betrachtung der Schaubilder kann man schon auf den ersten Blick erkennen, daß eine einseitige Ausrichtung nach der ergotropen, bzw. histotropen Seite in meinem klinischen Material nicht möglich war, daß man nur in einzelnen Fällen vom Vorherrschen z. B. einer parasympathikotonen Ausgangslage sprechen darf (Abb. 129).

Tabelle 97.

Symptom	%	
	♂	♀
Idiomuskulärer Wulst	60	40
Muskelfibrillieren	88	40
Bradykardie	(34)	(10)
Tachykardie	(30)	(62)
Orthostatische Tachy-cardie über 80	18	46
EKG-hohes T_{II}	76	37
Akzidentelle Geräusche	14	50
Hautkapillarbetriebsstörung	46	81
Senkung beschleunigt	45	89
verlangsamt	52	10

Bei Beurteilung unseres klinischen Gesamtmaterials anhand von 30 Schaubildern erscheinen uns *Geschlechtsunterschiede* in der Symptomatik der vegetativen Dystonie von gewisser Bedeutung. Bei Männern herrschte häufiger Parasympathikotonus vor: schlaffer Herzmuskeltonus und orthostatische Kollapsneigung (angedeutet), Bradycardie, hohes T_{II}, idiomuskuläre Wulstbil-

Kurzer Überblick über die gesamte Symptomatik.

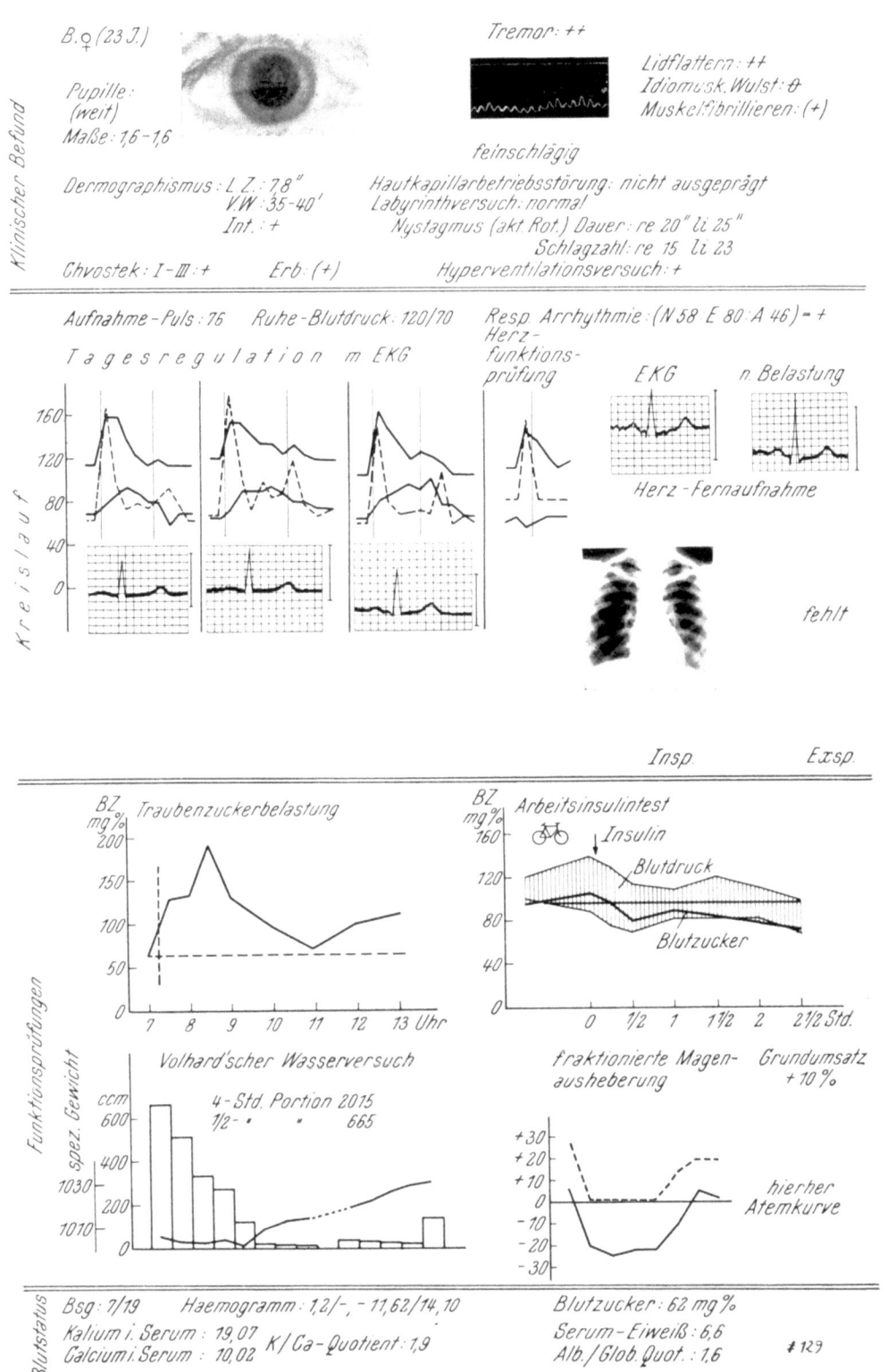

Abb. 129. Schaubild der vegetativen Dystonie. Die senkrechten Striche neben den Elektrokardiogrammen entsprechen der Eichzacke.

dung, Muskelfibrillieren und verlangsamte Blutsenkung; bei Frauen dagegen eher Sympathikotonus: Tachycardie bzw. orthostatische Tachycardie, akzidentelle Geräusche, Hautkapillarbetriebsstörung, beschleunigte Senkung. Keine sicheren Unterschiede fanden sich für den Pupillenbefund, den Dermographismus, den Tremor der Hände, das Chvosteksche Zeichen und die respiratorische Arrhythmie.

Wenn wir in den Schaubildern die jeweils vorliegende Verteilung der einzelnen wichtigen Symptome in Bezug auf das Sympathikus-Parasympathikusgleichgewicht durchsehen, dann zeigt sich beispielsweise für die Pupillenweite, den Tremor, das Kalium-Calzium-Gleichgewicht, angedeutet für die Neutrophilie, *ein Vorherrschen des Sympathikotonus,* für Pulsfrequenz, respiratorische Arrhythmie, Höhe des T_{II} im Ekg, Magensäureverhältnisse und vielleicht auch für die Wasserausscheidung orthostatischen Kollaps, Nüchternblutzucker und für die Traubenzuckerbelastung, (bei Männern für den Herzmuskeltonus) *ein Vorherrschen des Parasympathikotonus.* Dabei bestanden auch in unserem Krankengut Symptome beider Gruppen nebeneinander. Das demonstriert sehr klar die folgende Tab. 98.

Dabei sind wir unter kritischer klinischer Bewertung nach der Häufigkeit der sympathikotonen und parasympathikotonen Zeichen vorgegangen. Die Tabelle ist unter diesem Gesichtspunkt nach Häufigkeit der einzelnen sympathiko- bzw. vagotonen Zeichen geordnet und die dem jeweiligen Typus abartigen Zeichen durch entsprechende Markierung (Sympathikus rot, Parasympathikus blau) speziell hervorgehoben. Man kann also im Einzelfalle unter Berücksichtigung des klinischen Gesamtbildes von einer vorherrschend sympathikotonen oder parasympathikotonen Ausgangslage oder von Mischfällen (Mitteltypen) sprechen.

Auf S. 27 ff. wurde bereits kurz auf den Begriff der *Typenbildung* im allgemeinen und auf unseren speziellen Fall bei der vegetativen Dystonie hingewiesen.

Schon HIPPOKRATES hat einen schlaffen, fetten, feuchten, rötlichen Typus vom straffen, gedrungenen, dunkelfarbigen und trocknen abgegrenzt. In ähnlichem Sinn hat zu Beginn unseres Jahrhunderts TANDLER unter Zuhilfenahme des Muskeltonus als Maß der Konstitution, BOTICELLI als Maler des Hypotonischen und MICHELANGELO als Darsteller des Hypertonischen bezeichnet. Nach BAUER bestehen zwischen der TANDLER'schen Gruppierung in hyper-, normo- und hypotonische Menschen und der Einteilung nach dem Erregbarkeitsgrad des vegetativen Systems gewisse Beziehungen, da der Tonus der quergestreiften Muskulatur und des vegetativen Nervensystems wohl in umgekehrt proportionalem Verhältnis stehen. Die Identifizierung des Begriffs der menschlichen Persönlichkeit mit dem der Konstitution des Individuums durch KRAUS und BRUGSCH hat sich nicht allgemein durchgesetzt. Die früher erwähnte Abgrenzung der B- und T-Typen hat sich auch nicht eingebürgert. Neuerdings haben JAHN mit STRAUSS und HILLER auf Grund von Radiojodtestungen an über 1000(!) vegetativen Dystonien wieder besonders die hormonalen Faktoren in den Vordergrund geschoben. JAHN findet, daß die Durchschnittsaktivität der Schilddrüse bei vegetativer Dystonie sich an der Grenze zur manifesten Überfunktion befindet.

Hier soll nun die Frage der Typenbildung an unserem Krankengut vegetativer Dystonien auf Grund unserer Schaubildstudien untersucht werden.

Die Abgrenzung reiner *basedowoider (B-)Typen* nach v. BERGMANN und *tetanoider (T-)Typen* nach W. JAENSCH ließ sich auch bei uns nicht streng durchführen. Es fanden sich vielmehr Fälle mit vorwiegend basedowoiden

Tabelle 98. Typen-Ei...

Nr.	Geschlecht	Alter	Größe	Gewicht	Typ	Pupille	Puls	RR	TII-Höhe	Resp. Arrhythmie
1	♀	22	1,60	51,9	P	./.	100	120/80	0,1	+
2	♂	23	1,65	62,5	P	m	60	95/60	0,3	+
3	♂	23	1,78	68,6	P	m	48—60	120/70	0,65	+
4	♂	26	./.	66,1	P	./.	58	115/70	0,5	+
5	♀	26	1,64	49,1	P	e	70	120/80	0,45	+
6	♂	16	1,75	60,0	P	w	70	125/55	0,5	+
7	♂	27	1,68	60,4	P	m	38	100/60	0,6	+
8	♂	23	1,69	65,0	P	w	54	120/75	0,6	+
9	♂	21	1,70	56,4	P	m	52	115/70	0,3	+
10	♂	23	1,71	81,0	P	./.	75	105/65	0,23	(+)
11	♀	22	1,59	56,1	P	./.	60	120/70	0,45	+
12	♂	25	1,75	60,6	P	./.	55—65	120/65	0,53	+
13	♀	21	1,71	62,9	(P)	m	60	110/70	0,3	+
14	♂	21	1,76	76,0	(P)	w	60	120/70	0,2	—
15	♂	21	1,72	64,4	(P)	./.	60	110/60	0,7	+
16	♂	15	1,66	56,6	(P)	w	58	100/65	0,6	+
17	♂	20	1,77	67,4	(P)	w	58	140/85	0,65	./.
18	♀	27	1,72	71,7	M	w	66	145/75	0,3	+
19	♂	21	1,81	67,8	M	w	64	120/70	0,25	+
20	♀	26	1,57	54,9	M	./.	80	125/75	0,4	+
21	♀	23	1,54	58,7	M	w	70	110/75	0,2	(+)
22	♂	22	1,73	67,0	M	e	46	130/80	0,35	(+)
23	♀	28	1,72	51,2	M	./.	84	120/80	./.	./.
24	♀	32	1,62	70,5	M	./.	82	115/80	0,3	./.
25	♂	26	1,74	60,6	M	./.	44	125/70	0,28	./.
26	♂	37	1,72	70,5	(S)	w	50	130/75	0,2	+
27	♀	20	1,62	47,9	(S)	m	78	125/85	0,2	+
28	♀	27	1,53	46,1	(S)	w	78—89	110/65	0,2	+
29	♀	23	1,57	54,3	S	w	52—75	120/70	0,2	+
30	♀	24	1,57	46,7	S	w	75	140/80	0,25	+

P bedeutet vorwiegend parasympathicoton   Pupille: w bedeutet
M   „   Mitteltyp   m   „
S   „   vorwiegend sympathicoton   e   „

Druck: F. Berger, Horn, N.-Ö.

Schaubild-Patienten.

Chvostek	Hyperventil.-Vers.	Erb'sch. Phaenomen	K/Ca-Quotient	Nüchternblutzucker	Traubenzucker Tbz.-Belastung	Volhard Wasserversuch	Magensaft	Haemogramm
∅	∅	+	2,46	89	flach	1305	hyperacide	L
+	∅	∅	1,8	107	normal	1260	,,	L
+	∅	(+)	1,7	104	flach	1830	fast anacide	L
∅	+	∅	2,03	98	steil	1850	normacide	L
∅	∅	∅	1,91	104	flach	1540	hyperacide	L
+	+	(+)	1,71	87	flach	1540	,,	n
+	∅	∅	1,94	85	flach	2290	anacide	N
∅	./.	(+)	1,97	77	(flach)	1640	normacide	n
+	∅	∅	1,76	72	(flach)	1390	fast anacide	L
∅	∅	∅	2,07	103	flach	1025	hyperacide	N
∅	+	∅	1,92	82	normal	1450	,,	N
+	∅	./.	1,5	94	,,	1560	normacide	N
+	∅	+	1,49	94	flach	1980	subacide	N
∅	+	+	1,9	119	normal	1925	hyperacide	L
+	∅	∅	1,9	93	,,	1490	,,	N
∅	+	∅	2,03	82	(steil)	2230	,,	N
∅	+	∅	2,60	76	normal	./.	,,	N
∅	∅	∅	2,3	86	steil	1990	,,	N
+	+	∅	2,2	109	(,,)	1490	,,	N
+	+	+	2,2	86	normal	1495	fast anacide	N
∅	∅	(+)	1,83	104	(flach)	1875	normacide	L
∅	∅	∅	1,85	90	steil	2020	,,	L
∅	+	∅	1,95	118	flach	1570	,,	n
∅	+	+	1,78	88	,,	1190	,,	L
∅	+	+	2,0	118	normal	1880	anacide	N
∅	+	∅	1,72	122	(steil)	1930	hyperacide	L
∅	+	+	2,1	89	(flach)	1210	subacide	L
+	∅	∅	1,72	79	normal	1620	anacide	N
+	+	(+)	1,9	62	steil	2015	fast anacide	N
∅	∅	(+)	1,8	98	,,	1670	./.	N

Hämogramm: L bedeutet Lymphocytose
     n ,, normal
     N ,, Neutrophilie

Springer-Verlag in Wien.

Zügen viermal, mit vorwiegend tetanoiden Zügen fünfmal und vereinzelt Fälle mit vorwiegend addisonoider Komponente. Meist war ohne weiteres ersichtlich, daß es sich um Mischtypen wie AT, BT, ABT handelte. In der folgenden Tabelle ist die Häufigkeit der einzelnen „endokrinen" mit den „vegetativ" eingeteilten Typen zusammengestellt. Dabei ergibt sich für die vorwiegend sympathikotonen und Mitteltypen ein häufigeres Vorkommen der basedowoiden Komponente, für die vorwiegend parasympathikotonen ein Vorherrschen der addisonoiden Komponente.

Als Ergebnis der klinischen Untersuchungen kommen wir zu dem Schlusse, daß sich z. Zt. an unserem Krankengut eine Abgrenzung bestimmter Typen, wie wir sie dringlich als Wegweiser für die jeweils rationellste Therapie brauchten, nicht finden ließ. Zur Zeit steht bei dem Gros der einschlägigen Kranken der allgemeine vegetative Dystonus im Vordergrund. Eine so einfache Abgrenzung in A- und B-Typen nach LAMBERT bzw. K- und W-Typen nach CURRY, wie sie die Balneologen für die Indikation ihrer Spezialtherapie verwenden (siehe Umfrage über die Bedeutung von Konstitutionstyp und vegetativer Ausgangslage für den Erfolg von Bade- und Klimakuren) ergibt sich in der internistisch-klinischen Praxis für die vegetativen Störungen zunächst nicht.

Tabelle 99.

Art der vegetativen Typen	von insgesamt	Andeutung von Typ		
		A	B	T
vorwiegend sympathikoton	(5)	2	4	5
Mitteltypen	(8)	3	5	5
vorwiegend sympathikoton + Mitteltypen	(13)	5	9	10
vorwiegend parasympathikoton	(17)	12	7	11
Gesamt	30	17	16	21

Unsere *Rostocker* Untersuchungen stehen nicht ganz im Einklang mit der von JAHN besonders in den Vordergrund gestellten endokrinen Überfunktion der Schilddrüse bei vegetativer Dystonie in *Bayern*. Sie stimmen aber überein mit den sehr subtilen Untersuchungen meines früheren Mitarbeiters BILLION in *Westberlin*. BILLION und KÜHN sind durch gleichzeitige und vergleichsweise Anwendung verschiedener Radiojodtestverfahren der anorganischen und organischen Phase des Jodzyklus bei insgesamt 250 Patienten, darunter einer Gruppe von 46 mit vegetativ nervösen Störungen durch Aufstellung von „Funktionsprofilen", den verschiedenen Schilddrüsenfunktionsanomalien nachgegangen. Sie fanden bei der vegetativen Dystonie eine hypothyreotische Tendenz, die sich nach einer persönlichen Mitteilung der Autoren bei schärfster statistischer Aufarbeitung als fast signifikant erweisen ließ. Die schwerste Unterfunktion fand sich bei dem cortikopriven Morbus Addison. In der Diskussion ihrer Befunde heben die Autoren die Beziehung zum vorwiegend addisonoiden Typ der vegetativen Dystonie (nach MARK) hervor und erwägen die Möglichkeit einer kompensatorischen Schilddrüsenbremsung. Es erscheint also den Autoren die Annahme einer subnormalen Schilddrüsenfunktion bei der Mehrzahl der vegetativen Dystonien berechtigt. Doch soll dieses Problem durch ein gemeinsam klinisch und diagnostisch exakt bearbeitetes Krankengut einer weiteren Klärung zugeführt werden.

C. Therapie.

Therapeutische Vorschläge auf Grund des gerade für die Regulationsstörungen der vegetativen Dystonie ins Unermeßliche angestiegenen Schrifttums zu machen, bedürfte einer eigenen, schwerlich einheitlich zu färbenden Monographie. Zudem erfordert es schon gerade bei der Vielseitigkeit der gestörten vegetativen Einflüsse und der Schwierigkeit der jeweiligen Erfassung des gestörten Anteils im Vegetativum, der eine würde sagen „besonderes Glück", der andere „besonderes Fingerspitzengefühl", um den richtigen therapeutischen Eingriff zu treffen. Dennoch bedarf das Problem der Therapie der in unseren Tagen so gehäuft auftretenden vegetativen Dystonie ganz besonderen Interesses. Der verstorbene Kölner Physiologe H. E. HERING hat einmal gesagt: „Die weise Benützung des vegetativen Systems wird einmal den Hauptanteil der ärztlichen Kunst ausmachen". Das gilt im speziellen für die reine vegetative Dystonie mit ihren tetanoiden oder addisonoiden Komponenten, für ihre vorwiegend parasympathikotone oder sympathikotone Ausgangslage mit ihrer Auslösung durch toxische bzw. fokaltoxische Ursachen oder Ernährungsstörungen. Da aber ferner u. E. der vegetative Dystonus heute das Parkett abgibt, auf dem sich innere Erkrankungen abspielen, um dieses Bild nochmals zu wiederholen, kommt der Mitbehandlung der vegetativen Dystonie recht häufig in der gesamten inneren Medizin eine bedeutsame Rolle zu.

Wenn in den achtziger Jahren des vorigen Jahrhunderts RHEINSTÄTTER mit Erfolg empfahl, das Nervensystem durch Verordnung von 1—2 Flaschen Mosel- oder Rheinwein und 1 Flasche Bier täglich neben Eisengaben in den erwünschten physiologischen Gleichgewichtszustand zu bringen, so zeigt das nur eindringlich den Unterschied des vegetativen Tonus von einst und jetzt. So einfach geht es mit dem vegetativen Nervensystem in der Mitte dieses Jahrhunderts nicht mehr. Es ist auch platonisch, wenn HÄNSCHE es folgerichtig für notwendig hält, zunächst normale, für das vegetative System zuträgliche Umweltsbedingungen zu schaffen. Wenn die normalen Verhältnisse nicht hergestellt werden können, so müssen wir doch alles aufbieten, um die *schädigenden Noxen zu beseitigen* und mit *sachgemäßer medikamentöser Therapie* dem vegetativen Dystonus zu Leibe zu rücken. Zur *Ausschaltung auslösender Faktoren* (infektiös-toxische, fokaltoxische und andere toxische Einflüsse, ungewohnter Schlafmangel, das Nikotin nicht zu vergessen, latente Nebenniereninsuffizienz) wird man das jeweilige Grundleiden bekämpfen. Auf die wichtigen Zusammenhänge mit der radikalen Sanierung fokaler Infekte habe ich in mehreren zusammenfassenden Referaten hingewiesen. Sehr häufig wirken eine *einfache Milieuänderung*, Trennung von ängstlichen Verwandten, Lösung aus unbefriedigenden Berufsverhältnissen und Klimawechsel besser als langdauernde psychotherapeutische Eingriffe. Daß aber die Psychotherapie gerade bei den vegetativen Neurosen sehr wertvolle Dienste leistet, ist besonders hervorzuheben. Da das Gros aller Patienten suggestibel ist, hält PAWLOW eine suggestivfreie Therapie geradezu für einen Kunstfehler. Im gleichen Sinne waren die mit „Neuraltherapie" erzielten Erfolge in einer therapeutischen Gemeinschaftsarbeit unter RATSCHOW von der jeweiligen Person des behandelnden Arztes mehr oder weniger beeinflußt. Die Frage der psychischen Einwirkung von Arzneimitteln und anderen Stoffen ist noch zu wenig untersucht. So hat z. B. Kaffeegenuß in den bekannten Versuchen von ALLERS und FREUND eine Vermehrung und Verdeutlichung der anschaulichen Elemente hervorgerufen. Neuerdings weist KÖNIG auf den nicht seltenen bedingt reflektorischen heilsamen Effekt eines Arzneimittelnamens hin. „Ein gleich gutes Ersatzpräparat hilft nicht, weil es anders heißt". Was auch kurze verständnisvolle, richtungweisende und entlastende Aussagen hier bekanntlich zu leisten vermögen, hat CURTIUS kürzlich wieder betont. Bei 35% seines Krankengutes waren psychogene Faktoren ursächlich ausschlaggebend. Die Bedeutung leistungsfähiger Kurzverfahren für eine im weiten Rahmen anwendbare Psychotherapie (KRETSCHMER, SCHULTZ u. a.) hat neuerdings KLEINSORGE wieder hervorgehoben. Hierher gehört u. a. die Hypnose, bei der sich der Hypnotiseur im wesentlichen der Methoden bedient, die dem physiologischen Einschlafzeremoniell entsprechen (v. STOCKERT). Psychische Hygiene sieht HAUSWIRTH als Krönung jeder Prophylaxe im Rahmen seiner vegetativen Konstitutionstherapie an. Interessant ist in der besprochenen Richtung der Bericht von BOYSEN und SPIEL über Gruppenbehandlung vegetativer Erschöpfungszustände nach KAUDERS.

Auch eine entsprechende *Änderung der Diät* (Eiweiß- und Kochsalzzulagen oder ihr Entzug) wird vorteilhaft berücksichtigt. Man staunt oft, wie dem einen mehr basedowoiden vegetativen Dystoniker 2—3 Wochen fleischfreier Kost oder eine Rohkostkur helfen, wie bei hypotonen addisonoiden Typen Kochsalzzulagen zur Normaldiät heilsam sind, wie endlich bei vegetativen Dystonien mit Eiweißmangelzuständen die Empfehlung von zusätzlich drei weichen Eiern täglich erfolgreich wirkt. Daß gerade heute die Vitaminarmut der Ernährung für die Verhältnisse beim vegetativen Dystonus besonders wichtig ist, zeigen die Zusammenhänge des Vitamin-C-Haushaltes mit der funktionellen Nebennierenschwäche und vielleicht auch ein gewisser Vitamin-D-Mangel bei den tetanoiden Zuständen vegetativer Dystoniker. Der fallweise günstige Erfolg einer streng salzfreien Kost setzt wohl über das vegetative Gefäßnervensystem die Neigung zu Krampf und Atonie der kleineren Gefäße herab (s. a. HIRSCHER). Kochsalzzulage wirkt dagegen aber bei den addisonoiden Typen tonisierend.

Daß es seit jeher gerade die Menschen der Norddeutschen Tiefebene und unter ihnen gerade wieder solche, die vielen vegetativen Spannungen unterworfen sind, in die Berghöhen des Südens lockt, ist nicht Zufall, sondern liegt objektiv an der dämpfenden Wirkung des mittleren Höhenklimas, wobei es dann den zwischengeschalteten Touren in das Reizklima der Zwei- bis Dreitausender mit seiner erfreuenden Reizwirkung gelingt, das Tonusgleichgewicht des vegetativen Systems wieder herzustellen. Die das autonome System *dämpfende Wirkung des mittleren Höhenklimas*, deren Optimum um 1000 m liegt, habe ich in den Jahren 1925—1929 durch vergleichende Untersuchungen der Hyperthyreoidisation in der Ebene sowie in 1000 m und 2000 m Höhe auch tierexperimentell untermauern können.

Zur *medikamentösen Therapie* übergehend, muß zunächst hervorgehoben werden: Ganz so einfach, wie neuerdings z. B. BIRKMAYER es mit seiner gezielten vegetativen Therapie empfiehlt (sympathikotone Ausgangslage: Mutterkorn, Aconitin, Chinin, Calcium, Luminal; parasympathikotone Ausgangslage: Sympathicomimetica, Stimulantien und Parasympathicolytica), ging es bei uns nicht. Doch kann die erfreuliche Feststellung getroffen werden, daß wir mit der medikamentösen Therapie bei der vegetativen Dystonie z. T. kausal einzugreifen imstande sind. Es ist nicht beabsichtigt, alle neuerdings empfohlenen Präprate aufzuzählen, zumal z. B. über das Methylthiourazil bei der vegetativen Dystonie die Meinungen noch recht geteilt sind. Die ideale Lösung zur Klärung der besten und sinnvollsten Behandlung sind auch hier die Wege vergleichender Therapie, wie ich sie in einer eigenen Monographie geschildert habe. Nicht sehr überzeugend sind z. B. Berichte wie der von BRAASCH über den Einfluß des Multisaccharids Homburg auf vegetative Dystonien, die sich von der LVA aus einem vier- bis sechswöchigen Heilverfahren unterzogen (Erholung und Milieuwechsel). Therapeutische Aufgabe ist es zunächst, die vegetativen Zentren, bzw. Zonen im Hirnstamm zu beeinflussen, dann aber spezifisch vegetative Pharmaka mit vorwiegend peripherem Angriffspunkt zu verwenden. Die vegetative Ataxie muß zur vegetativen Eutaxie werden. Die erste Aufgabe wird im allgemeinen durch die Phenyläthylbarbitursäure angestrebt, die zweite durch Präparate der Atropin- und Ergotamingruppe.

E. P. PICK hat die *Wirkung des Luminals* (HÖRLEIN und IMPENS 1912) auf Grund seiner spezifischen Affinität zum Histamin in einer Herabsetzung der Erregbarkeit der vegetativen Zentren erkannt. KEESER hat diese spezifische Affinität durch chemische und histologische Untersuchungen gesichert. Außerdem haben G. MAYER sowie NOYONS und v. GOOR mit der Warburg-Atmung eine stärkere Herabsetzung der Stoffwechselprozesse im Mesencephalon, bzw. Thalamusgewebe, als im Prosencephalon, bzw. der Rindensubstanz erwiesen. Schon EICHHOLTZ beschreibt neben einer auffälligen Stoffwechselsenkung einen oft überraschenden Rückgang sowohl von Hypothalamussymptomen (wie Störungen der Schlaf-Wachfunktion, des Antriebs, der Reizempfindlichkeit), wie von sympathischen und parasympathischen Symptomen, der mit einer peripheren spasmolytischen Wirkung des Luminals einhergeht. Letztere äußert sich bei vielen örtlichen und allgemeinen Gefäßkrämpfen, wie auch bei anderen peripheren Spasmen im Gastroenteron und seinen Anhangsdrüsen. Bei all diesen Zuständen wirkt oft schon ein Zehntel der schlafmachenden Luminaldosis. Daß Barbitursäurederivate auch außerhalb ihrer schlafmachenden Wirkung die in unmittelbarer Nähe des Schlafsteuerungszentrums gelegenen vegetativen Zentren beeinflussen, geht aus Untersuchungen von G. HEGEMANN sowie von LA BARRE und VESSELOWSKY hervor. Erfreulicherweise ist die Gewöhnung an Phenylaethylbarbitursäure gering (LENDLE). Mit einer beruhigenden Wirkung auf „erregte" Zwischenhirnzentren bei vegetativen Neurosen ohne, bzw. mit wenig gesteigertem Grundumsatz erklären HYMANN und KESSEL, ZONDEK und BANSI, TSCHERNING, STURM, KORMANT, HOFF und GENTZEN und KLEMM sowie BIRKMAYER und WINKLER den Effekt der Sedativa. FEICHTIGER und auch KLOTZ haben insbesondere in bezug auf die psychischen Begleiterscheinungen des vegetativen Syndroms *bei der Frau* mit Luminaletten zwar prompte, jedoch nur kurz anhaltende Erfolge gesehen. Erregung durch Barbiturate in bestimmter Dosierung beschrieben HAAS und ZIPF evtl. im Sinne einer der narkotischen Wirkung vorangehenden excitatorischen Wirkung (s. a. BORNSTEIN bei Basedow). Durch neueste elektroencephalographische Untersuchungen von JUNG wird weiter unsere klinisch bekannte Erfahrung bestätigt. Dem Beruhigungsstadium nach Luminal geht ein Erregungsstadium voran.

F. HOFF hat als erster auf eine vagotone Verschiebung der humoralen Situation im physiologischen und hypnotischen Schlaf hingewiesen. v. STOCKERT konnte bei mit Barbitursäure vorbehandelten Gesunden durch Hyperventilation, bei denen auf diese Weise, ähnlich wie beim Encephalitiker (STRAUSS), das Schlafzentrum sensibilisiert war, Schlaf hervorrufen. Über Erfolge von Schlafkuren mit Barbituraten bei Manischdepressiven, die er auf pharmakologische Veränderungen der vegetativen Regulationszentren im Zwischenhirn bezieht, berichtet u. a. VAN DER SCHEER.

Es wäre zu verlockend, auf die therapeutischen Einflüsse des *Schlafes* einzugehen. Es ist nicht nur ein laienhafter Ausdruck: „Der Kranke schläft sich gesund", sondern der Schlaf ist eine Funktion der Nacht und die Nacht gehört der trophotropen Sparfunktion des Parasympathikus (s. dazu W. R. HESS, L. R. MÜLLER, BLECKMANN, MENZEL, WEITZ, WEIDNER, PAWLOWsche Schule u. v. a., hypnotischer Schlaf, KLEINSORGE u. a.). Gerade bei schlafgestörten vegetativen Dystonikern haben wir durch die simple Anordnung von zwei Luminaletten abends vor dem Einschlafen oft vollständige Veränderung der Leistungsfähigkeit am Tage erzielt. In zahlreichen der modernen „vegetativen" Präparate ist die Phenylaethylbarbitursäure in größerer Menge eingebaut (z. B. bei Priscophen-Morgentahler, Voegeli; Sedestal-Cernea; Scopodystal-Fink u. a., auch im Causat).

Um *peripher angreifende vegetative Pharmaka* in den Heilplan einzubauen, haben schon WICHMANN und ROTHLIN die Kombination von *Gynergen, Bellafolin und Phenylaethylbarbitursäure* als Bellergal eingeführt. Es hat sich bald als *das* Mittel der Wahl zur Behandlung der vegetativen Dystonien eingebürgert. Ich habe es ebenfalls in meiner Münsteraner Tätigkeit schätzen gelernt. Auch das simple Atropin leistet z. B. bei den tuberkuloallergischen vegetativen Dystonien gute Dienste. Nochmals erwähnt seien *Calcium und Vigantol* (RÖSLER, KLOTZ, JESSERER) und *Nebennierenpräparate* (Cortiron, Percorten). Sowohl von den Luminaletten wie vom Bellergal sind nun eindeutige Beobachtungen einer fallweisen Verschlechterung der vegetativen Tonuslage bekannt. Es spielen da sicher verschiedene Reaktionsformen eine gewisse Rolle. In diesem Sinne seien die recht interessanten Untersuchungen von ESSEN c. s. erwähnt, der vorgeschlagen hatte, aus der Reaktionsform des von ihm geprüften galvanischen Hautreflexes den Therapieweg abzulesen. Seine erethische Reaktionsform sei, mit sedativen Mitteln, die in seinem Material häufigere torpide Reaktionsform durch vermehrte Reizbehandlung zu beeinflussen (physikalische Maßnahmen, Strychnin und Sympatol). Im hiesigen Krankengut ließ sich allerdings diese Trennung nicht durchführen. Zu den in der Behandlung vegetativer Dystonien empfohlenen *physikalischen Maßnahmen* gehören überwärmte Bäder, Bürstungen, Kaltstrahlduschen sowie jede Art sinnvoller Gymnastik, also bewußtes Körpertraining. Dabei hat vor kurzem mit Recht SCHOGER die wichtige Berücksichtigung der vegetativen Ausgangslage bei der Verordnung jeder Badekur wie auch bei Anwendung anderer physikalisch therapeutischer Eingriffe herausgestellt.

Hier schließt sich zwanglos die *Strahlenwirkung* bei vegetativ dystonen Zuständen an. Im Krankheitsgeschehen kommt es bekanntlich unter den verschiedensten abnormen Zuständen zu der durch F. HOFF nachgewiesenen vegetativen Gesamtumschaltung, bei der sich an die ergotrope Phase z. B. einer akuten Infektion eine vagotone trophotrope Phase der Erholung anschließt. Schon v. LUKACS zeigte dann weiter, daß bei der Proteinkörperinjektion eine kurze vorübergehende Parasympathikotonie der länger dauernden kräftigen, den Charakter der ganzen Reaktion bestimmenden Sympathikotonie vorausgeht. In ähnlicher Richtung hat SIEDECK bei einer Reihe von Vorgängen einen kurz andauernden parasympathisch betonten Reaktionsablauf vor den beiden HOFFschen Phasen festgestellt. Bei Verfolg des Stoffwechsels hat PAPE auch im Anschluß an *Röntgenbestrahlung* einen dreiphasigen Ablauf gefunden, der beim Normalen mit einer parasympathischen Phase $1/2$ bis 1 Stunde nach der Bestrahlung beginnt, nach drei Stunden in eine sympathikotone Einstellung übergeht und wieder einige Stunden später von einer parasympathikotonen Schlußphase abgelöst wird. Für therapeutische Beurteilung des Einflusses strahlender Energie wird man zukünftig auf diesen Phasenablauf weiter achten müssen. Speziell der therapeutische Einfluß von Röntgenstrahlen auf das vegetative System wird schon lange von vielen Seiten (H. HOFF und v. WIESNER, 1930) propagiert. Die einen bestrahlen das Zwischenhirn, andere den Grenzstrang und den Plexus coeliacus. SCHNEIDER sieht in der Ganz- oder Fernbestrahlung eine besondere Beeinflussung der Endstrombahn der Haut und inneren Organe sowie des vegetativ-regulatorischen Apparates der Blutbildungsstätten. Die Schwierigkeiten der Beurteilung des Bestrahlungserfolges bei vegetativer Störung sind groß. Im Gegensatz zu anderen Ländern hat die „indirekte Röntgentherapie" in Deutschland noch nicht den ihr gebührenden Platz erobert (VLIESS). In vergleichenden Untersuchungen mit Scheinbestrahlungen konnte BÜRGEL eindeutige funktionelle Änderungen feststellen. Nach ihm sind Richtung, Größe und zeitlicher Ablauf der funktionellen Abweichungen unabhängig vom Ort der Bestrahlung. PAPE konnte durch Anwendung kleinster Röntgendosen auf kleinsten Bestrahlungsfeldern zeigen, daß auch ohne Zerfallsstoffe eingreifende Reaktionen an dem für Röntgenstrahlen hochempfindlichen vegetativen Nervensystem zustande kommen. Im allgemeinen wird eine sympathikusdämpfende Wirkung der Röntgenstrahlen hervorgehoben (VLIESS, GLAUNER). Doch wird auch über die Besserung bei Vagusneurosen (Asthma bronchiale [VIETHEN], Ulcusbeschwerden [STECH u. a.]) berichtet.

Auf Grund der PFLOMMschen Versuche nimmt SCHLEPHAKE bereits 1936 an, daß eine selektive *Wirkung der Ultrakurzwellen* auf das vegetative Nervensystem besteht, daß aber nicht von einem allgemeinen Überwiegen der Vagusreizung gesprochen werden könne, vielmehr in vielen Fällen eine Steigerung der Sympathikuserregbarkeit im Vordergrund stehe. Ebenso zahlreich wie vielgestaltig ist seither die Anwendung der Kurzwellentherapie vegetativer Störungen geworden. Nach der kürzlichen Zusammenstellung von DALICHO bewirken die Kurzwellen bei richtiger Dosierung außer der fühlbaren Wärme in statu nascendi eine anhaltende Erweiterung der Kapillaren mit aktiver Hyperaemie, eine erhöhte Kapillardurchlässigkeit mit Förderung des Austausches zwischen Blut und Gewebe, eine Natrium-, Kalium- und Wasserverarmung des Gewebes und Anreicherung der Zellen mit Calcium, Anregung der Phagocytose, Verschiebung des p_H des Serums nach der sauren Seite sowie eine Regulierung des neurovegetativen Systems (CIGNOLINI, JORES, PLOMM, PICKHAN, RAAB, SCHLIEPHAKE u. a.).

Endlich wird neuerdings die *Zwischenhirnkurzwelle* von DROBEC u. a., die Kurzwellenbehandlung der Hypophysengegend in Kombination mit Vitamin-E-Gaben von HEINSEN empfohlen. Nach unseren bisherigen Durchflutungsversuchen der Hypophysen-Zwischenhirngegend sind wir auch dieser Therapie gegenüber zunächst skeptisch (BREHM und BÜCHSEL, s. Seite 24).

Mehr Bedeutung kommt u. E. der Erforschung des *Kurzwellendurchflutungseffektes peripherer zentraler Ganglien* zu. Selbst bei ernsteren Störungen der vegetativen Regulation lassen sich auf diesem Wege des Eingriffs in das vegetative System interessante und auch praktische Ergebnisse erzielen. Es ist nicht ausgeschlossen, ja sogar sehr wahrscheinlich, daß die gesamten bekannten therapeutischen Kurzwellenwirkungen durch Beeinflussung der Tonuslage des vegetativen Nervensystems zustande kommen.

Bezüglich der Auswirkung der bei uns gemeinsam mit BÜCHSEL seit vier Jahren erfolgreich durchgeführten Behandlung von Durchblutungsstörungen der unteren Gliedmaßen mit Kurzwellendurchflutungen der Gegend der intraabdominellen Grenzstrangganglien wurde aus dem klinischen Verhalten

(Wärmerwerden des Beines während der Kurzwellendurchflutung, fallweiser Anstieg der Hauttemperatur und zunehmende Rötung des erkrankten Beines) im Analogieschluß zu den angeführten Versuchen, Seite 63 ff. eine *Besserung der Kapillardurchblutung* wahrscheinlich gemacht.

Daß man im Zeitalter des „Vegetativen" außer der peripheren operativen Ausschaltung vielfach über gute Erfolge mit der *Novocainbehandlung* berichtet, ist nun zu besprechen. Über den Wirkungsmechanismus des Novocains bei den hundertfältigen modernen Indikationen und Erfolgen im Sinne der sog. Neuraltherapie besteht vorerst noch keine brauchbare Begründung. SIEGMUND hat den Gedanken vertreten, daß unsere derzeitige Auffassung vom Wesen der Krankheiten die Novocainerfahrungen grundsätzlich nicht erklären kann. EICHHOLTZ hat daraufhin kürzlich nachgewiesen, daß die Novocainwirkungen durchaus mit den derzeitigen Anschauungen der naturwissenschaftlichen Medizin vereinbar sind und daß es nicht notwendig ist, aus diesem Grunde neuartige Krankheitstheorien zu konstruieren. EICHHOLTZ schreibt am Schluß seiner Abhandlung: „Aus dem alten ehrlichen Novocain ist in der modernen Pharmakologie ein Arzneistoff geworden, der in allen Farben schillert und dazu prädestiniert scheint, eine Art von Allheilmittel zu werden, wie es so mancher Praktiker wahrhaben möchte. Eine solche Ansicht läßt vermissen, daß die meisten dieser Novocaineffekte schwach sind und daß für die Einzelindikationen stärker wirkende Analgetica, Antiphlogistica, Antihistaminkörper, Antiparkinsonmittel, Anti-Bezold-Mittel u. a. zur Verfügung stehen." Besonders sei auf die kürzlichen Ausführungen „Kritisches zur Novocaintherapie" von LENDLE hingewiesen, die mir z. T. aus der Seele geschrieben sind. Aus seiner Schlußfolgerung einige Sätze: „. . . kann man wohl sagen, daß neue therapeutische Möglichkeiten in der Verwendung von Novocain aus der Empirie der Praxis erkannt wurden, daß deren theoretische Begründung und Erfolgsbewertung bei verschiedenen Indikationen aber noch reichlich ungewiß ist." „Die Fülle der genannten Indikationen, bei denen Novocain heilsam wirken soll, muß stutzig machen." — „. . . daß tatsächlich das vegetative Nervensystem der Angriffspunkt der Therapie ist und daß „vegetative Dystonien" beeinflußt werden. Genügen dafür aber nicht mildere Methoden . . .?" „Für eine ‚Umstimmungstherapie' scheint mir der ‚Stoß ins System' mit so hohen Novocaindosen intravenös eine etwas heroische Methode zu sein." „Als Routineverfahren der Praxis muß die hochdosierte intravenöse Novocaintherapie vorerst abgelehnt werden."

Auch von klinischer Seite können die vielfach beschriebenen Erfolge der intravenösen Behandlung (KRAUCHER, FENZ) nicht überall im gleichen Maße bestätigt werden (BRANDNER und MÜLLER u. a.). Die Novocainblockade ist schließlich kein rein konservatives Vorgehen mehr und gelegentlich mit mehr oder minder gefährlichen Komplikationen belastet (BUMM u. v. a.).

Interessant erscheinen in dieser Richtung die neuesten Arbeiten aus dem HOLTZschen Rostocker Kreis (GREEFF, BACHMANN usw.). Das bemerkenswerteste Ergebnis dieser Untersuchungen ist wohl die Tatsache, daß den „vegetativen" Wirkungen des Novocains nicht die hohe „Spezifität" zukommt, wie sie die meisten anderen „Pharmaka des vegetativen Nervensystems" besitzen. Für die Lokalanaesthetika scheinen sozusagen fließende Übergänge zwischen den Dosierungsbereichen zu bestehen, innerhalb derer parasympathikolytische-anticholinergische, sympathikolytische-adrenolytische, ganglionäre und „sensibel-afferente" Hemmungseffekte auftreten. Dabei ist auch für die vegetative Wirkungsrichtung des Novocains der Ausgangstonus von ausschlaggebender Bedeutung.

Eigene Untersuchungen.

Stammhirnnarkose.

Da wir in meinem Bereich in der poliklinischen Praxis seit Jahren mit der einfachen Gabe von 3 mal 2 Luminaletten täglich eindrucksmäßig recht gute, wenn auch manchmal nur vorübergehende Erfolge gesehen hatten, haben wir diese Medikation vorerst geprüft. An Hand vergleichbarer Schaubilder hat sich bisher die Wirkung der Luminaletten recht eindrucksvoll objektivieren lassen. Auf Grund unserer exakten vergleichend-therapeutischen Untersuchungen an 24 ausgeprägten vegetativen Dystonien ist die Wirkung 8—12tägiger Gaben von 3 mal 2 Luminaletten in folgender Weise charakterisiert: Ganz allgemein fand sich eine Beruhigung der Stimmungslage, insbesondere schwanden häufig die lästigen Angstträume der Nacht. Von den im besonderen notierten subjektiven Einzelbeschwerden: Kopfschmerz, Schwindel, Ohnmachten, Neigung zu Schweißen, feuchte und kalte Hände und Füße, Druck in der Herzgegend und Magenbeschwerden, verschwand in der Regel die Mehrzahl.

Unter den klinischen Allgemeinsymptomen zeigte sich nach Luminaletten eindrucksmäßig in der Mehrzahl der Fälle eine geringe Erweiterung der *Pupille*, die sich bei photographischer Kontrolle unter völlig gleichen Belichtungsbedingungen nicht objektivieren ließ. Die Intensität des *Lidflatterns* nahm in der überwiegenden Mehrzahl der Fälle ab. Ein gesteigerter *Tremor manuum* wurde in vier Fällen nicht beeinflußt, beim Rest der Fälle an Intensität vermindert. Fallweise konnte dieses Verhalten graphisch festgehalten werden (s. Schaubild). *Muskelfibrillieren* hatte in sechs Fällen ab-, in vier Fällen zugenommen. Chvosteksches und Erbsches Zeichen ergaben ebenfalls keine nennenswerte Änderung, fallweise ein Verschwinden. Der *Dermographismus* zeigte in acht Fällen eine Normalisierung, bzw. Tendenz in dieser Richtung, in vier Fällen eine Abweichung von der Norm. Besonders auffällig war in der Mehrzahl der Fälle der Rückgang der *Hyperhidrosis*, insbesondere die „feuchten Hände" verschwanden. Die *Pulsfrequenz* blieb in zehn Fällen unbeeinflußt, in den übrigen Fällen wies sie mit zwei Ausnahmen eine Tendenz zur Normalisierung vorher erhöhter, bzw. erniedrigter Werte auf. Tagsüber waren die Pulswerte im Tages-Ekg fallweise häufiger höher als vorher. In sieben Fällen nahm das erhöhte T_{II} gegenüber dem Morgen-Ekg ab, zweimal wurde es höher, vierzehnmal blieb es im normalen Bereich. Mittags und abends fand sich mehrmals ein Anstieg der T_{II}-Höhe. Der *Blutdruck* zeigte im allgemeinen eine gewisse Tendenz zur Normalisierung. Bei der *Stehfunktionsprobe nach Belastung* blieben von den vorher positiven Fällen neun Fälle nicht nennenswert beeinflußt, siebenmal war der diastolische Kollaps geschwunden. Von acht vorher normalen Proben war einmal ein vorher nicht vorhandener systolischer und diastolischer Kollaps, in drei weiteren Fällen nur ein geringes diastolisches Absinken aufgetreten. Die *respiratorische Arrhythmie* war zweimal verschwunden, in den übrigen Fällen mehr oder weniger verringert. Bei 13 Patienten mit ausgeprägter *Hautkapillarbetriebsstörung* waren die Zeichen derselben achtmal vermindert. Die Veränderungen des *Haemogramms* zeigen Andeutung einer Verschiebung von einer mehr sympathikotonen Lage über normale Verhältnisse zum vorwiegend parasympathikotonen Blutbild. Bezüglich der *Serumwerte für Kalium und Calzium* fand sich in 11 von 20 Fällen eine gewisse Tendenz zur Normalisierung in Abhängigkeit vom Ausgangswert mit entsprechendem Verhalten des

R. E. Mark: Vegetative Dystonie.

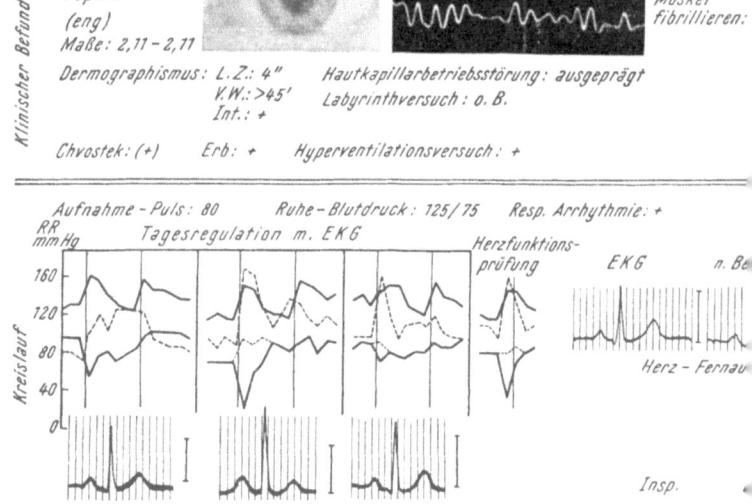

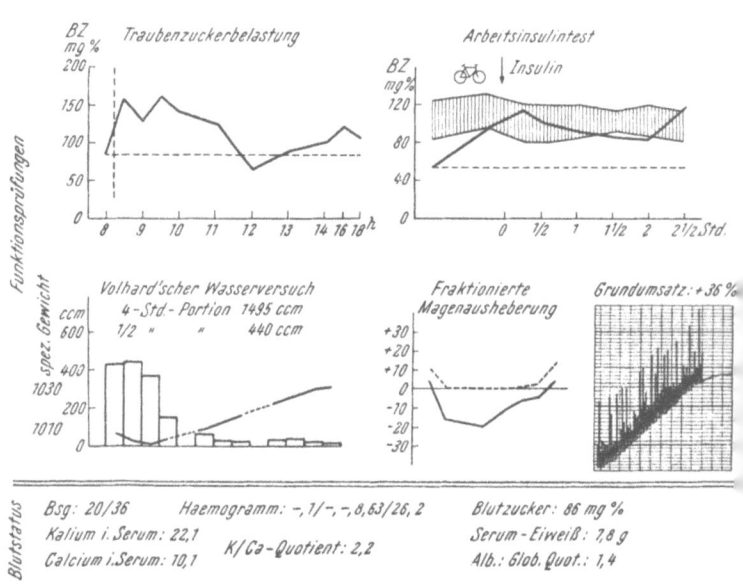

Abb. 130. Schaubild der vegeta

Nach Luminaletten: Abnahme der Pupillenweite, Rückgang des Tremors, Lidflattern schw
weniger ausgeprägt. Verringerung des tetanoiden Einschlags. Rückgang der orthostatiscl
glykämie. Rückgang des Säuredefizits (Magensaft). Absinken des Grundumsatzes. Im Hämog

Druck: F. Berger, Horn, N.-Ö.

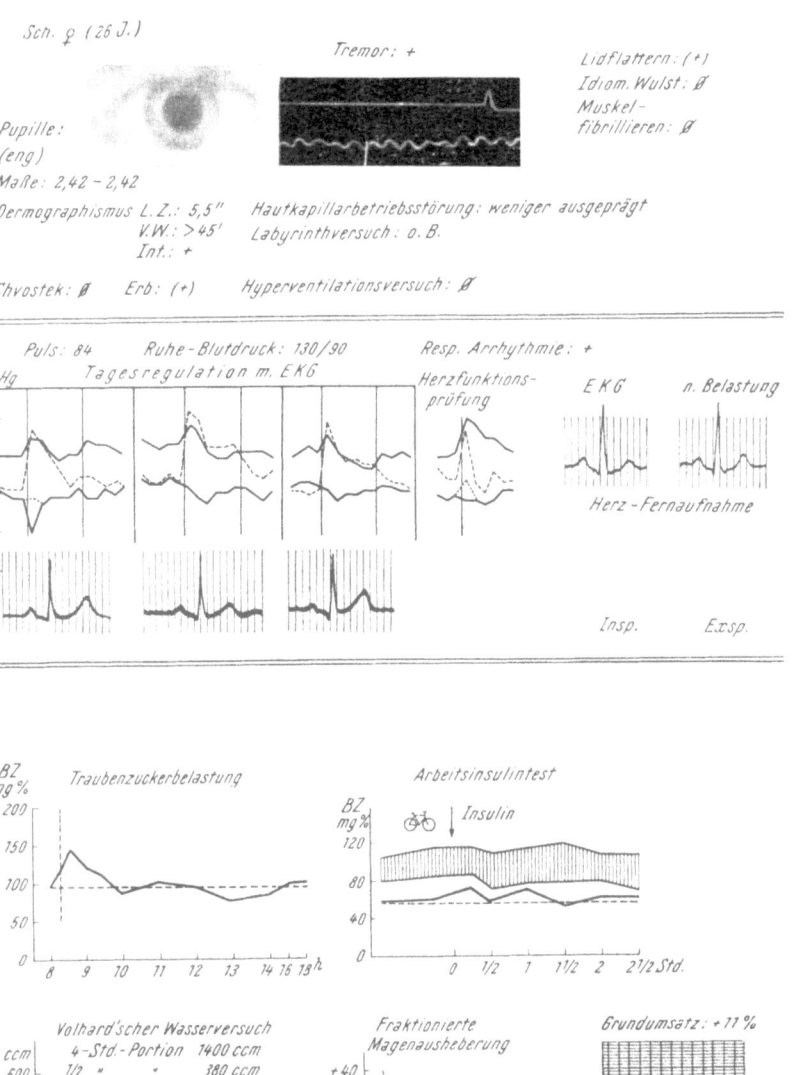

Sch. ♀ (26 J.)

Pupille: (eng)
Maße: 2,42 – 2,42
Dermographismus L.Z.: 5,5″
V.W.: >45′
Int.: +
Chvostek: Ø   Erb: (+)

Tremor: +

Lidflattern: (+)
Idiom. Wulst: Ø
Muskel-
fibrillieren: Ø

Hautkapillarbetriebsstörung: weniger ausgeprägt
Labyrinthversuch: o. B.
Hyperventilationsversuch: Ø

Puls: 84   Ruhe-Blutdruck: 130/90   Resp. Arrhythmie: +
Tagesregulation m. EKG   Herzfunktions-prüfung   EKG   n. Belastung

Herz-Fernaufnahme
Insp.   Exsp.

Traubenzuckerbelastung   Arbeitsinsulintest
Volhard'scher Wasserversuch
4-Std.-Portion 1400 ccm
1/2 ″ ″ 380 ccm
Fraktionierte Magenaushebung   Grundumsatz: +11%

Bsg: 18/31   Haemogramm: –, 4/–, –, 4, 48/39, 5   Blutzucker: 75 mg%
Kalium i. Serum: 22,9   K/Ca-Quotient: 2,12   Serum-Eiweiß: –
Calcium i. Serum: 10,8   Alb./Glob.Quot.: –

e vor und nach Stammhirnnarkose.

fibrillieren geschwunden. Dermographische Latenzzeit verlängert. Hautkapillarbetriebsstörung
sstörung. Geringe Höhenzunahme des T$_{II}$ in EKG. Deutlicher Rückgang der alimentären Hyper-
ahme der Neutrophilen Zunahme von Eosinophilen und Lymphocyten. Geringe Blutzuckerabnahme.

Kalium-Calciumquotienten. Der *Nüchternblutzucker* stieg in zehn Fällen an, in 11 Fällen sank er ab mit vorwiegender Neigung zur Normalisierung. Die *Traubenzuckerbelastungskurve* verlief neunmal flacher, zehnmal höher, wobei siebenmal davon ein normaler Kurvenverlauf erreicht wurde. Die Verlaufskurven des *Arbeitsinsulintestes* ergaben in der Hälfte der Fälle eine Tendenz zur vollständigen Normalisierung, in sechs Fällen eine Verschlechterung des Ausfalls. Der anfänglich häufiger überschießende *Volhard* zeigte in über der Hälfte der Fälle eine Abnahme der Vierstundenportionen und der höchstmöglichen Halbstundenportion. Die *Magensäurekurve* endlich wies im allgemeinen eine Tendenz zur Normalisierung auf.

Es zeigte sich also, daß durch Luminaletten im Sinne der sog. „*Stammhirnnarkose*" eine ganze Reihe von Symptomen im dämpfenden Sinne, andere wieder in der entgegengesetzten Richtung beeinflußt werden. Dabei waren sowohl sympathikotone wie parasympathikotone Symptome in beiden Richtungen beeinflußbar. Eine Ordnung gewisser ergotroper und histotroper Syndrome ließ sich vorerst dabei nicht erkennen.

Zwei Schaubilder mögen die vergleichende Therapie demonstrieren (Abb. 130 und 131).

Wenn wir uns vergleichend therapeutisch nun bemühen, bei den 24 Versuchsreihen die vorwiegende Richtung der vegetativen Veränderung in der Luminalettenperiode festzulegen, so ersehen wir aus der Tabelle 100, daß in acht Fällen (☐) eine Tendenz zur Verschiebung von der vorwiegend parasympathikotonen über die Normallage, sogar einmal bis zum leichten Sympathikotonus, in sechs weiteren Fällen die umgekehrte Tendenz (halbfett) von der sympathikotonen über die normale zur parasympathikotonen Gesamtlage besteht. Man sieht also als Endergebnis eine Abnahme von stärker einseitig ausgeprägten Typen von 12 auf 6 mit Zunahme der Mitteltypen.

Tabelle 100.

	P	(P)	M	(S)	S
Vorher	10	5	6	1	2
P	3	2	5	—	—
(P)	2	3	—	—	—
M	—	1	4	1	—
(S)	—	—	1	—	—
S	1	—	—	1	—
Nachher	6	6	10	2	0

In unseren übrigen klinischen Beobachtungen (s. die einzelnen Kapitel der speziellen Symptomatik) war der mittlere maximale systolische *Blutdruckanstieg* nach Belastung in 37 Fällen nach *ambulanter* Luminalettenbehandlung deutlich geringer. Während danach bezüglich des orthostatischen Kollapses bei der Stehfunktionsprobe 5 von 21 Männern klinisch gebessert und 7 verschlechtert waren, zeigten 12 Frauen 7mal eine Besserung und keine Verschlechterung (KNAACK). Bezüglich der Kapillarbetriebsstörung sah BÜCHSEL sechsmal Normalisierung des Tagesrhythmus und viermal eine geringere Füllung der venösen Schenkel bei normalem Tagesrhythmus nach Luminaletten. Der galvanische Hautreflex zeigte zwar keine eindeutigen Ergebnisse, jedoch eine richtungsmäßige Beeinflussung zur Norm. Das Elektrodermatogramm ergab fallweise Wiederhervortreten der normalen Rhythmik (DORSCHEID). Bei fortlaufend photographischer Pupillenbeurteilung sahen wir an vier Patienten eine Beeinflussung der täglichen Schwankungen (OPPERMANN). Die rotatorische Labyrinthprüfung zeigte eine Verringerung der Seitendifferenzen der postrotatorischen Nystagmusdauer und -schlagzahl sowie Verringerung der postrotatorischen Beschwerden (DORSCHEID). Die biologischen Leukozytenkurven ergaben nach Luminaletten fallweise eine Abnahme der Schwankungen, z. T. nach vorübergehender Unruhe der Kurven. Die

Leukozytenbewegung im Phasenkontrastmikroskop zeigte Abnahme der Wanderungsgeschwindigkeit und langsamere Formveränderung sowie verminderten Arbeitseffekt (FÜHRUS). Fortlaufende Grundumsatzuntersuchungen lassen eine eindeutige Beeinflussung in Richtung einer Normalisierung erkennen (SCHOMACKER).

Bei der *gesamtklinischen Betrachtung der Luminalettenbehandlung* ergibt sich, daß in manchen Fällen ein vegetativ dämpfender Effekt gleich auftritt, bei anderen Fällen kommt es zu einem vorübergehenden Erregungsstadium mit anschließender vegetativer Beruhigung. In selteneren Fällen trat erst nach Absetzen der Luminalettenverabreichung der gewünschte Erfolg ein.

Die durch Luminaletten weniger beeinflußten vegetativen Dystonien zeigten bei *tetanoider* Komponente fallweise auf länger dauernde perorale oder intravenöse Calciumbehandlung (Calcium-Sandoz 10 ccm täglich i. v.) deutliche subjektive und objektive klinische Besserung. In wieder anderen Fällen, in denen im Rahmen der vegetativen Dystonien der Verdacht auf relative Nebenniereninsuffizienz (*addisonoide* Komponente) bestand, haben wir besonders zur Zeit der „Frühjahrsmüdigkeit" durch reichliche Cebiongaben eindrucksmäßige Besserung erzielt. Mit Cortironbehandlung, bzw. mit Percortengaben haben wir bei Kombination mit Cebion- und Kochsalzzulagen eine meist objektivierte Besserung mit gleichzeitigem Rückgang von Hypotonie, Hypoglykämie und Adynamie beobachtet.

Intravenöse Novocainbehandlung.

Zur vergleichend therapeutischen Untersuchung stand uns das Causat der Firma REISS zur Verfügung. Es besteht aus 0,1 Novocain, 0,025 Acidum phenylaethylbarbitur., 0,0003 Atropin in 10 ccm. Es wurden nach Schaubildaufstellung täglich 5 ccm intravenös, sehr langsam gespritzt, für 7 bis 12 Tage verabreicht. Auch während der Nachperiode wurde dann Causat weitergegeben.

In den fünf vergleichend therapeutischen Versuchsreihen zeigten sich Lidflattern, Muskelfibrillieren, Hyperhidrosis, Pulsfrequenz, T_{II}-Höhe, respiratorische Arrhythmie, Blutdruck und Arbeitsinsulintest wenig beeinflußt. Vier Fälle zeigten stimmungsmäßige Besserung, viermal wurde die Pupille enger, zweimal war der Tremor geschwunden. Die Hautkapillarbetriebsstörung war durchweg günstig beeinflußt. Die orthostatische Kollapsneigung war zweimal geschwunden, einmal verschlechtert. Der Kalium-Calciumquotient nahm dreimal zu, zweimal ab. Vier Causatfälle führten zur Normalisierung des Haemogramms. Der Nüchternblutzucker sank bei etwas hoher Ausgangslage viermal gering ab. Die Traubenzuckerbelastung ergab einen hohen Blutzuckeranstieg und verlangsamtes Absinken. Der Wasserversuch zeigte dreimal Zunahme und zweimal Abnahme der Vier-Stundenportion. Die Magensäurewerte waren in drei von fünf Fällen herabgesetzt.

Der Vergleich dieses Ergebnisses mit der Stammhirnnarkose ergibt bei der vegetativen Dystonie doch den besseren und anhaltenderen Behandlungserfolg mit Luminaletten.

Mit diesen ganzen bisherigen Untersuchungen konnten also in vergleichend therapeutischer Anordnung unsere praktischen eindrucksmäßigen therapeutischen Erfahrungen bestätigt und in mancher Richtung untermauert werden. Solche vergleichende Schaubildstudien sind demnach bei der vegetativen Dystonie mit anderen „erfahrungsgemäß" erprobten oder neu zu erprobenden Behandlungsweisen fortzuführen.

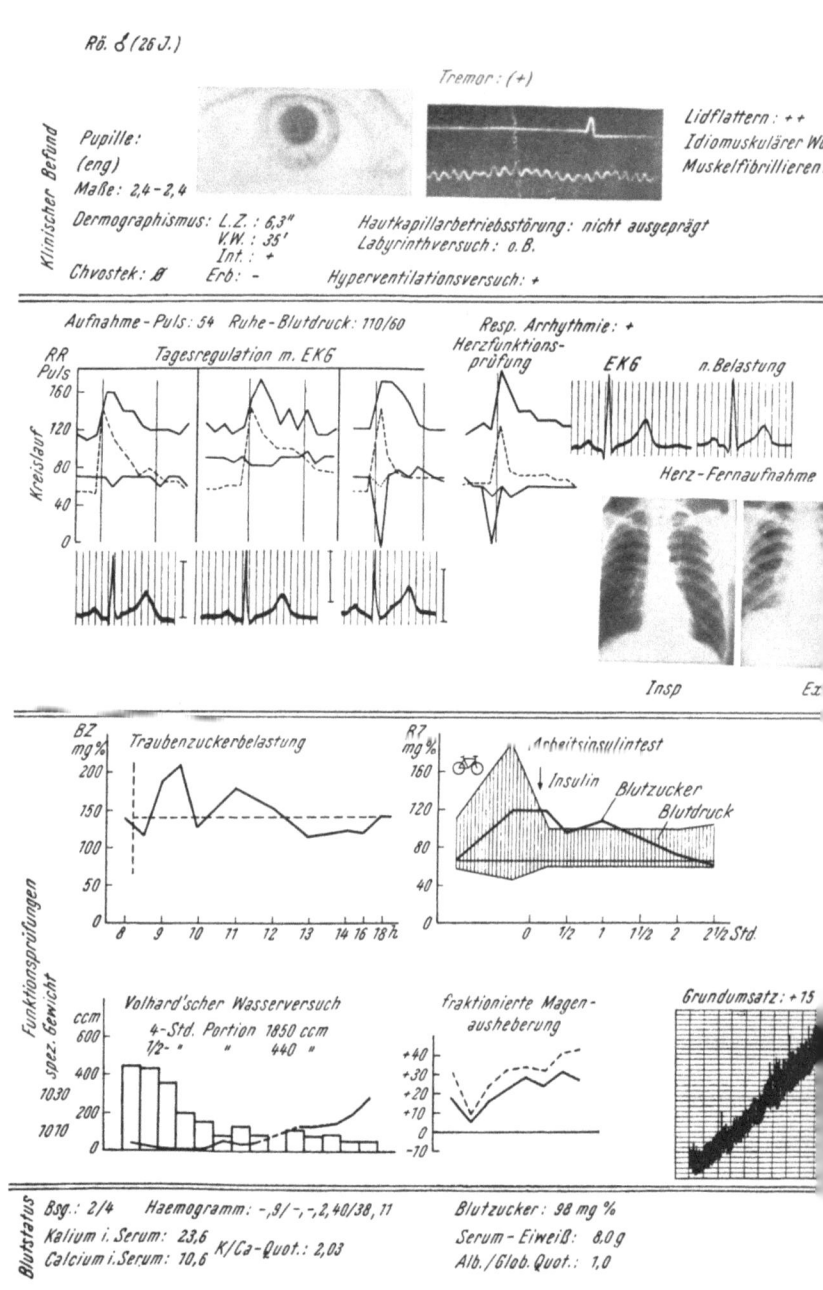

Abb. 131. Schaubild der vegetativen Dystonie vor u:
Nach Luminaletten: Lidflattern verringert, Tremor verschwunden, Abnahme der Pupillenweit
im EKG. Arbeitsinsulintest bei erhöhtem Blutzuckerausgangswert verändert. Geringe Zunahme d
der Eosinophilie. Abnahme des K,

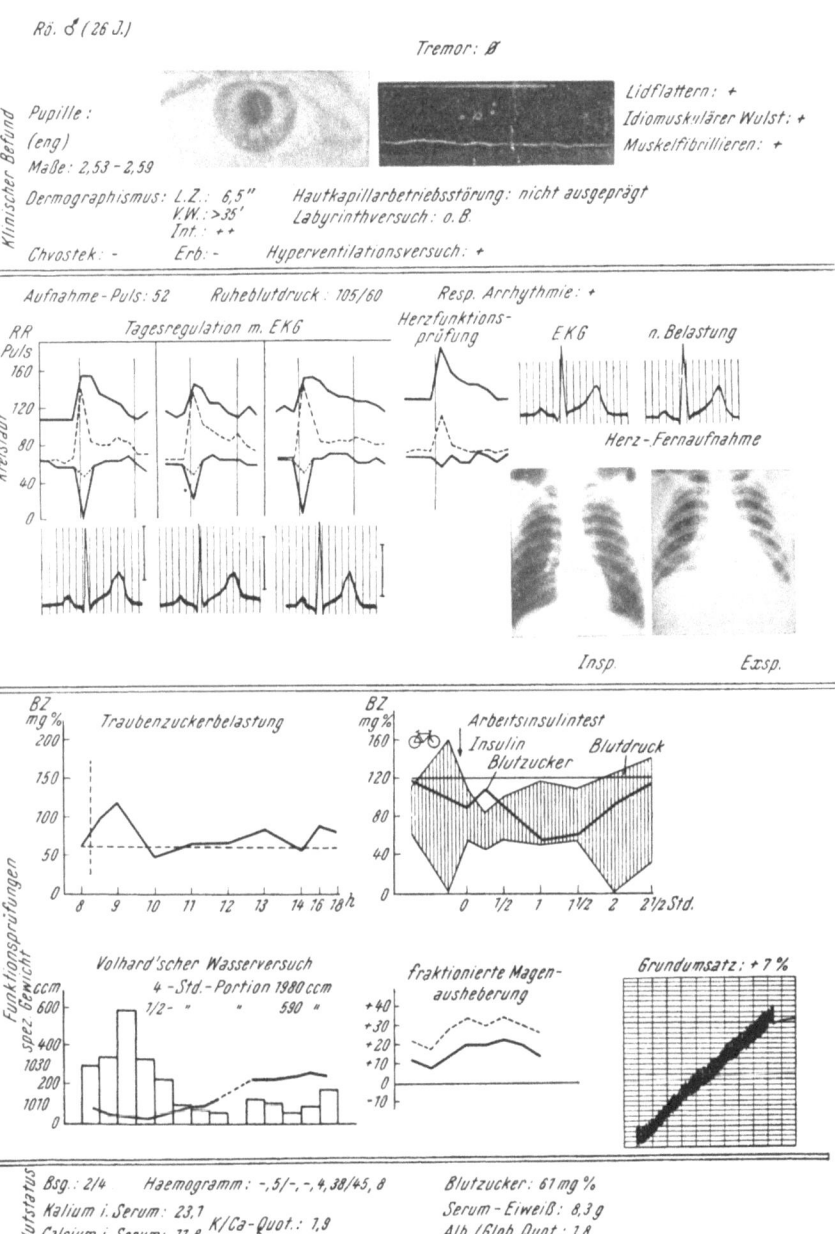

mhirnnarkose (Verschlechterung einzelner Symptome).

zunahme des Dermographismus. Verstärkte periphere Regulationsstörung. Höhenzunahme des Tu enden Diurese. Abnahme der Acidität des Magensaftes. Grundumsatz etwas regularisiert. Abnahme 1. Abnahme des Nüchternblutzuckers.

Schlußwort.

Unsere Untersuchungen haben zu zeigen versucht, daß man bemüht sein muß, die Diagnose „allgemeine vegetative Dystonie" durch eine klare vielseitige Symptomatik zu erhärten. Bei einer genauen differentialdiagnostischen Abgrenzung hat sich an unserem Gesamtkrankengut ein Prozentsatz von maximal 8% ergeben, dem 15—20% nach SCHRÖDER und 16% nach HOFF (Wiener Internisten) gegenüberstehen. Immerhin haben sich uns bei gewissen Berufsgruppen deutliche Unterschiede der prozentualen Beteiligung ergeben (z. B. zwischen Schwesternschülerinnen und Studenten). Nicht eindeutig lassen sich klinisch bei der vegetativen Dystonie die ohne bewußte Beschwerden einhergehenden Krankheitszustände von oft schmerz- und beschwerdereichen abgrenzen.

Wenn sich auch eine Typendifferenzierung in konstitutionellem Sinne an dem von uns untersuchten Krankengut nicht durchführen ließ, so wird man die klinische Diagnose „allgemeine vegetative Dystonie" nach dem jeweiligen Zustandsbild ergänzen durch Begriffe wie *vorwiegend* addisonoider, bzw. tetanoider oder basedowoider Typ und eine *vorwiegend* sympathikotone, bzw. vagotone Ausgangslage erwähnen, wobei auf das Wort „vorwiegend" besonderer Wert gelegt wird. Damit erhält letzten Endes die alte EPPINGER-HESSsche Lehre eine gewisse Weiterführung; wir stimmen darin mit STEINMANN aus der Berner Klinik überein. Auch die v. BERGMANN'sche Klinik kennt heute, wie erwähnt, vegetative Dystonie vom überschießend cholinergischen hypotonen Typ und solche vom adrenergischen Typ. Stehen im Einzelfall bestimmte Organgebiete im Vordergrund der Symptomatik, kann man nun im Sinne von ANSELMINO von einer vorwiegend zirkulatorischen, digestiven, urokinetischen, pulmonalen, genitalen vegetativen Dystonie sprechen, so auch vom Cervikalsyndrom (FISCHER und BECHER, GUTZEIT). Nur muß dabei die klinisch internistische Symptomatik vollinhaltlich von den anderen Fachdisziplinen ebenfalls berücksichtigt werden, wie das z. B. neuere Untersuchungen aus der Rostocker Frauenklinik zu erweisen scheinen (SCHMID, FEICHTIGER, SIEGERT). In dem besprochenen Sinne ist natürlich gegen eine Auflösung des Begriffes vegetative Dystonie, wie sich das BIRKMAYER und WINKLER in ihrer Monographie vorgenommen haben, nichts einzuwenden. Nur können wir uns nach unseren Erfahrungen nicht ihrer überreichen Typendifferenzierung anschließen, weil wir gehäuft Übergänge am gleichen Patienten gesehen haben.

Ich möchte hier wiederholen, daß wir um im Interesse des Allgemeinverständnisses nicht über den Teilsydromen das Ganze zu übersehen, empfehlen, den Begriff „vegetative Dystonie" als Gesamtdiagnose zu verwenden.

Nicht bestätigen konnten wir in Rostock die Unterscheidung des Krankengutes nach der sozialen Lage. Ich habe in einem gewissen Gegensatz zu CURTIUS, der bei seinen Privatpatienten eine Übertreibung der Beschwerden beobachtete, keinerlei Unterschiede zwischen den eigenen und poliklinischen Patienten gesehen. Das entspricht auch amerikanischen katamnestischen Untersuchungen von WHEELER c. s., die keinen Zusammenhang der neurozirkulatorischen Asthenie mit der beruflichen Tätigkeit, dem sozialen Milieu sowie der Stellung innerhalb der Familie nachweisen konnten.

Die Faktoren, die bei der vegetativen Dystonie im einzelnen zu akuten Entladungen — hier paßt der Ausdruck Zwischenhirngewitter — führen, sind vielfältig. Das Hinzutreten von Infekten, seelischen und körperlichen Traumen (intensive Arbeit bei beschleunigtem Tempo ohne ausgiebige Ruhe und Entspannung, Schlafmangel), gastrointestinalen Störungen sowie übermäßiger

Verwendung von Genußgiften (Kaffee, Tee, insbesondere Nikotin) u. v. a. bringt schnell und oft länger anhaltend die ausgeglichene Normallage des vegetativen Dystonikers in Aufruhr, ohne daß dabei einseitig Vagus oder Sympathikus übererregt werden. Davon hängt aber jeweils auch Intensität und Vorhandensein der einzelnen Symptome ab.

Bestätigen können wir die mehrfachen Angaben über das Hervortreten vegetativer Dystonien nicht nur in Zeiten akuter Belastungen, sondern auch nach ihrem Aufhören (SYLLA, SCHULTE, RISAK u. a.).

Es sei nun kurz das Ergebnis unserer Untersuchungen über die Wertigkeit der einzelnen Symptome an Haut-, Muskel- und Nervensystem, am Kreislauf, Blut und Stoffwechsel für die Diagnose „vegetative Dystonie" zusammengefaßt.

Symptome der *Haut:* Der *Dermographismus* ist nur im Rahmen der übrigen Symptomatik, niemals als Einzelsymptom zu verwerten. Es kommt sowohl Verkürzung wie Verlängerung der Latenzzeit bei der Erstuntersuchung vor. Seine Latenzzeit wird durch Nahrungsaufnahme, Wärme, fallweise durch Arbeit verkürzt, durch Kälte verlängert.

Die *Hautkapillarbetriebsstörung* erscheint im ganzen für die Klinik der vegetativen Dystonie von untergeordneter Bedeutung. Doch verdient hier vor allem die Hautkapillarmikroskopie bei vergleichenden Therapiestudien besondere Beachtung.

Die *Hyperhidrosis* ist infolge ihres klinisch recht konstanten Auftretens sicher als Zeichen einer vegetativen Dystonie verwertbar.

Der feinste Nachweis der Schweißabsonderung ist mit dem *galvanischen Hautreflex* möglich. Doch hat sich vorerst aus den Erstuntersuchungen des galvanischen Hautreflexes keine Gruppierung der vegetativen Dystonie ergeben.

Ein verändertes *Elektrodermatogramm* und der positive *Histamin-Intrakutantest* können weitere Symptome der vegetativen Dystonie darstellen.

Beim Studium der Symptome am *Muskel- und Nervensystem* interessierte das Verhalten der

Pupillenweite, die wir durch Aufnahmen festlegen und im Verhältnis zum Irisdurchmesser beurteilen. Die enge Pupille spricht für ein Vorherrschen des Parasympathikus, die weite für Vorherrschen des Sympathikus. Die exakte Beurteilung der Pupillenweite läßt sie als ein Mitsymptom erkennen.

Der Nachweis der feinschlägigen Form des *Tremor manuum,* den wir graphisch registrieren, ist bei Verdacht auf vegetative Dystonie ein wertvoller Befund.

Gleiches gilt für das *Lidflattern* und für den *idiomuskulären Wulst,* den man am besten nach dem Vorschlag der HOFF'schen Klinik durch Beklopfen des etwas herausgedrehten Bizeps prüft.

Schließlich haben wir in dieser Gruppe das viel umstrittene *Muskelfibrillieren* als ein wichtiges Symptom vegetativer Dystonie erkannt. Das Mf., das wir neuerdings graphisch registrieren, zeigte deutliche Abhängigkeit vom Alter, wechselte tageweise an Stärke, zeigte Tagesrhythmen und Abhängigkeit von Wetterperioden, Nahrung, körperlicher Arbeit und Temperatureinflüssen. Der Zusammenhang mit der Tonuslage wurde durch vegetative Gifte, durch Stammhirnnarkose und durch Kurzwellendurchflutung peripherer vegetativer Ganglien erwiesen.

Das CHVOSTEK'sche *Zeichen* als Ausdruck nervöser Übererregbarkeit am peripheren Nerven fand sich bei vegetativen Dystonien (unter 40 Jahren) in etwa einem Fünftel der Fälle, in späteren Jahren sehr selten. Eine Steigerung der elektrischen Erregbarkeit, das ERB'sche *Phänomen*, fand sich relativ häufig. Die nervöse Übererregbarkeit am peripheren Nerven darf nach unseren Untersuchungen in der Symptomatik der vegetativen Dystonie nicht überwertet werden.

Symptome am *Kreislauf*: Bei der überragenden Bedeutung des Kreislaufs für das normale und pathologische Geschehen in unserem Körper und den oft hervorgehobenen Zusammenhängen von Herzkreislauffunktion mit dem vegetativen Nervensystem erscheint es selbstverständlich, daß bei krankhaften Störungen neurovegetativer Regulationen von Seiten des Kreislaufs und vor allem des Herzens wichtige Symptome für die Erkennung der vegetativen Dystonie zur Verfügung stehen. WENCKEBACHS Äußerung, daß nur der über Herzbeschwerden klagt, dem nichts am Herzen fehlt, gilt cum grano salis besonders für die vielseitigen verschiedensten Klagen, die vegetative Dystoniker in eindringlicher Weise vorbringen.

Bei der klinischen Herzuntersuchung tritt der an regelrechter Stelle liegende *Herzspitzenstoß* als umschriebene oder diffuse starke sicht- und fühlbare Pulsation mit Andeutung von schleuderndem oder erschütterndem Charakter in Erscheinung.

Akzidentelle, meist systolische *Geräusche*, finden sich vor allem bei unter 24jährigen gehäuft. Wir prüfen sie im Stehen, lassen nacheinander im tiefen Inspirium und Exspirium den Atem anhalten und beurteilen ihre Beziehung zur jeweilig wechselnden Herzfrequenz.

Für die Diagnostik der vegetativen Dystonie spielt das Verhalten der *Pulsfrequenz* mit seiner Labilität, der Neigung zu ausgeprägter respiratorischer Arrhythmie, sowie orthostatischer Tachycardie bei fallweise geringem Ansprechen auf den Carotissinus- sowie Bulbusdruckversuch eine wertvolle Rolle.

Hingegen stellt der *Ruheblutdruck* ein nicht eindeutig verwertbares Symptom der vegetativen Dystonie dar. Doch lassen wiederholte Messungen häufig die vegetative Labilität erkennen.

Bei röntgenologischer Prüfung sieht man neben den großen Schwankungen zwischen Systole und Diastole nicht selten wohl als Ausdruck eines schlaffen *Herzmukeltonus* bei tiefer Einatmung die Rundung des linken Ventrikels in sich zusammenfallen. In anderen Fällen ist diese Tonusänderung während In- und Exspirium wesentlich geringer. Auch sie ist Ausdruck des jeweiligen Vorherrschens parasympathischer bzw. sympathischer Innervationsimpulse.

Die von ZDANSKY als dynamische *Aortendilatation* bezeichnete funktionelle Aortenerweiterung haben auch wir an einem Teil unserer vegetativen Dystoniker nachgewiesen.

Sichere Bedeutung als Symptom der vegetativen Dystonie kommt — bei Männern häufiger als bei Frauen — im Ekg in erster Linie einem *erhöhten* T_{II} zu. Sein Vorkommen vorwiegend bei relativ langsamer Schlagfolge, seine Abflachung unter ausreichenden Atropin- oder Calciumgaben, seine Reaktion auf Kalium, seine Erhöhung beim ASCHNER'schen Bulbusdruckversuch deuten meist auf einen zur Untersuchungszeit vorherrschenden Parasympathikotonus.

Zur Objektivierung peripherer Regulationsstörungen mit Kollapsneigung bei der vegetativen Dystonie haben wir die *Stehfunktionsprobe nach Belastung* eingeführt, wobei wir vor allem dem Verhalten des diastolischen Blutdruckes besondere Beachtung schenken. Wir müssen uns dabei bemühen, die Patienten in Zeiten höherer vegetativer Beanspruchung und beim Auftreten von Zeichen erhöhter vegetativer Labilität zu untersuchen.

Bezüglich der *M a g e n f u n k t i o n* geben Säuerungs- und Tonusverhältnisse einen Einblick in die jeweilige vegetative Reaktionslage. Die Neigung zu funktionellen Störungen der Darmentleerung fällt bei vegetativer Dystonie häufig auf.

Auch bei den *N i e r e n f u n k t i o n s p r ü f u n g e n* im VOLHARD'schen Wasser- und Konzentrationsversuch weisen überschießende oder verzögerte Diuresen auf den vegetativen Dystonus.

Zur Erkennung relativer *N e b e n n i e r e n* insuffizienz im Rahmen vegetativer Dystonie hat sich uns der *Arbeitsinsulintest* vor und nach salzfreier Kost, nicht aber der Wassertest als brauchbar erwiesen.

Weder auf Grund einer einmaligen noch einer mehrfachen intravenösen *Adrenalin-*, bzw. *Arterenolbelastung* läßt sich eine Aussage über den Dauertonus des vegetativen Nervensystems oder gar über eine Typendifferenzierung der vegetativen Dystonie machen.

Für die praktisch-klinische Funktionsprüfung des *L a b y r i n t h s* bei der vegetativen Dystonie wird unter bestimmten Einschränkungen die aktive Rotation im allgemeinen zur Orientierung ausreichen.

Im *B l u t s t a t u s* ist uns bei den jüngeren männlichen vegetativen Dystonikern die häufige Verlangsamung der *Blutsenkung* gegenüber einer beim weiblichen Geschlecht vorherrschenden Beschleunigung aufgefallen. Ein für Vago-, bzw. Sympathikotonie typisches Blutdifferenzbild konnten wir bei den Rostocker vegetativen Dystonien nicht finden. Aus der Art des Verlaufs der biologischen Leukozytenkurven läßt sich in etwa eine Aussage über den vegetativen Ausgangszustand machen.

Unsere Untersuchungen der *Leukozytenbewegung* bei vegetativer Dystonie mit dem Phasenkontrastmikroskop zeigen Einflüsse verschiedener vegetativer Eingriffe (Arbeit, Venenpunktion, Adrenalin, Stammhirnnarkose), Einflüsse, die nicht auf rein nervalem Wege erklärt werden können und damit neurohumorale Regulationsmechanismen im Vegetativum belegen.

Verhalten des *S t o f f w e c h s e l s*: Länger dauernde subfebrile Temperaturerhöhungen sind im allgemeinen nicht als ein Symptom vegetativer Dystonie anzusehen, sondern bedürfen ätiologischer Klärung.

Die *Grundumsatzwerte* nach KROGH'scher Standardkost zeigen bei einer gewissen Labilität der Werte in einem Drittel unserer vegetativen Dystonien geringgradige Steigerung meist nicht über $+20\%$ mit einem gewissen Parallelismus zur Pulsfrequenzhöhe.

Die Beurteilung des Verhaltens von *Nüchternblutzucker* und *Traubenzuckerbelastungskurven* stellt ein nicht immer leicht deutbares Symptom für die Klinik der vegetativen Dystonie dar.

In Untersuchungen über das *Kalium-Calcium-Gleichgewicht* liegt der mittlere Calciumwert sehr nahe an der unteren und der mittlere Kaliumwert über der oberen Grenze der Norm bei einem Quotienten von häufig über 2,0. Es läßt sich fallweise aus *K/Ca-Quotienten* ein Hinweis auf die vegetative Reaktionslage gewinnen.

Unsere *Serumeisentageskurven* ergeben bei vegetativen Dystonien nicht selten ein Absinken in den Abendstunden mit nachfolgendem Wiederanstieg.

In vielfacher Richtung hat sich die jeweilige Reaktion des vegetativen Dystonikers auf verschiedenste Reize, bzw. Einwirkungen als stark abhängig

Schlußwort.

von der bestehenden *Ausgangslage*, bzw. der Ausgangsrichtung des Vegetativum erwiesen.

Bei Berücksichtigung der von uns besprochenen vielseitigen Symptomatik und nicht übereilter Bewertung einzelner Symptome wird auch in der Praxis die richtige Klärung der Diagnose und damit der entsprechenden Therapie möglich sein. So werden sich in Zukunft mehr denn bisher die Verlegenheitsdiagnosen vermindern lassen. Besondere Bedeutung kommt der Erkennung der vegetativen Dystonie im Rahmen zahlreicher innerer Krankheiten zu, weil bei diesen die Mitbehandlung der vegetativen Störungen gerade heute von immer mehr zunehmender Wichtigkeit ist.

Das Problem der vegetativen Dystonie ist nicht ausschließlich ein ernstes Problem der deutschen Medizin geworden. Es ist ein wichtiges Zeitproblem des 20. Jahrhunderts überhaupt. Die weitere Erforschung und Bekämpfung muß vor allem die körperliche sowie geistige und seelische Überlastung auf allen Gebieten des menschlichen Lebens zu beseitigen trachten. Das ist nicht nur Aufgabe der Ärzte.

Einen 200 Jahre alten Ausspruch FANTONIS, den CLARA im Vorwort seiner Anatomie des menschlichen Nervensystems bringt, möchte ich an den Schluß eines klinischen Werkes setzen, das die Vielseitigkeit der vegetativen Regulalationen und die Schwierigkeit der Erfassung ihrer pathologischen Störungen aufgewiesen hat:

> Obscura textura,
> obscuriores morbi,
> functiones obscurissimae.

Literaturverzeichnis.

* Arbeiten aus dem eigenen Kreise.

ACHELIS: Pflügers Archiv **219**, 1928, 411; **230**, 1932, 412. D. M. W. 1944.
ACKERMANN: zit. b. Levi u. Cuendet: Schweiz. Med. Wo. 1947, 1203.
ADLERSBERG u. FRIEDMANN: Z. klin. Med. **129**, 1936, 319 u. 327.
ADLERSBERG u. KAUDERS: Kli. Wo. 1924, 1161.
ALBRECHT: Moschr. f. Psych. u. Neurol. **27**, 1910, 365; 439; 552. Wien. Kli. Wo. 1944, 474.
ALBRICH u. BERTSCHINGER: Kli. Wo. 1942, 31.
ALLEN: Brit. Heart Journ. XIII, 1951, 159.
ALLERS u. BRILL: Biochem. Z. **285**, 1936, 6.
ALLERS u. FREUND: Z. ges. Neurol. u. Psych. **97**, 1925, 748.
ALLGÖWER: Experientia **5**, 1949, 405; **6**, 1950, 107.
ALPERN: Acta med. Scand. **128**, 1947, 489.
ALTMANN: Z. klin. Med. **114**, 1930, 642.
ALVAREZ: Arch. int. Med. **32**, 1923, 17.
— Erg. Inn. Med. u. Kinderhlkd. **25**, 1924, 265.
ANDERS, D.: Z. menschl. Vererbungs- u. Konst. **29**, 1949, 140.
*ANDERS, G.: Acta neurovegetativa **6**, 1953, 444.
ANDERSON c. s.: zit. v. Goldstein; Erg. inn. Med. **42**, 1932.
ANSELMINO: Die Medizinische 1953, 266.
ANTHONY u. ATMER: Luftf. Med. **I**, 1937, 364.
ANTHONY u. HARLANDT: Z. Kreislauff. **30**, 1938, 241.
ANTON: zit. Heilmeyer u. Plötner, 1937.
APPEL: Dtsch. Arch. klin. Med. **196**, 1950, 701.
ARNSTEIN u. SCHLESINGER: Wien. Kli. Wo. 1919, 1179.
ASCHNER: Wien. Kli. Wo. 1908, Nr. 44.
ASK-UPMARK: Z. Kreislauff. **33**, 1941, 41.
ASSMANN: Dtsch. Arch. klin. Med. **132**, 1920, 335; **139**, 1922, 380.
— Lehrb. d. Inn. Med. I, 1939.
— Die klinische Röntgendiagnose der inneren Erkrankungen, 6. Aufl. Berlin **1949**.
ATTINGER: Z. Kreislauff. **34**, 1942, 712.
ATWATER u. BENEDICT: U. S. Dep. Agricult. Off. Exp. Stat. Bull. **69**, 109 u. **136**.
AUERSWALD u. BORNSCHEIN: Z. phys. Ther. **1**, 1948, H. 7.

BABINSKI: Allgem. Med. Zentralzeitung 1902, 549.
BACH: Pupillenlehre. Berlin 1908.
BACHMANN: Dissertation Rostock 1951.
DEL BAERE: Z. klin. Med. **136**, 1939, 43.
BALZER u. VOGT: Z. klin. Med. **141**, 1942, 671.
BÄNDER: Z. ges. exp. Med. **115**, 1950, 229.
BANGE: Ärztl. Woschr. 1952, 224.
BANSI: Neue Deutsche Klinik **13**, 1935, 191.
— Med. Klinik 1937, 581; 1947, 397.
— Schweiz. Med. Wo. 1949, Nr. 18/19.
— Dtsch. Med. Rundsch. **4**, 1950, H. 5/6.
BARACH u. DRAPER: J. A. M. A. 1925, 84, 740.
BARANY: Med. Klinik 1908, 1903.
BARKER, SHRADER u. RONZONI: Am. Heart Journ. **17**, 1939, 169.
LA BARRE u. VESSELOWSKY: Arch. int. Pharmacodyn. 1942, 67.
BARTELS: Z. Augenheilkd. 1903, 296; 1904, 32, 438.
BARTMANN u. KRAUTWALD: Z. f. ges. Inn. Med. 1950, 637.
BATEMAN: zit. nach Polonsky.
BATTRO u. COBO: Ref. Kongr. Zbl. **89**, 1936, 578.
BAUER: Dtsch. Arch. klin. Med. **107**, 1912, 39 u. 66.
— Wien. Kli. Wo. 1917, 738.
— D. M. W. 1921, Nr. 50.
— Konstitutionelle Disposition zu inneren Krankheiten. 3. Auflage, Berlin 1924.

Bauer: Kli. Wo. 1933, 1553.
Baur: Dtsch. Arch. klin. Med. **164**, 1929, 202.
Bayer: Kli. Wo. 1949, 459.
Becher, H.: Med. Mosch. 1952, 176.
Bechterew: Arch. f. Physiol. 1905 (zit. bei Volhard 1931, 52).
Becker: Die Medizinische 1952, 578.
Beckmann, K.: Verh. Dtsch. Ges. Inn. Med. **39**, 1927, 250.
Beckmann, A.: Z. ges. Inn. Med. u. Grenzgeb. 1951, 741.
Beer: Fol. haematol. **66**, 1942, 222.
Behrendt u. Freudenberg: Kli. Wo. 1923, 866, 919.
Bellet: Am. Journ. of the Med. Sci. 1950, 938.
Benedict: Carnegie Inst. of Wash. Publ. 1915; 1919; 1925, 197.
Benedict u. Carpenter: Carnegie Inst. of Wash. Publ. 1918, Nr. 261.
Benedict u. Talbot: Carnegie Inst. of Wash. Publ. 1915, 203; 1919, 280.
Benetato, Oprisiu u. Bociu: Journ. de physiol. **39**, 1947, 191.
Benter: Die Medizinische 1952, Nr. 37.
Berg: Z. ges. Neur. u. Psych. **19**, 1913, 528.
v. Bergmann: Funktionelle Pathologie. Berlin 1932.
— Handb. d. Inn. Med. 2. Auflage V, 2, 1926.
— Berl. Kli. Wo. 1913, 2374.
— D. M. W. 1952, 765.
Bergmann u. Bukspan: Wien. Arch. Inn. Med. **25**, 1934, 115.
Bernard, Claude: Soc. Biol. **25**, 1852, 168.
— zit. nach Schilf, Handb. Neurol. II, 1937, 381.
Bernhardt: Z. klin. Med. **122**, 1932, 520.
Bernhardt u. Oehme: Kli. Wo. 1940, 609.
Bernhart: Schweiz. Med. Wo. 1950, 1225.
Berning: D. M. W. 1949, 1438.
Bernsmeier, Kuhlendahl u. Simon: Der Nervenarzt. **21**, 1950, 223.
Bernsmeier c. s.: Z. ges. exp. Med. **116**, 1950, 300.
Bernstein u. Falta: Dtsch. Arch. klin. Med. **121**, 1918, 95.
Bettmann: Kli. Wo. 1926, 2066; 1930, 2089.
— Verh. Dtsch. Dermat. Ges. 1930, 82.
— Arch. Dermat. **159**, 1930, 140.
— Z. f. Konstitutionslehre **16**, 1932, 485.
Beyer u. Landen: Med. Moschr. 1949, 259.
De Biasio: Ref. Kongr. Zbl. **78**, 1935, 626.
Bichat: zit. bei Veil 1924.
Bickenbach: Zbl. Gynäk. 1938, 1570.
— Arch. Gyn. **173**, 1949, 122.
Bilecki u. Schilf: Z. Ärztl. Fortb. 1951, 130.
Billigheimer: Z. klin. Med. **100**, 1924, 411.
— Kli. Wo. 1929, 724.
*Billion und Kühne: Z. ges. exp. Med. im Druck.
Birkmayer u. Winkler: Klinik u. Therapie der vegetativen Funktionsstörungen. Wien 1951.
Birkmayer: Wien. Med. Wo. 1949, 230.
Birkner: Dtsch. Arch. klin. Med. **195**, 1949, 178.
Bjure u. Laurell: Uppsala Läk. för. Förh. **33**, 1927 (zit. n. Laurell).
— Fortschr. a. d. Geb. d. Rö.-Str. **53**, 1936, 501.
Blauel, O. Müller u. Schlayer: Bruns Beiträge **62**, 1930, 89.
Bleckmann: Med. Moschr. 1952, 247.
Bleuler u. Züblin: Wien. Med. Wo. 1950, 299.
Blixenkrone-Möller: Acta Chir. Scand. 1948, 300.
Bloedner: Ärztl. Woschr. 1950, 950.
Blothner, Mosenthal u. Beckwitz: Kongr. Zbl. **119**, 1948, 1.
Blunt u. Dye: Journ. biol. Chem. **47**, 1921, 69.
Bock, K. A.: Kli. Wo. 1932, 102.
— Med. Welt 1933/II, 648.
Bodechtel u. Kaufmann: Fortschr. d. Neurol. **10**, 1938, 51.
Bodechtel u. Sack: Med. Klin. 1947, 4.
Bodechtel: Ref. Gesellschaft für Wissenschaft und Leben. Dtsch. med. Rundsch. 1949, 440.
— Verh. Dtsch. Ges. Inn. Med. **54**, 1948, 57.
— Regensb. Jahrb. f. Ärztl. Fortb. 1951, II. 6.
— D. M. W. 1952, 669.

BODEN: Verh. Dtsch. Ges. Inn. Med. **59**, 1953, 283.
BODO u. BENAGLIA: Am. Journ. Physiol. **121**, 1938, 728.
BOEKE: Acta neuroveg. II, 1951, S. 32.
BOENHEIM: Dtsch. Arch. Klin. Med. **197**, 1950, 393.
BOGDANOVA: Ref. Ber. ges. Physiol. u. exp. Path. **64**, 1932, 317.
BÖGER u. VOIT: Kli. Wo. 1933, 1642.
BOHN: Verh. Dtsch. Ges. Inn. Med. **51**, 1939, 575.
BOHNSTEDT u. FISCHER: Kli. Wo. 1950, 160.
DU BOIS: Journ. of the Am. med. Ass. **63**, 1914, 807.
BOLLER u. UIBERRACK: Kli. Wo. 1932, 511.
BOMMER: Mü. Med. Wo. 1935, 1683.
— D. M. W. 1938, 1578.
BOND: The leucocyte in health and disease. London 1924.
BÖNI u. JUNG: Schweiz. Med. Wo. 1950, 183.
BOON: Dissertation Amsterdam 1938.
— Acta brevia neerlandica IX, 1939, 37.
BOOTHBY c. s.: zit. b. Bürger (Monographie 1951, 185).
BORDLEY u. EICHNA: Blutdruck-Referat. New York 1925, zit. b. Wezler u. Böger: 1939, 296.
BORDLEY, GROW u. SHERMANN: Ref. Kongr. Zbl. **95**, 1938, 690.
BORGARD: Med. Klinik 1933, 1711.
BORNSTEIN: Handb. d. norm. u. pathol. Physiol. Berlin V, 1928, 301.
— Dtsch. Arch. klin. Med. **105**, 1911, 320.
— D. M. W. 1928, Nr. 37.
— in: Therapie der Erkrankungen des vegetativen Nervensystems. Vorträge Bad-Oeynhausen 1930, 27.
BOYSEN und SPIEL: Wien. Z. Nervenhlkd. u. deren Grenzgeb. II, Heft 3.
BRAASCH: Med. Klinik 1950, 1183.
BRAEUCKER: Frankf. Med. Ges. 1949.
— Ärztl. Forschg. **3**, 1949, 55.
— Dtsch. Ges. Wes. 1950, 895.
— Acta neuroveg. **I**, 1950, 633.
— Med. Klinik 1950, 456; 498; 1951, 41.
BRANDNER u. MÜLLER: D. M. W. 1951, 1069.
BRANSCHEID: Med. Klinik 1950, 422.
BRAUN: Die vitale Person. Leipzig 1933.
— Handb. Neurol. XVII, 1935.
BRAUN u. SCHELLONG: D. M. W. 1936, 371.
BRAUNSTEINER, GIESINGER u. PAKESCH: Kli. Wo. 1952, 394.
BREDNOW und SCHAARE: Z. Klin. Med. **125**, 1933, 480.
*BREHM, A.: Dtsch. Ges. Wes. 1951, H. 20, S. 578.
*BREHM u. BÜCHSEL: Acta neuroveg. **II**, 1951, 366.
BREHM, H. und WEZLER: Z. ges. exp. Med. **120**, 1953, 481.
BREU u. ZOLLNER: Dtsch. Arch. klin. Med. **185**, 1940, 416.
BRILL: D. M. W. 1932, 1048.
BRONKHORST u. DIJISTRA: Beitr. Klin. Tbc. 1940, 445.
BRÖSAMLEN u. STERKEL: Dtsch. Arch. klin. Med. **130**, 1919, 358.
BROWN u. ROTH: Ref. Kongr. Zbl. **46**, 1927, 844.
BRUCH, FEY u. WAZLAWIK: Med. Klin. 1950, 1561.
BRÜCK: Med. Moschr. 1949, 327.
BRÜCKE: Erg. d. Physiol. **34**, 1932, 220.
BRUGSCH: Lehrb. d. Herz- u. Gefäßkrankheiten. Leipzig 1947.
— Berliner Kli. Wo. 1918, 517.
BRUGSCH u. SCHILLING: Fol. haematol. VI 1908, 327, 330, 334.
BRUMMER: Ann. med. int. fenniae **36**, 1947, 232.
— Dtsch. Arch. klin. Med. **196**, 1949, 530.
BRUN: Allgemeine Neurosenlehre. Basel 1946.
BRÜNGER: Dtsch. Arch. klin. Med. **198**, 1951, 635.
BRUNNER: Zbl. Chirurg. Kongr. Heft, Berlin 1952.
BRUNSSCHWEIGER: zit. b. Veraguth.
BÜCHNER: Med. Klinik 1952, 269 u. 301.
*BÜCHSEL: Arch. physik. Ther. 1951, 237.
— Dtsch. Gesundheitswesen 1951, 578.
— Z. ges. Inn. Med. u. Gr. 1952, 50; 1953, 617.
— Vortrag Med. Ges. Rostock 2. X. 1952.

*Büchsel: Acta neurovegetativa, 8, 1954, 494.
Buck: Ärztl. Forschg. 3, 1949, 64.
Budelmann: Verh. dtsch. Ges. Kreislauff. 14, 1941, 113.
— Arch. Kreislauff. 9, 1941, 188.
Buding c. s.: D. M. W. 1952, 75.
Bumke: Die Pupillenstörungen bei Nerven- u. Geisteskrankheiten. 2. Auflage Jena 1911.
— Handb. Inn. Med. V, 3. Auflage, Berlin 1939.
Bumke u. Bostroem: Lehrbuch der Geisteskrankheiten. 3. Auflage 1930. 208.
Bumm: Med. Klinik 1935, 414.
— Dtsch. Ges. Wes. 1950, 983.
Bunse u. Holz: Kli. Wo. 1950, 220.
Bürgel: Strahlentherapie 81, 1950, 299.
Bürger: Z. ges. exp. Med. 5, 1916, H. 3.
— Kli. Wo. 1926, 777.
— Klinische Labortechnik III, 1928.
— Altern u. Krankheit. Leipzig 1947.
— Mü. Med. Wo. 1951, 729.
— Verdauungs- u. Stoffwechselkrankheiten. Stuttgart 1951.
— Einführung in die pathol. Physiologie. Leipzig 1953.
Burton u. Taylor: Am. Journ. of Physiol. 129, 1940, 565.
Busquet: Le tremblement physiologique. Thèse de Paris 1904.
Buttafarri: Ref. Kongr. Zbl. 88, 1937, 670.
Butz: Z. exp. Med. 79, 1931, 287.
Bykow: Großhirnrinde und innere Organe. Berlin 1944.
Bykow u. Alexejeff-Berkman: Die Bildung bedingter Reflexe auf die Harnsekretion. Arbeiten II. Allunionssitzg Physiologie, Leningrad 1926, 134.

Cabot-Ziesché: Differentialdiagnose anhand von 317 besprochenen Krankheitsfällen II. Berlin 1925.
MacCallum: zit. n. Kylin. Acta med. scand.
Campbell: Journ. of Lab. u. Clin. Med. 20, 1935, 1162.
Campbell u. Morgan: Ref. Ber. ges. Physiol. u. Pharm. 79, 1934, 703.
de Candis: Riforma Med. 1936, 71.
Cannon: Erg. d. Physiol. 27, 1928, 380.
— Am. Journ. of Physiol. 77, 1926, 326.
— The Lancet 1930, 1109.
Cappell: Z. klin. Med. 135, 1939, 476.
Carnot: Presse méd. 87, 1902, Nr. 8.
Cartwright, Black u. Wintrobe: Journ. of chem. Invest. XXVIII, 1949, Nr. 1.
Casari: Ref. Kongr. Zbl. 95, 1938, 629.
Cassirer: Die Rolle des vegetativen Nervensystems in der Pathologie der vasomotorisch-trophischen Neurosen. 1912, 103.
de Castro: Verh. Dtsch. Ges. f. Pathol. Wiesbaden 34, 1951, 1.
Cates: Journ. labor. a. clin. Med. 22, 1937, 815.
Catsch u. Ostrowski: Z. menschl. Vererbungs- u. Konstitutionsl. 25, 1942, 189.
Cayley: The Lancet CCLVIII 1950, 6602: 447.
Chamberlain, Scudder u. Zwemer: Amer. Heart. Journ. 18, 1939, 458.
Christ u. Brown: Am. Journ. Med. Sci. 175, 1928, 336.
Chvostek: Morbus Basedowi und die Hyperthyreosen, Berlin 1917.
Cignolini: zit. bei Dalicho.
Clara: Das Nervensystem des Menschen, II. Aufl. Leipzig 1953.
Clauser, D. M. W. 1951, 1523.
MacClellan: Kongr. Zbl. 66, 1933, 775.
Coccalis: Dtsch. Z. f. Chirurg. 229, 1930, 129.
Cohen: Am. Journ. Med. Sci. 1950, 944.
Commandon: Erg. d. Physiol. 27, 1928, 1.
Comninos: Dtsch. Z. Nervenheilkde. 162, 1950, 196.
Constabel: Biochem. Ztschr. 122, 1921, 152.
Cordoba: Schweiz. Med. Wo. 1940, 271.
Coujard: Ref. Zbl. Neurol. 105, 1948, 15.
de Crinis: Das vegetative System in seinen Beziehungen zu den klinischen Krankheitserscheinungen. Leipzig 1944.
Curci: Endocrinologia 14, 1939, 1.
— Ber. d. Physiol. 116, 1940, 575.
Curry: Bioklimatik. Riederau/Ammersee 1946.

Curschmann: Dtsch. Z. Nervenhlkd. **28**, 1905, 361.
— Mü. Med. Wo. 1907, 2519.
Curtius: Handb. Inn. Med. 3. Auflage VI, 2, 1944, 214.
— Med. Klinik 1950, 321.
Curtius-Krüger: Das vegetativ-endokrine Syndrom der Frau. München/Berlin 1952.
MacCutcheon: Am. Journ. Physiol. **66**, 1923, 180.
Cutter u. Marquart: Proc. Exp. Biol. and Med. **28**, 1931, 113.
Czepai, Fornet and Toth: D. M. W. 1923, Nr. 12/13.

Dagnini: zit. bei Laignel-Lavastine.
Dalicho: Dtsch. Ges. Wes. 1949, 819.
Damm: D. M. W. 1949, 1000.
— D. M. W. 1950, 1016.
Dandy: zit. bei v. Stockert. (Neue Med. Welt 1950, 15.)
Danielopolu: Bull. de l'acad. de Méd. **108**, 1932, 1488.
Davanie: Fol. haematol. **43**, 1931, 142.
Delius: Die „nervösen" Herz- und Kreislaufstörungen. Stuttgart 1944.
— Hefte zur Unfallheilk. **11**, 1953, 21.
Delius u. Reindell: Dtsch. Arch. klin. Med. **181**, 1938, 67.
Démétriades: Wiener Kli-Wo. 1927, Nr. 47—49.
Denecke: Z. ärztl. Fortb. 1935, 291.
— Mü. Med. Wo. 1936, 636.
Denk: Wiener Med. Wo. 1935, 679.
Dennig: Dtsch. Arch. klin. Med. **167**, 1930, 26.
Denis u. Hobsen: Journ. of biol. chem. **55**, 1923, 171.
Depisch: Wiener Arch. f. Inn. Med. **8**, 1924, 327.
Depisch u. Hasenöhrl: Z. exp. Med. **58**, 1928, 81.
— Kli. Wo. 1926, 43; 1929, 202.
Destrée: Wiener Med. Presse 1894, 539.
*Deterts u. Moeller: Z. Kreisl. 1954, im Druck.
Dicker: zit. Kongr. Zbl. **92**, 1937, 580.
Dieden: Dtsch. Z. f. klin. Med. **117**, 1915, 180.
— Z. f. Biol. **66**, 1916, 387.
— D. M. W. 1918, 1049.
Diehl: Dtsch. Arch. klin. Med. **175**, 1933, 177.
Dienst: Mü. Med. Wo. 1937, 812.
— D. M. W. 1949, 250.
Dietlen: Hdb. d. norm. u. path. Physiol. **7**, 1, 1926, 304.
Dietrich c. s.: Arch. exp. Path. u. Pharm. **165**, 1932, 56.
Dittmar: K. Hansen u. H. v. Staa, Leipzig 1938.
— Dtsch. Ges. Wes. 1946, H. 19; 1948, H. 44.
— Die Untersuchung der reflektorischen und algetischen Krankheitszeichen, Saulgau 1949.
— Z. ges. Inn. Med. 1949, 351.
— Ärztl. Woschr. 1951, 227; 1952, 58.
Dockshorn: Fol. haemat. **54**, 1936, 248.
Dopsch: Wehrmedizin Wien 1944, 542.
Döring u. Schaefers: Pflüg. Arch. **252**, 1950, 537.
Dörle: Z. ges. exp. Med. **69**, 1929, 242.
Dörr: zit. bei Ederle.
*Dorscheid, A.: D. M. W., im Druck.
*Dorscheid, H.-O.: Vortrag Nordwestdtsch. Ges. Inn. Med. Hamburg 8. II. 1952.
— Z. ges. Inn. Med. 1952, 50; 1953, 813.
— Labyrintharbeit Acta neuroveg. im Druck.
— Hyperhidrosisarbeit Acta neuroveg., im Druck.
MacDougall: Aufbaukräfte der Seele, Stuttgart 1947.
Doxiades: Moschr. Psychiatrie **69**, 1928, 176.
— Ergeb. d. Inn. Med. **35**, 1929, 98.
Dresel: Erg. Inn. Med. u. Kinderhlkd. **25**, 1921, 206.
— Kli. Wo. 1924, 311.
— Z. exp. Med. **37**, 1923, 373.
— Kli. Wo. 1921.
Drobec: Wiener Kli. Wo. **61**, Nr. 2.
Droese: Kli. Wo. 1949, 768.
Düll: zit. bei de Rudder „Kosmische Rhythmen beim Menschen" 1937.

*DÜLLMANN: Diss. Münster 1940.
*DUMSCHAT: Diss. Rostock 1952.
— Z. Rheumaforschg. **12**, 1953, 291.
*DUMSCHAT und LIEDTKE: D. M. W., 1954, 256.
DURIG: Pflüg. Arch. **113**, 1906, 213.
— Journ. Mount Sinai Hosp. XIX, 1952, 38.
— Der Blutdruck und Blutdruckmessung, Wien 1932.

EBBECKE: Zbl. f. Physiol. **28**, 1914, 725.
— Pflüg. Arch. **169**, 1917, 1 u. 395.
— Erg. d. Physiol. **22**, 1921, 401.
— Kli. Wo. 1944, 141.
ECKHARD: Z. Biol. **44**, 1903, 407.
v. ECONOMO: Encephalitis lethargica, Berlin u. Wien, 1929.
EDERLE: Allergie und Nervensystem (Beih. z. Med. Moschr.). Stuttgart 1947.
EDERER u. WALLERSTEIN: Biochem. Z. **206**, 1929, 334.
*EHNERT: Z. ges. Inn. Med. **7**, 1952, H. 18.
EHRENBERG: Theoretische Biologie, Berlin 1924.
EHRMANN: Berl. Kli. Wo. 1914, 1596.
— Arch. f. Derm. u. Syph. **129**, 1921, 498.
EHRMANN u. DINKIN: Hdb. Inn. Sekr. **3**, 1, zit. bei Diehl.
EICHHOLTZ: Lehrbuch der Pharmakologie, 6. Aufl. 1948.
— Fiat Rev. of Germ. Science 1939—46, Pharm. u. Tox. I, 1948, 173.
— Kli. Wo. 1950, 761; 1952, 97.
EICKHOFF: Verh. d. dtsch. Ges. f. Path. **32**, 1950, 295.
EIERMANN: Allg. Chirg. **20**, 1949, 337.
v. EIFF: Med. Moschr. **9**, 1948, 366.
— Ärztl. Forschg. 1950, I, 611.
— Verh. Dtsch. Ges. Inn. Med. **58**, 1952.
EINHORN: zit. bei Katsch.
EINTHOVEN: Wiener Med. Woschr. 1916, 507.
EINTHOVEN u. ROOS: Pflüg. Arch. **189**, 1921, 126.
*EISHEUER: Diss. Münster 1945.
EISMAYER u. QUINCKE: Arch. exp. Path. und Pharm. **137**, 1928, 362; **139**, 1929, 313.
ELEK u. KISS: Z. exp. Med. **51**, 1926, 752.
ELLERMANN u. ERLANDSEN: zit. n. Naegeli in Schittenhelms Hdb. d. Krankh. d. Blutes, Berlin 1926.
ELSAESSER: Fortschr. d. Ther. 1942, 325.
ENGEL: Journ. of Physiol. **99**, 1941, 16.
ENGELMANN: Z. ärztl. Fortb. 1951, 368.
ENKE: Z. angew. Psychol. **36**, 1930.
— Z. ges. Neurol. u. Psych. **138**, 1932.
ENSELBERG, SIMMONS u. MINTZ: Ann. Heart Journ. for the Study of the Circulation **39**, 1950, 713.
EPPINGER: Permeabilitätspathologie 1948 Wien.
— D. M. W. 1941, 41.
EPPINGER u. HESS: Die Vagotonie, Berlin 1910.
ERICHSON: Z. ges. exp. Med. **50**, 1926, 637.
ERICHSON, GREMELS u. ZIENITZ: Arch. exp. Path. und Pharm. (D) **188**, 1937, 81.
*ESCHE: Diss. Münster 1941.
ESCHER: Praxis 1951, 192.
ESSEN: Med. Klinik 1948, 317.
— Dtsch. Arch. Klin. Med. **117**, 1935, 144.
— Z. Klin. Med. **132**, 1937, 191.
— Verh. Dtsch. Ges. Inn. Med. **55**, 1949, 611.
ESSEN c. s.: Z. ges. exp. Med. **105**, 1940, 660; **107**, 1940, 590.
ESSELLIER: Z. klin. Med. 1951, 537.
— Internat. Allergiekongr. Zürich 25.—29. 9. 1951.
— Beitr. Klinik Tbc. **106**, 1951, 10.
ESSER: Kli. Wo. 1950, 81.
EUFINGER u. KLITZ: Moschr. Geburtsh. u. Gyn. **99**, 1935, 279.
EUFINGER u. KRUPP: Moschr. Geburtsh. u. Gyn. **99**, 1935, 342.
EUGSTER: Ref. Kongr. Zbl. **114**, 1943, 184.
v. EULER: Acta Physiol. Scand. (Schwd.) **11, 12, 13**, 1946.
v. EULER: Journ. Physiol. (Brit.) **105**, 1946, 26 u. 38.

EWALD: zit. bei Katsch.
EXNER: Lehrbuch der spirometrischen Analytik und Diagnostik, Wien 1948.

FALKENHAUSEN u. GAIDA: Ärztl. Forsch. 1949, 493.
FALTA: Die Erkrankung der Blutdrüsen, Berlin 1913.
FALTA u. KAHN: Z. klin. Med. **74**, 1912, 108.
FANCONI: Schweiz. Med. Woschr. 1951, 908.
FANTA: Klin. Med. (Wien) **2**, 1947, 212.
FASSHAUER u. OETTEL: Kli. Wo. 1938, 620.
FAUST u. FROWEIN: Dtsch. Z. Nervenhkd. **162**, 1950, 448.
*FEICHTIGER: Zbl. Gyn. **73**, 1951, 301.
FEIN: Med. Klinik 1915, 305.
FELDBERG u. SCHILF: Histamin, Berlin 1930.
FENZ: Schweiz. Med. Woschr. 1943, 1561.
FENZ u. ZELL: Z. ges. exp. Med. **102**, 1937, 32.
FERÉ: C. r. Soc. Biol. VIII, sér. 5, 1888.
FERÉ u. LAMY: zit. n. Krefft. Diss. Leipzig 1897.
FEUCHTINGER: Wiener Arch. Inn. Med. **36**, 1942, 248.
— Der Nervenarzt, **16**, 1943, 428.
— Hypothalamus, vegetatives Nervensystem und innere Sekretion, Berlin u. Wien 1943.
FEYRTER: Wiener Z. Inn. Med. **30**, 1949, 453.
— Verh. Dtsch. Ges. Path. **34**, 1950, 86.
— Über die Pathologie der vegetativ-nervösen Peripherie und ihrer ganglionären Regulationsstätten, Wien 1951.
FINDEISEN: Dtsch. Ges. Wes. 1951, 557.
FISCHER, LUDOLPH: Z. Biol. **86**, 1927, 351.
FISCHER u. BECHER: Verh. Dtsch. Ges. Inn. Med. **58**, 1952, 388.
FISCHER u. WODAK: Pflügers Arch. **202**, 523.
FISCHER-WASDLO: Frankf. Z. f. Path. **45**, 1933.
FITZKE: Diss. Leipzig 1933.
FLECKSEDER: Wiener Med. Woschr. 1916, 1007.
FLEISCHHACKER u. KLUG: Acta Neuroveg. **I**, 1950, 590.
FLEISCH u. TOMACZEWSKI: Pflüg. Arch. **238**, 1937, 528.
*FLEMMING, C.: Diss. Rostock 1953.
FLEMMING, K.: Pflügers Archiv, im Druck
FORSGREN: zit. bei Menzel, Ergeb. Inn. Med. **61**, 1942.
FORSSELL: Über die Beziehung der Röntgenbilder des menschlichen Magens zu seinem anatomischen Bau. Hamburg 1913.
FOERSTER: Dtsch. Z. f. Nervenhkd. **106**, 1928, 112; **107**, 1929, 41.
FOERSTER c. s.: Verh. Dtsch. Ges. Inn. Med. **49**, 1937, 165.
FRANK: Kli. Wo. 1926, 19.
— Dtsch. Z. Nervenhkd. **106**, 1928, 268.
FRANK, O.: Z. exp. Med. **115**, 1950, 312.
FRANKE, H. (Würzburg): Wiener Kli. Wo. 1943, 735.
— Z. klin. Med. **144**, 1944, 21.
— Wiener Z. Inn. Med. u. Grenzgeb. 1947, 103.
— Arch. Kreislaufforschung **XV**, 1949, 198.
— Verh. d. Dtsch. Ges. Inn. Med. **55**, 1949, 595.
— Z. klin. Med. **146**, 1950, 171.
— Ber. d. physik.-med. Ges. Würzburg **65**, 1951, 48.
FRANKE, H. (Leipzig): Internisten-Tagung Leipzig 1950, 225.
— Verh. Dtsch. Ges. Inn. Med. **57**, 1951, 257.
— Haematolog. Tagung Rostock 1952.
FRANKE, M.: zit. bei Jesserer: D. M. W. 1942, II, 857.
FRANKL: Schweiz. Med. Woschr. **79**, 1949, 1057.
— Wiener Med. Woschr. 1949, Nr. 43.
— Paracelsus 1951, Fasc. 2.
FREDENHAGEN: Schweiz. Med. Wo. 1947, 1251.
FREERKSEN: Beitr. z. Klin. d. Tbc. **103**, 1950, 384.
FREJDOVIC: Probl. Tbc. 1940, 62.
— Zbl. f. ges. Tbc.-Forsch. **53**, 213.
FRENTZEL-BEYME: Z. f. ges. Inn. Med. u. Grenzgeb. 1952, 666.
FRENZEL: Z. ges. Neurol. **165**, 1939, 236.
— Ber. ärztl. Tagung d. Luftflotte **2**, 1941, 1.

FRENZEL: Luftfahrtmed. Abhandl. **1**, 1936/37, 86 u. 270.
FREUDENBERG: Kli. Woschr. 1937, 626.
FREUND: zit. bei Küstner: Allg. Symptomatologie in Küstners Lehrbuch der Gynäkologie, 564, 1912.
FREUND u. GRAFE: Arch. exp. Path. und Pharm. (D), **67**, 1912, 55.
FREY: Kli. Wo. 1926, 249; 1933, 1413.
— Verh. Dtsch. Ges. Inn. Med. 1948, 146.
FRICKHINGER: zit. bei Schieferdecker, S. 1, 107.
FRIEDBERG: Arch. Kinderhkd. **69**, 1921.
FRIEDEMANN: D. M. W. 1920, 1134.
FUDALLA: Zahnärztl. Welt **4**, 1949, 242.
FULL u. HERBST: Z. ges. exp. Med. **48**, 1926, 640.
FULTON: Physiology of the nervous system, 3. Aufl. New-York 1951.
FÜNFGELD: Die tetanischen Erkrankungen des Erwachsenen, Leipzig 1943.
*FÜHRUS: Diss. Rostock 1953.
*FÜHRUS und SEITZ: D. M. W., 1954, 900.

GABBE: Z. f. ges. exp. Med. **151**, 1926, 5/6.
GABOR: Schweiz. Med. Woschr. **1944**, 1293.
GADERMANN: Med. Klin. 1952, 76.
GAGEL: Lehrbuch der Neurologie, Berlin 1949.
— Dtsch. Therapiewoche in Karlsruhe 1952.
GAMPER: zit. bei v. Stockert, 1950.
GÄNSSLEN: Kli. Wo. 1927, 787.
GANTER: Mü. Med. Wo. 1925, 1411.
GAUSS: D. M. W. 1949, 1288.
GEBERT: Kli. Wo. 1936, 828.
GEHLEN: Herdinfekt und Rheumatismus, Stuttgart 1940.
GEORGI: Arch. klin. Med. 1921, zit. bei Jaensch.
GERHARD: zit. b. Märk.
GERHARDT: Lehrbuch der Auskultation und Perkussion, 6. Aufl. Tübingen 1900.
GERTLER: Dtsch. Ges. Wes. 1950, 228 u. 304.
GESSLER: Pflügers Arch. **207**, 1925, 390.
GIES: Diss. Tübingen 1947.
GIGON: Pflüg. Arch. **140**, 1911, 509.
GILDEMEISTER: Mü. Med. Woschr. 1913, 2389.
— Handb. norm. u. path. Physiol. **8**, 2, 1928.
GILLMANN: Dtsch. Med. Rundschau **3**, 1950, 57.
GLASER: zit. bei Hoff, Erg. Inn. Med. **33**, 1928.
GLAUNER: Strahlentherapie **62**, 1938, 1.
GÖBEL u. FISCHER: Dtsch. Arch. klin. Med. **198**, 1951, 600.
GOLDFLAM: Z. ges. Neur. u. Psych., 8, 1911, 236.
GOLDSCHEIDER: Kli. Wo. 1937, 565.
GOLDSTEIN: Erg. Inn. Med. u. Kinderhlkd. **42**, 1932, 741.
GOLDWYN: Arch. int. Med. **45**, 1930, 109.
GOLDZIEHER: Endocrinology **18**, 1934, 179 (zit. bei Kappert).
GOLLWITZER-MEYER: Pflügers Arch. **249**, 1947, 32.
GOLTZ: Virch. Arch. **29**, 1864, 394.
GÖPFERT: Kli. Wo. 1949, 1672; 1950, 715.
— Dtsch. Arch. Klin. Med. **195**, 1949, 480.
— Ärztl. Forschg. 1950, II, 169.
GORECZKY: D. M. W. 1942, 114.
GRAFE u. MEYTHALER: Arch. exp. Path. u. Pharm. **125**, 1927, 181.
GRAFE: Handb. d. norm. u. path. Physiol. V 1927/28, 212.
— Die path. Physiol. d. Gesamtstoff- u. Kraftwechsels. München 1923.
— Erg. Physiol. **21**, 1923, 21.
— Dtsch. Arch. klin. Med. **118**, 1916, 1.
— Ärztl. Woschr. 1952, 737.
— Med. Klinik 1931, 1483.
— Kli. Wo. 1934, 793.
GRAFE u. MAYER: Z. ges. Neurol. u. Psych. **86**, 1923, 247.
GRAHE: Otol. Kongr. Dresden 1933.
GRANICK, MICHAELIS u. HAHN: Journ. biol. Chem. 1942/43, **145**, 451; **147**, 91; **148**, 463; **149**, 157; **150**, 407.
GRATZL: Med. Moschr. 1952, 507; 1953, 100.

GRAUL u. RAUSCH: Ärztl. Woschr. 1949, 564 u. 591.
GRAWITZ: Mü. Med. Woschr. 1927, 1176.
GREEFF: Hab. Schrift, Rostock 1953. Tierexper. Unters. über die Wirkung der Lokalanaesthetica ... auf das vegetative Nervensystem.
GREGOR u. LOEWY: Z. ges. Neurol. 12, 1912, 410.
GREMELS: Fiat Rev. of Germ. Sci. 1939—46, Pharm. u. Tox. I, 1948, 1.
— Arch. exp. Pharm. u. Pathol. 169, 1933, 698; 179, 1935, 360; 182, 1936, 1; 186, 1937, 625; 194, 1940, 629; 203, 1944, 225; 205, 1948, 57.
— Dtsch. Z. Chir. 258, 1943, 184.
— Kli. Wo. 1947, 449.
GRIFFITH Am. Journ. Physiol. 87, 1929, 602.
GRIFFITH c. s.: J. A. M. A. 136, 1948, 284.
GRIGOROWA: Z. Konstitutionslehre 17, 1933, 428 u. 740.
GRIMM: Dtsch. Ges. Wes. 1951, 1249.
— Z. f. Altersforschg. 6, 1952, 58.
GROEDEL: Dtsch. Arch. klin. Med. 138, 1922, H. 3/4, 138.
GROLLMANN: The Adrenals. Baltimore 1936 (zit. b. Kappert).
GRONEMEYER: Dtsch. Arch. klin. Med. 196, 1949/50, 585.
GROSS: Wien. Kli. Wo. 1951, 344.
GROSSE-BROCKHOFF: Einführung in die pathologische Physiologie, Berlin-Göttingen-Heidelberg 1950.
GRUHLE-RAECKE: Grundriß der Psychiatrie (Psychiatrische Diagnostik), 13. Auflage, Berlin 1943.
GUBLER: zit. nach Pelnàr.
GUDDEN: Berl. Kli. Wo. 1909, 2216.
GULL: zit. b. Polonsky.
GÜLZOW: Z. ges. Inn. Med. 1947, 91, 417.
— Kli. Wo. 1947, 518.
— Dtsch. Arch. klin. Med. 193, 1948, 318, 465.
GÜNTHER: Ergeb. Inn. Med. 15, 1917, 620.
GUSTAFSON u. BENEDICT. Journ. Physiol. 86, 1928, 43.
GÜTTICH: Neurologie des Ohrlabyrinthes. Leipzig 1944.
— Arch. Ohren-, Nasen-, Kehlkopfhlkd. 122, 1929, 107; 155, 1948, 242.
GUTTMANN: Z. ges. Neurol. u. Psych. 116, 1928, 514; 135, 1931, 1.
GUTZEIT: Med. Klinik 1935, Nr. 28 u. 45/46.
GYLLENSWÄRD: Acta paediatr. (Schw.) 10, 1930, Suppl. I.
— Bruns Beiträge 148, 1929, 214.

HAAS: Naun.-Schmiedebg. Arch. 191, 1938, 119; 206, 1949.
HADORN: Schweiz. Med. Wo. 46, 1941, 1454.
*HAFEMEISTER: Z. ges. Inn. Med. 1952, H. 18, 51.
HAGEN: Virch. Arch. 239, 1922, 504.
— D. M. W. 1922, 1507.
— Z. ges. exp. Med. 1921, 364.
HALSE: Dtsch. Ges. Wes. 1946, 713.
HAMBURGER: Untersuchungen über Phagocyten. Wiesbaden 1912.
v. HAMMESFAHR: zit. bei Schönbauer.
HAMILTON c. s.: Proc. soc. exp. biol. a. med. 75, 1950, 65.
HAMORI u. KORANYI: Z. klin. Med. 133, 1938, 722.
HAMPERL: Pathol. Tagung Wiesbaden 34, 1950, 130.
HANHART: Dtsch. Med. Rundsch. 1950, H. 1/2.
— I. Intern. Allergie-Kongr. Basel, 1952, 398.
HÄNSCHE: Dtsch. Ges. Wes. 1949, 757; 1952, 1270.
HANSEN: Neue Dtsch. Klin. 10, 1932, 702.
HANSEN u. v. STAA: Reflektorische u. algetische Krankheitszeichen der inneren Organe. Leipzig 1938.
HANSSEN: Med. Rev. 51, 1934, 433; Kongr. Zbl. 82, 1935, 586.
HARRIS u. LEVIN: Journ. Physiol. 89, 1937, 153.
HARTENBERG: Presse médicale 1938, II, 1141.
HARTMANN, F.: Wien. Kli. Wo. 1927, Nr. 12.
HARTMANN, A.: Dissertation, Münster 1938.
HARTMANN, G.: Dissertation, Kiel 1951.
HARVEY: zit. b. Göpfert, Handb. d. Physiol. 7, 1, 1926, 69.
HAUG: Allg. Z. Psych. 124, 1949, 299.
HAUN: Dissertation, Marburg 1945.

HAUPT: Verh. Dtsch. Ges. Kreislauff. 1930, 47.
HAUPTMANN: Ref. Dtsch. Med. Rundsch. 1950, 166.
HAUSS u. THRAEN: Z. Kreislauff. **37**, 1948, 257.
HAUSWIRTH: Der praktische Arzt IV, 1950, 63.
HAVLICEK: Zbl. Inn. Med. 1925, 1018.
v. HAYEK: Verh. d. Dtsch. Ges. f. Kreislauff. **17**, 1951, 17.
HAYNAL: Z. Kreislauff. 1943, 271.
— Wien. Kli. Wo. 1949, 61.
HEAD: Dissertation, Cambridge 1892.
HECKMANN: Mü. Med. Wo. 1937, 60.
— Rö.-Praxis **17**, 1948, 168.
HEDDAKUS: Handb. Augenheilkde. 4 (Anhang), 1904.
HEGEMANN: Dissertation, Düsseldorf 1941.
— Langenbecks Arch. u. Dtsch. Z. Chir. **262**, 1949, 40.
*HEIDEL: Z. ges. Inn. Med. 1952, 52.
— Vortrag Med. wiss. Ges. Inn. Med. Rostock, 5. XII. 1953 (im Druck).
HEIDELMANN: Kli. Wo. 1951, 27.
— Dtsch. Ges. Wes. 1952, 205.
HEILIG u. HOFF: D. M. W. 1925, Nr. 39.
— Kli. Wo. 1925, 2194.
HEILMEYER: Erg. Inn. Med. **55**, 1938, 320.
— Handb. Inn. Med. 3. Auflage, II, 1942.
— Med. Klin. 1946, 241.
HEILMEYER u. PLÖTNER: Das Serumeisen u. die Eisenmangelkrankheit. Jena 1937.
HEIMANN: Z. ges. exp. Med. **78**, 1931, 223.
HEIMBERGER: Z. ges. exp. Med. **46**, 1925, 519.
HEIM: Ärztl. Woschr. 1948, 326.
— Hab. Schrift Marburg 1939.
HEIN, J.: Vortr. Nordwestdtsch. Ges. f. Inn. Med. Lübeck, 1950. D. M. W. 1951, 558.
HEIN u. STEPF: Schweiz. Z. f. Tbc. Vol. IX, 1952, 1
HEINSEN: Dtsch. Therap. Kongr. 1949, Karlsruhe.
— Dtsch. Arch klin. Med. **194**, 1949, 149, 230.
HEINSEN u. v. MASSENBACH: Zbl. f. Gyn. 1949, 274.
HEINSIUS: D. M. W. 1950, 149.
HEISSEN: Mü. Med. Wo. 1921, 209; 1926, 1406.
*HELLER: Dissertation, Münster 1939.
HELLPACH: Neue Med. Welt 1950, 1386.
— II. Wissenschaftl. Woche Frankf. 30. 6. 1939.
HEMMELER: Praxis 1943, 496.
— Schweiz. Med. Wo. 1939, 316; 1950, 599.
— Helvetica med. act. **11**, 1944, 201.
— Acta neuroveg. **VI**, 1953, 347.
HEMPEL: zit. b. Elsaesser.
HENATSCH: Ärztl. Forschg. 1950, I, 558.
HENDERSON: J. A. M. A. 1931.
*HENGST: Dissertation, Münster 1940.
HENNING, Die Entzündung des Magens. Leipzig 1934.
— Dtsch. Ges. Wes. 1951, 107.
HENSEL: Z. ges. exp. Med. **117**, 1951, 587.
— Z. Kreislauff. **41**, 1952, 251.
HERING, H. E.: D. M. W. 1921, Nr. 22.
— Mü. Med. Wo. 1927, 1611.
— Die Carotissinusreflexe an Herz u. Gefäßen, Dresden 1927.
— Z. exp. Med. **61**, 1928, 438.
— Mü. Med. Wo. 1930, 7.
— Med. Klin. 1931, Nr. 47.
— Verh. d. Dtsch. Ges. Inn. Med. **43**, 1931, 141, 312.
— D. M. W. 1931, Nr. 13.
HERMANN, G.: Arch. Kreislauff. **3**, 1938, 209.
HERMANN, H.: Arbeitsphysiol. **5**, 1932, 621.
— Kli. Wo. 1951, 23; 1952, 196.
— Z. Haut- u. Geschlechtskrankheiten **13**, 1952, H. 2.
— Z. Altersforschung **6**, 1952, 197.
HERMANN, K.: Dtsch. Z. Nervenheilkde. **117**, 1931, 184.
HERMANNS: Z. Biologie **58**, 1912, 261.

HERMANNSDÖRFER: Med. Klinik 1952, 577.
HERZFELD c. s.: Z. ges. exp. Med. 58, 1928, 645.
HERZOG: Verh. d. Dtsch. Pathol. Ges. 34, 1950, S. 2.
HESS, W. R.: Erg. Inn. Med. 23, 1923, S. 1.
— Die funktionelle Organisation des vegetativen Nervensystems. Basel 1948.
— Das Zwischenhirn. Basel 1949.
— Regulierung des Blutkreislaufs. Leipzig 1930.
— Verh. Dtsch. Ges. Inn. Med. 54, 1948, 55.
— Dtsch. Arch. klin. Med. 195, 1949, 55.
HESS u. KÖNIGSTEIN: Wien. Kli. Wo. 1911, 1461.
HESS: Journ. of nervous and mental disease. 74, 1931, 301.
HETÉNY: Kli. Wo. 1925, 1308; 1932, 153.
— Z. ges. exp. Med. 80, 1932, 523.
HETTASCH — persönliche Mitteilung.
HEYER: Der Organismus der Seele, München-Berlin 1937.
HILDEBRANDT: Nauh. Fortbild. Lehrg. 15, 1950, 25.
HILLER: Kli. Wo. 1949, 506.
— Z. klin. Med. 146, 1950, 569.
HINSELMANN: D. M. W. 1921, II, 1148 u. 1413.
— Zbl. Gyn. 118, 1923, 398.
HIRSCH: Z. Neurol. 140, 1932.
HIRSCHER: Unterernährung und somatische Resistenz. Leipzig 1953. (Habil. Schrift).
HITCHCOCK u. WARDWELL: Journ. Nutrit. 2, 1929, 203.
HITTMAIR: Haematol. Kongr. Pyrmont 1939, 464.
— Z. klin. Med. 1922.
— Arch. f. Psych. u. Nervenkrankh. 97, 1932, 718.
— Fol. haematol. 66, 1942, 1.
— van Swieten Tagung, Salzburg 1950.
HITZIG, D. M. W. 1897, 577.
HOCHREIN: Der Myocardinfarkt. Dresden 1937.
— Die Herzkrankheiten. Leipzig 1943.
— Z. Rheumaforschg. 1941, 1.
— Med. Klinik 1949, 1105.
— D. M. W. 1949, 86.
— Die Therapiewoche. 1951, H. 8/9.
— Lo Stetoscopio 1951, 401.
HOCHREIN u. SCHLEICHER: Mü. Med. Wo. 1942, 47.
— Med. Klinik 1951, 717 u. 1325.
HOCHSINGER: zit. b. Bauer, S. 182.
— Mannheimer Fortb.-Lehrgänge 16, 1951, 93.
HOFF, F.: Z. exp. Med. 57, 1927, 253.
— Erg. Inn. Med. 33, 1928, 195.
— D. M. W. 1928, 22; 1941, 417; 1950, 473; 1952, 65, 112, 146.
— Folia haematol. 1930, H. 3/4.
— Verh. Dtsch. Ges. Inn. Med. 40, 1928, 387; 42, 1930, 376; 44, 1932, 453.
— in: L. R. Müllers Lebensnerven und Lebenstriebe. Berlin 1931, 700.
— Kli. Wo. 1932, 1751.
— Z. Nervenheilkde 132, 1933, 98; 133, 1934, 98.
— Kli. Wo. 1934, 519.
— in: Lehrbuch der speziellen und path. Physiol. Jena 1940, 423, 1945, 495.
— Med. Klinik, 1940, 1351.
— Mü. Med. Wo. 1942, 1043.
— Dtsch. Med. Rundschau, 1949, 438.
— Folia haematol. 69, 1950, 239.
HOFF, GENTZEN und KLEMM: Kli. Wo. 1937, 1305.
HOFF und KABISCH: Kli. Wo. 1943, 177.
HOFF und KESSLER: Kli. Wo. 1933, 1413.
HOFF, H.: Acta neuroveg. I, 1950, 41, 123.
— Wien. Kli. Wo. 4, 1951, 57.
— Verh. Dtsch. Ges. Inn. Med. 59, 1953, 122.
HOFF und v. WIESNER: Vortrag in Bad Oeynhausen 3./4. 5. 1930 in „Therapie der Erkrankungen des vegetat. N. S." S. 68.
HOFFMANN: D. M. W. 1907, 48.
— Verh. dtsch. Ges. Inn. Med. 1909, 614, 623.
HOFFMANN u. MAGNUS-ALSLEBEN: Verh. dtsch. Ges. Inn. Med. 1924, 78.

HOFFMEISTER: Verh. dtsch. Ges. Inn. Med. 55, 1949, 626.
HOLLE: Dtsch. Ges.-Wes. 1950, 936.
HOLLWICH: Mü. Med. Wo. 1952, 1057.
— Med. Monschr. 1952, H. 10.
HOLMBERG u. LAURELL: Acta physiol. Scand. 10, 1945, H. 3/4.
HOLMGREEN u. SWENSSON: zit. bei Vering.
HOLTZ, F.: Z. ärztl. Fortbildg. 1951, 468.
— Hoppe Seyler 194, 1931, 76.
HOLTZ, P.: Kli. Wo. 1934, 104, 641; 1949, 338.
— Med. Klinik 1935, 846.
— D. M. W. 1939, 750.
— Z. ges. Inn. Med. u. Grenzgeb. 1950, 460.
— Nature 165, 1950, 683.
HOLZMANN: Klinische Elektrokardiographie. Zürich 1945.
HÖNINGHAUS: Arch. exp. Path. u. Pharm. 168, 1932, 561.
HÖRING: Klinische Infektionslehre. Berlin 1938.
HÖRLEIN u. IMPENS: zit. bei Eichholtz.
HORN: Biochem. Z. 226, 1930, 297.
HORNIG: Z. klin. Med. 98, 1924, 21.
HORNYKIEWICZ: Z. ges exp. Med. 115, 1950, 404.
HORTEN: Kli. Wo. 1946/47, 392.
HRUBETZ: Journ. Lab. a. clin. Med. 21, 1936, 1142.
HUCHARD: Die Krankheiten des Herzens. Leipzig 1909.
HUETER: Ztsch. Z. f. Chir. 14, 1874.
— Grundriß d. Chirurgie. Leipzig 1880.
HULDSCHINSKY: Jahrb. Kinderhlkd. 135, 1932, 96.
HYMAN u. KESSEL: J. A. M. A. 88, 1927, 2032; 96, 1930, 2014.

IBRAHIM: Lehrb. Kinderhlkde. v. Feer, Jena 1938.
— Dtsch. Z. Nervenhlkde. 106, 1928, 268.
ICKERT: D. M. W. 1943, 7.
ISEBARTH: Dissertation, Kiel 1952.
ISTOMANOVA: Klin. Med. (russisch) 28, 1950, 7—14 (ref. i. Ärztl. Woschr. 1951, 814).

JACOBI u. BAUMANN: Arch. f. exp. Path. u. Pharm. 145, 1929, 24.
JACOBI u. REUTER: Med. Welt 1941, 1000.
P. A. JAENSCH: Sympathicus u. Auge. Vortrag in Gesellschaft für Wissenschaft u. Leben. Essen 1948.
W. JAENSCH: Grundzüge einer Physiologie u. Klinik der psychophysischen Persönlichkeit. Berlin 1926.
— Die Hautkapillarmikroskopie. Halle 1929.
— Die Med. Welt. 1929, 33; 1930, 27; 1931, 653.
— Kinderärztl. Praxis 1934, 77 u. 128.
JAGIC: Klinik der Herzkrankheiten. Wien 1946.
JAHN: Z. ges. Neurol. u. Psych. 4, 1911, 645.
— Dtsch. Arch. klin. Med. 166, 1930, 257.
— Verh. d. Ges. f. Kreislauff. 14, 1941, 40.
— Z. Klinik u. Praxis 1946, 12.
— Der Nervenarzt 1934, 225.
— Med. Klinik 1952, 512.
— D. M. W. 1949, 229; 1952, 176.
— Verh. Dtsch. Ges. Inn. Med. 1953, 162.
JAHN u. STURM: Dtsch. Arch. klin. Med. 159, 1928, 335; 163, 1929, 39.
*JAINZ-HAFEMEISTER: Z. ges. Inn. Med. 1952, H. 18.
— Dissertation, Rostock 1953.
JAMIN: Z. ges. Neurol. 131, 1941, 123.
JANET: zit. bei Schwartz.
JANSEN: Kli. Wo. 1924, Nr. 17, 715.
JANSEN u. HAAS: Schule u. Atlas der Elektrokardiographie für die Praxis. München 1943.
JANSEN u. LOEW: Dtsch. Arch. klin. Med. 89, 1907, 1.
JANSEN u. SCHMIDT: Arch. f. ges. exp. Path. u. Pharm. 171, 1933, 672.
JANSSEN: Z. Laryng., Rhinol., Otol. u. Grenzgeb. I, 1948, 286.
JANZEN: Kli. Wo. 1938, 622.

JARLOV u. JARLOV: Ann. Rheum. Dis. **9**, 1950, 28.
JENKINS: Journ. Nutrit. **4**, 1931, 305.
JESSERER: D. M. W. 1942, 479, 857.
— Wien. Kli. Wo. 1942, 109; 1943, 508; 1949, 17.
— Dtsch. Arch. klin. Med. **190**, 1943, 144; **191**, 1944, 399 u. 522.
— Schweiz. Rundsch. f. Med. **18**, 386, 1950.
— Klin. Med. (Wien) 1949, 707; 1950, 97; 1951, 6.
— Kli. Wo. 1949, 257.
JOHANNSSON: Scand. Arch. Physiol. **8**, 1898, 85.
JOKA: Dissertation Münster 1935.
JOKL: Ärztl. Woschr. 1951, 121.
JOKL u. PARADE: Med. Klin. 1933, Nr. 32.
JONES: Blood, **3**, 1948, 967.
DE JONG: Z. ges. Neur. u. Psych. **69**, 1921, 61.
JORDAN: Z. ges. Inn. Med. **5**, 1950, 171; **6**, 1951, 398; **7**, 1952, 116.
JÖRDI: Schweiz. Med. Woschr. 1939, 49.
JORES: Dtsch. Arch. klin. Med. **175**, 1933, 484.
— Erg. Inn. Med. **48**, 1935, 574.
— D. M. W. 1938, 737, 989 u. 995.
— Kolloid-Z. **89**, 1939, 163.
— Sonderdruck aus „Krankheit u. Kranksein".
— Acta med. Scand. **107**, 1940, 114.
— Klinische Endocrinologie 1949, 224.
JUNG: Z. ges. Neurol. u. Psych. **173**, 1941, 263.

KABISCH u. KABISCH: Z. ges. exp. Med. 113, 1944, 689.
*KAEDING: Dtsch. Z. f. Verd. u. Stoffwechselkr. **12**, 1952, 98, 13, 1953, 218.
KAGANAS: Schweiz. Med. Woschr. 1943, 1576.
KAHLER: Z. angew. Anat. u. Konstitutionslehre **1**, 1914, 139.
— Arch. inn. Med. 1, 1949, H. 2.
KAHLSTORF u. UHDE: Z. klin. Med. **125**, 1933, 85.
KAISER u. MAURATH: Kli. Wo. 1949, 659.
KALBFLEISCH: Ärztl. Forschg. 1950, 232.
KALBFLEISCH u. HERKLOTZ: Z. ges. Inn. Med. 1946, 25.
KALIEBE: Med. Klin. 1951, 1201.
V. D. KALL: Dissertation Münster 1937.
KALLER u. RELLER: Kli. Wo. 1946/47, 682.
KANZ, NETZLE u. DIRNAGL: Mü. Med. Wo. 1952, 1263.
KAPPERT: Die Diagnostik u. Therapie des Nebennierenausfalls und das Krankheitsbild der relativen Nebennierenrindeninsuffizienz (Hypadrenie). Basel 1947.
— Kli. Wo. 1947, 769.
KARITZKY: Dtsch. Z. f. Chir. **254**, 1940, 67.
— Forschg. u. Fortschr. **17**, 1941, 367.
— Z. ges. Inn. Med. 1947, 555.
— Zbl. f. Chir. 1948, 116.
— Dtsch. Z. Nervenhlkd. **162**, 1950, 139.
KARPLUS: Handb. Neurol. II, 1936, 402.
KATSCH: Die Erkrankungen des Magens. Handb. Inn. Med. 3/1, 1926, 150 (2. Auflage).
KAUDERS: Vegetatives Nervensystem u. Seele. Wien 1946.
— Wien. Kli. Wo. 1947, 642.
— Klin. Med. 24, 1948, 3.
KATZMEIER: Fortschr. Neurol. u. Psych. 18, 1950, 245.
KEESER: zit. b. Meyer, D. M. W. 1928, 16.
KEHRER: Z. Neurol. 81, 1923, 382.
— Zeitfragen d. Augenheilkunde. Berlin 1938.
— D. M. W. 1947, 288.
— Vom seelischen Altern. Münster 1950.
— Kli. Wo. 1948, 530.
KEIL u. DWORACEK: Die Medizinische 1952, 891.
KELLER: Arch. Derm. **115**, 1928, 67; **162**, 1930, 582.
— Z. ges. exp. Med. **82**, 1932, 462.
KELLER u. DAVIS: Am. J. Med. Sc. **163**, 1922, 425.
KESTNER: D. M. W. 1919, 1.
— Kli. Wo. 1923, 855; 1926, 1646; 1928, 1782.
— Verh. d. Ges. f. Verd. u. Stoffw. Krankh. **6**, 1926, 33, 105
— Pflüg. Arch. **234**, 1934, 290.

Kestner u. Knipping: Die Ernährung des Menschen. Berlin 1926. 2. Auflage.
Kezdi u. Steigerwald: Ärztl. Forschg. 1952, 309.
Kibler: Die Med. Welt 1951, 881.
Kibler u. Schimmel: Mü. Med. Wo. 1950, H. 33/34.
Kienle: Praktische Elektrokardiographie. Leipzig 1943.
— Das Belastungs-Ekg. u. Steh-Ekg. Leipzig 1946.
Kirchner: D. M. W. 1941, 482.
Kirsch: Dtsch. Ges. f. Path. **34**, 1950, 109.
Kisch: Z. Kreislauf. **23**, 1931, 241, 729.
— Verh. dtsch. Kreislauff. **24**, 1932, 251.
— Med. Klinik 1932, 334
— Kli. Wo. 1932, 1299.
Klee: Pflügers Arch. **145**, 1912, 557.
— Dtsch. Arch. klin. Med. **128**, 1919, 204.
Klein, O.: Z. klin. Med. **97**, 1923, 312.
Klein, W.: Z. exp. Med. **75**, 1931, 842.
— Ärztl. Forschg. 1951, I, 537.
Klein u. Schally: Med. Klinik 1935, 1599.
Kleinschmidt: zit. bei Bauer, 1924, S. 182.
Kleinsorge: Ärztl. Woschr. 1948, 634; 1952, 113.
— Die Einwirkungen affektiver Erregungen auf das Blut. Hab. Schrift, Jena 1949.
— Med. Klinik 1951, 407.
— Z. Psychotherapie u. med. Psychol. 1951, 39, 147 u. 205.
— Die Therapiewoche 1951/52, H. 6/7.
Kleinsorge u. Klumbies: D. M. W. 1949, 37.
Kleist: D. M. W. 1951, 1197.
Klemperer: Verh. d. Vereins f. Inn. Med. Berlin, 1896/97, 67.
de Kleyn: Dtsch. Z. Nervenhlkde. **132**, 1933, 157.
Klingmüller: zit. bei Volhard, Handb. Inn. Med. 6/I, 1931, 593.
— Z. exp. Med. **46**, 1925, 94, **56**, 1927, 75.
Klingner: Der Militärarzt 1941, 464.
Klotz: Z. Kreislauff. **22**, 1930, 601.
— Dtsch. Ges. Wes. 1947, 437.
— Z. Geburtsh. u. Gyn. **128**, 1947, H. 3; **129**, 1948, 247.
— Zbl. Gyn. 1948, Bd. 70, 744; **73**, 1951, 1571.
— Zbl. Chir. **72**, 1947, 979.
— Hippokrates 1950, 328.
*Knaack: Z. ärztl. Fortb. 1951, 626.
Knebel: Verh. Dtsch. Ges. Inn. Med. **56**, 1951, 177.
Knipping: Z. Biol. **77**, 1922, 165.
— Z. exp. Med. **43**, 1924, 656; **50**, 1926, 345.
— Kli. Wo. 1925, 2047; 1928, 49.
— Erg. Inn. Med. u. Kinderhlkde. **31**, 1927, 1.
Knöll: Vortrag in der Med. Wiss. Ges. d. Univ. Rostock am 12. 3. 52.
Knoll, Wilbrandt u. v. Wyss: Helvet. Med. Acta (Ser. A) **16**, 1949, 443.
Kobryner: Kli. Wo. 1927, Nr. 22.
Koch, E.: Pflügers Arch. **207**, 1925, 497.
— Die reflektorische Selbststeuerung des Kreislaufs. Dresden u. Leipzig 1931.
— Kli. Wo. 1932, 225.
— Z. Kreislauff. **24**, 1932, 251.
— Kli. Wo. 1951, 474.
*Koch u. Mark: Z. Kreislauff. **23**, 1931, 319.
Koch u. Simon: Kli. Wo. 1928, 2104.
Koch, R.: Dtsch. Z. Nervenhlkde. **54**, 1915, 150.
Koeppen: Dtsch. Arch. klin. Med. **192**, 1944, 81.
Kohl u. Damann: Z. Altersforschg. 2, 1940, 310.
Kollarits: Dtsch. Z. Nervenhlkde. **38**, 1910, 438.
Komant: Med. Welt 1938, 1349.
*König: Dissertation Münster 1944. (Fol. haematol. **68**, 1944, 40.)
Koranyi: zit. b. Somogyi Wien. Kli. Wo. 1913, 1331.
Kornmüller: Elemente nervöser Fahrigkeit. Stuttgart 1947.
— zit. b. Baumgarten Pflüg. Arch. 252, 1949/50, 101.
Korotkoff: zit. b. Recklinghausen.
Korth: Arch. Kreislauff. 3, 1938, 1.
— Klinische Elektrokardiographie. 5. Auflage. München-Berlin 1952.

*KÖTTER: Dissertation, Münster 1943.
KRAMER u. TISDAL: Journ. biol. chem. 46, 467; 47, 457; 48, 1 u. 223; 53/54, 1922, 241.
KRANZ: Fortschr. Neur. Psych. u. Grenzgeb. 21, 1953, 223.
KRASNOGORSKI: Moschr. Kinderhlkde. 12, 1914, 129.
KRAUCHER: Ref. Kongr. Bl. 130, 1951, 119. (Rass. neuro. veg. 7, 1949, 377.)
KRAUS: Wien. Kli. Wo. 1899, 416; 1931, 469 u. 505.
— Med. Klinik 1905, 1271.
— D. M. W. 1905, 1; 1917, 1153; 1906, 1889.
— Allgemeine u. spezielle Pathologie der Person. Klinische Syzygiologie, Teil I, Leipzig 1926. Allgemeiner Teil, Leipzig 1929.
— Insuffizienz des Kreislaufapparates (Spezielle Path. u. Ther. IV, 1, 1925).
KRAUS u. ZONDEK: D. M. W. 1921, 1513.
— Kli. Wo. 1922, 996 u. 1773; 1924, 707 u. 735.
KREHL: Entstehung, Erkennung u. Behandlung innerer Krankheiten II. Berlin 1932.
— Mü. Med. Wo. 1906, 2333.
KREIENBERG u. ERHARDT: Kli. Wo. 1948, 241.
v. KRESS: Dtsch. Med. Journ. 1952, 373.
KRETSCHMER: Körperbau u. Charakter. Berlin 1951.
— D. M. W. 71, 1946, H. 29/32.
KRISTENSON: Uppsala Läk. för Förh. 31, 1925/26.
KROGH: Anatomie u. Physiologie der Kapillaren. Berlin 1924
— Kli. Wo. 1927, 722.
KROGH u. LINDHARDT: Biochem. Journ. 14, 1920, 290.
KROLL: zit. nach v. Stockert.
KRÖLL: Acta neuroveg. II, 1951, 377.
KROETZ: Acta med. Scand. Suppl. 108, 1940, 234.
— Handb. Bethe-Emden 16, 2, 1931, 1729.
KÜCHMEISTER u. GENSLER: Kli. Wo. 1951, 274.
KUDISCH: Fortschr. a. d. Geb. d. Rö.-Strahlen 46, 1932, 529.
KUHN a. s.: Ber. dtsch. chem. Ges. 1940, 823.
KÜHN: Z. Altersforschg. 1951, 363.
KÜHNS: Z. Kreislauff. 38, 1949, 669.
KUNZE: Z. klin. Med. 138, 1940, 277.
— Z. ges. Inn. Med. u. Grenzgeb. 1949, 367, 705.
— Arch. physik. Therap. 1950, 338.
KÜNZLI: Die Angst als abendländische Krankheit. Zürich 1948.
KURAS: Z. ges. Neurol. u. Psych. 168, 1940, 415.
KUSHIMA: Ref. Kongr. Zbl. 98, 1939, 296.
KWERCH u. LEIBETSEDER: 4. Österr. Ärzte-Tagung Salzburg 1950, 110.
KWIATKOWSKI: Journ. Physiol. (Brit.) 102, 1943, 32.
KYLIN: Z. ges. exp. Med. 41, 1924, 439; 69, 1929, 711.
— Der Blutdruck des Menschen. Dresden 1937.
— Der Gehalt des Blutes an Calcium u. Kalium. Acta med. Scand. Suppl. 19, 1927.

LACHMANN: Z. ges. Inn. Med. 1952, 550.
LAIGNEL-LAVASTINE: Ref. v. Schilf (Nervenarzt 6, 1933, 415).
LAMI u. SANTIN: Riforma med. 1935, 1318.
LAMPERT: Kli. Wo. 1931, 832.
LANDAU: Ref. Kongr. Zbl. 68, 1933, 634.
LANDEN: Med. Klinik 1950, 461.
LANDES u. ARNOLD: Kli. Wo. 1947, 654.
LANDIS: zit. nach Essen (Dtsch. Arch. Klin.-Med. 117, 1935, 144).
LANGE: Hypertonie u. Sklerose der Blutstrombahn. 1941. D. M. W. 1949, 8.
LANGE, EHRLICH u. COHN: Journ. exp. Med. (Am.) 52, 1929, 65, 73, 81, 85.
LANGLEY: Das autonome Nervensystem (übersetzt v. Schilf), Berlin 1922.
LAPINSKY: Z. ges. Neurol. u. Psych. 22, 1914, 58.
LAQUEUR u. MÜLLER: Leitfaden der Elektromedizin und elektrische Licht- und Wärmebehandlung, Halle 1951.
LAROCHE u. RICHET: La presse médicale 71, 1950, 1253.
LASCH u. MORITZ: Wiener Z. inn. Med. 31, 1950, 296.
LASCH u. MÜLLER-DEHAM: Dtsch. Arch. klin. Med. 169, 1930, 369.
LASZLO u. SCHÜRMEYER: Verh. dtsch. Ges. Inn. Med. 43, 1930, 161.
— Z. klin. Med. 116, 1931, 22.
LAUBENTHAL: D. M. W. 1948, 187.
— Über Zwischenhirnsyndrome. Stuttgart 1949.

v. LAUDA: Lehrbuch d. Inn. Med. **I**, Wien 1949.
LAUFBERGER: Biol. Listy, **19**, 1934, 73.
— Bull. soc. biol. **19**, 1937, 1575.
LAURELL: Fortschr. a. d. Geb. d. Rö.-Strahlen **53**, 1936, 501.
— Dissertation Lund 1947.
LAURENTIUS u. KLOPFLEISCH: Mü. Med. Wo. 1940, 1045.
LAUTER: Dtsch. Arch. klin. Med. **150**, 1926, 315.
LAVDOWSKY: Arch. Path. Anat. Physiol. **96**, 1884, 60, 75; **97**, 1884, 177, 196.
LAVOISIER: Oevres de Paris **2**, 1862.
LEAK: s. Anderson c. s.
MACLEAN, BAY u. HASTINGS: Am. Journ. Physiol. **1**, 1933, 105.
LEHMANN u. HARTLIEB: Z. menschl. Vererbungs- u. Konst. Lehre **21**, 1938, 271.
LEICHER: Dtsch. Arch. klin. Med. **141**, 1923, 85.
— Verh. dtsch. Ges. Inn. Med. **34**, 1922, 417.
— Dtsch. Z. Nervenhlkde. 75, 1922, 296.
LEITINGER: Kli. Wo. 1943, 356.
LEITNER u. STEINLIN: Arch. Kreislauff. **13**, 1943, 62.
LEITOV-KAHN: zit. b. Durig, Monogr., Wien 1932.
LENDLE: Arch. exp. Path. u. Pharm. **143**, 1929, 108.
— Die Medizinische 1952, 29/30.
LEPESCHKIN: Das Elektrokardiogramm. Dresden-Leipzig 1941 u. 1947.
LERICHE u. FONTAINE: Journ. de Chir. **34**, 1935, 537.
LERMANN: Z. exp. Med. **85**, 1932, 536.
LESCHKE: Erkrankungen des vegetativen Nervensystems. Leipzig 1931.
— Wien. Kli. Wo. 1928, 1705.
LESCHKE u. FINKELSTEIN: Z. Exp. Med. **68**, 1929, 270.
LEVA: Mü. Med. Wo. 1913, 286.
— Z. klin. Med. **132**, 1937, 1919.
LEVI u. CUENDET: Schweiz. Med. Wo. 1947, 1203.
LEVIN-EGOLINSKY: Fiziol. Z. **20**, 1936 (aus Ber. üb. ges. Phys. u. Pharm. 96).
LEWIS: Die Blutgefäße der menschlichen Haut und ihr Verhalten gegen Reize. Übersetzt v. Schilf, Berlin 1928.
LEWIS u. GRANT: Heart **9**, 1924, 209.
LEWIS u. WEBSTER: Journ. exp. Med. **33**, 1921, 261.
LEWY: Monatsschr. f. Psych. u. Neurol. **25**, 1909, 55.
— Z. ges. Neurol. u. Psych. **63**, 1921, 271.
LICHTWITZ: Pathologie der Funktionen u. Regulationen. Leiden 1936.
*LIEDTKE: Dissertation Rostock 1950.
LILLIE: Z. ges. exp. Med. **6**, 1918, 91.
LINKE, KREIKER u. LEBOK: Med. Monschr. 1950, 266.
LIPPERT: Kli. Wo. 1935, 645.
LIPROSS: Kli. Wo. 1941, 49.
LJUNG: Cardiologia **14**, 1949, 191.
— Hygieia 1947, 2245.
LOEB: Biochem. Z. **31**, 1895, 450.
LOEWY, A.: Pflügers Archiv 49, 1891, 405.
LOEWI, O.: Kli. Wo. 1927, 2169.
— Abh. Verdauungs- u. Stoffwechselkr. Bd. X, 1927, Heft 6.
LÖFFLER: Biochem-Z. **126**, 1921/22, 316.
LÖHLE: Z. ges. Inn. Med. u. Grenzgeb. 1952, 72.
LOMMEL: Dtsch. Arch. klin. Med. **72**, 1902, 465.
— Ärztl. Woschr. 1949, 161; 1952, 401.
— Med. Welt 1951, Nr. 46.
— Dtsch. Ges. Wes. 1952, H. 9/10.
LONG: Lancet I, 1952, 325.
LOTTIG: Beih. d. Z. f. angew. Physiol. 1931, Nr. 62.
LÖWENFELD: Mü. Med. Wo. 1891, 856.
LÖWENSTEIN: Monatsschr. f. Psych. u. Neur. **66**, 1927, 126.
LUBLIN: Kli. Wo. 1926, 1263.
— Z. klin. Med. **114**, 1930, 33.
LUBOLDT: Arch. Physik. Ther. 1950, 232.
LUBOWSKI: D. M. W. 1923, 21.
LUCIANI: zit. bei Eppinger u. Hess.
LUDANY, v., BERTHA u. GRÖRY: Kli. Wo. 1938, II, 1293.
LÜDERITZ: Dtsch. Arch. klin. Med. **196**, 1949, 123.

LÜDIN: Schweiz. Med. Wo. 1948, 710; 1949, 843.
LUISADA- Ergeb. Inn. Med. **47**, 1934, 92.
v. LUKACS: Wien. Kli. Wo. 1926, 885.
LUSCHKA: Die Nerven des menschlichen Wirbelkanals. Tübingen 1850.
LUSK: Arch. int. med. **12**, 1913, 485.
— Journ. biol. Chem. **13**, 2, 155.
— Ergb. d. Physiol. **33**, 1931, 103.

MACKENZIE: Diseases of the heart. 2. Aufl. London 1909.
MAGNUS: Körperstellung. Berlin 1924.
MAGNUS-ALSLEBEN: Kli. Wo. 1928, 737.
MAGNUS u. de KLEYN: Handb. d. Neurol. des Ohres **1**, 1924, 465.
MAGNUS-LEVY: Pflügers Arch. **55**, 1894, 1.
— Berl. Kli. Wo. 1895, 130.
— Z. klin. Med. **60**, 1906, 177; **115**, 1930, 1.
MAHLO: Die Erkrankungen des Magens. Hamburg 1947.
— D. Z. f. Verd. u. Stoffw.-Krankh. **10**, 1950, 280.
— Med. Klinik 1951, 705.
— D. M. W. 1951, 698.
MAINZER: Acta med. Scand. **87**, 1935, 50.
MAITLAND: The Lancet **259**, 1950, 7.
MALAN: zit. b. Fischer. Ergebn. d. Physiol. **27**, 1928, 209.
MALL: Z. Psych. u. Phys. d. Sinnesorgane. **138**, 1936, 329.
MALPIGHI: Opera omnia 1668.
MARBURG: Handb. d. Neurol. **16**, 1936, 524.
MAREY u. VULPIAN: zit. nach Günter.
*MARK: Wien, Kli. Wo. 1925, Nr. 33.
— Arch. f. exp. Path. u. Pharm. **116**, 1926, 333 ff.; 166, 1932, 493.
— Arbeitsphysiologie **2**, 1929, H. 2.
— Verh. dtsch Ges. Inn. Med. **42**, 1930, 149.
— Hab.-Schrift, Köln 1930.
— Ergebn. Inn. Med. u. Kinderhlkde. **43**, 1932, 668.
— Z. ges. exp. Med. **90**, 1933, H. 1/2.
— Kli. Wo. 1935, 1233.
— Seminar innerer Erkrankungen. Hamburg 1948.
— Zbl. Inn. Med. 1941, 585.
— Pro medico 1949, 107.
— Dtsch. Arch. klin. Med. **198**, 1951, 383.
— Wien. Kli. Wo. 1951, 25 u. 40.
— Wege vergleichender Therapie, I/II, München-Berlin, 1952.
— Z. ges. Inn. Med. u. Grenzgeb. 1952, 50.
*MARK u. KNOPS: Med. Welt 1942, 723.
*MARK u. NEUMANN: Z. ges. exp. Med. 80, 1931, H. 1/2.
*MARK u. SEIFERTH: Z. Hals-, Nasen-, Ohrenhlkde **34**, 1933.
MARTIN u. SCICLOUNOFF: Helvet. Med. Acta **5**, 1938, 576.
MARTINI u. PIERACH: Kli. Wo. 1926, 1809 u. 1837.
MARX: Dtsch. Arch. klin. Med. **152**, 1926, 354, **161**, 1928, 174.
— Kli. Wo. 1927, 1750.
— Handb. Ohrenhlkde. 1938, 133.
— Handb. Inn. Med. **6**, 1, 1941, 152.
MASSLOV: Ucenije o constitucijach v detskom vozraste. Leningrad 1926.
MASSON: zit. Acta neurov. I, 1950, 623.
MATEEFF: Arbeitsphysiologie **8**, 1935, 595.
MATEEFF u. BOROFF: Die Schulrundschau **28**, 1928, H. 8 (Bulgarisch).
MATEEFF u. PETROFF: Kli. Wo. 1931, 1027.
— — Z. ges. exp. Med. **85**, 1932, 115.
MATEEFF u. SCHWARTZ: Pflüg. Arch. **236**, 1935, 77.
MATTHES: Kli. Wo. 1942, 13.
— Kreislaufuntersuchungen am Menschen mit fortlaufend registrierenden Methoden. Stuttgart 1951.
MATTAUSCH: Wien. Med. Wo. 1933, Nr. 51.
MAUDERLI c. s.: Schweiz. Med. Wo. 1947, 83.
MAUZ: Nervenarzt **9**, 1936, 555.
MAYER-LIST u. HÜBNER: Mü. Med. Wo. 1925, 2185.
MECHELKE u. MEITNER: Arch. f. Kreislauff. **16**, 1949, 160.

*Meier: Dissertation Rostock 1951.
— Acta neuroveget., im Druck.
Meissner: Dtsch. Ges. Wes. 1950, 232.
Mei Yo Chen: s. Anderson c. s.
Mellinghoff u. Krusiono: Dtsch. Arch. klin. Med. **194**, 1949, 277 u. 285; **196**, 1949, 52.
Melrose: Ref. D. M. W. 1951, 1512.
Menzel: Med. Welt 1951, 583.
— Erg. Inn. Med. **61**, 1942, 1.
— Z. Altersforschg. **6**, 1952, 26.
Mesnet: zit. nach Falk: Dissertation München 1901.
Meyer: Ges. dtsch. Nervenärzte 1912, 90.
— Dtsch. Z. Nervenhlkde. **45**, 1912, 330.
— Kli. Wo. 1952, 365.
Meyer u. Synck: Z. Kinderhlkde. **63**, 1943, 709.
Meynert: Die Erkrankungen des Vorderhirns. Wien 1884.
Meythaler: Kli. Wo. 1937, 983.
Meythaler u. Kleineidam: Arch. exp. Path. u. Pharm. **178**, 1935, 315.
Michel: Grenzgeb. d. Med. 1949, 61.
Mies: Z. ges. Inn. Med. 1947, 520.
— Pathol. Physiol. Hamburg 1947.
— Arch. f. Ohren-, Nasen- u. Kehlkopfhlkde. **151**, 1942, 294.
Minor: Dtsch. Z. Nervenhlkde. **101**, 1928, 303.
*Mitteldorf u. Scholz: Z. Ärztl. Fortbild. 1950, H. 13/14.
Mlczoch: zit. bei Siedeck.
*Moeller: Verh. Dtsch. Ges. Kreislauff. **18**, 1952, 232.
Moeschlin: Acta hameat. (Basel) **2**, 1949, 399.
— Schweiz. Med. Wo. 1949, 842; 1950, 1092; 1951, 1247.
— D. M. W. 1950, 786.
Mohnike: Verh. d. Ges. Verdauungs- u. Stoffw.-Krankh. **16**, 1952, Essen.
*Moldt: Dissertation Rostock 1951.
Moleschott: Wien. Med. Klinik 1854.
Molitor, Brod u. Sirota: Am. Journ. of Physiol. **157**, 1949, 31.
Monasterio: Z. ges. exp. Med. **81**, 1932, 276.
Monnier: Der Nervenarzt 1934.
Monrad-Krohn: Die klinische Untersuchung des Nervensystems. Stuttgart 1950, 313.
Moore c. s.: Journ. clin. invest. **18**, 1939, 543.
Moos: Kli. Wo. 1927, 665.
Moracci: Ref. Ber. ges. Physiol. u. Pharm. **76**, 1934, 282.
Moritz: Dtsch. Arch. klin. Med. **77**, 1903, 339; **82**, 1905, 1.
— Mü. Med. Wo. 1908, 713.
Morpurgo: Verh. d. Klimatol. Tagung in Davos 1925, 336.
Mosler u. Wehrlich: Z. klin. Med. **91**, 1921, 190.
Mosse: Jahrb. Kinderhlkde. **99**, 1922, 244 u. im Helmreich: Physiologie des Kindesalters. Berlin 1933.
Müller, E. F.: Handb. d. Haematol. **1**, I.
— zit. bei Hoff, Erg. Inn. Med. **33**, 1928.
— Mü. Med. Wo. 1923, 1168.
Müller E. F. u. Rose Hölscher: Z. ges. exp. Med. **41**, 1924, 325.
Müller, Fr.: Der Blutdruck. Merck's Annalen 1934, H. 3 .
Müller, F. v.: zit. bei Albrich u. Bertschinger.
— D. M. W. 1937, 1933.
Müller, L. R.: Lebensnerven, Lebenstriebe. Springer, 3. Aufl. 1931.
Müller, O.: Die feinsten Blutgefäße des Menschen in gesunden und kranken Tagen. Stuttgart 1937.
— D. M. W. 1930, 575.
— Schweiz. Med. Wo. 1940, 365, 777, 901.
Müller-Deham u. Lasch: Dtsch. Arch. klin. Med. **165**, 1929, 354.
Müller-Deham: Die inneren Erkrankungen im Alter. Wien 1937.
Munk: Grundriß der gesamten Röntgen-Diagnostik, Leipzig 1914.
— Pathologie u. Klinik der Nephrosen, Nephritiden u. Schrumpfnieren. Berlin, Wien 1918/25.
Murlin u. Greers: Am. Journ. of Physiol. **33**, 1914, 253.
Müsch: Arch. f. Psych. **181**, 1949, 666.

NADLER: Am. Journ. Med. **5**, 1948, 838, zit. bei Lepeschkin.
NAEGELI: Blutkrankheiten und Blutdiagnostik. 4. Auflage.
NAGLO, OWE: Acta paediatr. (Schwed.) **10**, 1930/31, 353.
NASSE: Der Einfluß der Nahrung auf das Blut. Marburg 1850.
NATORP: Med. Klinik 1949, 1351, 1383.
NEHL: Z. klin. Med. **81**, 1915, 182.
NEIDHARDT u. SCHLINKE: Der Balneologe 1937, 305.
NELEMANS: Med. Klinik 1951, 248.
NELKEN und STEINITZ: Z. klin. Med. **103**, 1926, 317.
NEUMANN: zit. Bauer S. 182.
NEVERMANN: Arch. Gyn. **129**, 1927, 891.
NIZZOLO: zit. bei Durig Monogr. Wien 1932.
NIDDELHAUVE: Dissertation Hamburg 1949.
NIEDNER: Acta neuroveg. I, 1950, 3/4, 353.
NIEMEYER: zit. b. Mark, Kli. Wo. 1935, 1233.
NOGUCHI: Arch. f. exp. Path. u. Pharm. 108, 1925, 64, 73.
NOLTE: Fortschr. a. d. Geb. d. Rö.-Strahlen **50**, 1934, 211.
NONIDEZ: Anatom. Anzeiger **82**, 1936, 384.
NONNENBRUCH: Ärztl. Woschr. 1947, 69/70, 1089.
— 1. Fortb. Tagg. d. Weserberglandklinik Höxter/West. Acta neuroveg. II, 1951, 232.
v. NOORDEN: Hysterische Vagusneurosen. Charité-Annalen 18, S. 249. 1891.
— Handb. d. Pathol. d. Stoffwechsel Berlin 1907.
— Kli. Wo. 1926, Nr. 27.
NORDENFELT: Z. Kreislauff. 1939, 761.
— Nordisk. Medic. **13**, 1942, 498.
— Arch. Kreislauff. XIII 1944, 97.
NOTHAAS: Kli. Wo. 1929, 820.
— Z. exp. Med. **102**, 1937, 728.
NOTHMANN: Handb. Inn. Med. 3. Auflage **VI**, 1, 1941, 157.
NOYONS u. v. GOORI Acta brev. neerl. Physiol. **9**, 1939, 198.

OBERDISSE: Diskussionsbemerk. im Colloquium d. Neurochir. Klinik Köln, 9/651.
OBERDISSE u. RAUSER: Kli. Wo. 1949, 316.
ODENTHAL: D. M. W. 1949, 112.
OETTEL: Z. klin. Med. **140**, 1942, 445.
OETTGEN: Virch. Arch. **319**, 1951, 578.
OHM: Kli. Wo. 1922, 2269.
OLNJANSKAJA: Hirnrinde und Gaswechsel. Moskau 1950 (russisch).
OPPENHEIM: Lehrbuch der Nervenheilkunde. 5. Auflage.
*OPPERMANN: Z. Ärztl. Fortb. 1951, 10 u. 78.
— Z. Ärztl. Fortb. 1952, 246.
*OPPERMANN u. MEIER: Z. ges. Inn. Med. 1952, H. 24.
ORTNER: Klinische Symptomatologie innerer Krankheiten. III. Berlin/Wien 1927, 349.
OSLER: Brit. med. Journ. 1912, II, 1059.
OSWALD: Die endokrinen Drüsen. Bern 1949.
OTTO: Ärztl. Woschr. 1951, 183.

PAL: D. M. W. 1930, Nr. 52.
— Die Tonuskrankheiten des Herzens u. der Gefäße. Wien 1934.
PALME: Arch. exp. Path. u. Pharm. **183**, 1936, 170.
PALMER-MEANS-GAMBLE: Journ. of biol. Chem. **19**, 1914, 239.
PAPE: Acta neurov. III, 1951, 474.
PARADE: Med. Welt 1943, 157; 1951, H. 41/42.
— D. M. W. 1949, 495.
— Dtsch. Med. Rundsch. 1949, 336.
PARR: Kli. Wo. 1951, 506; 1952, 493.
— Z. klin. Med. 1950, **147**, 203, 261.
PARRISIUS: Psyche und Kapillaren. 1921.
— Dtsch. Z. Nervenhlkde. **72**, 1921, 310.
PASCALIS: La presse médical 1942, 338.
PAWLOW: Z. ärztl. Fortb. 1952, 476.
PELNÀR: Das Zittern. Berlin 1913.
PERPINA: Ref. Zentralorg. ges. Chir. **69**, 1934, 623.
PERITZ: Z. Klin. Med. **77**, 1913, 192.

Peter, K.: zit. bei Werner.
Peters: Spezielle Pathologie des zentralen u. peripheren Nervensystems.
Pette: Z. ges. Neurol. u. Psych. **165**, 1939.
— D. M. W. 1950, 1459.
Pettenkofer u. Voit: Z. Biol. **2**, 459.
Pfanner: zit. Wigand.
Pfeiffer c. s.: Kli. Wo. 1952, 56.
Pfister: Arch. Kinderhlkde. 1898, 26.
Pfleiderer: Arch. f. Gyn. **144**, 1930, 595.
Pflomm: Mü. Med. Wo. 1930, 1854.
v. Philippsborn: Dtsch. Arch. klin. Med. **145**, 1924, H. 5/6; **155**, 1927, H. 3/4; **160**, 1928, H. 5/6; **168**, 1930, H. 3/4.
— Fol. haemat. **41**, 1930, 1/2.
— Med. Welt. 1931, Nr. 36.
— Der Balneologe. 1934, H. 5.
— Strahlentherapie. **55**, 1936.
— Acta med. Scand. Suppl. **108**, 1940, 43.
— Mikroskopie **4**, 1949, 172.
— Med. Moschr. 1950, 122.
Pick: Kli. Wo. 1937, 1481.
— Pharmakologie des vegetativen Nervensystems.
Pickhan: zit. bei Dalicho.
Pincussen: Mikromethodik 1931, zit. Mellinghoff.
Piper: Med. Klinik 1952, 370.
Plaut: Fortschr. a. d. Geb. d. Rö.-Strahlen **26**, 1918/19, 17.
Plenk: zit. b. Schmeichler, Wiener Med. Wo. 1875, 1179.
Pletnow: Z. klin. Med. **102**, 1926, 103.
Polonsky: Dissertation Berlin 1911.
Polzien: Kli. Wo. 1952, 411.
Pongs: Einfluß tiefer Atmung auf den Herzrhythmus und seine klinische Verwendung. Berlin 1923.
Poos u. Risse: Arch. exp. Path. u. Pharm. **108**, 1925, H. 3/4, **112**, 1926, H. 3/4.
Popek: Zbl. Neurol. **54**, 1930, 741.
Porges: Magenkrankheiten, Darmkrankheiten, ihre Diagnose und Therapie. 1935.
Pototzki: Moschr. f. Psych. **69**, 1928.
Potthast: Acta neurov. III, 1951, 399.
Prengowski: Arch. f. Psych. **41**, 1906, 746.
Prosiegel: Med. Moschr. 1948, 311.
Pubul: zit. b. Hein (Vortrag 1950).
Püttmann: Dtsch. Z. Nervenhlkde. **161**, 1949, 17.

DeQuervain: zit. b. Grimm (Dtsch. Ges. Wes. 1951, 1249).
Quilisch: Dissertation Kiel 1951.

Raab: Kurzwellen-Therapie in der Praxis. Leipzig 1937.
Raab u. Friedmann: Z. Klin. Med. **129**, 1936, 468.
Radnai: Magyar. Orvosi Arch. **31**, 1930, H. 4.
Ramon y Cajal: Studien über Nervenregeneration (übersetzt), Leipzig 1908.
Ratschow: Die peripheren Durchblutungsstörungen. Dresden u. Leipzig 1946.
Raudnitz: Verh. d. 85. Kongr. Dtsch. Naturf. u. Ärzte Wiesbaden 1917.
Rautmann: Internisten-Kongr. f. Körperkultur u. Sport 1928. Amsterdam.
— Die Untersuchung u. Beurteilung der röntgenographischen Herzgröße. Darmstadt 1951.
Rayer: zit. nach Polonsky.
Razgha u. Zselyonka: Z. ges. exp. Med. **100**, 1942, 658.
Reche: D. M. W. 1893, 296.
v. Recklinghausen: Arch. Path. Anat. u. Physiol. **28**, 1863, 157.
— Blutdruckmessung und Kreislauf in den Arterien des Menschen. Dresden 1940.
Redisch: Mü. Med. Wo. 1923, 589.
— Verh. d. Ges. f. Kreislauff. **3**, 1930, 33.
Regelsberger, H.: Z. ges. exp. Med. **70**, 1930, 438.
— Fortschr. d. Rö-Strahlen **42**, 1930, 379.
— Med. Klinik, 1935, 1661; 1949, 817.
— Der bedingte Reflex und die vegetative Rhythmik des Menschen, dargestellt am Elektrodermatogramm. Acta neuroveg. Suppl. **I**, Wien 1952.

REGELSBERGER, H. S. jun.: Ärztl. Wosch. 1949, 449; 1950, 266.
— Acta neuroveg. II, 1951, 189.
REGNIERS: Rev. belge sci. med. 1930, 207.
REIMANN u. DESTUNIS: Berl. Med. Z. 2, 1951, 266.
REIMER: Mü. Med. Woschr. 1940, 1305.
REIN: Handb. d. Haut- u. Geschlechtskrankh. 1, II, 1929.
— Z. Biol. 89, 1930, 307, 319.
— Pflügers Arch. 244, 1941, 603.
— Herz- u. Kreislaufinsuffizienz 3. Auflage, Dresden/Leipzig 1934.
— Einführung in die Physiologie des Menschen. 9. Auflage. Berlin 1948.
REINÄCKER: Z. exp. Med. 107, 1940, 647.
REINDELL: Arch. Kreislauff. 7, 1940, 117.
— Diagnostik der Kreislaufschäden. Stuttgart 1949.
REINDELL u. BAYER: Z. klin. Med. 141, 1942, 151.
REINDELL u. DELIUS: Z. klin. Med. 143, 1944, 29.
REINDELL u. KLEPZIG: Z. ges. inn. Med. u. Grenzgeb. 1948, 193.
— Z. Kreislauff. 38, 1949, 129.
REINERT: zit. b. Heilmeyer, Handb. d. Inn. Med. II, 3. Auflage 1942.
REINHARDT: Verh. dtsch. Path. Ges. 29, 1936, 222.
— Verh. d. dtsch. Ges. Kreislauff. VIII, 1935, 173.
REINWEIN: im Lehrbuch Innere Medizin Stuttgart 1949.
REITTER u. RITTER: Z. ges. exp. Med. 119, 1952, 559.
RENKEN u. ZYLMANN: Therapie d. Gegenwart 1952, 345.
*REUTER: Dissertation Münster 1941.
RHEINSTÄTTER: Volksmanns Sammlg. klin. Vortr. Gyn. 1880, 54.
RHOADS: The Am. Journ. of Physiol. 109, 1934, 324.
RHODE u. ELLINGER: Zbl. Physiol. 27, 1914, Nr. 1, 12 (zit. bei Volhard).
RICHET: Arch. de Physiol. 17, 1885, 284.
RICKER: Entwurf einer Relationspathologie. Jena 1905.
— Allgemeine Pathophysiologie v. A. D. Speransky. Stuttgart 1948.
RICKER u. REGENDANZ: Virch. Arch. 207, 1021, 1
RIECKER: Z. Laryng., Rhin. Otol. 1949, 138.
RIEKER: D. M. W. 1947, 535.
*RIESE: Dissertation Münster 1940.
RIML u. WOLFF: Arch. exp. Path. u. Pharm. 157, 1930, 193.
RINDFLEISCH: Experimentalstudien über die Histologie des Blutes. Leipzig 1863.
RISAK: Der klinische Blick. Wien 1937.
— Deutscher Militärarzt. 1941, 578.
— Wehrmedizin 3, Wien 1944, 245.
RITTER H.: Hippokrates 1952, 324.
RITTER R. und H. REITTER: Dtsch. Zahn-, Mund- u. Kieferheilk. 18, 1953, 12.
ROBBERS: D. M. W. 1951, 6, 175.
ROBINSON, POWER u. KEPLER: Proc. Staff. Meet. Mayo Clinic Rochester 16, 1941, 577.
ROEMHELD: Fortschr. d. Med. 1913, Nr. 3.
— Verh. d. Ges. Kreislauff. XI. 1938.
ROESLER: Dtsch. Arch. klin. Med. 170, 1931, 558.
— Arch. exp. Path. u. Pharm. 174, 1934, 28.
— Arch. exp. Path. u. Pharm. 177, 1935, 147.
— Med. Klinik 1949, Nr. 8.
— Med. Moschr. 1952, 384.
ROESSEL: Z. ges. exp. Med. 109, 1941, 679.
ROHR: Das menschliche Knochenmark. Stuttgart 1940.
v. ROMBERG E.: Lehrbuch der Krankheiten d. Herzens und der Blutgefäße. 4./5. Auflage, Stuttgart 1925.
v. ROMBERG E. H.: Med. Moschr. 1951, 57.
v. ROQUES: zit. b. Hansen u. v. Staa.
ROSENBACH: D. M. W. 1879, 535.
ROSENBLATT, DEHN u. LÖHLEIN: Ärztl. Woschr. 1951, 59.
ROSENBLUM: Z. klin. Med. 111, 1929, 197.
ROSENFELD: Kli. Wo. 1944, I.
ROSENOW: Verh. dtsch. Ges. inn. Med. 40, 1928, 385.
— D. M. W. 1928.
— Z. exp. Med. 64 u. 65, 1929.
ROSSBERG: Z. f. Laryng. Rhinol. Otol. 28, 1949, 512; 29, 1950, 353.

Rossier: Soc. Helvet. des Sc. Natur. 1932, 427.
— Schweiz. Med. Woschr. 1938, 881; 1939, 531.
— Helvet. Med. Acta 18, 1951, 261.
Rothberger u. Winterberg: Pflügers Arch. 135, 1910, 545.
Rothlin: D. M. W. 1934, 1198.
— Schweiz. Med. Woschr. 1927, I 388.
Rothschild c. s.: Pflüg. Arch. 239, 1938, 767.
Rubner: Gesetze des Energieverbrauchs bei der Ernährung. Leipzig 1902.
— Arch. Hyg. (D) 66, 1908, 18.
De Rudder: Wetter u. Jahreszeit als Krankheitsfaktoren. Berlin 1931.
— Über sogenannte „kosmische Rhythmen" beim Menschen. Leipzig 1941; 4. Auflage 1948.
— Grundriß einer Meteorobiologie des Menschen. Berlin 1952, 3. Auflage.
De Rudder, Romecke u. Tonack: Kli. Wo. 1934, 167.
Rühl: Zbl. klin. Med. 39, 1938, 393.
Ruhland u. Hotz: Mü. Med. Woschr. 1952, 2263.
Ruttin: zit. nach Marx (1928).

Sack: Zur Frage der zentralnervösen Regulationsstörungen beim Hirntraumatiker. Hamburg 1947.
— Kli. Wo. 1949, 305.
Sack u. Bernsmeier: Z. ges. Inn. Med. u. Grenzgeb. 1950, 152.
Sahli: Lehrbuch der klinischen Untersuchungs-Methoden 7. Auflage 1, 1928.
Saller: Z. exp. Med. 58, 1928, 683.
Salvesen: Z. klin. Med. 105, 1927, 245.
Salvioli: Mü. Med. Woschr. 1933, 937.
Sanguinetti: zit. nach Bauer (1924).
Sarre: Med. Klin. 1943, 674.
— Med. Meteorol. Hefte 1950, Nr. 4, 26.
Sarre u. Moench: Verh. dtsch. Ges. Inn. Med. 56, 1950, 187.
— Z. ges. exp. Med. 117, 1951, 49.
Sarreither u. Röckel: Pflügers Arch. 253, 1950, 620.
Sattler: zit. bei Chvostek.
Sauer: Dissertation Tübingen 1941.
Schade u. Caroline: Science 100, 1944, 14; 104, 1946, 340.
Schade u. Mayr: Krankheitsforschung 8, 1930, H. 4.
Schaefer: Ärztl. Forschg. 1949, 185.
— Med. Klinik 1949, 767.
— Pflügers Arch. 251, 1949, 716.
— Kli. Wo. 1943, H. 36/37.
— D. M. W. 1950, 1694.
Schaefer, H.: Das Elektrokardiogramm, Berlin 1951.
Schaefer u. Boenicke: Arch. f. exp. Path. u. Pharm. 207, 1949, 666.
*Schäferhoff: Dissertation Hannover 1939.
Schaumann: Z. klin. Med. 49, 1903, 61.
Scheele: Von der Angst der Kranken. Stuttgart 1949.
van der Scheer: Ndldl. Tsch. Geneesk. 82, 386.
Schellong sen.: Z. Klin. Med. 80, 1914, 200.
Schellong, F.: Kli. Wo. 1930, 1340; 1936, 361.
— Regulationsprüfung des Kreislaufs. Dresden u. Leipzig 1938.
— Dtsch. Arch. klin. Med. 195, 1949, 150.
Schennetten: Z. Kreislauff. 1944, 37.
Schenk: Med. Welt 1939, Nr. 2, 11, 12, 13.
— Grenzgeb. d. Med. 1949, 137.
— Med. Klinik 1950, 854.
Schenk u. Fischer: Med. Welt, 1935, 1107.
Scheurer: Erg. d. Inn. Med. 59, 1940, 753.
Schiefferdecker: Die Hautdrüsen. Stuttgart 1922.
Schiff: Jahrb. Kinderhlkde. 94/95, 1921.
— Acta paediatr. 3/57, 1923.
Schilf: Pflügers Arch. 196, 1922, 345; 212, 1926, 365; 229, 1932, 758.
— Das autonome Nervensystem. Leipzig 1926.
— Z. Neurol. 139, 1932, 35.
— Handb. Neurol. 2, 1936, 359.
Schill: Z. ges. exp. Med. 100, 1937, 222.

SCHILL u. DOLESCHALL: Z. exp. Med. **62**, 1928, 318.
SCHILLER: Z. f. Neurol. **151**, 1934, H. 4/5.
SCHIMMLER: Med. Klinik 1951, 1032.
SCHIMMLER u. ARIS: Med. Klinik 1951, 1032.
SCHIMERT: Schweiz. Med. Wo. **81**, 1951, 598 u. 643.
SCHITTENHELM: Verh. dtsch. Ges. Inn. Med. 1948.
SCHITTENHELM: Verh. dtsch. Ges. Inn. Med. **54**, 1948, 196.
SCHLEGEL M.: Dtsch. Z. f. Hom. 1923, 385 (zitiert bei H. RITTER).
— Ärztl. Woschr. 1950, 289.
SCHLEGEL W. S.: Med. Klinik 1949, 433.
— Ärztl. Forschg. 1950, I, 297.
SCHLEICHER: Der Symptomatische Hochdruck. Leipzig 1944.
SCHLEICHER u. KIMPEL: Med. Klinik 1951, 1325.
SCHLESINGER: Z. klin. Med. **19**, 1891, 468.
— Die Röntgendiagnostik der Magen- u. Darmkrankheiten. 2. Auflage, Berlin/Wien 1922.
*SCHLIECKER: Dissertation Rostock, 1953. Endokrinologie **31**, 1954, 48.
SCHLIEPHAKE: Z. ges. exp. Med. **70**, 1930, 52.
— Endocrinologie, im Druck.
— D. M. W. 1949, 68; 1950, 1709.
— Neue Med. Welt, 1950, 927.
— Therapie der Gegenwart 1951, H. 4.
SCHLIEPHAKE u. HOFMANN: Med. Moschr. 1951, 327.
SCHLOMKA: Z. Kreislauff. **28**—**33**, 1936—1941.
— Z. ges. Inn. Med. u. Grenzgeb. 1952, 21.
SCHLOMKA u. FRENTZEN: Kli. Wo. 1938, 48.
SCHLOMKA u. REINDELL: Z. Kreislauff. **28**, 1926, 510.
SCHLUMM: Verh. dtsch. Ges. Inn. Med. **41**, 1929, 540; **42**, 1930, 151.
SCHMEICHLER: Wien. Med. Wo. 1885, 1179.
SCHMID, H. H.: Dtsch. Ges. Wes. 1952, 659.
SCHMID, P. CH.: Fortschr. d. Rö.-Str. **75**, 1950, 018.
SCHMIDT: Der Einfluß eisenarmer u. eisenreicher Nahrung auf Blut u. Körper. Jena 1928.
SCHMIDT-VOIGT: Z. Kreislauff. **38**, 1949, 101.
— Dtsch. Med. Rundsch. 1949, H. 11.
— Med. Klinik 1950, 653.
SCHNEIDER: Zbl. Chir. 1923, Nr. 29.
— Strahlentherapie **82**, 1950, 597.
SCHNEIDER c. s.: D. M. W. 1946, 315.
SCHNEIDER u. DÜRRE: Strahlentherapie **77**, 1948, 395.
SCHÖFFLING u. WESCHENHAIN: s. Pfeiffer c. s.
SCHOGER: D. M. W. 1950, 506.
SCHÖLMERICH u. HILDEBRANDT: Z. ges. exp. Med. **117**, 1951, 17.
*SCHOLZ: Acta neurovegatative II, 1951, 329.
*SCHOMACKER: Dissertation Rostock, 1954.
SCHOEN u. GRISSWOLD: Ann. Surg. **126**, 1947, 655.
SCHOEN u. TISCHENDORF: Klin. Pathologie der Blutkrankheiten. Stuttgart 1950.
SCHÖNBAUER u. WHITACKER: Wien. Kli. Wo. 1925, Nr. 22.
SCHÖNE u. ZIMMER: Kli. Wo. 1935, 1672.
SCHÖNEICH: Med. Klinik 1952, 864.
SCHÖNFELD: Arch. Derm. **178**, 1938, 201.
— Lehrb. d. Haut- u. Geschlechtskrankheiten. Leipzig 1940.
— D. M. W. 1951, 317.
SCHRIJWER u. HERTZBERGER: Z. Neurol. u. Psych. **141**, 1932, 261.
*SCHRÖDER G.: Dtsch. Ges. Wes. 1951, H. 20.
— Nordwestdtsch. Ges. Inn. Med. Greifswald 1951.
— Z. Kreislauff. **41**, 1952, 567 u. 688.
— Z. ges. Inn. Med. 1952, 50.
SCHRÖDER H.: Berl. Med. Z. 1951, H. 11/12.
SCHRÖTTER: Wien. Med. Wo. 1921, 550.
SCHRUMPF: Med. Klinik 1916, 669.
— Klinische Herzdiagnostik, Berlin 1919.
SCHULER: Med. Klinik 1946, Nr. 7, 115.
SCHULTE: Z. ges. Neurol. u. Psych. **155**, 1936, 488.
— Die synkopalen Anfälle. Stuttgart 1949.

SCHULTE: Acta neuroveg. **IV**, 1952, 503.
SCHULTE-TIGGES: Mü. Med. Wo. 1920, 4/5.
SCHULTEN: Lehrbuch der klinischen Haematologie. Leipzig 1943.
SCHULTZ, J. H.: D. M. W. 1926, 571.
— Med. Klinik 1950, 945, 982, 1012, 1041.
SCHULTZE: Arch f. Mikrosk. Anat. 1865, 1, 9, 11.
SCHULZ: Z. klin. Med. **139**, 1941, 283.
SCHULZE: Dt. Z. Nervenhlkde. **6**, 1894, 65.
SCHULZE, W.: Z. ges. exp. Med. **116**, 1951, 522.
— Kli. Wo. 1952, 8.
SCHUMACHER: D. M. W. 1937, 1648.
SCHÜMANN: Kli. Wo. 1948, 604.
SCHÜMMELFEDER: Kli. Wo. 1947, 405.
SCHWAB: Kli. Wo. 1950, 764.
SCHWANZ: Ärztl. Forschg. 1949, 577.
SCHWARTZ: Schweiz. Med. Wo. 1938, 1024 u. 1049.
SCHWEIGER-SEIDEL: Virchows Arch. f. pathol. Anat. u. Physiol. **27**, 1863.
SCHWEIZER: Wiener Z. Inn. Med. 1949, 353.
SCHWIEGK: Lehrb. d. Inn. Med. 6./7. Auflage 1949, Berlin.
*SCHWIPPE: Dissertation Münster 1942.
SECKEL: Jahrb. Kinderhlkde. **137**, 1932, 51.
SEGAL, BINSWANGER u. STROUSE: Proc. soc. of biol. and med. **24**, 1927, 845.
— Arch. int. med. **41**, 1928, 834.
*SEIFERTH u. MARK: Z. HNO-Heilkde. 34, 1933, 218.
SEITZ L.: Die Wirkungseinheit des Lebens. München/Berlin 1950.
*SEITZ W.: Fol. haematol., im Druck.
SELLBACH: Fortschr. d. Neur. u. Psych. **17**, 1949, 129 u. 151; **18**, 1950, 367.
SELYE: Dtsch. Med. Rundsch. 1948, 5, 161.
— D. M. W. 1951, 965 u. 1001; 1952, 565.
— Med. Welt 1951, Nr. 1, 2, 3.
SEMADENI: Arch. f. Kreislauff. **5**, 1939, 31.
SEUSING: D. M. W. 1949, 1336.
SEWALL: Am. Journ. Med. Sci. 1919, 786.
SHADOW: Graefes Archiv 28/3, 1882, 183.
SHAFER u. KITTLE: Surgery (Am.) **29**, 1951, 1.
— Ref. D. M. W. 1951, 915.
SHEEHAN: Ann. Rev. Physiol. **3**, 1949, 399.
SIEBECK: Med. Welt 1937, 1629.
— Handb. Inn. Med. v. Bergmann-Staehelin V, 1.—3. Aufl. Berlin 1939.
— 4. Auflage, Lehrbuch Inn. Med. Bd. 2, 1939, 678.
— Medizin in Bewegung. Stuttgart 1949.
SIEBERT: Klinische Haematologie. München/Berlin 1950.
— Ärztl. Woschr. 1950, 991.
SIEDECK: Z. klin. Med. **139**, 1941, 239.
— Wien. Kli. Wo. 1950, 157; 1951, 907.
SIEGMUND: zit. bei Lendle (Die Medizinische 1952, Nr. 29/30).
SIES: Z. ges. exp. Med. **120**, 1952/53, 139.
SIMONS u. NICOLAI: zit. nach Hoffmann.
SIMMA: Wien. Z. f. Inn. Med. 28, 1947, 59.
SLAUCK: Verh. dtsch. Ges. Inn. Med. **49**, 1937, 54.
— Kli. Wo. 1937, 770.
VAN SLYKE c. s.: The Am. Journ. of Physiol. **110**, 1934, 387.
SKOUGE: Handb. Inn. Med. II, 1951. IV. Auflage.
— Acta Med. Scand. (Schwd.) **90**, 1936, 305.
— Klinische und experimentelle Untersuchungen über das Serumeisen. Oslo 1939.
SMITH u. SCHOCK: Ref. Kongr. Zbl. **128**, 1951, 156.
SOLLMANN u. PILCHER: Journ. of pharm. and exp. ther. **9**, 1917, 309.
SOMOGYI: Wien. Kli. Wo. 1913, 1331.
SOLMS: Schweiz. Arch. f. Neurol. u. Psych. **65**, 1950, 1.
SOMMER: Beiträge zur Psych. Klinik 1902, H. 1.
SPATZ: Ref. Acta neuroveget. I, 1950, 630.
— Mü. Med. Woschr. 1952, Nr. 23/25.
SPECK: Physiologie des menschlichen Atmens. Leipzig 1892, 153.
SPECKMANN: Der Nervenarzt. 1947. 262.

SPECKMANN: Dtsch. Arch. klin. Med. **197**, 1950, 231.
— Dtsch. Zahnärztl. Zeitschr. 1951, 855.
SPECKMANN u. KLEINBAUM: D. Z. Nervenhlkd. **167**, 1952, 317.
SPECKMANN u. KNAUF: Nervenarzt 1943, Heft 8.
SPERANSKY: Grundlagen der Theorie der Medizin. Berlin 1950.
SPICKMANN: Kli. Wo. 1936, 1271.
SPIEGEL: Wiener Klin. Wo. **38**, 1925, 189.
SPIRO: Z. klin. Med. 1929, 59.
SPITZBARTH: D. M. W. 1952, 201.
SPOHR u. LAMPERT: Mü. Med. Wo. 1930, 430 u. 491.
STADLER: Dtsch. Z. f. Verd. u. Stoffw.Krankh. **12**, 1952, 108.
STAHL u. SCHUTE: Z. ges. exp. Med. **35**, 1923, 312.
STAUB: Z. klin. Med. **91**, 1921, 44.
— Schweiz. Med. Wo. **78**, 1948, 1249.
STAUB c. s.: Kli. Wo. 1928, 1364.
STECH: Klin. Med. (Wien) **5**, 1950, 535.
STEFANESCU: Wien. Med. Wo. 1941, 631.
STEINACH u. KAHN: Pflüg. Arch. f. ges. Physiol. **97**, 1903, 105.
STEINMANN, KAUFMANN u. CARNAT: Cardiologia **19**, 1951, 30.
STEPP: Lehrb. Inn. Med. I, 1939, 696.
STERTZ: Handb. Neurol. **16**, 1936, 894.
STIER: zit. bei Kehrer 1950.
STIERLIN u. VERCIOTIS: zit. bei Schönbauer.
*STICHTERNATH: Dissertation Münster 1939.
STICKER: Wien. Klin. Rundschau **11**, 1897, 497.
STINTZING: Dtsch. Arch. klin. Med. **39**, 1886, 76.
v. STOCKERT: Z. ges. Neurol. u. Psych. **101**, 1926, 379.
— Abhandl. d. Neurol., Psych., Psychol. u. Grenzgeb. 1930, 240.
— Der Deutsche Militärarzt. 1943, 327.
— Neue Med. Welt 1950, Nr. 15.
— Vortrag Mediz. Ges. Rostock Dez. 1953.
STÖHR: Z. f. Anatomie **104**, 1935, 133.
— Acta neuroveg. I, 1950, 74.
STOKVIS: Psychologie u. Psychotherapie der Herz- und Gefäßkrankheiten. Lochem 1941.
STOLLREITER: Dtsch. Arch. klin. Med. **193**, 1948, 403.
STRASSER: Wiener Arch. inn. Med. **25**, 1934, 283.
STRAUB: Z. Biologie **53**, 1910, 106.
— Handb. d. norm. u. pathol. Physiol. 7, 1, 1926, 237 u. 354.
STRAUSS: Monatsschrift Psychiatrie **56**, 165.
STREIFF u. BIANCHI: Journ. belge Neur. 1939, 193.
STRÖDER: Verh. dtsch. Ges. Kreislauff. **15**, 1949, 240.
— Verh. dtsch. Ges. Inn. Med. 56, 1950.
— Cardiologia 1950, 127.
— Z. Kreislauff. 41, 1952.
— Schweiz. Med. Wo. 1951, 1275.
— Hess. Ärzteblatt 1951.
STRUBELL: Verh. dtsch. Ges. Inn. Med. 1909, 623.
— D. M. W. 1912, 988.
STUDEN: zit. bei Mark 1950.
STUMPF: Fortschr. a. d. Geb. d. Rö.-Strahlen **74**, 1951, 487.
STURM: Z. klin. Med. **138**, 1940.
— Dtsch. Arch. klin. Med. **192**, 1944.
— Grundbegriffe der Inneren Medizin. Jena 1949.
— Die klinische Pathologie der Lunge in Beziehung zum vegetativen Nervensystem. Stuttgart 1948.
— Verh. d. Ges. Inn. Med. **54**, 1948, 116.
— D. M. W. 1948, 158; 1951, 1590.
— Schweiz. Med. Wo. 1949, 1099.
— Acta neuroveg. II, 1951, 141.
— Med. Welt 1951, 969.
— Die Medizinische 1952, 17.
STURM u. TROSCHKE: Z. klin. Med. **141**, 1942, 434.

Stursberg: Dtsch. Arch. klin. Med. 83, 1905.
Stüttgen u. Müller: Kli. Wo. 1951, 385.
Sümegi u. Liebmann: Z. ges. exp. Med. 48, 1926, 154.
Sunder-Plassmann: Verh. Dtsch. Ges. Path. 34, 1950, S. 106.
Surgenor c. s.: Journ. clin. Invest. 28, 1949, 73.
Suter: Arch. exp. Path. 39, 1897, 289.
Sutermeister: Med. Moschr. 1949, 653.
— Wien. Med. Wo. 1950, 493.
— Praxis 40, 1951, 777.
— Ars medici 1952, 107.
Svensson: Nordisk Medicin 4, 1950, 164.
Swarcmann: Klin. Med. 26, 1949, 51 (russisch).
Sweeny: Arch. int. Med. 45, 1930, 257.
Sylla: Z. Ärztl. Fortb. 1949, 450.
— Dtsch. Ges. Wes. 1950, 111.
Sylla u. Pankow: Kli. Wo. 1943, 57.
v. Szily: Zbl. f. ges. Ophthalmol 32, 1934, 97.
Szonell: Kli. Wo. 1936, II, 1127.

Tanaka: Ref. Ber. ges. Physiol. exp. Path. 72, 1932, 748.
Tange: Arch. f. Augenheilkde. 1903, 49.
Tarail: Amer. Journ. Med. 5, 1948, 828.
Tarchanoff: Handb. d. Haut- u. Geschlechtskrk. 1/2, Berlin 1929, 43.
Tardieu et Tardieu: Le Système Nerveux Vegetatif. Paris 1948.
Teichmann: Z. exp. Med. 110, 1942, 732.
*Teigeler: Dissertation Rostock 1948.
Teusch: Schweiz. Med. Wo. 1951, 420.
Thaddea: Z. klin. Med. 110, 1929, 611.
Thaddea u. Grundmann: Z. Kreislauff. 33, 1941, 821.
Thaller v. Draga: Wien. Kli. Wo. 1917, 686.
Thedering: Kli. Wo. 1949, 496.
— Acta haematol. (Basel) 1950, 209.
Thiemich: Jahrb. Kinderhlkde. 51, 1900.
— Neurol. Zbl. 1907, 94.
Thomasson: Kli. Wo. 1924, Nr. 45.
Thompson: Journ. clin. invest. 5, 1928, 471.
Thomson: Lancet 1939, 236, 800.
— Brit. Heart Journ. 1, 1939, 269; 39, 1950, 713.
Tigerstedt: Oppenh. Handb. d. Bioch. 2. Auflage 6, 1926, 458.
Tönnies: Dtsch. Z. Nervenhlkde. 162, 1950, 175.
Tönnies u. Löw: Ärztl. Forschg. 3, 1949, 449.
Tönnies, Löw u. Bormann: Kli. Wo. 1949, 390.
Tonutti: Langenbecks Arch. u. Dtsch. Z. f. Chir. 264, 1950, 61.
— Regensb. Jahrb. f. Ärztl. Fortbild. 1951, II.
Török u. Wirz: zit. nach Hoff.
Trautmann c. s.: Z. ges. Inn. Med. 1947, 582; 1948, 208.
Trautwein: Med. Klinik 1948, 422.
— Der Tuberkulose-Arzt 4, 1950, 207.
Trendelenburg: Verh. Dtsch. Ges. Inn. Med. 34, 1922, 173.
Trousseau: zit. nach Günther.
Tscherning: Mü. Med. Woschr. 1925, 1664.
Türk: Vorlesungen über klin. Haematol. 1912.
Turnhagen: D. M. W. 1949, 1362.

Uchtomsky: Parabiose u. Dominante (russisch) 1927.
Uexküll, Th. v.: Z. klin. Med. 149, 1952, 132.
Uhlenbruck: Z. f. Biol. 80, 1924, 35.
Ullmann: Dtsch. Arch. klin. Med. 144, 1924, 19.
Umber: Die Stoffwechselkrankheiten. München 1929.
Ungar, G.: C. r. Soc. biol. 118, 1935, 620.
Unger, H.: Dtsch. Ges. Wes. 1951, 706; 1952, 178.
— Z. ges. inn. Med. 1949, 16.
Unterberger: Arch. f. Nasen-, Ohren- u. Kehlkopfhlkde. 145, 1938, 470.

Vahlquist: Das Serumeisen, Stockholm, 1941.
Valet: Z. Kreislauff. 33, 1941, 735.

VANOTTI: Kli. Wo. 1931, 253.
VEIL: D. M. W. 1924, 511.
VEIL u. STURM: Pathologie des Stammhirns. Jena 1946.
VEITS: Arch. ital. Otol. IV, 47, 1935, 30.
VELDE: Kli. Wo. 1932, 1513.
VERAGUTH: Das psychogalvanische Reflex-Phänomen. Berlin 1909.
VERFÜHRT: Z. f. klin. Med. 132, 1937, 515.
VERING: Mitt. d. Österr. San.-Verwaltg. 51, 1950, 176.
— Wien. Med. Wo. 1950, 652.
VERNEY: Naun. Schm. Arch. 205, 1948, 387.
v. VERSCHUER: Z. menschl. Vererbungs- u. Konst.Lehre 30, 1952, 646.
VESA: zit. nach Lepeschkin.
VETTER: Klin. Monatsbl. f. Augenhlkde. 118, 1951, 165.
VIETHEN: Ärztl. Woschr. 1948, 35.
VIGOROUX: zit. bei Laqueur.
VIRCHOW: zit. bei Holle.
VLIESS: Therapie der Gegenwart 1950, 249.
VOELKEL: Z. ges. Inn. Med. u. Grenzgeb. 1952, 560.
*VOGEL, P.: Dissertation Münster 1939.
VOGEL, G.: Z. ges. Inn. Med. u. Grenzgeb. 1950, 439.
VOGRALIK: Klin. Med. 1948, 16 (Ref. Ges. Wes. 1949, 1254).
VOGT: Med. Welt 1938, Nr. 11.
VOIT c. s.: Ärztl. Forschg. 1948, 20.
VOLHARD: Handb. Inn. Med. II. Aufl. VI, 1, 1931.
— 2. Österr. Ärzte-Tagung 1949, 144.
VÖLKER, H.: Pflügers Arch. 215, 1925, 43.
— Z. ges. exp. Med. 53, 1926, 439; 75, 1931, 487.
VÖLKER, R.: Z. Rheumaforschung 1940, 376.
— Dtsch. Arch. klin. Med. 196, 1950, 639.
VOSSCHULTE: Grundlagen der Schmerzbekämpfung durch Sympathicusausschaltung. Berlin/München 1949.

*WACHHOLDER, E.: Unveröffentlichte Versuche.
WACHHOLDER, K.:: Z. ges. Inn. Med. u. Grenzgeb. 1946, H. 5/6.
— Dtsch. Ges. Wes. 1949, 650; 1951, 685.
— Vortrag Mecklb. Ges. f. Psych. u. Neur. Rostock, 1949.
— Pflüg. Arch. 253, 1950, 91.
— Fol. Haematol. 70, 1951; 71, 1952.
— Naturwissenschaften 1952, 177.
WACHHOLDER und ARNOLD: Schweiz. Med. Wo. 1953, 1503.
WACHHOLDER u. BECKMANN: Kli. Wo. 1952, 1030.
WACHHOLDER u. FRANZ: Pflüg. Arch. 247, 1943, 101.
WAGNER, S.: D. M. W. 1950, 129.
— Med. Klinik 1950, 649.
WAGNER, R. c. s.: Meth. u. Erg. fortlauf. Blutdruckschreibung am Menschen, Leipzig 1942.
VON WAGNER-JAUREGG: Wien. Kli. Wo. 1893, 851.
— Neurol. Zbl. 1911, 352.
WALSER: Cardiologia 10, 1946, 231.
WALTERSHÖFER: Dtsch. Arch. klin. Med. 135, 1926, 208.
WALTHARD: Acta neurov. IV, 1952, 63.
WANKE: Wien. Med. Wo. 1950, 196.
WARD: Am. Journ. Physiol. 11, 1904, 394.
WAWERSIK: Acta neuroveg. II, 1951.
— Die Medizinische 1952, Nr. 10.
WEBER: Die Elektrokardiographie. 4. Auflage 1948, 104.
— Verh. Dtsch. Ges. f. Pathol. 33, 1949, 207.
WEDELL: Neurovegetatives Symposion Salzburg Sept. 1952.
WEDLER: Verh. Dtsch. Ges. Inn. Med. 54, 1948, 136.
WEIDNER: Kli. Wo. 1948, 441.
WEIL: Z. klin. Med. 101, 1925, 194.
WEINBERG: Z. Neurol. 86, 1923, 375.
— Z. ges. Neurol. u. Psych. 93, 1924, 427.
WEINLAND: Z. ges. Inn. Med. 4, 1949, 600.
WEISS ARNOLD: Mü. med. Wo. 1952, 969.

Weiss Arnold: Die Medizinische 1953, 314.
— Z. menschl. Veerbungs- u. Konst.Lehre **31**, 1952, 142.
— Verh. Dtsch. Ges. Kreislauff. **15**, 1949, 272.
— Arch. Kreislauff. **17**, 1951, 176; **18**, 1952, 301.
Weiss Ed. c. s.: Am. Journ. Psychiatry **107**, 1950, 264.
— Intern. Arch. Allergy I, 1950, 4, 28 (Ref. Ärztl. Woschr. 1950, 726).
Weiss u. Baker: Medicine 1933.
Weise: Z. ärztl. Fortb. 1952, 607.
Weitz: D. M. W. 1951, 616.
v. Weizsäcker: Handb. Inn. Med. V, 1, 3. Auflage, Berlin 1939.
— Verh. dtsch. Ges. Inn. Med. **55**, 1949, 13.
Welch: zit. bei Jokl.
Weltz: a/Stumpf-Weber-Weltz: Rö-Kymograph. Bewegungslehre innerer Organe. Leipzig 1936, 206.
— Mü. Med. Wo. 1950, 489.
Wenckebach: Die unregelmäßige Herztätigkeit u. ihre klinische Bedeutung. Leipzig/Berlin 1927.
— Wien. Kli. Wo. 1928, 1.
— Herz- u. Kreislaufinsuffizienz. Dresden 1934.
Wenger: Wien. Kli. Wo. 1952, 80.
Werner: Med. wiss. Ges. f. Psychol. u. Neur. Jena 1951 (Ref. Dtsch. Ges. Wes. 1951, 1056).
Wespi-Waldvogel: Helv. med. acta (A) **14**, 1947, 490.
*Westphal: Dissertation Rostock 1951.
— Dtsch. Arch. Klin. Med. **199**, 1952, 514; **201**, 1954, 37.
Wezler: Forschung u. Fortschritte 1939, 388.
— Organismus u. Umwelt. 1939, 106.
— Z. ges. exp. Med. **107**, 1940, 782.
— Pflüg. Arch. **244**, 1940, 622.
— Verh. Dtsch. Ges. Kreislauff. **14**, 1941, 96; **15**, 1942, 1.
— Wien. Arch. Inn. Med. **37**, 1943, 257.
— Verh. Dtsch. Ges. Kreislauff. 1949, 28.
Wezler u. Böger: Z. Kreislauff. **28**, 1936, 391.
— Naun. Schm. Arch. **184**, 1936, 482.
— Erg. d. Physiol. **41**, 1939, 222.
Wezler u. Goyert: Z. Kreislauff. **29**, 1937, 241.
Wezler, Thauer u. Greven: Z. ges. exp. Med. **107**, 1940, 673.
Wheeler c. s.: J. A. M. A. 1950, 878.
White u. Smithwick: The autonomic nervous system II. Aufl. New York 1948.
Wichmann: D. M. W. 1934, 1500.
Widmaack: zit. v. Güttich.
Widmann: Kli. Wo. 1950, 331.
Widmann u. Sauter: Z. ges. Inn. Med. u. Grenzgeb. 1952, 170.
Wiedmann: Acta neurov. III, 1951, 354.
Wiesinger: Med. Klin. 1952, 786.
Wigand: D. M. W. 1948, 200.
Wiggers: Am. Heart Journ. **1**, 1925, 173; **5**, 1930, 346.
Wilder: Kli. Wo. 1931, 1889.
— Z. ges. Neurol. u. Psych. **137**, 1931, 317.
— Dtsch. Z. Nervenhlkde. **132**, 1933, 280.
— Wien. Kli. Wo. 1936, 1360.
Williamson: Edinburgh. Med. Journ. 1857.
Willner: Zbl. ges. Tuberkuloseforschung 1926, 715.
Winkler: Z. klin. Med. **120**, 1932, 400.
— Acta neurovegetativa I, 1950, 559.
Winkler, Hoff u. Smith: Am. Journ. Physiol. **124**, 1938, 478.
Wishart: Journ. Physiol. **65**, 1928, 245.
Wittenbrinck: Dissertation Münster 1938.
v. Witzleben: Herz- u. Kreislauferkrankungen in ihren Beziehungen zum Nervensystem und zur Psyche. Leipzig 1939.
Wolff: Med. Klinik 1950, 525.
Wollheim: Verh. dtsch. Ges. Inn. Med. **40**, 1928, 437.
— Z. klin. Med. **108**, 1929, 248.
— Med. Welt 1951, Nr. 12.

WRIGHT: zit. bei Neufeld u. Löwenthal, Handb. norm. u. pathol. Physiol. **13**, 813.
WUHRMANN: Praxis. Schweiz. Rundsch. f. Medizin. 1942, 24.
WÜSTEFELD: Z. klin. Med. **145**, 1949, 436.
v. WYSS: Schweiz. Med. Wo. 1927, 433.
— Handb. norm. u. pathol. Phys. **16**, 2, 1931.
— Der Nervenarzt. 1933, 393.

YALCIN, D. M. W. 1951, 630.
YAMAMOTO: Biochem. Z. **144/5**, 1924, 201.

ZDANSKY: Z. klin. Med. **131**, 1936, 112.
— Röntgendiagnose des Herzens u. der großen Gefäße. 2. Aufl. Wien 1949.
ZEHBE: D. M. W. 1916, 315.
— Fortschr. a. d. Geb. d. Rö.-Strahlen **26**, 1918/19, 424.
ZERNICKE: Technische Physik 1935, 454, 848.
ZERWECK: Med. Klinik 1951, 1126.
ZIEGLER: D. M. W. 1931, 437.
— Schweiz. Med. Wo. 1932, 17.
ZIH: Kli. Wo. 1936, 1235.
ZIMMERMANN: i. K. Fellinger, Lehrb. d. Inn. Med. Innsbruck 1951, 165.
ZIPF: Kli. Wo. 1947, 545; 1948, 24, 25.
ZIRM u. BAUERMEISTER: Z. klin. Med. **125**, 1933, 282.
ZONDEK: Die Elektrolyte. Berlin 1927.
ZONDEK, PETOW u. SIEBERT: Z. klin. Med. **99**, 1923, 129.
ZUCKER: Arch. exp. Path. u Pharm. **96**, 1923, 28.
ZÜLCH: Z. Nervenhlkde. **162**, 1950, 253.
ZUELZER: Zbl. f .d. ges. Physiol. u. Pathol. d. Stoffwechsels 1908, 81.
ZUNTZ u. BARRE: Arch. intern. Physiol. **29**, 1927, 238.
ZWARDEMARKER: Pflüg. Arch. **173**, 1919, 28.

Sachverzeichnis.

Abdominelle Erkrankungen 50, 59, 60
Acetonitrilreaktion 35
Acetylcholin 37, 40, 42, 70, 229, 263 ff., 265
— -Test (GREMELS) 39
Acidose 7, 17, 70, 218
— diabetische 146
Adaptationssyndrom (Selye) 14, 17
— -krankheiten 17
Addison'sche Krankheit 146, 189 ff., 196, 199, 203, 273
Addisonismus 36, 189 ff., 196
—, funktioneller 190
—, konstitutioneller 190
Adipositas 71
Adynamie 190, 195 ff., 282
— -Asthenie 191
Adynamieprüfung 196
Adrenalin 9, 19, 28, 36, 37, 38, 40, 42, 43, 52, 62, 70, 87, 93, 144, 153 ff., 183, 189, 192 ff., 203 ff., 236 ff., 246, 257, 286
Adrenalingegenregulation 193
Adrenalinausschüttung 254, 257
Adrenalinempfindlichkeit 203
Adrenalinhyperglykämie 253
Affektleukozytose 31, 100
Agaricin 70, 74
Aggravation 161
Agonie 118
Akkomodationsbreite des Herzens 134
Akrozyanose 26, 47, 48, 64, 67, 69 ff., 118, 119, 120, 162
Aktionspuls 119
Aktionsstrom 75
Alarmreaktion 15
Albumin/Globulin-Quotient 180, 188, 268
Albuminurie, orthostatische 160
Alkalose 17
Alkohol (s. Genußgifte)
Alkoholprobetrunk 185
Allergenprobe 90
Allergie 90
— und Nebenniere 36
Allergische Erkrankungen 2, 4, 90, 91, 278
Alterseinfluß **28 ff.**, 49, 52, 54, 61, 83, 84, 92, 100, 113, 121, 123, 131 ff., 134, 148, 173, 185, 196, 216, 232, 233, 237, 244, 248, 256, 259, 266, 267
Alveolarspasmus 7
Amphotonie 268
Amphotropie 41, 42
Amytal 258
Anaemie 120, 136
—, orthostatische 147, 161
Anamnese 67, 211

Anamnese, funktionelle 164, 173
—, gezielte 164
— Kreislauf- 118
—, qualifizierte 48
Anatonie 43
Anfall, vegetativer 90
—, tetanoider 111
Angina pectoris 71
Anginöse Beschwerden 111, 119
Angstgefühl 191, 195, 219
Angstschweiß 70
Anhidrosis 72
Anilinfarben 228
Anisocorie 93 ff.
Anodenruhestrom 79
Antagonisten 100, 220, 225
Antagonistenhemmung 23
Antiperistaltik 182
Antiperniciosastoff 218
Antriebsstörung 276
Antrumspasmus 181
Anurie 187
Aorten-Aneurysma 94
Aortendilatation, dynamische 141, 285
Aorten-Elastizität 141
Aortenerweiterung, vasomotorische 120
Aorteninsuffizienz, relative 120, 141
—, funktionelle 141
Aortennerven 121
Aortensklerose 120
Aortenstenose 141
Aortentonus, muskulärer 141, 143
Apnoe 127
Apotonie 43
Appetitlosigkeit 180, 190, 195 ff.
Arbeitshyperglykämie 193 ff.
Arbeitsinsulintest 191, 192 ff., 256, 281, 286
Arrhythmie 121, 280, 284
—, nervöse 71
—, respiratorische 40, 42, 49, 93, 98, 121 ff., 125 ff., 138, 146, 152, 272, 285
— und Arbeit 125
— und Fieber 125
— und Kreislaufkrankheiten 126
Arterenol 40, 203 ff., 247, 286
Arterienpunktion 44
Arthritis, inkretorische 199
Aspirationsatelektase 8
Assimilation 241
Aschner'scher Versuch 39, 40, 121, 128, **130 ff.**, 153, 156 ff., 221, 285
Asthenie, neurozirkulatorische 44, 147, 283
Asthma bronchiale 278
AT 10-Versuch 40

Ataxie, vegetative 37, 276
Atelektasen 7, 8
Atemamplitude 243, 250
Atemeinflüsse 49, 76, 92, 93, 96, 104, 134
Atemfrequenz 243
Atemhemmung 20
Atemtyp 243 ff.
Atmung 37 (s. a. respiratorische Arrhythmie sowie Hyperventilation)
—, ataktische 247
— und Pressorezeptoren 19
Atmungsferment, gelbes 189, 268
Atonie des neurovegetativen Systems 268
— der Gefäße 275
Atropin 9, 28, 37, 40, 48, 70, 73, 74, 91, 93, 107, 108, 122, 138, 153 ff., 158 ff., 182, 183, 187, 203, 220, 276 ff., 285
Augenhintergrund 13, 44
— und Psyche 33
Ausgangslage (-wert) 12, 24, 38, 49, 57, 58, 73, 86, 88, 95, 96, 99, 108, 125, 129, 151, 153, 154, 159, 175, 176, 177, 178, 193, 202 ff., 206, 209 ff., 216, 219, 224, 225, 234, 236 ff., 250 ff., 255, 256, 257, 259, 262, 266, 267 ff., 270, 272, 277, 279, 286 ff.
Ausgangswertgesetz (WILDER) **37 ff.** (s. a. Ausgangslage)
Autonomes Nervensystem 16, 20

Babinski'sches Zeichen 126
Bainbridge-Reflex 127, 144
Barany'scher Drehversuch 207
Barbiturate 183 (s. a. Luminaletten)
Basalstoffwechsel 241 ff.
Basedow 2, 4, 71, 76, 93, 100, 101, 111, 120, 141, 145, 162, 184, 243
Basedowsyndrom, neurogenes 31
Basedowoider Typ 16 (s. vegetative Typen)
Basophile Leukozyten 217
Beinstellung 159, 161
Belastung, körperliche 57, 192 (s. a. Muskelarbeit)
—, seelische, s. Psyche
Belastungselektrokardiogramm 151
Bellafolin 277
Bellergal 277
Bezold-Jarisch-Reflex 144
Biorheuse 244
Blutandrang 119
Blutbeschaffenheit 121
Blutbild 41, 45, 48, **216 ff.**, 280, 286
— und KW-Durchflutungen 24, 219
— und Psyche 32
—, vagotonisches **220**, 222 ff.
—, sympathikotones 222 ff.
— und Zwischenhirn 4, 219
Blutbildung und Eiweißstoffwechsel 267
— und Rö-Bestrahlung 278
Blutbildveränderungen 15, 17
Blutdepot 219
Blutdruck 5, 20, 26, 29, 37, 47, 48, 65, 77, 93, 127, 129, **130 ff.**, 132, 141, 160 ff. 189, 192, 206, 209 ff., 266, 267, 280, 281, 285

Blutdruck, diastolischer 161 ff., 193 ff., 197 ff., 207 ff., 284
—, systolischer 161 ff., 193, 204, 207 ff.
—, intraaortaler 144
Blutdruckamplitude 143, 160 ff., 178
Blutdruckmessung 132
— -Seitenunterschiede 132
Blutdruckreaktion (Adrenalin) 203
Blutdruckregulation 36, 39, 141
Blutdrucktypen 177
Blutdruckzügler 21 (s. a. Pressorezeptoren)
Blutkrankheiten 110
Blutmenge, zirkulierende 136, 189
Blutmilchsäure 257
Blutsenkung (WESTERGREEN) 221 ff., 272, 286
Blutstatus 195 ff., 286 (s. a. Blutbild)
Blutströmung 69
Blutungen, diapedetische 61
Blutverteilung 192, 216, 217 ff.
Blutzelle, lebende 228 ff.
Blutzentren 218 ff.
Blutzucker 192, 193 ff., 210, **253 ff.**, 267
— nach Arbeitsleistung 201 ff., 256
— nach KW-Durchflutungen 24, 258
— Nüchtern- 254 ff., 272, 281, 286
— und Psyche 32
— und Schilddrüse 254, 257
Blutzuckerausgangswert 193 ff.
Blutzuckeranstieg 203, 240, 250 ff., 256 ff.
Blutzuckererniedrigung 189, 191, 193 ff., 196 ff., 257, 282
Blutzuckergegenregulation 193 ff.
Blutzuckerkurve 253 ff.
Blutzuckerregulation 253 ff.
Blutzuckerspiegel 254
Blutzuckerschwelle 263
Boas'scher Druckpunkt 180
Bradycardie 113, 121, **122 ff.**, 132, 138, 145, 151, 270
— und Abdomen 123
— bei Hirndruck 123
— bei Hunger 123
—, medikamentöse 123, 125
—, myogene 122
— und Pneumothorax 123
—, postinfektiöse 123
—, psychische 123
—, reflektorische 123
—, toxische 123
— bei Training 123
—, vagale 122
Bulbusdruckversuch 39, 40, 121, 128, **130 ff.**, 154, 156 ff., 221, 285

Cajalmethode 13
Calcium 29, 42, 48, 49, 111, 112 ff., 146, 152, 159, 179, 195, **264 ff.**, 277, 280 ff., 285, 286
Calciumdurchströmungseffekt 138
Cardiazol 20
Carotisdruckversuch 40, **129**
Carotissinusausschaltung 187, 257
Carotissinusreflex 40

Carotissinusreflex und Atmung 20
— und Kreislauf 20, 21, 127, 128 ff., 144, 153, 157, 284
— und Nervensystem 20
Castle'sches Ferment 218
Causat 87, 90, 99, 157, 215, 227, 262, 277, 282
Cavaschatten 143
Cervikalsyndrom 283
Chinin 123
Chloräthyl 58, 107
Cholesterin 40, 195
Cholinesterase 229
Chvostek'sches Zeichen 40, 111, 112, 113 ff., 196, 272, 280, 284
CO_2-Bindungsvermögen 243
— -Produktion 244
Coffein 46, 122 (s. auch Genußgifte)
Colitis, veg. zirkulatorische 44
Commotio 95, 186
Coronarinsuffizienz 144, 146, 156
Coronarsystem 144
Cortiron 179, 192, 196 ff., 277, 282
Cushing'sche Krankheit 6, 203
Cutis anserina 70
— marmorata 64, **69 ff.**, 118
Cyanose 160
Czermak'scher Vagusdruckversuch 128

Défense musculaire 50
Dehnungskurve, diastolische 135
Depression, vegetativ dystone 44, **191**
Dermatom 50
Dermographismus 24, 29, 48, 49, **51 ff.**, 63, 64, 272, 280, 284
— roter 51 ff.
—, weißer 51
— und Psyche 52
— und KW-Durchflutung 24
Dermographische Latenzzeit 51 ff., 61, 64, 65, 67, 283
— Verweildauer 51 ff.
— Intensität 59
— Reizsummation 53
Diabetes mellitus 2, 4, 6, 61, 71
— insipidus 3, 6
Diarrhoe 184, 185, 195
Diathese, vasoneurotische 27, 33, 60, 67
Diät 61, 62, 191, 196, 197, 218, 231, 248 ff., 257, 275 (s. a. Kost)
Diencephalose **2**, 4, 9, 18, 241 (s. auch Zwischenhirn)
— und Hochdruck 4
— und Trauma 5 (s. auch Hirnverletzung)
Digitalis 123, 126
Dilaudid-Atropin 109
Dissimilation 141
Dissoziationsphänomen 100
Diurese 185 ff. (s. a. Wasserhaushalt)
Doppelpunktelement 63
Doryl 9
Drehprüfung 206 ff.
Drehschwindel 48, 205, 209 ff.
Druckanämie 51

Druckorte beim Carotisdruckversuch 129
Durchblutung, organspezifische 12
—, periphere 52, 192, 278
Durchblutungsstörung 13 (s. auch Hautkapillarbetriebsstörung)
Dunkelfeldmikroskopie 228
Dynamometer 196
Dysergie, vegetative 43
Dysfunktion, kontraktile 136
Dyshidrosis 71
Dyspnoe 119
Dystonie, neurovegetative 190
—, neurozirkulatorische 26, 35, 44, 112, 121, 181
—, vegetative 27, 43, 44, 283, 286 (Nomenklatur)
— — postinfektiöse 121
—, pulmonale 47
Dystrophia adiposo-genitalis 6

Effort syndrome 44
Eingriffe, pharmakodynamische 144 ff.
Einströmzeit 62
Eisenbelastung 38, 267 ff.
Eisenbindungsvermögen 268 ff.
Eisenstoffwechsel 29, 38, 49, 218, 267 ff.
Eisen und Blutbildung 267
Eiweißmangel 46, 49, •180, 275
Eiweißquotient 180, 270
— im Serum 180, 188, 195, 270
Eiweißstoffwechsel 40, 244
Ekg 75, 76, **144 ff.**, 204, 208
— av-Block 152
— Belastungs- 151
— Erstickungs-T 145, 159
— und Labyrinth 210
— Orthostase- 146, 179
— PQ-Verlängerung 158, 159
— ST-Senkung 145 ff.
— Tages- 145
— T_{II} Zacke im 48, 49, 128, 138, **145 ff.**, 266, 270 ff., 280, 285
Eklampsie 61
Elektrobiologie 75
Elektrode, unpolarisierbare 75, 78, 88
Elektrodermatogramm 8, 40, 49, 51, **88 ff.**, 216, 281, 284
Elektroencephalographie 75, 275
Elektrogastrogramm 181
Elektrolytverteilung 264
Elektroschock 186, 268
Encephalitis 12, 25, 186, 276
Encephalographie 41, 162, 268
— Elektro- 75, 275
Endocrines System 1, 15, **34 ff.**, 61, 65, 70, 180, 186, 189, 190, 241, 246, 254, 276
Enteritis, idiopathische 183
Enteropathie, endokrin-nervöse 183
Enteroptose 160
Entnervung der Niere 185, 186
Eosinophile Leukozyten 217 ff.
Eosinophilensturz 219 ff., 257
Eosinophilie 220, 257
Ephetoninprobetrunkversuche 183

Epilepsie 162
Epithelkörperchen 35, 111, 112
Erb-Umweltanalyse 27
Erben'scher Hockversuch 40, 128
Erbrechen 93, 130, 146, 180, 209 ff., 258
Erb'sches Phänomen 40, 112, **114 ff.**, 280. 285
Erdheimtumor 3
Ergometer 39
Ergotamin 276
Ergotropie 25, 30, 49
Erkältung 62
Ermüdung 100, 118, 175, 190, 193, 196
Ernährung 46, 65, 132, 180, 187, 216 ff., 241, 244 ff., 256 ff., 267, 274, 283
Erregbarkeit des Herzmuskels 146
Erregung, emotionelle 31, 132
—, nervale 10
—, neuromuskuläre 111
—, psychische 72, 76, 119, 136
Erschöpfung 15, 100, 190
Erythema fugax 51
Erythemgröße 90
Erythropenie 220
Erythrozyten 219
Eserin 229
Eupaverin 62
Eutaxie, vegetative 276
Exkretion 70
Exspirationsgrundlinien 243
Extrasystolen 48, 71

Facialisphänomen 111 (s. a. Chvostek-sches Zeichen)
Fahrradergometer 193, 196 ff.
Faktoren, biophysiologische 8 ff., 49, 54 ff., 64 ff., 73 ff., 95 ff., 104 ff., 147 ff., 173 ff., 211 ff., 232 ff., 243, 248 ff., 254 ff., 259
Fallneigung 207
Fettmangel 49
Fettmark 219 ff.
Fettsäuren 70
Fettstoffwechsel 40
Fleckfieber 47, 72, 102, 121
Flimmerverschmelzungsfrequenz 19
Föhnempfindlichkeit 48, 218, 256
Fokalinfektion 35, 46, 47, 69, 103, 110. 147, 179, 221, 241, 274
Fokaltoxikose 111
Formveränderung der Leukozyten 230 ff.
Frank'sche Kapsel 81
Frühjahrsmüdigkeit 150, 175, 179, 282
Frühjahr, biologisches 175
Funktion, ergotrope 137, 159, 192, 258, 268, 270, 277
—, histotrope 137, 182, 268, 270
—, nystagmushemmende 206
—, trophotrope 258, 277
Funktionsprofile 273

Gallenkoliken 94
Galvanischer Hautreflex 40, 49, 51, **75 ff.**, 277, 281, 284
Galvanometer 75, 78 ff.

γ-Globulin 228
Ganzheitsbetrachtung 1, 12, 25
Gasaustausch 160
gastric dystonia 44, 181
Gastroenteritis 59, 94, 95, 181, 190, 195 ff., 280
Gastrogramm 183
Gastropathia dyshormonalis 181
Gastroskopie 181
Gastrospasmus totalis 182
Gauss'sche Verteilungskurve 259
gravity shock 159
Geburtshelferstellung 111
Gefäßkontraktion 71
Gefäßkrampf 275 ff.
Gefäßneurose 241
Gefäßreflex 77
Gefäßwiderstand 22
Gegenregulation 19, 156, 169, 171, 173, 176, 193 ff., 197 ff., 220, 254, 257, 266
Gegenregulationsmechanismus 144
Gelenkerkrankungen, rheumatische 110
Genußgifte, vegetative 46, 49, 70, 71, 101, 122, 182, 246, 274, 284 (s. a. Alkohol, Coffein und Nikotin)
Gerinnung 41
Gesamtumschaltung, vegetative (Schema) 17
Geschlechtseinflüsse 49, 56, 61, 64, 69, 83, 84, 91, 92, 93, 95, 102, 104, 113, 124, 131 ff., 134, 143, 148, 151, 153, 173, 216, 221, 232, 242, 244, 245, 246 ff., 256, 259, 266, 267, 270
Gewebsstoffwechsel 241
Gewebstemperatur 63
Gewebszucker 256
Gewichtsabnahme 180, 190, 196
Gifte, vegetative 109, 111, 144, 147, 183. 267, 284 (s. a. Adrenalin, Atropin usw.).
Gipfelzeit 77, 81
Gleichgewicht, biologisches 218
— K/Ca- 272
—, splanchnico-peripheres 216
— von Sympathikus-Parasympathikus 272
—, thermisches 242
Glomerulonephritis 4
Glukagon 254
Glukose 253 ff.
Glykogen 192, 264
Glykogenarmut 264
Glykogenolyse 246
Glykosurie 253, 256, 261, 262
Granulakinetik 230
Granulocytopenie 220
Granulocytopoese 216
Grundgesetz, bioelektrisches 75
Grundplexus, sympathischer 10, 14, 50
Grundumsatz 37, 40, 132, 143, 205, **241 ff.**, 276, 282, 286
— und Pulsfrequenz 244 ff., 248
Gynergen 177

Haematurie 187
Haemoglobin 219
Halbwertzeit 77, 81, 83 ff.

Halsmarkdurchschneidung 229, 267
Halsreflex 20, 21
Harnsäure 70
Harnstoffnadel 70
Harnstoffsekretion 185 ff.
Harnstoffwechsel 191, 195
Haut **50 ff.**
Hautgefäßneurose 60
Hautkapillarbetriebsstörung **60 ff.**
Hautkapillarbild 69
Hautpigmentbildung 50, 180, 190, 196, 272, 280 ff., 284
Hautreflex, galvanischer 40, 49, 51, **75 ff.**. 277, 281, 284
Hautstoffwechsel 243
Hauttemperaturmessungen 26, 62 ff., 65 ff.
Hauttemperaturschwankungen 67, 71
Hauttemperaturtopographie 62
Hautthermometer 63
Hautthermometrie 52, 63, 279
Hautwasserabgabe 71
Hautwiderstand 75
Head'sche Zonen 50, 88, 180
Helle-Zellenorgan 183
Hemeralopie 190
Hemmungseffekte (Novocain) 279
Herzakkomodationsbreite 134
Herzaktionstyp 136
Herzangst 119
Herzdehnbarkeit des — 135, 136
Herzdilatation 134, 136
Herzdruck 158, 161, 164, 205, 280
Herzfrequenz 150 ff., 157
Herzgeräusche, akzidentelle **119 ff.**, 272, 285
Herzhemmungszentrum 123
Herzinfarkt 180
Herzklopfen 119, 144
Herz, Kropf- 141
Herzleistung 241
Herzlungenpräparat 246
Herzneurose 136, 145
Herzreize 121
Herzspitzenstoß 119, 285
—, Sport- 137
Herzstiche 144
Herzstillstand 129
Herztonus 42, 49, 134 ff., 170 ff., 184
—, parasympathischer 138 ff.
—, sympathischer 138 ff.
Hilfsstrom 76, 78
Himsworth-Test 201, **203 ff.**
Hirnanämie 119, 139, 160
Hirngefäßnerven 176
Hirntumoren 180, 206
Hirnverletzung und Basedow 4
— und Diabetes 4
— und Hyperhidrosis 72
— und Hypertonie 4
— und Kreislauf 162
— und Magengeschwür 4
Histamin 40, 62, 83, 276
— Intracutantest 51, **90 ff.**, 284
Hitzewallungen 48, 113
Höhenphysiologie 16
Hof, hyperämischer 90, 91

Hormone und vegetatives System 15, **34 ff.**, 61, 65, 70, 90, 94, 180, 186, 189, 218, 241, 246, 254, 276
Humoralpathologie 10, 18
Hustenstoß 75, 80 ff.
Hydergin 25, 220
Hydraemie 185
H-Ionenkonzentration 229
H-Substanz 52
Hygiene, psychische 275
Hyperglykämie 203, 246, 253 ff.
— nach Adrenalin 253
—, alimentäre 253 ff., 256 ff.
Hyperhidrosis 31, 40, 42, 48, 50, 51, 69, **70 ff.**, 86, 113, 190, 191, 193, 196, 280, 283
— nudorum 71, 72
Hyperplasie, lymphatische 189
Hypersiderämie 267
Hyperthermie 3, 241
Hyperthyreoidisation 254, 275
Hyperthyreose 35, 77, 120, 122, 143, 145, 147
Hypertonie 2, 4. 6, 60, 132, 176, 187, 189
Hypertrichosis 70
Hyperventilation 246 ff., 276
Hyperventilationsversuch 40, 111, **114 ff.**
Hypnose 245 ff., 268, 275
Hypoglykämie 189, 191, 193 ff., 196 ff., 257, 282
Hypotonie 120, 132, 138, 176, 190, 197, 282
Hypotoner Symptomenkomplex 192
Hypoxämie 126
Hysterie 45, 76, 112, 118

Ichtyosis 71
Ikterus 123
Ileus, spastischer 182
Imido 91
Immunserum 11
Impletol 179
Individualgeruch **71**
Infekt 2, 4, 102, 189, 190. 277, 283
—, fokaler 35, 46, 47, 69, 102, 110, 147. 179, 221, 241, 274
Infektionskrankheiten 46, 47, 141, 160, 190
Infundibulum 23
Innervation, Lungen- 8
—, Pupillen- 93
—, segmentale 8
—, terminale 6, 10
Innervationsgebiet, vegetatives 182
Inselorgan 263, 264
Insuffizienz, pluriglanduläre 199
Insulin 36, 94, 193 ff.
— -Hypoglykämie 193, 197 ff.
Insulinbelastung 40, 41, 191, 192, 257
Insulineffekt 194
Insulinempfindlichkeit 191, 203
Insulinproduktion 254, 262, 264
Insulinschock 36
Intoxikation 101
Ionenverhältnisse 111
Ionenverschiebung 70
Ionisation, atmosphärische 30
Iontophorese 9

Irisblendenphänomen 69
Irisdurchmesser 94, 96
Irradiation autonomer Reflexe 19, 20

Jahresrhythmik 49, 61, 71, 175, 216, 244
Jendrassik'scher Handgriff 126
Jod im Blut 122
Jodspeicherung 35

Kachexie 102
— und Hypothalamus 2
Kalium 29, 42, 146, 152 ff., 159, 195, **264 ff.**
Kaliumbelastung 36
Kaliumdurchströmungseffekt 138
K/Ca-Antagonismus 264 (s. a. K und Ca)
— Gleichgewicht 229, **264 ff.**, 272, 286
— und Leberstoffwechsel 264
— und Nierenfunktion 264
— -Quotient **114 ff.**, 153, 196, 264 ff., 280, 286
Kalorienumsatz 243 ff.
Kältegefühl 190
Kapillar-Atonie 61
Kapillarbetriebsstörung 60, 118 (s. a. Hautkapillarbetriebsstörung)
Kapillardurchblutung 24, 62 ff., 67, 279
Kapillarfunktion 62
Kapillarinnervation 62, 70
Kapillarmikroskopie 27, 60, 63 ff., 283
Kapillarperistaltik 62
Kapillarpermeabilität 62
Kapillarphotographie 64
Kapillarpuls 142, 144
Kapillarresistenz 29, 61, 62 ff.
Kapillarschädigung 190
Kapillarspasmen 61, 62
Kapillartonus 40, 49
Kapillaren und KW-Durchflutung 24, 62
Karyokinese 120
Katarrh 48, 184
Keimdrüse 35
Kerntemperatur 218
Kernverschiebung 218
KH-Stoffwechsel 36, 40, 49, 190, 254
— und vegetatives System 253 ff.
KH-Toleranz 253, 256, 262
Kippversuch 162
Kletterkurve, superacide 182, 185
Klima 46, 62, 121, 187, 216, 219, 256, 274, 275
Knochenmark 219 ff.
Kochsalzstabilität 36
Kochsalzstoffwechsel 40, 189, 191
Körnchenbrandung 228
Körperlage 16, 134, 159
Körperstellung 134, 159, 171
Körpergewicht 134, 140
Körpergröße 140
Körperhaltung 159
Körpertemperatur 240 ff.
Körpertraining 78, 277
Kohlensäurespannung 241
Kokain 6
Kompensation, vasomotorische 160
Kondition 1

Konstitution 1, **24 ff.**, 43, 45, 72, 76, 113, 140, 190, 216, 256, 272
Konstitutionskrankheiten 60
Kontraktilität 246
Kontraktionsatelektase 7, 8
Kontraktionskaverne 9
Kontraktionsrückstand 135
Konvexbrille 97, 207
Konzentrationsschwäche 195
Kopfhaltung 20
Kopfsenkversuch 128
Kopfschmerz 144, 164, 280
Kopfstellung 159
Kordatonie 136
Korotkoff'sches Phänomen 163
Kost, basische 218
—, fleischfreie 275
—, fleischreiche 257
—, Fleisch-Salz- 61
—, Krogh'sche 231, 248 ff., 286
—, laktovegetabile 61
—, Roh- 62, 275
—, salzfreie 191, 196, 197, 275
—, salzreiche 275, 282
Krampfphänomen 112
Kreatin 40
Kreislauf **118 ff.**, 284
— und Alter 29, 131 ff.
— und Ernährung 241
— und Gaswechsel 22
—, mechanische Stützung des 161, 175
Kreislaufanalyse (WEZLER) 22 ff., 241
Kreislauffunktionsproben und Konstitution 26
Kreislaufkollaps, orthostatischer 160, 161 ff., 175, 190, 196, 209, 270 ff., 281
Kreislaufreaktion auf Adrenalin 204
Kreislaufregulation 62, 160, 220
Kreislaufregulation und Körperlage 16, 20, 121, 124, 132
Kreislaufregulationsprüfung 40, 143
—, periphere 47, 144, **159 ff.**, 281, 285 (s. a. Stehfunktionsprobe nach Belastung usw.).
Kreislaufregulationsstörungen 159 ff., 281, 285
Kreislaufrezeptoren im Aortenbogen 21
Kropfherz 141
Kupfer im Serum 268
Kurzwellen-Durchflutung, biologische Wirkung 278, 284
— — des Magens 182, 258
— — sympathischer Ganglien 24, 74, 94, 109, 256, 258, 278 ff., 284
— — des Zwischenhirns 24, 41, 94, 219, 258

Labilität, konstitutionelle 43
—, psychovegetative 190, 243
—, vegetative 44, 69, 72, 112, 119, 120, 177, 185, 219 ff., 243, 247, 256, 284 ff.
Labyrinth 21, 40, 49
Labyrinthfunktion **205 ff.**, 286
Labyrinthreiz, rotatorischer 206 ff., 281
Labyrinthsyndrom, vegetatives 215
Lactoflavinphosphorsäure 189
Lagewechsel 161

Lagewechsel und Herzform 136, 138
— und Herzgeräusch 120
— und Kreislauf 121, 124, 132, 161, 166 ff.
— und Magenform 182
Latenzzeit 52, 54 ff.
— dermographische 51 ff., 61, 64, 65, 67, 283
— Husten- 81, 83 ff.
— Reflex- 76, 77, 81, 83 ff.
Lebenskurve, biologische 28
Leber 245, 253, 257
Leberstoffwechsel und K/Ca 264
Leib-Seele-Problem 1
Leuchtbrille 206 ff.
Leukopenie 217 ff.
Leukozyten 212, 213, **220 ff.**, 267 (s. a. Granulozyten)
— und Alter 216
— und Arbeit 216, 282
— und Ernährung 216 ff.
— Formveränderung der 230 ff., 282
— Funktionstüchtigkeit der 228
— und Geschlecht 216
— und Jahreszeit 216
— Klebrigkeit der 228
— und Klima 216
— und Konstitution 216
— und Säurebasenhaushalt 218
— und Strahleneinwirkung 216
— Tagesrhythmik der 216
— und Temperatur 228 ff.
— Wanderungsgeschwindigkeit der 230 ff., 281
Leukozytenbewegung 228 ff., 281, 286
Leukozytenfärbung 228
Leukozytenkurve, biologische 218, 220 ff., **225 ff.**, 281, 286
Leukozytenspontanschwankungen 216
Leukozytenschwankungen 216 ff.
Leukozytose 216 ff.
Lidflattern 48, 100, **102**, 280, 284
Liegeprobe nach Belastung 169
Linksverschiebung 219 ff.
Lues 71
Lumbalpunktion 268
Luminaletten 57, 67, 74, 86, 90, 98, 109, 114, 117, 125, 157, 159, 178, 185, 187, 188, 199 ff., 206, 213 ff., 221, 224, 225, 234, 235, 247 ff., 250, 258, 262, 265, 266, **276 ff.**, 280, 284 ff.
Lungen, Innervation 8
— Nervensystem, vegetatives der 7
— neuromuskuläres System der 6, 9
Lungen-Atelektase 7, 8, 9
Lungenerkrankungen und Novocainblockade 6, 9
Lungensegmente 6, 7, 8
Lungentuberkulose 6 ff., 94
Lymphopenie 225 ff.
Lymphozytose 17, 218, 222, 257

Magen 48
— -Darmbeschwerden 180 (s. a. Gastroenteritis)
— Reaktionstypen des 183
— Tonuswechsel des 183

Magenblähung 39, 40
Magenform 181 ff.
Magenfunktion 180 ff., 286
Magengeschwür 2, 4, 15, 27, 59, 77, 185, 220, 278
Magenneurose 180
Magenperistaltik 181 ff.
Magensäure 40, 48, 184 ff., 272, 281
Magensaftaushebung, fraktionierte 184 ff.
Magensekretion 181 ff., 184 ff.
Magenspasmen 180, 195, 276
Magenstörungen, vegetative 181 **ff.**
Magentonus 181, 183 ff.
Mangelernährung 217
Manoiloff'sche Reaktion 41
Markhyperplasie 220
Masuginephritis 13, 187
Medulla oblongata 101
Megakaryozyten 220
Melanophorenhormon 30
Meteorismus 122, 180
Meteorobiologie 30, 49, 65, 107
Methylthiouracil 275
Milchsäure 70
Milz und Blutbild 216, 219 ff.
— und Schilddrüse 16
— und Stoffwechsel 16, 245, 254, 257
Mineralstoffwechsel 29, 40, 46, 75, 112, 118, 152, 189, 264 ff.
Minortest 71, 72 ff.
Minutenvolumen 22, 123, 131, 136, 165, 241
Minutenvolumenhochdruck 204
Miosis 92, 93
Monozyten 217 ff.
Morphium 123, 125
Müller'scher Versuch 136, 138
Münsterländer Krankheit 46, 124
Multisaccharid Homburg 276
Muskelarbeit 62, 65, 86, 107, 121, 125, 147, 159, 161, 167, 171, 190, 193 ff., 216, 233, 241, 266, 283 ff.
Muskelfibrillieren 40, 48, 49, 100, **103 ff.**, 272, 280, 284
Muskelkontraktion 92
Muskeltonus 40, 272
— und Kreislauf 175
Muskelübererregbarkeit 47, 48
Muskelwulst, idiomuskulärer 48, 100, **102**, **103**, 270, 284
Mydriasis 92, 93
Myocarditis 137
Myocardschaden 146
Myxoedem 71, 247

Nachschwankung, hypoglykämische 197, 257, 260 ff.
Nagelwachstum 70
Nahrungsaufnahme 49, 58, 86, 88, 93, 106
Narkose 43, 180
Natrium 195, 197, 264
Natriummangel 138
Natriumüberschuß 138
Nausea 71, 93, 206

21*

Nebennieren 13, 15, 35, 45, 49, 80, 218, 254
— und Eiweißstoffwechsel 268
Nebennierenextrakt 189, 192
Nebennierenfunktion 189 ff.
Nebennieren-Hypophysen-System 14, 112
Nebenniereninsuffizienz 162, 180, 190 ff.
—, relative 36, 190 ff., 195 ff., 274 ff., 282, 286
Nephritis 2, 13
— und Augenhintergrund 13
Nervosität 100
—, konstitutionelle 27, 44, 46
Netzhautarteriendruck 206
Neuralpathologie 13, 17, 18, 34
— Speransky 10 ff.
Neuraltherapie 274, 279
Neurasthenie 44, 72, 94, 101, 112, 118, 119, 121, 126, 190, 205
Neurodysergie 43
Neurodystrophie 11
Neurohormonale Zellen 10
Neurokrinie 13
Neuronenlehre 13
Neuropathie 45, 71, 92, 93, 100, 112, 132
Neurose, hysterische 42
— Magen- 180
—, traumatische 5
—, vegetative 42, 44, 77, 136, 246, 268, 274, 276
—, zentrale 43
Neutropenie 118, 120 ff.
Neutrophile Leukozyten 223
Neutrophilie 272
Niekau'sche Teststelle 63
Nierenfunktion und K/Ca 264
Nierenfunktionsprüfung 185 ff., 286
Nierensteinanfall 90
Nikotin 46, 49, 70, 71, 101, 122, 182, 246, 274
Normalelektrode 78
Novocain 37, 38, 48
Novocainblockade 6, 9, 19, 24, 187, 279
Novocainhemmungseffekt 279
Nüchternblutzucker 193 ff., 197 ff., 254 ff., 272, 281, 286
Nüchternschwankungen, tägliche 49, 72, 73, 86, 91, 95, 96, 99, 104, 140, 204, 211, 222, 232, 234, 237, 248, 259
Nykturie 61, 186, 187
Nystagmus 21, 206 ff.
— dauer 207 ff., 281
—, Endstellungs- 206
— -frequenz 208
— Horizontal- 208
— Lage- 206
—, optischer 207
— Spontan- 208
— schlagzahl 207 ff., 281

O_2-Ausnutzung 268
— -Verbrauch 244
Oberflächenpersönlichkeit 10
Obstipation 42, 48, 185
Oesophaguskarzinom 94

Ohnmachtsanfälle 48, 119, 160 ff., 280 (s. a. Kreislaufkollaps)
Okularmikrometer 64, 231
Oligurie 186
Opressionsgefühl 158, 161, 164
Opsonintiter 229
Organ, blutbildendes 218, 229
Organmanifestation 11
Organpathologie 13
Organreaktion, paradoxe 14
Orgasmus 71
Orthodiagramm 134, 138
Ovoglandol 62

Pankreas 35, 94, 112, 153 ff.
Parabioseversuch 219
Paraesthesie 111
Parasympathikotonie siehe Vagotonie
Parkinson 101
Percorten 190, 277, 282
Peritonismen 180
Permeabilitätsänderung der Kapillaren 77 (s. a. Kapillaren)
Phagozytose 228 ff., 278
Phasenkontrastmikroskopie 228 ff., 281, 286
Phosphaturie 32
Phosphorilierung 189
Phrenicusblockade 8
Physiologie des vegetativen Nervensystems 18 ff.
Physostigmin 70, 123, 183
Piloarrektion 51
Pilocarpin 28, 36, 37, 42, 43, 52, 70, 108, 183, 203
Pituitrin 61
Planimeterwert 252, 261
Plasmaproteine 268
Plethysmographie 76
Plexus, aorticorenalis 187
—, cardiacus 118
—, intramuraler der Lunge 8
—, intramuraler des Magens 181
—, renalis 187
—, subpapillärer 69, 162
Pneumonie 6 ff., 180, 218
—, segmentäre 2
Pneumothorax 7
— -Druckprüfung 9
Poikilotension 163
Polyurie 185 ff.
Potentialgefälle 164
Preßatmung 161
Pressorezeptoren 19 (s. a. Bulbusdruckversuch und Carotissinusreflex)
— — und Atmung 19
— — und innere Organe 19
— — und Kreislauf 20, 123, 127, 128 ff., 144
Priscol 40, 41
Prontosil 110
Prostigmin 28, 40
Proteinkörpertherapie 277
Pseudoneurose, addisonoide 190

Sachverzeichnis.

Psyche und vegetative Funktion 28, **31 ff.**, 52, 77, 93, 112, 121, 123, 126, 129, 132, 134, 183, 206, 220, 239, 241, 245ff., 270, 275 ff.
Psychogalvanischer Hautreflex 75 ff. (s. a. Galvanischer Hautreflex)
Psychopathie 93
Psychosomatik 14, 34, 189
Psychotherapie 274 ff.
Pulsfrequenz 5, 20, 26, 48, 65, 76, 95, **120 ff.**, 138, 144, 150, 154, 157, 158, 161, 162 ff., 177, 190, 203, 206 ff., 226, 232, 233, 243, 244, 257, 266, 267, 272, 280, 285, 286
Pulsus celer 144
Pupillen und KW-Durchflutung 24, 94
Pupillenaufnahmen 94
Pupillendifferenzen, respiratorische 97, 98, 180
Pupillenmessung, entoptische 92
Pupillenspiel **93 ff.**
Pupillenweite 24, 37, 50, 77, 92, 94, 96, 272, 280, 281, 283
Purkinje'sche Fasern 120
Pylorusspasmus 181
Pyrifereffekt 41, 52, 229

Quaddelbildung 54, 90, 91
Quarzlampenerythem 63
Quotient, respiratorischer 242 ff.

Radiojod-Test 272 ff.
Rasse 134
Reaktion, erethische 77, 88, 277
— galvanische 75
— histaminergische 52
— humoral-hormonale 13
— komplex-nervale 11
— neurogalvanische 75
— oligurische 186
— polyurische 186
— psychogalvanische 75
— sympathisch-hyperglykämische 257
— torpide 77, 88, 277
— zentral-neurohormonale 218
Rechtsverschiebung 219
Rectaltemperatur 71
Reflex, autonomer 77
—, bedingter (Pawlow) 10, 11, 186
—, biphasischer 81
—, dermatopulmonaler 9
—, einphasisch-negativer 81
— — -positiver 81
Reflex Haltungs- 160
—, pleuropulmonaler 6
—, pressorezeptorischer 19, 20, 123, 127, 218 ff., 144
—, psychogalvanischer 75
—, statischer 160
—, statokinetischer 160
— Steh- 160
— Stell- 160
—, viscerocutaner 50
— — motorischer 50
— — sensibler 50

Reflex, vegetativer 7
— — visceraler 23, 50, 95
Reflexerythem 51, 54
Reflexirradiation 19
Reflexlatenzzeit 76, 77, 81, 83 ff.
Reflexnetz der Haut 90
Reflexpathologie (Bykow) 5, 14
Reflexsyndrom, homolaterales 94
Regulation, hormonale 272
—, humorale 15
—, neurohormonale 14, 15, 112, 219, 267
—, neurohumorale 229, 240, 286
—, orthostatische 165, 195
—, periphere 40, 141, **159 ff.**, 284
—, zentralnervöse 229, 253, 267
Regulationsmechanismus 173
Regulationsschwäche, periphere 171
Regulationsstörungen, hypodyname 162 ff.
Regulationsstörungen, hypotone 162 ff.
Regulationsvorgang, zweiphasischer vegetativer (HOFF) 17
Regulation des Wasserhaushaltes 186
Reifungshemmung 220
Reiz, akustischer 75, 80 ff., 92
—, algophorer 94
— der Atemwege 121
—, chemischer 190
—, chemotaktischer 222
— Dehnungs- 183
—, elektrischer 189, 221
—, endogener 61, 62, 63, 122
—, ergotroper 236, 277
—, exogener 47, 61, 62, 63, 127, 256
—, fokaltoxischer 274
— Gallenblasen- 121
— Geschmacks- 121
— Halssympathikus- 93
—, infektiös-toxischer 274
—, klimatischer 46, 62, 121, 187, 216, 219, 256, 274, 275
— Kontakt- 183
— Magen- 121, 122
—, mechanischer 153, 190
—, meteorologischer 30, 49, 65, 107
—, nervaler 186, 241
—, optischer 92
— Pericard- 122
—, peripherer 121
— Pleura- 122
—, sensorischer 77
— Schluck- 121
— Schmerz- 71, 92, 219, 239
—, statischer 92
—, taktiler 92
—, thermischer 58, 62, 71, 92, 100, 107, 122, 190, 221, 284
—, toxischer 40, 47, 102, 147, 246, 274
—, trophotroper 277
—, unspezifischer 11
— Urogenital- 121
Reizbildungsanomalien 146
Reizempfindlichkeit 276
Reizsummation 53, 54, 64
Reizstoff, spezifischer 11

Reizüberleitungsanomalien 146
Rekonvaleszenz 121, 160
Relationspathologie (RICKER) 12, 14, 17
Resorptionsgeschwindigkeit 203
Rest-N 195
Restvolumen 136
Reticulozyten 267
Reticuloendotheliales System 268
RGT-Regel 228
Rheuma, Gelenk- 110
—, Muskel- 110
Rhythmus 28, 61, 64, 90, 92, 93, 95, 256
— Jahres- 49, 61, 71, 175, 216, 244
— Kurz- 216
— Monats- 61
— Tages- 14, 30, 31, 39, 49, 56, 61, 65, 67, 73, 86, 91, 96, 99, 106, 132, 140, 145, 146, 148, 150 ff., 157, 158, 173 ff., 186, 204, 211, 216, 222, 233, 243 ff., 245, 255, 265, 267 ff., 281, 284, 286
—, täglicher, siehe Nüchternschwankungen
— Tremor- 100
Roemheld'scher Symptomenkomplex 121
Röntgenbestrahlung 41
Röntgenbestrahlung des Grenzstranges 278
Röntgenbestrahlung des Plexus coeliacus 278
Röntgenbestrahlung des Zwischenhirns 278
Röntgenganzbestrahlung 278
Röntgenfernbestrahlung 278
Röntgenkater 218
Röntgenkymogramm 236 ff.
Röntgenscheinbestrahlung 278
Rohkost 62, 275
Rotation, aktive 207 ff., 286
—, passive 207 ff.
Rückenmarkssegmente 50
Ruhepotential 81, 13 ff.
Ruhepulsfrequenz 123 ff.
Ruhestrom 75
Ruhr 102

Säurebasenhaushalt 57, 70, 112, 187, 218 ff., 221
Sagittalachse 159
Sagittalorgan 20
Salt-deprivation-test 36
Sauerstoffverbrauch 16, 241 ff.
Schaltstück 63
Schaubild, klinisch-vegetatives 49, 189, **270 ff.**, 280
Schellong-Test 162 ff.
Schilddrüse 35, 45, 112, 219, 272, 273
— und Blutzucker 254, 256
— und Jodstoffwechsel 273
— und Höhenlage 16
Schlafkuren 267
Schlafregulation 5, 119, 126, 183, 190, 191, 196, 274, 276 ff.
Schlafsteuerungszentrum 276
Schlaf und Vagotonie 246
Schlagfrequenz 136
Schlagvolumen 136, 141

Schleimhautpigmentierung 190
Schmerzreiz 71, 92, 219, 239
Schnürfurche bei Pneumothorax 9
Schock 15
—, Elektro- 268
—, hypoglykämischer 199
— und Kreislaufreflex 23
Schongang des Herzens 22
Schweißanomalie 72
Schweißdrüsen 70 ff.
Schweißdrüsenmangel 76
Schweißsekretion 5, 29, 40, 42, 48, 50, 70 ff., 76 ff. (s. a. Hyperhidrosis)
Schweißzentrum 70
Schwindelgefühl 48, 144, 161 ff., 164, 168, 175, 193, 195 ff., 205, 209 ff, 280
Schwitzbad 183
Segmentausschaltung 19
Segmentpneumonie 6, 7
Segmentresektion der Lunge 8
Segmentkernige Leukozyten 217 ff.
Sehnenreflex 118, 126
Sehstörungen 191
Sekretionsnerven 70
Serumeisen 29, 38, 267 ff., 286
Serumeiweiß 40, 180, 188, 195. 244, 270
Sexualfunktion 5
Sialorrhoe 184
Silberkarbonattechnik 13
Silikose 9
Simmond'sche Kachexie 203
Sinus-Arrhythmie 123
Sinusbradykardie 122
—, habituelle 122
Sinusnerven 121
Sinustachykardie 121
Sklerose, multiple 101
Sofortreaktion, orthostatische 162
Soldatenherz 121
Spasmen des Antrum 181
— der Augenhintergrundgefäße 13
— der Kapillaren 61, 62
— des Magens 180, 195, 276
— des Pylorus 181
Speichelsekretion 5, 93
Spezifität der Erreger 11
Splanchnikotomie 162, 187
Splanchnikus 181
Splanchnikusausschaltung 162, 185, 187
Splanchnikusgebiet 159, 160
Spontanpneumothorax 7
— bei Stellatumblockade 7
Sportherz 137
Stabkernige Leukozyten 217 ff.
Stammhirnnarkose, s. Luminaletten
Stammhirnschädigung, s. Hirnschäden
Starre, mydriatische 93
Stase 61
Staub-Traugott-Effekt 36, 37, 40
Stauung, cardiale 180
—, portale 180
Stehbäder 136
Stehfunktionsprobe nach Belastung 49, 143, **168 ff.**, 195 ff., 280, 285
Stehprobe 162, 165

Stellatum-Blockade 7, 9
Stickstoffausscheidung 244
Stigmatisierung, vegetative 27, 43, 44, 189, 219 ff., 240
Störungen, hypophysär-diencephale 186
—, vasomotorische 190, 191
Stoffwechsel 40, 49, 144, 189, 286
— Eisen- 29, 38, 49, 218, 267 ff.
— Eiweiß- 40, 244
— Fett- 40
— Gewebs- 241
— Harnstoff- 191, 195
— Haut- 243
— KH- 36, 40, 49, 190, 253 ff.
— Kochsalz- 40, 189, 191
— Leber- 264
— Mineral- 29, 40, 46, 75, 112, 118, 152, 189, 264 ff.
—, respiratorischer 241
— Wasser- 5, 29, 37, 40, 48, 186 ff., 195
Stoffwechsellage, acidotische 221
— — alkalotische 221
Stoffwechselsteuerung, hormonale 246
— —, nervöse 246
Strahleneinwirkung 190, 216, 258, 277 (s. KW- und Rö-Strahlen)
Stress 15
Streubreite 49, 186, 202, 209, 214, 224 ff., 232, 233, 242, 250, 255, 259, 262, 264
Streuinfektion 110
Ströme, vagabundierende 80
Strömungskalorimeter 63
Strömungsverhältnisse in den Kapillaren 63 ff.
Stromgebiet, arterielles 168, 170
Stromwendung 79
Strychnin 77
Stufengesetz (RICKER) 12
Stumpftyp 138
Subfebrilität, konstitutionelle 240
Substantia grisea 101
Substratsteuerung 267
Sympathikasthenie 163
Sympathikotonie 17, 19, 22, 28, 39, 43, 76, 93, 130, 203, 220, 227, 229, 268, 272 ff., 274, 277, 281, 286
Sympathikuschirurgie 41, 62, 90, 220, 253
Sympathikuslähmung 72
Sympathikusreizung 220 ff., 246, 264
Sympathin 257
Sympatol 77
Sympatoltest 39, 40
Symptomenkomplex, hypotoner 192
Synapsenlehre 18
Syndrom, asthenisch-adynamisches 36, 190
—, cervikales 283
—, ergotropes 281
—, histotropes 281
— Labyrinth-, vegetatives 215
—, psych-adynamisches 36
—, psych-asthenisches 190
—, tetanoides 111 ff.
—, vegetatives 31, 33
—, vegetativ-inkretorisches 44
System, Acetylcholin-Cholinesterase- 36

System, adrenergisches 35, 39, 90, 246
—, cholinergisches 49, 90, 246
—, diencephalo-hypophysäres 34, 35, 41, 189
—, endokrines 15, 34, 61, 65, 70, 76, 94, 123, 134, 180, 186, 190, 218, 241, 246, 254, 276
—, endokrin-vegetatives 35, 189
—, histaminergisches 90, 91
—, reticuloendotheliales 268
—, sympathico-adrenales 254
Systemsteuerung 267

Tabes 141
Tachykardie 85, 119, 121 ff., 139, 157, 233, 270
—, emotionelle 121
—, endogene und exogene Einflüsse 122
— und Genußgifte 122
—, nervöse 121
—, orhostatische 121, 124, 165 ff., 270, 285
Tagesrhythmik 14, 30, 39, 49, 56, 61, 65, 67, 72, 73, 86, 91, 92, 93, 95, 96, 99, 106, 132, 140, 145, 146, 148, 150 ff., 157, 158, 173, 186, 204, 211, 216, 233, 243 ff., 245, 255, 265, 267 ff., 281, 286, 287
Tecesal 74, 154
Teleangiektasien 69
Tellerprobe nach PLAUT 138
Temperatur, subfebrile 240, 286
Temperatureinfluß 58, 71, 100, 107, 122, 190, 221, 284
Temperaturregulation 2, 3, 37, 49, 267
Temperaturzentrum 240
Terminalreticulum 10, 13, 14, 62
Test, pharmakodynamischer 144, 146
Tetanie 111, **112 ff.**, 181, 219 ff.
—, latente 111, **112 ff.**
Thermoreflexerregbarkeit 63
Thorn-Test 36
Thrombopenie 220
Thymolymphatischer Apparat 15
Thyreotoxikose 61, 141
Tiefenpersönlichkeit 10
Tonsillektomie 109, 110, 180, 241, 274
Tonsillitis 104, 105, 110, 221
Tonus der Haut 8
— Vasomotoren- 162
—, vegetativer 1, 93, 107, 120, 157, 160, 202, 270
—, zentraler 23
Tonusfunktion des Herzmuskels 136
Toxin 11, 111
Training 178
Transversaldurchmesser des Herzens 139, 140
Traubenzuckerbelastung 36, 40, 107, 195 ff., 256, 258 ff., 272, 281, 286
Traubenzuckerstandardtest 256
Tremor manuum 48, 49, **100 ff.**, 272, **280,** 284
Tretversuch (UNTERBERGER) 208
Trigeminus 121, 123, 130
Trophotropie 25, 30

Trousseau 40, 111
Tuberkulose 71
Tubulusepithelien 187
Tuscheversuch 62
Typ, adrenergischer 46
—, basedowoider und tetanoider, s. vegetative Typen
—, cholinergisch-hypotoner 46
Typenbildung 27 ff., 272 ff.
Typologie, Heymann'sche 77

Übelkeit 161, 180
Überanstrengung, körperliche 136
—, seelisch-geistige 46
Übererregbarkeit, periphere 111 ff., 284
—, psychische 295
—, vasomotorische 5
—, vestibuläre 205, 209 ff., 258
Überträgerstoffe 62
Uferzellen 220
Umgebungstemperatur 241, 243
Umschaltung, ganglionäre 122
Umstimmungstherapie 279
Umwelteinflüsse 29, 46, 228, 274
Umweltnoxen 27
Unterernährung 36
Unterfunktion, hypophysäre 190
Unterkühlung 58
Untertemperatur 190
Uraemie 70, 180
Urticaria 48
— factitia 51, 54

Vagotomie 253
Vagotonie 16, 17, 19, 22, 28, 36, 39, 42, 43, 45, 69, 72, 93, 112, 120, 125, 130, 132, 138, 145, 181, 203, 220, 227, 229, 257, 262, 265, 268, 272 ff., 274, 277, 281, 286
Vagusausschaltung 185, 246
Vagusdruckversuch 182
Vagushemmung 222, 223, 226, 230
Vagusreizung 122, 220, 246
Vaguswirkung, inotrope 136
Valsalva'scher Versuch 136, 138
Varizen 69
Vasolabilität 44, 60, 67, 69, 119, 185, 240
Vasokonstriktion 70
Vasomotorentonus 162
Vasoneurose 27, 44, 60, 61, 141, 147, 163
Vegetative Dysregulation 5
— Nervensystem und Konstitution 25
— —, Morphologie des 13, 19
— Typen, s. unter Sympathikotonie und Vagotonie
— —, addisonoide (A-Typ) 33, 79, 190, 196, 199, 273
— —, basedowoide (B-Typ) 16, 33, 35, 182, 190, 272 ff.
— —, tetanoide (T-Typ) 33, 112 ff., 190, 272
— —, Misch- 273
Venendruck 29
Venenpunktionsversuche 236 ff., 286

Ventilation 244
Verdauungsleukozytose 16, 126 ff.
Verweildauer, dermographische 51 ff.
Vestibularis 93
Vestibularisapparat 205
Vestibularisreizung 21, 206
Vestibularis und vegetative Funktion 206
Vigantol 277
Vitamin B 190, 265
— C 179, 275, 282
— D 275
— E 278
Vitaminmangel 49, 275
Vitaminstoffwechselstörungen 190
Volumenpuls 77

Wärmebildung 244
Wärmeregulation 16, 32, 70, 122, 189, 240 ff.
Wanderungsgeschwindigkeit der Leukozyten 228, 230 ff.
Warburg-Atmung 276
Wasserausscheidung 191, 244, 272
Wasserbadprobe 64 ff., 67
Wasserbelastung 191
Wasserdampfabgabe 243
Wasserretention 186 ff.
Wasserstoffwechsel 5, 29, 37, 40, 48, 86 ff., 195
Wasserstoß 189
Wassertest 36, 191 ff., 195 ff.
Wetterempfindlichkeit 46, 48, 218, 256, 284
Wickelversuch 175 ff.
Wischnewski-Effekt 187
Wochenbettpsychose 31
Wundschock 190

Zahnsanierung 109, 110, 180, 241, 274
Zehbe'sches Phänomen 138
Zeichen, tetanoide 114 ff.
Zeitströmungen, medizinische 2
Zellen, intercaläre 10
—, neurohumorale 10
Zellmembran 88
Zellularpathologie (VIRCHOW) 17, 18
Zentren, medulläre 241
Zitronensäure 258
Zittern 100, 102, 191, 208 ff.
—, neurasthenisches 101
Zonen, dynamogene 254
—, emphysematische 7
—, Head'sche 50, 88
—, trophotroph-endophylaktische 23, 254
Zuckerstich 185, 253
Zuckerstoffwechsel, s. KH-Stoffwechsel
Zuckerstoffwechselzentren 253 ff.
Zungenwogen 48, 100, **102**
Zwerchfellstand 134, 142, 143
Zwerchfellverschieblichkeit 138
Zwillingsforschung 27, 60
Zwischenhirn 2, 9, 10, 11, 13, 17, 19
— und allergische Erkrankungen 2, 4
— und Basedow 2
— und Blutbild 2, 219
— und Blutleiden 2

Zwischenhirn und Blutzentren 218 ff.
— und Blutzucker 253 ff.
— und Diabetes insipidus 3, 6
— und Diabetes mellitus 2, 6
— und Glomerulonephritis 4
— und Hochdruck 2, 6
—, Hypophyse und inkretorische Organe 112, 189
— und Infekte 2, 4
— und Kreislauf 162
— und KW-Durchflutung 24, 41, 94, 219, 258, 278
— und Leukozytenbewegung 229
— und Magengeschwür 2
—, medikamentöse Beeinflussung 12 (s. a. Stammhirnnarkose)
— und Migräne 6

Zwischenhirn und Nephritis 2, 4
— und Psyche 32
— und Röntgenbestrahlung 277
— und Segmentpneumonie 2, 6 ff.
— und Stoffwechsel 276
Zwischenhirnblockade 229
Zwischenhirndämpfung 276 (s. a. Stammhirnnarkose)
Zwischenhirnmarasmus 3
Zwischenhirnreiz 24, 41, 94, 219, 258, 268, 278
Zwischenhirnschäden 254
Zwischenhirnschwäche 186
Zwischenhirntrauma 5, 186
Zwischenhirnzerstörung 2, 5
Zytogenese 218

Der bedingte Reflex und die vegetative Rhythmik des Menschen dargestellt am Elektrodermatogramm. Von Dr. **Hermann Regelsberger**, apl. Professor für innere Medizin an der Medizinischen Akademie Düsseldorf und Chefarzt am Städtischen Krankenhaus Dortmund. Mit 46 Textabbildungen. VII, 172 Seiten. 1952. (Acta Neurovegetativa/Supplementum I.)
S 193.—, DM 32.— $ 7.60, sfr. 33.—

Vorzugspreis für Abonnenten der „Acta Neurovegetativa":
S 174.—, DM 28.80, $ 6.85, sfr. 29.70

Bibliographia Neurovegetativa 1900 bis 1950. Herausgegeben von Dozent Dr. **Egon Fenz**, Wien. XVIII, 343 Seiten. 1953. (Acta Neurovegetativa/Supplementum II.) S 240.—, DM 48.— $ 11.40, sfr. 49.50

Vorzugspreis für Abonnenten der „Acta Neurovegetativa":
S 216.—, DM 43.20, $ 10.30, sfr. 44.80

Diese Bibliographie stellt 4000 seit der Jahrhundertwende veröffentlichte Arbeiten aller Sprachen zusammen, die einen Beitrag zur Erforschung des vegetativen Systems und seiner Grenzgebiete enthalten.

Entzündung, Entzündungsbereitschaft und Immunität. Eine morphologisch-pathogenetische Studie. Von **Philipp Schwartz**, Direktor des Instituts für Pathologische Anatomie und Allgemeine Pathologie der Universität Istanbul. Mit 21 Textabbildungen. VI, 142 Seiten. 1953. (Acta Neurovegetativa/Supplementum III.) S 133.—, DM 22.—, $ 5.25, sfr. 22.60

Vorzugspreis für Abonnenten der „Acta Neurovegetativa":
S 119.70, DM 19.80, $ 4.75, sfr. 20.30

„... Die außerordentlich anregende Studie dürfte nicht nur den Morphologen, sondern ebenso den Kliniker interessieren und ansprechen und ihn einführen in die Ergebnisse und Fragen der Bestrebungen, immunbiologische Probleme vom Gesichtspunkt der neurovegetativen Funktionen zu interpretieren, insbesondere soweit sie die Zusammenhänge zwischen Infektionsfolgen und nervalen Kreislaufstörungen der terminalen Strombahn betreffen." *Klinische Wochenschrift*

Der anatomische Aufbau des peripheren neurovegetativen Systems. Von **V. Jabonero.** Unter Mitarbeit von P. Gomez Bosque, F. Bordallo, und J. Perez Casas, Anatomisches Institut der Universität Valladolid. Neubearbeitung der 1. spanischen Auflage. Ins Deutsche übertragen von Walther Lipp, Assistent am Histologisch-embryologischen Institut der Universität Graz. Mit 45 Textabbildungen. VIII, 159 Seiten. 1953. (Acta Neurovegetativa/Supplementum IV.)
S 170.—, DM 28.40, $ 6.75, sfr. 29.—

Vorzugspreis für Abonnenten der „Acta Neurovegetativa":
S 153.—, DM 25.50, $ 6.—, sfr. 26.—

„Der Verfasser bringt eine sehr ausführliche Übersicht über das sehr diskutierte und komplexe Thema der sogenannten interstitiellen Zellen des peripheren vegetativen Nervensystems an Hand von einigen mit einer Silbercarbonat-Methode gewonnenen Abbildungen..."
Zentralblatt für die gesamte Neurologie und Psychiatrie

SPRINGER-VERLAG IN WIEN I

Die chemische Blockierung des adrenergischen Systems am Menschen. Experimentelle Studien und klinische Beobachtungen mit sympathicolytischen und ganglienblockierenden Substanzen unter besonderer Berücksichtigung des Kreislaufs und der Gefäße. Von Privatdozent Dr. Arnold Bernsmeier, II. Medizinische Klinik der Universität München. Mit einem Geleitwort von Prof. Dr. Dr. G. Bodechtel, Direktor der II. Medizinischen Klinik der Universität München. Mit 49 Textabbildungen. VI, 142 Seiten. 1954. (Acta Neurovegetativa/Supplementum V.)
S 174.—, DM 29.—, $ 6.90, sfr. 29.70

Vorzugspreis für Abonnenten der „Acta Neurovegetativa":
S 156.60, DM 26.10, $ 6.20, sfr. 26.70

Der Verfasser hat an Hand von experimentellen Beobachtungen den Effekt jener Substanzen, die eine Hemmungsfunktion auf neurale und hormonale Sympathicusreize ausüben, auch am Menschen geprüft und legt das Ergebnis seiner Arbeit in einer zusammenfassenden Darstellung dar.

Acta Neurovegetativa. Zeitschrift für neurovegetative Anatomie, Physiologie, Pharmakologie und Pathologie mit ihren endokrinen Grenzgebieten unter besonderer Berücksichtigung der klinischen Medizin. Herausgegeben von E. Anderson, Bethesda/USA, C. Coronini, Wien, M. Critchley, London, E. Gellhorn, Minneapolis, R. Lopez Prieto, Valladolid, A. Lunedei, Florenz, G. de Morsier, Genf, A. Sturm, Wuppertal. Schriftleitung: E. **Anderson**, Bethesda/USA, C. **Coronini**, Wien und A. **Sturm**, Wuppertal.

Acta Neurochirurgica. Herausgegeben von A. Asenjo, Santiago, H. Askenasy, Tel Aviv, P. Bailey, Chicago, J. J. Barcia Goyanes, Valencia, H. Dilek, Istambul, A. Elvidge, Montreal, J. P. Evans, Cincinnati, G. M. Fasiani, Milano, H. Krayenbühl, Zürich, A. Ley, Barcelona, Almeida Lima, Lisboa, M. Milletti, Bologna, E. Moniz, Lisboa, S. Obrador Alcade, Madrid, G. Okonek, Göttingen, M. A. Pimenta, São Paolo, L. Schönbauer, Wien, K. Shimidzu, Tokio, W. Sorgo, Wien, R. Thurel, Paris, W. Tönnis, Köln, E. Tolosa, Barcelona, G. Weber, Zürich. Schriftleitung: **Mario Milletti**, Bologna und **Wolfram Sorgo**, Wien.

Die genannten Zeitschriften erscheinen zwanglos in einzeln berechneten Heften wechselnden Umfanges, die zu Bänden vereinigt werden. Über die Bezugsbedingungen, Preise, Inhalt der erschienenen Hefte usw. erteilt der Verlag bereitwilligst Auskunft.

Blockade und Chirurgie des Sympathicus. Von Dr. Felix Mandl, Universitätsprofessor, Vorstand der Chirurgischen Abteilung des Kaiser Franz Josef-Spitals in Wien. Mit 63 Textabbildungen. X, 388 Seiten. 1953.
Ganzleinen S 312.—, DM 52.—, $ 12.40, sfr. 53.30

„... Die Sympathicuschirurgie ist eine ausgesprochene funktionelle Chirurgie. Sie beseitigt nicht direkt körperliche Veränderungen, die lebensbedrohlich sind (Peritonitisoperation, Karzinomoperation u. a.), kann aber, richtig durchgeführt, sehr segensreich wirken. Jedem, der sich mit diesem interessanten Kapitel der Chirurgie vertraut machen will, empfehle ich das flüssig geschriebene und gut ausgestattete Buch aufs wärmste." *Münchener Medizinische Wochenschrift*

Zu beziehen durch jede Buchhandlung

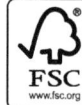

If you have any concerns about our products,
you can contact us on
ProductSafety@springernature.com

In case Publisher is established outside the EU,
the EU authorized representative is:
Springer Nature Customer Service Center GmbH
Europaplatz 3, 69115 Heidelberg, Germany

Printed by Libri Plureos GmbH
in Hamburg, Germany